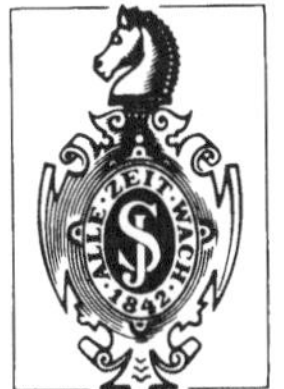
ALLE ZEIT WACH
1842

Bernd-Ulrich Meyer (Hrsg.)

Magnetstimulation des Nervensystems

Grundlagen und Ergebnisse der klinischen und experimentellen Anwendung

Mit 112 Abbildungen und 20 Tabellen

Springer-Verlag
Berlin Heidelberg New York
London Paris Tokyo
Hong Kong Barcelona
Budapest

Dr. med. Bernd-Ulrich Meyer
Neurologische Klinik der TU München
Möhlstraße 28
D-8000 München 80

Auf dem Umschlag sind verschiedene Typen von Magnetspulen dargestellt.

ISBN-13: 978-3-642-47603-7

Die Deutsche Bibliothek – CIP-Einheitsaufnahme

Magnetstimulation des Nervensystems : Grundlagen und Ergebnisse der klinischen und experimentellen Anwendung / Bernd-Ulrich Meyer. – Berlin ; Heidelberg ; New York ; London ; Paris ; Tokyo ; Hong Kong ; Barcelona, Budapest : Springer, 1992
ISBN-13: 978-3-642-47603-7 e-ISBN-13: 978-3-642-47601-3
DOI: 10.1007/978-3-642-47601-3
NE: Meyer, Bernd-Ulrich

Softcover reprint of the hardcover 1st edition 1992

Satz: Cicero Lasersatz GmbH, 8900 Augsburg

25/3145-5 4 3 2 1 0 – Gedruckt auf säurefreiem Papier

Inhaltsverzeichnis

3 *Sicherheitsaspekte und Kontraindikationen*

B.-U. Meyer

4 Physiologische Grundlagen

5 Grundlagen der diagnostischen Anwendung der Magnetstimulation

B.-U. Meyer und C. Bischoff

Autorenverzeichnis

Georg Beckers, Dipl.-Psych.
Neurologisches Therapiecentrum, Institut an der Heinrich-Heine-Universität, Hohensandweg 37, 4000 Düsseldorf 13

Prof. Dr. med. R. Benecke
Heinrich-Heine-Universität Düsseldorf, Neurologische Klinik, Moorenstr. 5, 4000 Düsseldorf 1

Dr. med. Christian Bischoff
Technische Universität München, Klinikum rechts der Isar, Neurologische Klinik, Möhlstraße 28, 8000 München 80

Dr. rer. nat. Rolf Diehl
Fakultät für klinische Medizin der Universität Heidelberg, Neurologische Klinik, Theodor-Kutzer-Ufer, 6800 Mannheim

Christine Fauth
Technische Universität München, Klinikum rechts der Isar, Neurologische Klinik, Möhlstr. 28, 8000 München 80

Ramsis F. Ghaly, MD
University of Illinois, Devision of Neursurgery, 912 S.Woods street, Chicago, IL 60612, USA

Dr. med. Volker Hömberg
Neurologisches Therapiecentrum, Institut an der Heinrich-Heine-Universität, Hohensandweg 37, 4000 Düsseldorf 13

Dr. med. Reiner Knur
Heinrich-Heine-Universität Düsseldorf, Neurologische Klinik, Moorenstr. 5, 4000 Düsseldorf 1

Dr. med. Gerald Küther
Arzt für Neurologie, Lützowstr. 12, 8000 München 60

Walter J. Levy, MD
Department of Neurological Surgery, 3000 W. Cybrus Crek, Fort Lauderdale, Fl. 33309, USA

Priv. Doz. Dr. med. Albert C. Ludolph
Epileptologie, Universitätsnervenklinik und Poliklinik,
Sigmund-Freud-Str. 25, 5300 Bonn 1

Dr. med. Bernd-Ulrich Meyer
Technische Universität München, Klinikum rechts der Isar, Neurologische Klinik,
Möhlstr. 28, 8000 München 80

Dr. med. Katharina Müller
Kinderklinik der Heinrich-Heine-Universität Düsseldorf,
Moorenstr. 5, 4000 Düsseldorf 1

Klaus Schreivogel, Dipl.-Ing.
Technische Universität München, Lehrstuhl für elektrische Geräte und Maschinen
im Institut für Energietechnik,
Arcisstr. 21, 8000 München 2

Priv. Doz. Dr. med. Helmuth Steinmetz
Heinrich-Heine-Universität Düsseldorf, Neurologische Klinik,
Moorenstr. 5, 4000 Düsseldorf 1

James L. Stone, MD
University of Illinois
Department of Neurosurgery,
912 South Wood street, Chicago, IL 60612

Thomas Weyh, Dipl.-Phys.
Technische Universität München, Lehrstuhl für elektrische Geräte und Maschinen
im Institut für Energietechnik,
Arcisstr. 21, 8000 München 2

*Einführung** *mit methodengeschichtlichen Anmerkungen*

B.-U. Meyer

> *"Brain stimulation is not very good at localization in space, but it is very good at localization in time, which other modern techniques are not"*
> Pat Merton

Wie aus dem Inhaltsverzeichnis ersichtlich wird, bemüht sich dieses Buch, einen breiten Überblick über die Magnetreizung und verwandte Stimulationsverfahren zu geben. Die praktische Durchführung der diagnostischen Anwendung und die Befunde bei verschiedenen Krankheiten bilden dabei einen Schwerpunkt der Darstellung und sollen der diagnostisch-klinischen Anwendung und der weiteren Verbreitung dieses Untersuchungsverfahrens dienen. Neben der Beurteilung der Leitfunktion der absteigenden motorischen Bahnen bietet die Magnetstimulation die besondere diagnostische Möglichkeit, Hirn- und Spinalnerven in ihrem proximalen Abschnitt zu reizen, und erweitert damit das Spektrum der bisher verfügbaren elektrophysiologischen Techniken.

Die *Methode* (griech.: méthodos = Weg zu etwas), anhand subjektiver oder objektivierbarer Reizerfolge Hirn- und Nervenfunktionen zu untersuchen, war schon 100 Jahre alt, als 1980 die *Technik* (griech.: techné = Kunstfertigkeit) der transkraniellen, d.h. durch das intakte Schädeldach erfolgenden Stimulation mit einzelnen Hochvoltreizen (Merton u. Morton 1980) bzw. 1985 mit einzelnen Magnetfeldpulsen (Barker et al. 1985) den Neurophysiologen die Möglichkeit gab, die Funktion des Gehirns und insbesondere von Teilfunktionen des motorischen Systems auch bei medikamentös unbeeinflußten Menschen zu untersuchen. Der folgende ideengeschichtliche Abriß soll den Stellenwert der neuen Reizverfahren verdeutlichen, er zeigt, daß die Einführung der Magnetstimulation unter anderem die Konsequenz einer langen Suche nach einem geeigneten Werkzeug zur Untersuchung kortikaler Funktionen ist.

In der zweiten Hälfte des 19. Jahrhunderts war aus klinischen Beobachtungen auf die lokalisierte Repräsentation von Hirnfunktionen in der grauen Substanz des Gehirns geschlossen worden. Im Jahre 1861 hatte Broca das

* Würdigen möchte ich die anspornende und stets fördernde Unterstützung durch Herrn Professor B. Conrad und die Anregungen von Herrn Professor R. Benecke, der frühzeitig die diagnostische Bedeutung der transkraniellen Stimulation erkannt und mich in dieses Gebiet eingeführt hat. Mein besonderer Dank gilt Frau D. Keck, Frau N. Pahlke und Herrn R. Sojer für ihre Hilfe bei der Erstellung und Überarbeitung des Manuskriptes, Frau S. Röricht für die Gestaltung des Buchumschlages sowie Frau U. Hilpert, Herrn V. Oehm und Herrn R. M. Kohl vom Springer-Verlag für ihre Arbeit bei der Herstellung dieses Buches.

B.-U. Meyer (Hrsg.)
Magnetstimulation des Nervensystems

später nach ihm benannte Sprachzentrum beschrieben, Jackson hatte zwischen 1861 und 1870 aus Beobachtungen an Epilepsiepatienten geschlossen (s. Foerster 1936a), daß fokale Anfälle auf umschriebene Kortexläsionen zurückzuführen seien und daß sogar innerhalb der motorischen Gebiete eine räumliche Differenzierung vorliege. Den ersten neurophysiologischen Nachweis einer zirkumskripten Repräsentation kortikaler Funktionen erbrachten Fritsch u. Hitzig in Reizexperimenten am freigelegten Hundegehirn. In ihrer Arbeit *Über die elektrische Erregbarkeit des Großhirns* (1870) berichteten sie über die Auslösung kontralateraler Muskelantworten durch bipolare galvanische Reizung des vorderen Teiles einer Hirnhälfte. Etwas später bestätigte Ferrier (1873) die Befunde u. a. für Primaten. Vor dem Hintergrund dieser Befunde führte Bartholow (1874) – möglicherweise als erster – beim Menschen eine direkte faradische und galvanische Stimulation des Gehirns mit in die Zentralregion eingeführten Nadelelektroden durch. Die erste indirekte galvanische Reizung des menschlichen Gehirns ist dagegen möglicherweise Hitzig zuzuschreiben, der bereits 1871 berichtet hatte, durch Reizung über der Okzipitalregion Augenbewegungen ausgelöst zu haben. Bartholow führte die Hirnreizung auf die oben beschriebene Weise bei einer geistig retardierten Patientin durch, bei der eine entzündliche Ulzeration das Schädeldach erodiert und das Gehirn teilweise freigelegt hatte. Die Reizung löste Muskelzuckungen und Krampfanfälle in der kontralateralen Körperhälfte der Patientin aus. Die Patientin verstarb einige Tage nach den Experimenten, möglicherweise an einer Sinusvenenthrombose in Zusammenhang mit der vorbestehenden Ulzeration. Der Publikation der Beobachtungen folgte eine aufgebrachte Diskussion mit Kritik am aggressiven Vorgehen Bartholows, der Untersuchung einer geistig retardierten Patientin und der Verwendung von Nadelelektroden zur Stimulation. Dies hatte zur Folge, daß eine Zeitlang keine weiteren Untersuchungen dieser Art durchgeführt wurden (s. dazu Morgan 1982).

Erst zu Beginn des 20. Jahrhunderts kam es zur extensiven Anwendung der Hirnstimulation, als Neurochirurgen diese als Instrument zur Lokalisation von Hirnfunktionen entdeckten. Nachdem u. a. Grünbaum u. Sherrington (1901) die somatotope Gliederung der prä- und postrolandischen Region tierexperimentell herausgearbeitet hatten, kartierte Krause (1908) beim Menschen die somatotope Repräsentation der Zentralregion mit der einpoligen faradischen Stimulation. Diese Untersuchungstechnik wurde später von Foerster (1936b) sowie Penfield u. Boldrey (1937) auch für die Kartierung anderer Kortexareale wie z. B. des visuellen und akustischen Kortex eingesetzt. Penfield hatte diese Technik bei Foerster in Breslau erlernt. Nach anfänglicher diagnostischer Anwendung entwickelte sich die intraoperative Kortexreizung mehr und mehr zu einem experimentellen Mittel, um anhand sog. „psychischer Antworten" auch integrative höhere Hirnfunktionen zu untersuchen (Penfield u. Perot 1963). Zwischenzeitliche Ansätze, das Gehirn transkraniell elektrisch zu stimulieren, verhinderten aufgrund der Schmerzhaftigkeit der verwendeten Reizserien (Gualtierotti u. Patterson 1954) die weitere Verbreitung dieses Reizverfahrens. Den Anforderungen einer solchen Anwendung kam ein Reizverfahren entgegen, das ursprünglich zur direkten Reizung von Muskeln konzipiert worden war, sich aber auch zur transkraniellen Reizung des motorischen und visuellen Kortex mit einzelnen elektrischen Stimuli eignete (Merton u. Morton 1980). Auf Anregung von D. K. Hill hatte P. A. Merton im Jahre 1979 einen Hochvoltstimulator gebaut, um die Hypothenarmuskulatur direkt zu erregen (Hill et al. 1980). Anfang Januar 1980 hatte Merton die Idee, diesen Stimulator zur Reizung des Gehirns anzuwenden. Eine transkranielle Stimulation des motorischen Kortex mit Auslösung von Handmuskelantworten gelang schon beim ersten Stimulationsversuch am 11. Januar 1980 an Merton selbst als Versuchsperson im National Hospital, Queen Square, in London. Da Merton annahm, eine Muskelaktivierung würde die Reizschwelle erniedrigen, hielt er bei diesem Experiment ein kleines Gewicht auf dem Mittelfinger.

Zu dieser Zeit hielt Merton in Cambridge eine Vorlesung für etwa 300 Studenten der Physiologie und Medizin über das zentrale Nervensystem. Im Rahmen dieser Vorlesung führte er in dem Hörsaal, in dem schon E. D. Adrian und Matthews 1934 vor der Physiological Society das Elektroenzephalogramm demonstriert hatten, am 11. Februar 1980 öffentlich die transkranielle Stimulation des Gehirns an sich selbst vor. Dieses Ereignis ist auf dem Photo in Abb. 1 festgehalten, die Stimulation wurde von R. H. Adrian durchgeführt (persönliche Mitteilung von P. A. Merton).

Da mit diesem Stimulationsverfahren auch das Rückenmark und die proximalen Spinalnerven erregt werden können (Merton et al. 1982), eignete es sich zur fraktionierten Bestimmung zentraler motorischer Latenzzeiten. Damit war der Grundstein für die diagnostische Nutzung dieses Reizverfahrens gelegt. Bemerkenswert ist, daß schon 1947 ein Gerät konstruiert worden war, das, wie Merton 1981 zeigte, zur transkraniellen Stimulation geeignet gewesen wäre. Wie Merton ausführt, blieb die Anwendung aufgrund mangelhafter Konsequenz und zu geringem Selbstvertrauen erfolglos. Heute zeigt sich, daß mit jedem Elektrostimulator, der ausreichend starke und kurzdauernde Stimuli produziert, wie z. B. dem weitverbreiteten Grass-Stimulator, eine transkranielle Hirnreizung durchgeführt werden kann. Die 1980 eingeführte transkranielle elektrische Stimulation erwies sich jedoch aufgrund der Erregung von Schmerzrezeptoren und der heftigen Kontraktion des M. temporalis unter den Stimulationselektroden für eine diagnostische Routineanwendung als zu schmerzhaft.

Den Durchbruch zur Anwendung der transkraniellen Stimulation in experimenteller Neurophysiologie und klinischer Diagnostik erbrachte etwas später die Einführung der praktisch schmerzlosen transkraniellen Stimulation (Barker et al. 1985) mit einzelnen Magnetfeldpulsen. Dieses Verfahren war einige Jahre zuvor zur schmerzlosen Stimulation peripherer Nerven entwickelt worden (Polson et al. 1982). Die erste transkranielle magnetische Hirnreizung wurde am 12. Februar 1985 – wiederum mit P. A. Merton als Proband – von H. B. Morton am National Hospital, Queen Square in London, durchgeführt (persönliche Mitteilung von Merton). Hier erfolgte auf Anregung Mertons im Jahre 1990 auch die erste transkranielle elektri-

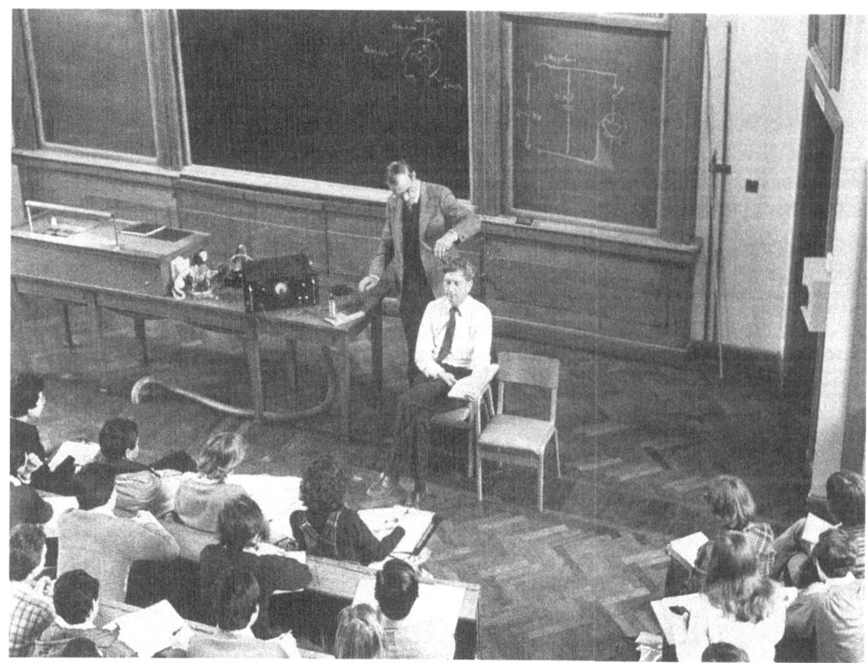

Abb. 1. Vorführung der transkraniellen elektrischen Reizung des motorischen Kortex in Cambridge am 11.2. 1980 mit P. A. Merton als Proband. Die Stimulation des rechten motorischen Kortex mit Auslösung einer kurzen Muskelzuckung im linken Arm wurde von R. H. Adrian durchgeführt. Zur Stimulation wurde ein auf etwa 2000 V aufgeladener 0,01 μF Kondensator über eine Morsetaste durch die Elektroden entladen. Die Anode des Elektrodenpaares war dabei über dem motorischen Repräsentationsgebiet des Armes plaziert. Die Anordnung der Reizelektroden und der Schaltplan des Stimulators sind an der Tafel des Hörsaales zu erkennen. (Photo freundlicherweise von P. A. Merton zur Verfügung gestellt)

sche und unter Beteiligung des Autors im März 1992 die transkranielle magnetische Stimulation des Kleinhirns.

Die vor kurzem erfolgte Entwicklung von „fokalen" Reizspulen und Stimulatoren mit hoher Reizfrequenz gibt Experimentatoren ein Untersuchungsinstrument in die Hand, das evtl. ähnliche Anwendungsmöglichkeiten bietet wie früher die intraoperative Stimulation des freiliegenden Kortex. Auf klinischem Gebiet hat sich die standardisierte Untersuchung der absteigenden motorischen Bahnen mittlerweile einen festen Platz in der Routinediagnostik erobert. Nachdem bislang vorwiegend exzitatorische Effekte untersucht und diagnostisch genutzt wurden, steht mit der kürzlichen Entdeckung mehrerer Formen inhibitorischer Wirkungen der transkraniellen Stimulation des motorischen Kortex und des Kleinhirns die Ausdehnung der diagnostischen Anwendung auf ein neues Gebiet bevor. Die Quantifizierung inhibitorischer Phänomene könnte in der Diagnostik von Zuständen erhöhter Exzitabilität, wie z. B. bei Epilepsien, Erkrankungen mit Myoklonien, Dystonien oder choreatischen Bewegungsstörungen, von Relevanz sein und zu einem besseren pathophysiologischen Verständnis dieser Zustände führen.

Das vorliegende Buch soll eine kritische Übersicht über die derzeitigen Anwendungsmöglichkeiten dieser faszinierenden und weiter in Entwicklung befindlichen neurophysiologischen Technik geben. Wer das Verfahren diagnostisch anwendet, sollte nicht aus den Augen verlieren, daß hinsichtlich der Wirkungen und Nebenwirkungen dieses Verfahrens noch einige Fragen unbeantwortet sind und deshalb bei bestimmten Patienten der erwiesene diagnostische Nutzen gegen potentielle Untersuchungsrisiken abzuwägen ist.

Literatur

Barker AJ, Jalinous R, Freeston IL (1985) Non-invasive stimulation of the human motor cortex. Lancet II:1106–1107

Bartholow R (1874) Experimental investigations into the functions of the human brain. J Med Sci 67:305–313

Broca P (1861) Sur le siège de la faculté du langage articulé avec deux observations d'aphémie. Bull Soc Anat Paris 36:330–357

Ferrier D (1873) Experimental researches in cerebral physiology and pathology. West Riding Lunatic Asylum Med Rep 3:1–50

Foerster O (1936a) The motor cortex in man in the light of Hughlings Jackson's doctrines. Brain 59:135–159

Foerster O (1936b) Motorische Felder und Bahnen. In: Bumke O, Foerster O (Hrsg) Handbuch der Neurologie, Bd 6. Springer, Berlin, S 1–357

Fritsch G, Hitzig E (1870) Über die elektrische Erregbarkeit des Großhirns. Arch Anat Physiol Wiss Med 300–332

Grünbaum ASF, Sherrington CS (1901) Observations on the physiology of the cerebral cortex of some of the higher apes. Proc R Soc London B 69:206–209

Gualtierotti T, Paterson AS (1954) Electrical stimulation of the unexposed cerebral cortex. J Physiol 125:109–118

Hitzig E (1871) Über die galvanischen Schwindelempfindungen und eine neue Methode galvanischer Reizung der Augenmuskeln. Verh Berl Med Gesell Berl Klin Wochenschr 11

Hill DK, McDonnell MJ, Merton PA (1980) Direct stimulation of the adductor pollicis in man. J Physiol 300:2–3P

Krause F (1911) Chirurgie des Gehirns und des Rückenmarks nach eigenen Erfahrungen, Bd. II. Urban & Schwarzenberg, Berlin

Merton PA (1981) Neurophysiology on man. J Neurol Neurosurg Psychiat 44:861–870

Merton PA, Morton HB (1980) Stimulation of the cerebral cortex in the intact human subject. Nature 285:227

Merton PA, Hill DK, Marsden CD, Morton HB (1982) Scope of a technique for electrical stimulation of the human brain, spinal cord and muscle. Lancet II:597–598

Morgan JP (1982) The first reported case of electrical stimulation of the human brain. J Hist Med 37:51–64

Penfield W, Boldrey (1937) Somatic motor and sensory representation in the cerebral cortex of man as studied by electrical stimulation. Brain 60:389–443

Penfield W, Perot P (1963) The brain's record of auditory and visual experience. Brain 86:595–696

Polson MJR, Barker AT, Freeston IL (1982) Stimulation of nerve trunks with time-varying magnetic fields. Med Biol Eng Comput 20:243–244

1 Anatomisch-funktionelle Grundlagen

H. Steinmetz

1.1 Kortikale Ebene

1.1.1 Allgemeiner Rindenbau

Der Großhirnrindenbau folgt 2 architektonischen Grundtypen: Homogenetischer Kortex (Isokortex) ist 6-schichtig, heterogenetischer Kortex (Allokortex) zeigt ein variables, von der Sechsschichtigkeit abweichendes Bauprinzip (Brodmann 1909; Vogt u. Vogt 1919). Nach entwicklungsgeschichtlichen Kriterien wird der sechsschichtige Kortex auch als *Neokortex* bezeichnet (Abb. 1.1). Er umfaßt alle sensorischen, motorischen und assoziativen Rindengebiete. Ohne auf Details neokortikal-neuronaler Organisationen einzugehen, sei ein wichtiges Prinzip stark vereinfachend dargestellt. Der motorische Kortex ist reich an Pyramidenzellen in der Schicht V und arm an Granularzellen in der Schicht IV. Sensorischer Kortex zeigt das umgekehrte Muster. Diesem strukturellen Unterschied entspricht funktionell, daß die Pyramidenzellen kortikonukleär projizierende „Effektoren" sind, während Schicht IV thalamokortikale Afferenzen aufnimmt (Übersichten bei Creutzfeldt 1983; Williams u. Warwick 1975).

Die Pyramidenzellen sind als die „Effektoren" motorischer Kortexstimulation anzusehen. Ihre Zellkörper und Fortsätze sind vertikal zur Hirnrinde, je nach intra- oder extrasulkaler Lage also *horizontal* oder *vertikal* zur Schädeloberfläche, ausgerichtet. Die transkranielle Magnetstimulation induziert relativ zur Schädeloberfläche vorwiegend horizontal gerichtete Ströme, die vorwiegend gleichsinnig zum Stromfluß orientierte neuronale Strukturen erregen. Nach dieser Überlegung dürften intrasulkal gelegene Pyramidenzellen also *direkt,* extrasulkale vor allem *indirekt* (transsynaptisch über horizontal ausgerichtete Strukturen) stimulierbar sein. Da die magnetische Reizstärke die transkranielle Eindringtiefe bestimmt, wäre denkbar, daß schwellennahe Reize die oberflächlichen (= extrasulkalen) Pyramidenzellen indirekt, stärkere Reize zusätzlich auch tiefe (= intrasulkale) Pyramidenzellen direkt erregen. Ein solches „anatomisches" Denkmodell des magnetoelektrischen Erregungsmechanismus ist mit einigen physiologischen Daten kompatibel (Hess et al. 1987; Day et al. 1989; Rothwell et al. 1990). Invasive Ableitungen an Affen favorisieren allerdings einen direkten pyramidalen Erregungsmechanismus auch für die schwellennahe magnetische

B.-U. Meyer (Hrsg.)
Magnetstimulation des Nervensystems

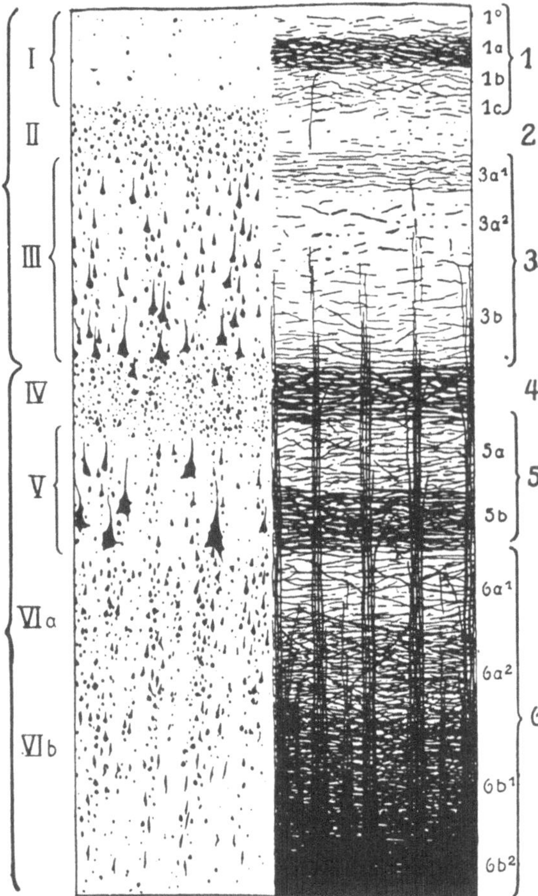

Abb. 1.1. Zytoarchitektonik (*links*) und Myeloarchitektonik (*rechts*) des Neokortex. *I–VI* Zellschichten, *1–6* Faserschichten, *IV* innere Granularzellschicht, *V* innere Pyramidenzellschicht, *4* und *5b* äußerer und innerer Baillarger-Streifen, die vertikal verlaufenden, gebündelten Fasern sind Pyramidenzellfortsätze. (Nach Brodmann 1909; Vogt 1910; aus von Economo u. Koskinas 1925)

Reizung (Edgley et al. 1990). Diese Vorstellung ist für die kortikale Magnetstimulation zumindest der distalen Extremitätenrepräsentationen beim Menschen auch anatomisch plausibler, weil ihre Pyramidenzellen nur horizontal zur Schädeloberfläche liegen (s. 1.1.2 und 1.1.6).

1.1.2 Motorischer Kortex

1.1.2.1 Motorischer Rindenbau

Dem zytoarchitektonischen Bau entsprechend (Zellschicht IV) werden im neokortikalen Frontallappen agranuläre (Brodmann-Areae 4 und 6) und granuläre Felder (Areae 8–12, 44–47; Abb. 1.2) differenziert. Die *agranulären* frontalen Felder sind *motorischer Kortex.*

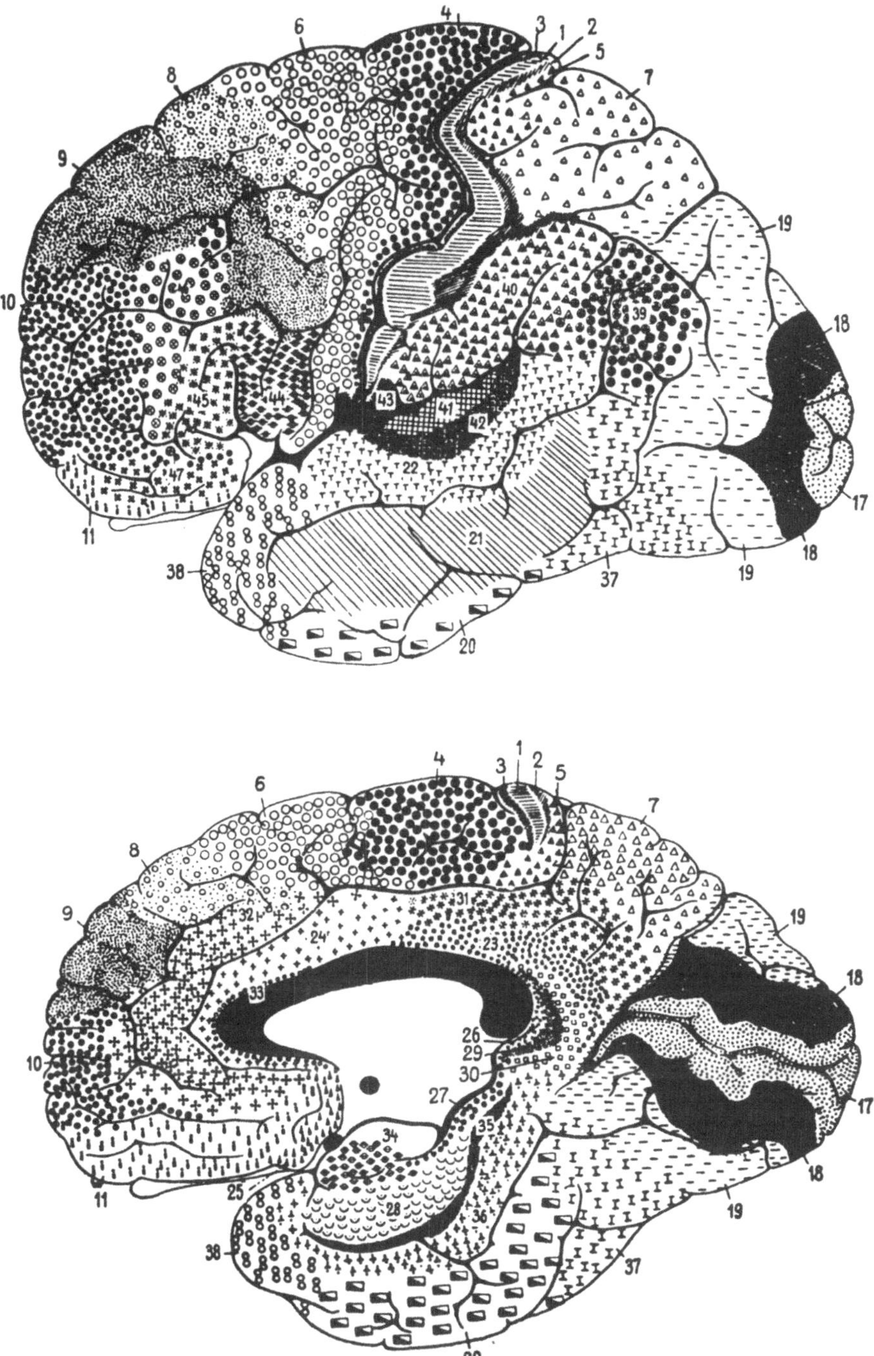

Abb. 1.2. Zytoarchitektonische Felderung der lateralen (oben) und medialen (unten) Hemisphäre nach Brodmann (aus Brodmann 1909)

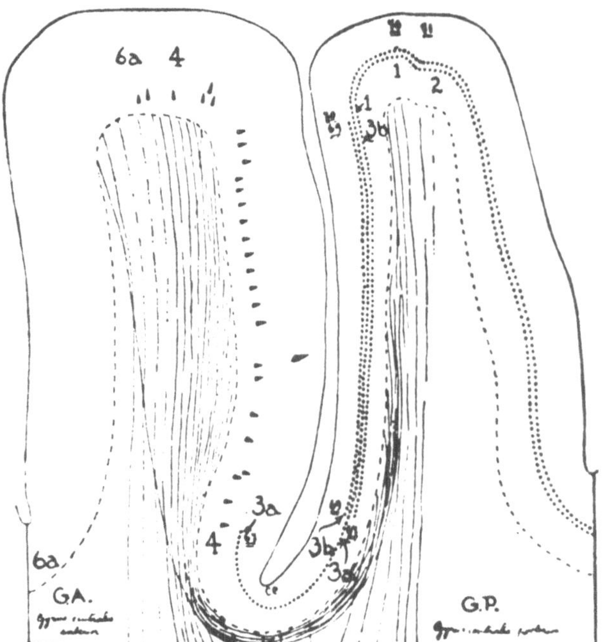

Abb. 1.3. Querschnitt durch Gyrus praecentralis (*links*) und Gyrus postcentralis (*rechts*) im oberen Drittel des Sulcus centralis; Nomenklatur nach Vogt u. Vogt (1919, 1926). Die Area 4 (Area gigantopyramidalis, zeichnerisch angedeutet durch die Pyramidenzellkörper) bedeckt im wesentlichen die Vorderwand des Sulcus centralis. Dahinter folgen die Area 3a (Sulkusgrund), 3b (Hinterwand des Sulkus), 1 und 2 (nach Vogt u. Vogt 1919)

Die hintere Grenze von Area 4 („Area gigantopyramidalis") liegt nahe am Boden des Sulcus centralis (Abb. 1.3). Ihre vordere Grenze ist unschärfer, der Übergang zu Area 6 fließend (Zilles 1990). Die klassische Brodmann-Karte von 1909 (s. Abb. 1.2) dürfte dabei die anteriore Ausdehnung der Area gigantopyramidalis zeichnerisch übertreiben. Sie reicht zumindest in der unteren Hälfte des Sulcus centralis, d. h. ab der funktionellen Fingerrepräsentation, nicht mehr bis auf die Konvexität des Gyrus praecentralis, liegt also rein intrasulkal (Brodmann 1903; Foerster 1936a; Braak 1980). Die vor allem funktionell bedeutsame Nomenklatur der Vogts (1919, 1926) unterscheidet im frontalen Motorkortex neben der Area 4 eine Area 6aα und 6aβ (Abb. 1.4).

1.1.2.2 Anatomisch-funktionelle Organisation

Innerhalb der motorischen Rinde wird Area 4 als *primärer*, Area 6 als *nicht-primärer* motorischer Kortex aufgefaßt. Davon antworten große Bereiche auf elektrische Stimulation.

Direkte Vergleiche der zytoarchitektonischen Felder mit den Effekten lokaler epikortikaler Elektrostimulation wurden beim Menschen durch Otfried Foerster (1936a, b) in unerreichter Präzision angestellt. Der gesamte *Gyrus praecentralis* (d.h. Area 4 und hintere Area 6 nach Brodmann) zeichnete sich in Foersters Experimenten neben einer streng somatotopen Gliederung (s. Abb. 1.4) durch seine sehr niedrige Schwelle galvanischer Erregbarkeit aus (im Mittel 1,5 mA). Es bestanden allerdings erhebliche interindividuelle Schwellenunterschiede (0,3–6,0 mA). Reizung mit Schwellenintensität brachte die „fokalsten" Antworten, wobei Foerster den Eindruck hatte, einzelne Muskeln und sogar Muskelteile, distal wie proximal, mit punktförmigen Schwellenreizen selektiv anzusprechen („Primärbewegungen"). Nur starke Reize erzeugten zusammengesetzte „Sekundär- und Tertiärbewegungen", deren Entstehung durch enge Umschneidung, d.h. Isolierung des Reizpunktes, zu verhindern war.

Neben *exzitatorischen* Effekten fand Foerster eine *inhibitorische* Wirkung im Sinne einer Erschlaffung der jeweils antagonistischen Muskeln. Exzitatorische und inhibitorische Kortexstrukturen waren örtlich nicht differenzierbar. Bei wiederholter Stimulation, z.B. im Sekundenabstand, bestand eine zeitlich-funktionelle *Instabilität* der motorischen Reizpunkte. So kam es bei repetitiver Stimulation ein und desselben Fokus oft zu Abschwächung und schließlichem Ausbleiben der ursprünglichen Antwort mit gleichzeitigem Übergang des Bewegungserfolges auf kortikal benachbart repräsentierte Strukturen („Erschöpfung" des Reizpunktes). Penfield u. Boldrey (1937) beschrieben ein anderes Instabilitätsphänomen, ebenfalls bei Reizung im Sekundenabstand. Ursprünglich „stumme" Rindenpunkte ließen sich durch unmittelbar vorangehende Stimulation eines benachbarten, positiven Fokus aktivieren. Der aktivierte Punkt zeigte danach die gleiche motorische Antwort wie sein Nachbar („sekundäre Fazilitierung" des Reizpunktes).

Stimulationen des Gyrus praecentralis erzeugten bei niedrigen Stromstärken fast ausschließlich *kontralaterale* Effekte. Ausnahmen bildeten

a) die bulbären Muskeln (Gaumensegel und Pharynx, Kiefer- und Glottisschließer), die völlig symmetrisch kontrahierten,
b) die Stirnmuskeln und Lidschließer, die ipsilateral deutlich mitreagierten, und
c) der M. sternocleidomastoideus, der vor allem *ipsilateral* zur Kortexreizung (zusammen mit der kontralateralen Nackenmuskulatur) ansprach.

Höhere Reizstärken führten bei Foerster zunehmend zu *bilateralen* Effekten an Stamm und proximalen Extremitäten. Bilaterale distale Bewegungen traten sehr selten und nur bei extremen Stromstärken auf. Bilaterale Antworten persistierten nach Balkendurchtrennung.

Von der hinteren und vorderen Oberfläche des intakten Gyrus präcentralis, d.h. von Area 4 und hinterer Area 6 („Area 6aα" nach Vogt, vgl. Abb. 1.2 und 1.4), konnte Foerster prinzipiell identische Muskelantworten auslösen. Die Unterschiede lagen lediglich in den erforderlichen galvanischen Reizstärken, die in Area 6aα um 1,0–1,5 mA über denen von Area 4 lagen,

6aβ
6aα
4
3, 1, 2
Primär: simultane Beugesynergie des contralateralen Armes und Beines. Mitbeteiligung des ipsilateralen Beines
Secundär: Kopf Augen Rumpfdrehung nach der Gegenseite
Kopf, Augen, Rumpf nach der Gegenseite Beugesynergie oder Strecksynergie der contralateralen Extremitäten
Diaphragma
Digiti
Pes
Tibia
Femur
Abdomen
Thorax
Scapula
Humerus
Antibrach
Manus
Digit V
Digit IV
Digit III
Digit II
Digit I
Pollex
Collis
Fac. sup.
Fac. inf.
Lingua
Mandib
Mandibula
Velum
Pharynx
Larynx
5a
Primär: Kopf-, Augendrehung nach der Gegenseite
Secundär: 5b Beugesynergie der contralateralen Extremitäten
9
8
Augen nach der Gegenseite
α β δ
γ
6b
7a
7b
acustische Sensationen Kopf, Augen, Rumpf nach der Gegenseite 22 Beuge- oder Strecksynergie der contralateralen Extremitäten
Kauen, Lecken, Schlucken, Stimmgebung, Grunzen, Krächzen, Schreien, Singultus
Augen nach der Gegenseite
19 complexe Sensationen
19 optische
optische 18
Sensationen 17
centrales optisches Scotom

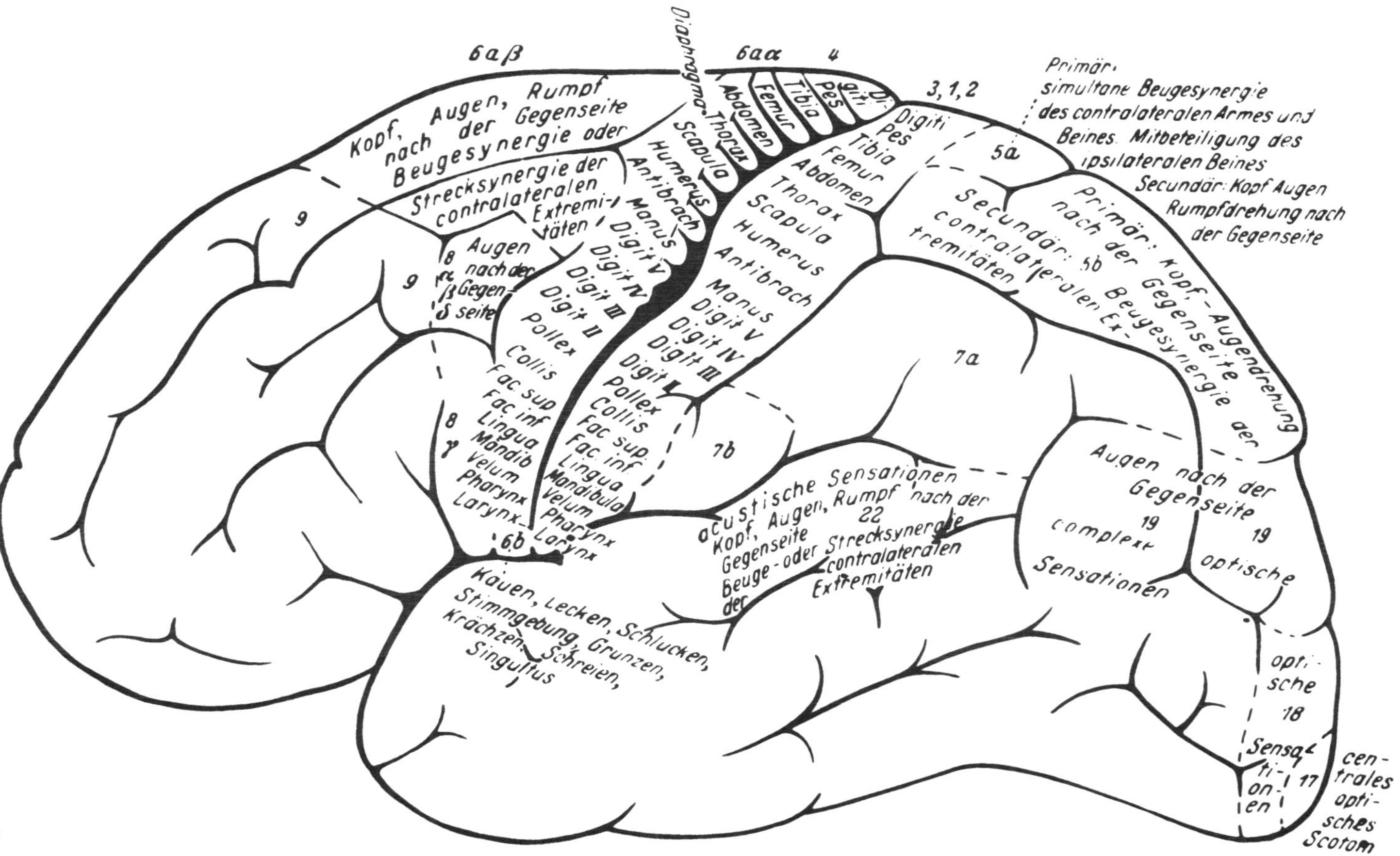

a

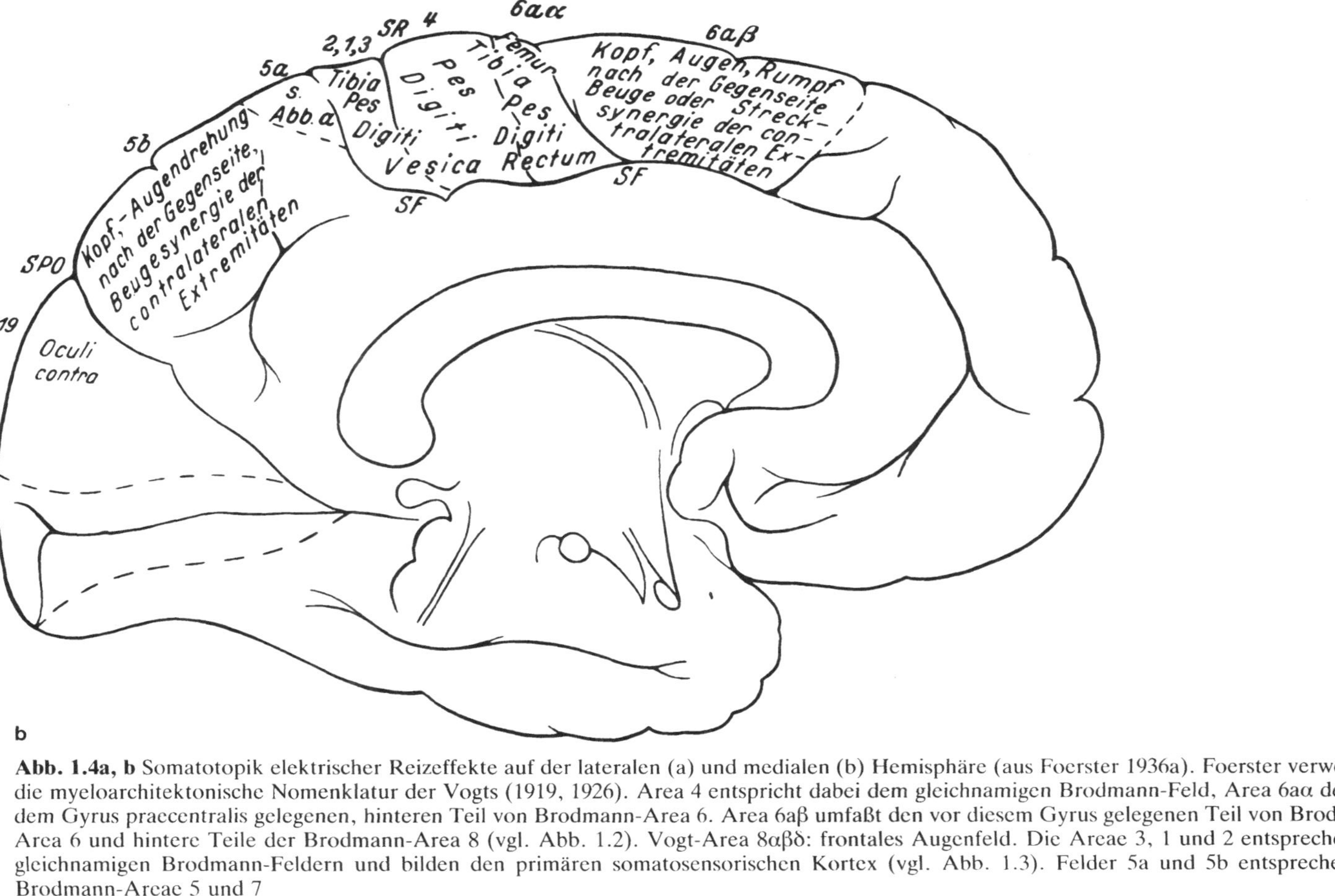

Abb. 1.4a, b Somatotopik elektrischer Reizeffekte auf der lateralen (a) und medialen (b) Hemisphäre (aus Foerster 1936a). Foerster verwendete die myeloarchitektonische Nomenklatur der Vogts (1919, 1926). Area 4 entspricht dabei dem gleichnamigen Brodmann-Feld, Area 6aα dem auf dem Gyrus praecentralis gelegenen, hinteren Teil von Brodmann-Area 6. Area 6aβ umfaßt den vor diesem Gyrus gelegenen Teil von Brodmann-Area 6 und hintere Teile der Brodmann-Area 8 (vgl. Abb. 1.2). Vogt-Area 8αβδ: frontales Augenfeld. Die Areae 3, 1 und 2 entsprechen den gleichnamigen Brodmann-Feldern und bilden den primären somatosensorischen Kortex (vgl. Abb. 1.3). Felder 5a und 5b entsprechen den Brodmann-Areae 5 und 7

sowie in der Unerregbarkeit von Area 6aα, nicht aber von Area 4 unter Allgemeinnarkose. Nach Exzision der Area 4 waren von Area 6aα nur noch komplexe *Bewegungssynergien* erhältlich, die sich auf die gesamte kontralaterale Körperhälfte erstreckten und durchweg starke faradische Reize erforderten. Fokale Primärbewegungen waren also an die Intaktheit von Area 4 gebunden. Komplexe Synergien ließen sich stereotyp von jeder beliebigen Stelle der somatotop ungegliederten Area 6aα auslösen (z. B. „adversive" Wendung von Rumpf, Kopf und Blick zur Gegenseite mit greifähnlicher Armgeste).

Die gleichen Synergien beobachtete Foerster bei starker faradischer Stimulation der auf den oberen beiden *Stirnhirnwindungen* gelegenen, also vorderen Teile der Area 6 (Area 6aβ nach Vogt, vgl. Abb. 1.2 und 1.4). Auch sie ließen keine Somatotopie erkennen. Der funktionelle Unterschied zu dem („sekundär-motorischen") Feld 6aα auf dem Gyrus praecentralis lag darin, daß von der („tertiär-motorischen") Area 6aβ keine über Area 4 vermittelten Primärbewegungen mehr auslösbar waren. Die Exzision des Gyrus praecentralis änderte nichts an den Reizergebnissen des 6aβ-Feldes. Foerster beobachtete wohlgemerkt die Synergien im gesamten 6aβ-Feld, d. h. in seinem lateralen, konvexitären (Abb. 1.4 *oben*) und in seinem medialen, interhemisphärischen Anteil (Abb. 1.4 *unten*). Penfield und Mitarbeiter fanden komplexe Bewegungserfolge dagegen fast nur bei Reizung der letzteren Region und nannten daher auch nur das mediale 6aβ-Teilfeld *supplementär-motorisch*. Neben den häufig bilateral angelegten Synergien („assumption of posture") ließen sich von der supplementär-motorischen Area (SMA) auch Bewegungsarreste und Vokalisationen auslösen (Penfield u. Boldrey 1937; Penfield u. Welch 1951). Foersters Ergebnisse bezüglich des lateralen 6aβ-Feldes, wie auch der Vogt-Felder 5 und 22 (s. Abb. 1.4), wurden von Penfield u. Boldrey (1937) nicht bestätigt und insofern kritisiert, als sie eine epileptische Erregungsausbreitung seiner starken Reize (auf die SMA?) annahmen.

Zusammenfassend ist beim Menschen nach den Stimulationsbefunden die Area 4 ein niederschwelliger, somatotop und streng fokal gegliederter Generator differenzierter, ganz vorwiegend kontralateraler, „pyramidaler" Einzelbewegungen. Für diese Bewegungen ist Area 4 essentiell. Die höherschwellige Brodmann-Area 6 zeigt demgegenüber 2 funktionelle Aspekte. Ihr hinterer Teil steuert via Area 4 deren fokale Efferenzen. Area 6 generiert unabhängig von Area 4 zumindest in ihrem medialen, supplementärmotorischen Anteil aber auch komplexe, oft bilaterale, axial und proximal betonte, „extrapyramidale" Bewegungssynergien. Die eingangs genannte Unterteilung in einen primären (Area 4) und nicht-primären (Area 6) motorischen Kortex wird damit reizphysiologisch verständlich.

Bei Betrachtung der Foersterschen Karte (s. Abb. 1.4) fällt auf, daß sein reizphysiologisch definitierter Motorkortex weit über die Felder 4 und 6 hinausgeht und u. a. auch die Vogt-Area 8αβδ auf dem hinteren Gyrus frontalis medius (s. Abb. 1.4), entsprechend der unteren Brodmann-Area 9 (s. Abb. 1.2), miteinbezieht. Von dieser Region waren bei durchschnittlich

5 mA starker galvanischer Schwellenreizung sakkadische, konjugierte Bulbuszuckungen zur Gegenseite – ohne andere motorische Begleiteffekte – auszulösen. Die Schwelle dieses sog. *frontalen Augenfeldes* lag damit unter der von Area 6αβ, die ja nur mit starken faradischen Serien erregbar war. Die Existenz des frontalen Augenfeldes und seine Lokalisation wurden von Penfield und Mitarbeitern bestätigt. Auf vom *Gyrus postcentralis* erhältliche motorische Antworten (Abb. 1.4) wird unter 1.1.3 eingegangen.

1.1.3 Somatosensorischer Kortex

1.1.3.1 Somatosensorischer Rindenbau

Auf dem Gyrus postcentralis liegen von rostral nach kaudal die *granulären* Brodmann-Areae 3, 1 und 2 (Brodmann 1909). Sie sind der *primäre somatosensorische Kortex*. Area 3 wurde von Vogt u. Vogt (1919, 1926) in eine Area 3a und 3b unterteilt. Feld 3a bedeckt mit scharfer Grenze zu dem davor gelegenen motorischen Kortex den Grund des Sulcus centralis, Feld 3b nimmt praktisch die gesamte Hinterwand dieses Sulkus ein. Auf der Kuppe des Gyrus postcentralis und auf seiner Hinterwand folgen die Felder 1 und 2 (s. Abb. 1.3). Die dahinter gelegenen Brodmann-Areae 5 und 7 (Vogt-Area 5a, b) sind parietaler Assoziationskortex (s. Abb. 1.2 und 1.4).

1.1.3.2 Anatomisch-funktionelle Organisation

Die lokale epikortikale Elektrostimulation des Gyrus postcentralis beim Menschen führte typischerweise zu kribbelnden Parästhesien, Vibrationsempfinden, Jucken, Brennen, Kälte- oder Bewegungsgefühl, seltener auch zu Schmerzen in umschriebenen kontralateralen Körperpartien. Die Anordnung der sensiblen Repräsentationen entlang des Sulcus centralis war dabei analog zum motorischen Kortex streng somatotop. Die sensiblen Punkte fanden sich schwerpunktmäßig auf dem vorderen Teil des Gyrus postcentralis, also entsprechend den Feldern 3b und 1. Sie lagen den korrespondierenden motorischen Punkten direkt vis à vis (Foerster 1936c; Penfield u. Boldrey 1937).

Die Afferenzen der Areae 3a, 3b, 1 und 2 entstammen verschiedenen thalamischen Nuklei. Area 3a ist das vorwiegende Projektionsgebiet der Muskelspindelafferenzen, Area 3b und Area 1 das der kutanen Berührungsrezeptoren und Area 2 das der Gelenkrezeptoren (Übersicht bei Creutzfeldt 1983). Neben der mediolateralen Somatotopie besteht also eine rostrokaudale Modalitätsspezifität der primär somatosensensorischen Rinde. Ihre Efferenzen laufen u. a. in die primären und nicht-primären motorischen Felder (Area 4 und 6aβ) und in absteigende Bahnsysteme. Der sensorische Kortex greift damit kontrollierend in die Motorik und in seine eigenen Afferenzen ein.

Dieser lokalisatorisch und funktionell enge Zusammenhang kortikaler Somatosensorik mit der Motorik („Sensomotorik") wird u. a. auch in Försters Stimulationsstudien evident (Foerster 1936a, b). Galvanische Punktreize auf dem Gyrus postcentralis führten zu umschriebenen *Primärbewegungen,* die den Antworten der gegenüberliegenden motorischen Punkte auf dem Gyrus praecentralis glichen (s. Abb. 1.2). Lediglich die Schwelle der postzentralen Reize lag um 2,0–4,0 mA über der von Area 4, auch war der postzentrale Kortex unter Allgemeinnarkose unerregbar. Die fokalen Bewegungseffekte vom Gyrus postcentralis waren, wie die vom vorderen Gyrus praecentralis (Vogt-Area 6aα), an die Unversehrtheit der Area 4 gebunden, also durch letztere vermittelt. Nach Zerstörung der Area 4 oder ihrer nach postzentral führenden U-Fasern ließen sich, wie vom nicht-primären motorischen Kortex, auch von postzentral und den dahinter gelegenen Brodmann-Feldern 5 und 7 nur noch komplexe Bewegungssynergien durch hohe faradische Stromstärken auslösen (s. Abb. 1.4).

1.1.4 Visueller Kortex

1.1.4.1 Visueller Rindenbau

Die Bezeichnung „Area striata" für die *primäre visuelle Rinde* (Brodmann-Area 17, Abb. 1.2) gründet sich auf die hier besonders starke Ausprägung des sog. äußeren Baillarger-Streifens (Faserschicht 4, s. Abb. 1.1), der im visuellen Kortex auch Gennari-Streifen genannt wird. Diese Schicht entspricht zytoarchitektonisch der äußeren Granularzellschicht IV, d. h. einem Terminationsgebiet thalamokortikaler (hier: genikulärer) Afferenzen. Der primäre visuelle Kortex ist daher, wie jede primäre Sinnesregion, stark *granulärer* Kortex. Über 50% der Area 17 liegen in der Tiefe des Sulcus calcarinus. Dieser zeigt ausgeprägte sulkale Taschen und Verzweigungen mit demzufolge auch interindividuell unterschiedlichsten Raumorientierungen der primär visuellen Rinde (Brodmann 1909; Stensaas et al. 1974). Sie greift nur maximal 1 cm auf die okzipitopolare Konvexität über. Die Areae 18 und 19 umgeben als „zirkumstriäre", sekundäre und tertiäre visuelle Felder die Area 17 (s. Abb. 1.2).

1.1.4.2 Anatomisch-funktionelle Organisation

Systematische Studien elektrischer Reizeffekte am menschlichen visuellen Kortex erfolgten vor allem im Rahmen der (wenig erfolgreichen) Entwicklung von Elektrodenimplantaten zur Vermittlung gegenstands- oder buchstabenähnlicher Eindrücke bei Blinden (Brindley u. Lewin 1968; Brindley 1973; Dobelle u. Mladejovsky 1974; Evans et al. 1979) (s. auch 4.3.1). Kurz zusammengefaßt liegen folgende Ergebnisse vor:

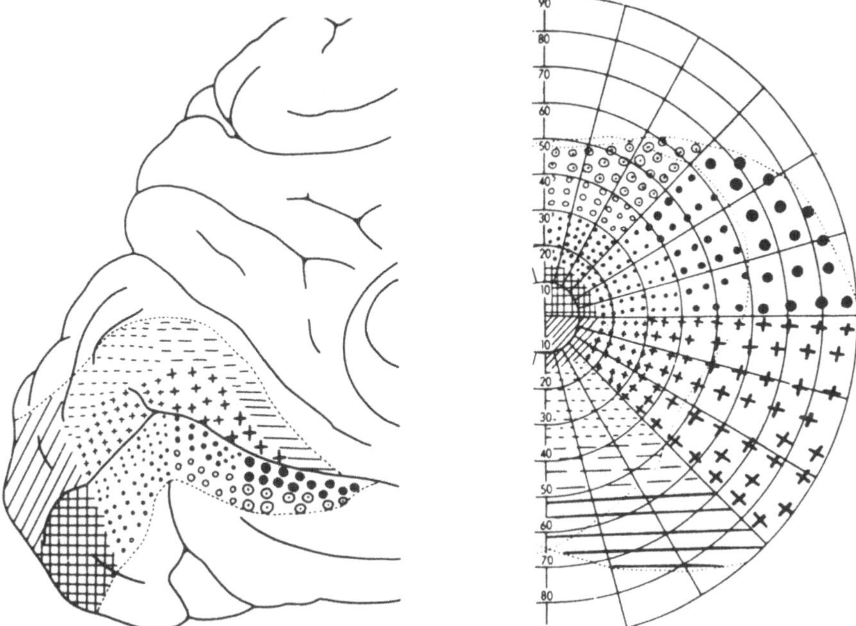

Abb. 1.5. Retinotope Projektion zum primären visuellen Kortex. Die Netzhautperipherie ist in der Area 17 anterior, die Macula okzipitopolar repräsentiert. Das obere Gesichtsfeld projeziert unter den Sulcus calcarinus, das untere darüber. Der Sulcus calcarinus wurde für die linke Darstellung aufgespreizt. (Aus Popper u. Eccles 1977; nach Holmes 1945)

Lokale Elektrostimulation in der menschlichen Area 17 produzierte bei Blinden und Nicht-Blinden *Phosphene,* d.h. artifizielle, relativ einfach strukturierte, farbige oder weiße, umschriebene Lichtsensationen ohne Bedeutungsinhalt („wie ein Reiskorn", „wie ein Stern"). Nur bei Blinden schienen Phosphene oft etwas komplexer und auch von Area 18 auslösbar zu sein. Die Eindrücke waren im Gesichtsfeld *fixiert* (konnten also nicht fixiert werden); sie folgten nur willkürlichen, nicht aber vestibulär induzierten Bulbusbewegungen. Phosphene waren bei kurzzeitiger Kortexstimulation streng reizsynchron, verschwanden bei anhaltender Reizung nach 10–15 s. Ihre Lokalisation innerhalb des Gesichtsfeldes in Abhängigkeit vom kortikalen Stimulationsort entsprach dem aus pathoanatomischen Befunden abgeleiteten, *retinotopen* Projektionsschema (Abb. 1.5). Phosphene entstehen aber auch bei Reizung vorgeschalteter Strukturen (Retina, Nn. oder Tr. optici, obere Vierhügel, Sehstrahlung).

1.1.5 Transkallosale Verknüpfung

Das Corpus callosum bündelt fast alle neokortikalen Kommissurenfasern, die überwiegend gleiche Kortexstrukturen beider Seiten verbinden (*Homotopie*). Nur wenige Fasern verlaufen *heterotop,* z. B. von Area 6 zur kontralateralen Area 4. Es gilt dabei offenbar das funktionelle Prinzip, daß die homotopen Kommissurenfasern *exzitatorisch,* die heterotopen Fasern *inhibitorisch* wirken. Diese wie auch die folgenden Daten basieren auf tierexperimentellen Studien. Transkallosal evozierte kortikale Potentiale sind auch beim Menschen – elektrisch und magnetisch – auslösbar (Amassian u. Cracco 1987; Cracco et al. 1989).

Innerhalb des Corpus callosum sind die Fasern nach topographischen Gesichtspunkten geordnet (Pandya u. Seltzer 1986). Verschiedene Rindenfelder sind in sehr unterschiedlichem Maße mit der Gegenseite verknüpft. So sind der primäre motorische und primäre somatosensorische Kortex schwach, die nicht-primären sowie Assoziationsfelder stark interhemisphärisch verbunden. Für primäre Felder gilt wiederum das Prinzip, daß Rindenrepräsentationen mittelliniennaher Körperstrukturen stärker miteinander verbunden sind als die distaler Abschnitte („midline rule"). Die kortikalen Repräsentationen der distalen Gliedmaßenmuskeln haben wahrscheinlich überhaupt keine kallosalen Verbindungen (Jones et al. 1979). Dieses Verknüpfungsmuster ist möglicherweise Ausdruck eines „regressiven" ontogenetischen Prozesses, wobei initial die kortikalen Entsprechungen distaler und proximaler Strukturen noch gleich stark verknüpft sind (Übersichten bei Creutzfeld 1983; Cusick u. Kaas 1986; Innocenti 1986).

Morphometrisch fällt eine erhebliche interindividuelle Variabilität des mediosagittalen Balkendurchmessers beim Menschen auf, die nur zu einem geringen Teil auf unterschiedliche Hirngewichte zurückzuführen ist (Demeter et al. 1988). Ob dies individuell verschiedene Grade interhemisphärischer Konnektivität widerspiegelt, ist noch nicht bekannt.

1.1.6 Kraniozerebrale Topographie

Analog zur EEG-Elektrodenplazierung ist auch die Positionierung der extrakraniellen Magnetspule auf die klassischen Landmarken Nasion, Inion, Vertex und Präaurikularpunkt angewiesen. Zerebrale Strukturen zeigen eine nicht unerhebliche lokalisatorische Streuung in Bezug auf diese Punkte (Jasper 1958; Steinmetz et al. 1989), was die individuelle Variabilität optimaler Spulenpositionen erklärt (Meyer et al. 1991a und b). Auszugehen ist von einer anteroposterioren Variation von 2 cm für den Sulcus centralis und einer superoinferioren Variation von 4 cm für den Sulcus calcarinus. Die Lokalisation dieser Variationszonen relativ zu den knöchernen Schädelreferenzen ist in den Abb. 1.6 u. 1.7 dargestellt.

Die Raumorientierung der primären motorischen Area 4 ist möglicherweise von Bedeutung für den magnetoelektrischen Erregungsmechanismus

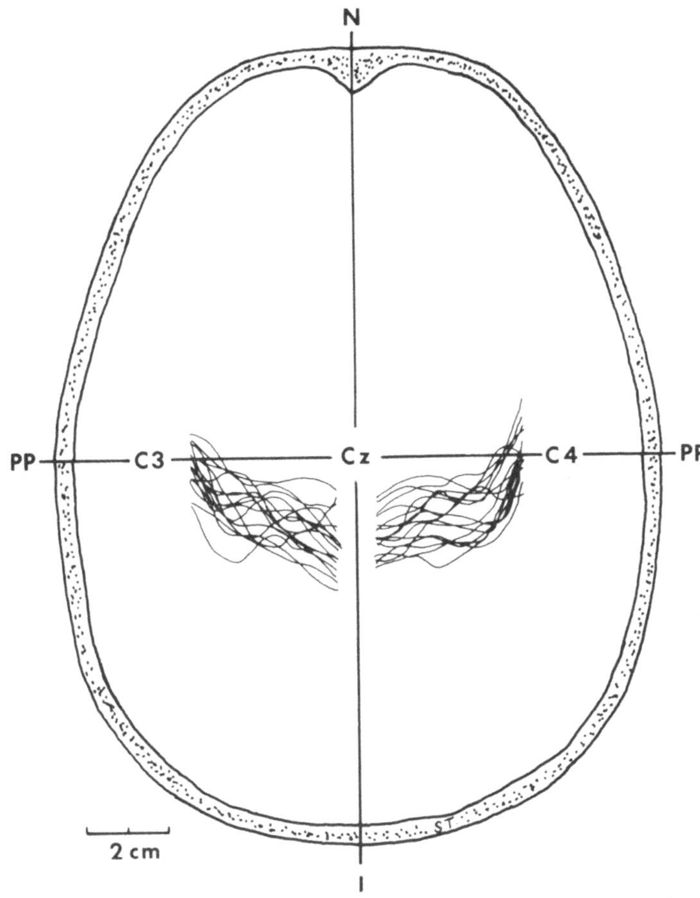

Abb. 1.6. Kraniozerebrale Topographie (aus Steinmetz et al. 1989). Die anteroposteriore Variation des Sulcus centralis in bezug auf den Vertex (Cz) beträgt 2 cm. Die Zeichnung ist eine Superposition von kernspintomographischen Befunden bei 16 Gesunden (Koinzidenz aller Vertexpunkte). Dargestellt sind die Verläufe des Sulcus centralis in ihren medialen 4 cm. Die lateralen Endpunkte der Sulkuslinien entsprechen damit der funktionellen Mittelfingerrepräsentation des Homunkulus von Penfield u. Boldrey (1937). *N* Nasion, *I* Inion, *PP* Präaurikularpunkt, *C3/4* Elektrodenpositionen des 10–20-Systems.

(s. 1.1.1). Daten zur interindividuellen Variabilität dieses Feldes existieren nicht. Auszugehen ist aber davon, daß die funktionelle Bein- und Fußrepräsentation der Area 4, im Interhemisphärenspalt liegend, ganz überwiegend vertikal zur Schädeloberfläche ausgerichtet ist (s. Abb. 1.2 und 1.4). Das gleiche gilt für die Fingerrepräsentationen, die etwa auf der Hälfte der Gesamtlänge des Sulcus centralis liegen (Penfield u. Boldrey 1937). Der Sulkus taucht hier im 90°-Winkel zur externen Oberfläche ein; die Area 4 beschränkt sich auf seine Vorderwand (Talairach u. Tournoux 1988; Brodmann 1903; Braak 1980). Lediglich für das Rumpf- und das proximale Armfeld ist von auch horizontal orientierten Area-4-Anteilen auszugehen.

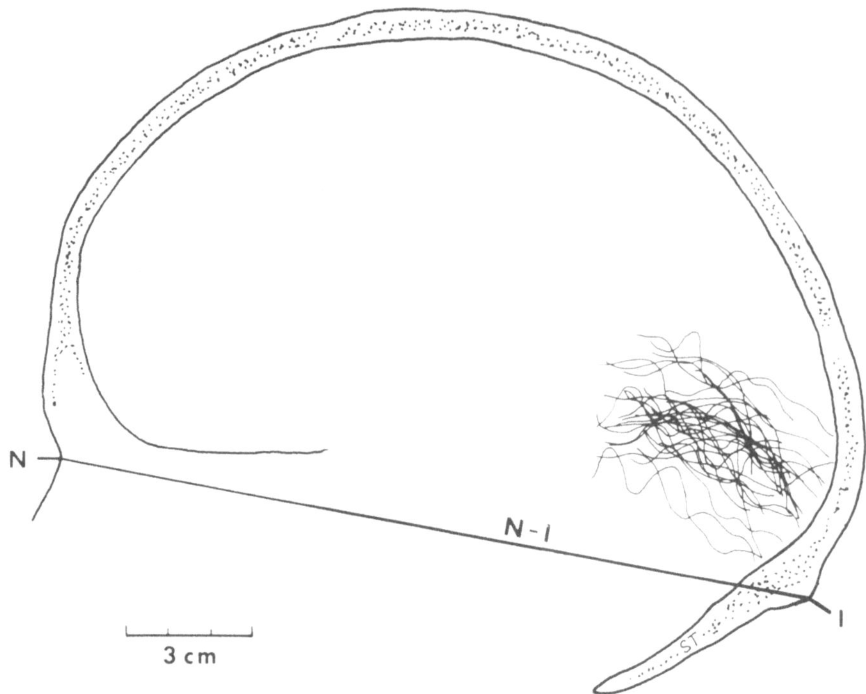

Abb. 1.7. Die vertikale Variation des Sulcus calcarinus (primäre Sehrinde) in Bezug auf das Inion beträgt 4 cm. Die Zeichnung ist eine Superposition von kernspintomographischen Befunden bei 16 Gesunden (32 Hemisphären, Koinzidenz aller Inionpunkte) N Nasion, I Inion

1.1.7 Variabilität der funktionellen Topographie

Neben den anatomischen Verhältnissen unterliegt offenbar auch die funktionelle Kortextopographie einer individuellen Variabilität. So war bei Penfield u. Boldrey (1937) die somatotope Sequenz der motorischen Rindenrepräsentationen bei 126 Patienten zwar konstant, die absolute Lokalisation der Repräsentation eines Körperteils streute im Summenbild aller Untersuchungen aber um mehrere Zentimeter entlang des Sulcus centralis (Abb. 1.8). Auch ließen sich zwischen Erst- und Zweiteingriffen intraindividuelle Verschiebungen funktioneller Lokalisationen feststellen. Diese Befunde dürften natürlich z. T. pathologische Situationen bzw. funktionelle Kompensationsprozesse widerspiegeln. Dennoch muß für die Zielstrukturen der transkraniellen Stimulation angenommen werden, daß eine gewisse Variabilität funktioneller Organisation zur Inkonstanz der kraniozerebralen Topographie noch hinzukommt.

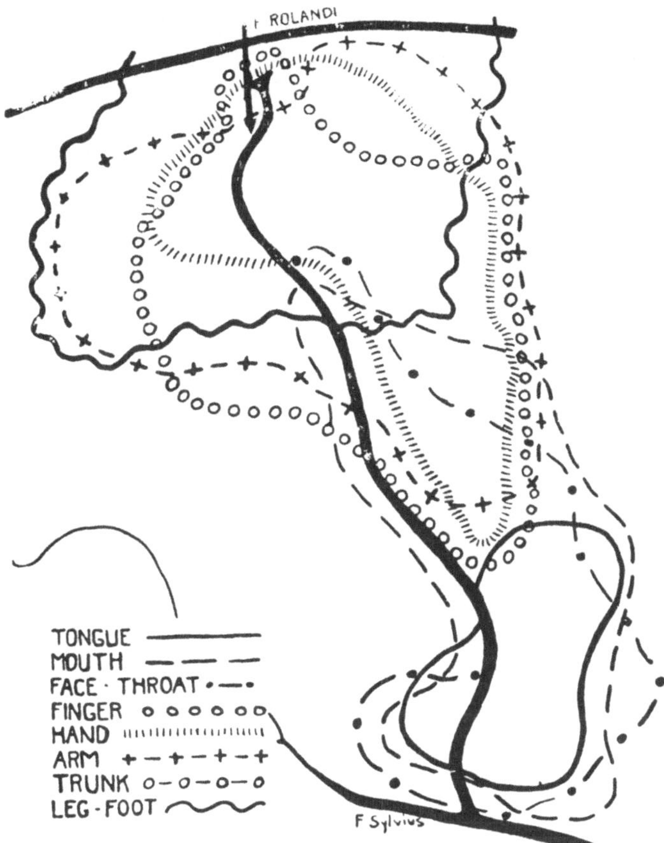

Abb. 1.8. Funktionelle Variabilität. Variationszonen motorischer Rindenrepräsentationen einzelner Körperteile bei 126 intraoperativ stimulierten Patienten (aus Penfield u. Boldrey 1937); rechts ist anterior, die Sylvische Fissur (Fissura Sylvii) liegt unten, der Sulcus centralis (Fissura Rolandi) ist die kräftig gezeichnete, annäherend vertikal laufende Kontur. Die Fingerzone ist in ihrer maximalen, d. h. superoinferioren Ausdehnung 5,5 cm lang. Man beachte neben dieser vertikalen Streuung auch die postzentrale Ausdehnung der motorischen Zonen. Beispielsweise lagen von den motorischen Fingerpunkten 25 % postzentral

1.2 Absteigende motorische Systeme

Die ursprüngliche Unterteilung in „pyramidale“ (Area 4) und „extrapyramidale“ (Area 6) motorische Rindenfelder beruhte auf der Annahme, daß erstere die Pyramidenbahn, letztere andere Systeme für ihre absteigenden Efferenzen benutzen (Foerster 1936a, b). Dies hat sich partiell als richtig erwiesen. Wir wissen heute aber auch, daß die Pyramidenfasern nur zum kleineren Teil (ca. 30 %) „pyramidalem“ Kortex entstammen, daß „extrapyramidale“ Rindenfelder ebenfalls in die Pyramidenbahn einstrahlen, und daß die „pyramidale“ Area 4 auch nicht-pyramidal deszendierende Efferenzen entsendet. Zudem sind kortikobulbäre Bahnen in eine solche, rein anatomische Untergliederung absteigender motorischer Fasersysteme schwer einzuordnen. Ihr wird daher an dieser Stelle eine funktionelle Unterteilung in *direkte* (monosynaptische) und *indirekte* (polysynaptische), deszendierende Systeme vorgezogen.

1.2.1 Direktes kortikomotoneuronales System

Die direkten spinalen Efferenzen des motorischen Kortex entstammen ganz überwiegend der Area 4, aber auch der supplementär-motorischen Area (d. h. dem medialen Vogt-Feld 6aβ) und der Area 3a. Ihre Ursprungsneurone sind die Pyramidenzellen der jeweiligen Schicht V (s. Abb. 1.1). Die direkten Efferenzen verlaufen in der *Pyramidenbahn*. Sie versorgen (ausschließlich gekreuzt) die distalen und (vorwiegend gekreuzt) proximale Extremitätenmuskeln (Abb. 1.9). Jedes α-Motoneuron erhält dabei konvergenten Eingang von mehreren Pyramidenzellen der Area 4; jedes Axon dieser Pyramidenzellen divergiert auf mehrere α-Motoneurone (Übersichten bei Brodal 1981; Creutzfeld 1983; Freund u. Hummelheim 1985). Die maximale *Leitgeschwindigkeit* der direkten kortikospinalen Fasern beträgt beim Menschen *50–74 m/s* (Boyd et al. 1986).

1.2.2 Indirektes kortikomotoneuronales System

Die Zahl der indirekten kortikomotoneuronalen Efferenzen wird auf ca. 20fach höher als die der direkten Efferenzen geschätzt. Die indirekten Efferenzen entspringen vor allem der sog. prämotorischen Rinde (d. h. der lateralen Vogt-Area 6aβ), aber auch den Brodmann-Feldern 4, 3, 1, 2, 5 und 7. Sie projizieren vor allem in die pontine und medulläre Formatio reticularis (Abb. 1.9), von wo nach Umschaltung auf den pontinen und medullären *Tractus reticulospinalis* zunächst Interneurone im Seitenhorn des Rückenmarks erreicht werden. Die indirekten Efferenzen versorgen (zu gleichen Teilen gekreuzt und ungekreuzt) die Rumpfmuskulatur und (vorwiegend gekreuzt) proximale Extremitätenmuskeln (Übersichten bei Brinkman u. Kuypers 1973; Freund u. Hummelsheim 1985). Ihre *Leitgeschwindigkeiten* beim Menschen sind nicht bekannt, müßten aber aufgrund der vergleichbaren maximalen Faserkaliber ähnliche Größenordnungen wie im direkten Projektionssystem erreichen. Ein beim Rhesusaffen wichtiges indirektes Fasersystem, der Tractus rubrospinalis, ist beim Menschen ohne Bedeutung (Nathan und Smith 1982).

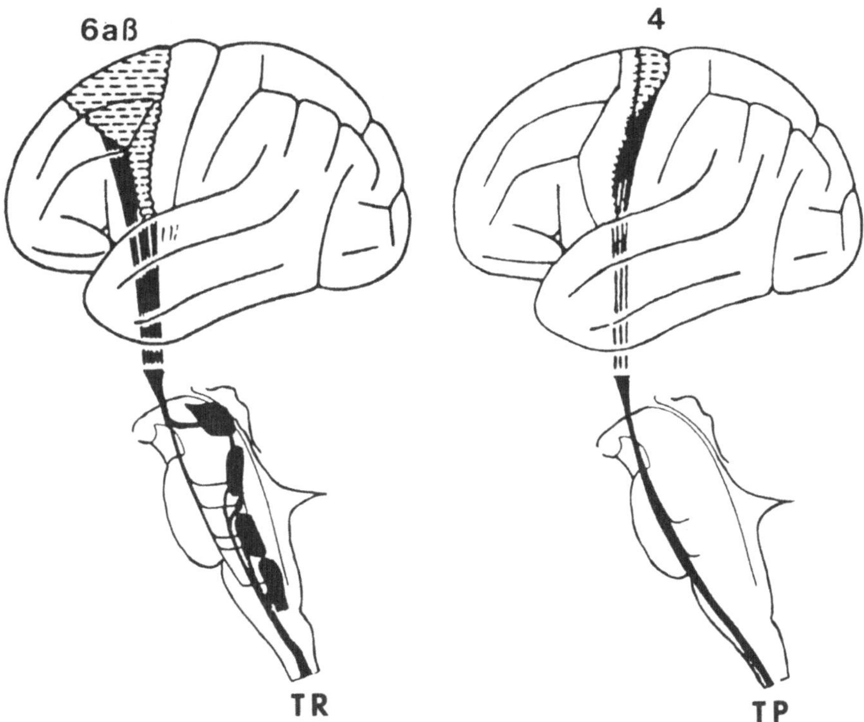

Abb. 1.9. Indirekte (*links*) und direkte (*rechts*) Efferenzen des motorischen Kortex (nach Freund und Hummelsheim 1985). Der „prämotorische" Teil des nicht-primären Motorkortex (Vogt-Area 6aβ, links) projiziert vorwiegend kortikoretikulospinal, gekreuzt und ungekreuzt, zu Stamm und proximalen Extremitäten (*TR*, Tractus reticulospinalis). Der primäre motorische Kortex (Area 4, *rechts*) projiziert vor allem direkt kortikospinal, gekreuzt via Tractus pyramidalis (*TP*) zu den distalen Extremitäten

Literatur

Amassian VE, Cracco RQ (1987) Human cerebral cortical responses to contralateral transcranial stimulation. Neurosurgery 20:148–155

Braak H (1980) Architectonics of the human telencephalic cortex. Springer, Berlin Heidelberg New York

Brindley GS (1973) Sensory effects of electrical stimulation of the visual and paravisual cortex in man. In: Jung R (ed) Central processing of visual information, part B. Springer, Berlin Heidelberg New York (Handbook of Sensory Physiology, vol VII/3, S 583–594)

Brindley GS, Lewin WD (1968) The sensations produced by electrical stimulation of the visual cortex. J Physiol 196:479–493

Brinkman J, Kuypers HGJM (1973) Cerebral control of contralateral and ipsilateral arm, hand and finger movements in the split-brain rhesus monkey. Brain 96:653–674

Brodal A (1981) Neurological anatomy. Oxford University Press, New York Oxford

Brodmann K (1903) Beiträge zur histologischen Lokalisation der Großhirnrinde. Erste Mitteilung: Die Regio Rolandica. J Psychol Neurol 2:79–107

Brodmann K (1909) Vergleichende Lokalisationslehre der Großhirnrinde dargestellt in ihren Prinzipien auf Grund des Zellenbaues. Barth, Leipzig

Boyd SG, Rothwell JC, Cowan JWC, Webb PJ, Morley T, Asselman P, Marsden CD (1986) A method of monitoring function in corticospinal pathways during scoliosis surgery with a note on motor conduction velocities. J Neurol Neurosurg Psychiat 49:251–257

Cracco RQ, Amassian VE, Maccabee PJ, Cracco JB (1989) Comparison of human transcallosal responses evoked by magnetic coil and electrical stimulation. Electroencephalogr Clin Neurophysiol 74:417–424

Creutzfeldt OD (1983) Cortex cerebri. Springer, Berlin Heidelberg New York Tokyo

Cusick CG, Kaas J (1986) Interhemispheric connections of cortical sensory and motor representations in primates. In: Lepore F, Ptito M, Jasper HH (eds) Two hemispheres – one brain: functions of the corpus callosum. Liss, New York, pp 83–102

Day BL, Dressler D, Maertens de Noordhout A, Marsden CD, Nakashima K, Rothwell JC, Thompson PD (1989) Electric and magnetic stimulation of human motor cortex: surface EMG and single motor unit responses. J Physiol 412:449–473

Demeter S, Ringo JL, Doty RW (1988) Morphometric analysis of the human corpus callosum and anterior commissure. Hum Neurobiol 6:219–226

Dobelle WH, Mladejovsky MG (1974) Phosphenes produced by electrical stimulation of human occipital cortex, and their application to the development of a prosthesis for the blind. J Physiol 243:553–576

von Economo C, Koskinas G (1925) Die Cytoarchitektonik der Hirnrinde des erwachsenen Menschen. Springer, Wien

Edgley SA, Eyre JA, Lemon RN, Miller S (1990) Excitation of the corticospinal tract by electromagnetic and electrical stimulation of the scalp in the macaque monkey. J Physiol 425:301–320

Evans JR, Gordon J, Abramov I, Mladejovsky MG, Dobelle WH (1979) Brightness of phosphenes elicited by electrical stimulation of human visual cortex. Sensory Proc 3:82–94

Foerster O (1936a) Motorische Felder und Bahnen. In: Bumke O, Foerster O (Hrsg) Allgemeine Neurologie VI. Springer, Berlin (Handbuch der Neurologie, Bd VI, S 1–357)

Foerster O (1936b) The motor cortex in man in the light of Hughlings Jackson's doctrines. Brain 59:135–159

Foerster O (1936c) Sensible corticale Felder. In: Bumke O, Foerster O (Hrsg) Allgemeine Neurologie VI. Springer, Berlin (Handbuch der Neurologie, Bd VI, S 358–448)

Freund H-J, Hummelsheim H (1985) Lesions of premotor cortex in man. Brain 108:697–733

Hess CW, Mills KR, Murray MMS (1987) Responses in small hand muscles from magnetic stimulation of the human brain. J Physiol 388:397–419

Holmes G (1945) The organization of the visual cortex in man. Proc R Soc London [Biol] 132:348–361

Innocenti M (1986) General organization of callosal connections in the cerebral cortex. In: Jones EG, Peters A (eds) Cerebral cortex, vol 5. Plenum, New York, pp 291–353

Jasper HH (1958) Report of the committee on methods of clinical examination in electroencephalography. Electroencephalogr Clin Neurophysiol 10:370–375

Jones EG, Coulter JD, Wise SP (1979) Commissural columns in the sensory-motor cortex of monkeys. J Comp Neurol 188:113–136

Meyer B-U, Britton TC, Kloten H, Steinmetz H, Benecke R (1991a) Coil placement in magnetic brain stimulation related to skull and brain anatomy. Electroencephalogr Clin Neurophysiol: 81:38–46

Meyer B-U, Diehl R, Steinmetz H, Britton TC, Benecke R (1991b) Magnetic stimuli applied over motor and visual cortex: influence of coil position and field polarity on motor responses, phosphenes, and eye movements. In: Levy WJ, Cracco RQ, Barker AT, Rothwell JC (eds) Magnetic motor stimulation: basic principles and clincal experience. Electroencephalogr Clin Neurophysiol [Suppl 43]:121–134

Nathan PW, Smith MC (1982) The rubrospinal and central tegmental tracts in man. Brain 105:223–269

Pandya DN, Seltzer B (1986) The topography of commissural fibers. In: Lepore F, Ptito M, Jasper HH (eds) Two hemispheres – one brain: functions of the corpus callosum. Liss, New York, pp 47–73

Penfield W, Boldrey E (1937) Somatic motor and sensory representation in the cerebral cortex of man as studied by electrical stimulation. Brain 60:389–443

Penfield W, Jasper H (1954) Epilepsy and the functional anatomy of the human brain. Little & Brown, Boston

Penfield W, Welch K (1951) The supplementary motor area of the cerebral cortex. Arch Neurol Psychiat 66:289–317

Popper KR, Eccles JC (1977) The self and its brain. Springer, Berlin Heidelberg London New York

Rothwell JC, Day BL, Thompson PD, Marsden CD (1990) The physiology of electrical and magnetic stimulation of the human brain through the intact scalp. In: Berardelli A, Benecke R, Manfredi M, Marsden CD (eds) Motor disturbances II. Harcourt Brace Jovanovich, London, pp 1–15

Stensaas SS; Eddington DK, Dobelle WH (1974) The topography and variability of the primary visual cortex in man. J Neurosurg 40:747–755

Steinmetz H, Fürst G, Meyer B-U (1989) Craniocerebral topography within the international 10–20 system. Electroencephalogr Clin Neurophysiol 72:499–506

Talairach J, Tournoux P (1988) Co-planar stereotaxic atlas of the human brain. Thieme, Stuttgart New York

Vogt O (1910) Die myeloarchitektonische Felderung des menschlichen Stirnhirns. J Psychol Neurol 15:221–232

Vogt C, Vogt O (1919) Allgemeinere Ergebnisse unserer Hirnforschung. J Psychol Neurol 25 [Ergänzungsheft 1]: 279–462

Vogt C, Vogt O (1926) Die vergleichend-architektonische und die vergleichend-reizphysiologische Felderung der Großhirnrinde unter besonderer Berücksichtigung der menschlichen. Naturwissenschaften 14:1190–1194

Williams PL, Warwick R (1975) Functional neuroanatomy of man. (Neurology section from Gray's anatomy, 35th edn. Churchill Livingstone, Edinburgh London New York)

Zilles K (1990) The cortex. In: Paxinos G (ed) The human nervous system. Academic Press, New York, pp 757–802

2 Technische und physikalische Grundlagen

T. WEYH und K. SCHREIVOGEL

Die Nervenreizung durch kurze, starke Magnetfeldpulse stellt in vielen Fällen eine Alternative zur elektrischen Stimulation dar. Sie ist schmerzfrei und kann sogar berührungsfrei erfolgen, da sich das magnetische Feld der Stimulationsspule in der Luft genauso ausbreiten kann wie im Körpergewebe. Genaugenommen werden auch bei dieser Stimulationsmethode die Nerven durch elektrischen Strom gereizt, allerdings wird dieser Stromfluß nach dem Prinzip der Induktion direkt im Gewebe am Ort der Reizung hervorgerufen. Im folgenden sollen die physikalischen Grundlagen der Magnetstimulation (das elektrische und das magnetische Feld), der Wirkmechanismus der Nervenreizung und die verwendeten Stimulatorgeräte erörtert werden.

2.1 Das magnetische Feld

2.1.1 Magnetfeld eines geraden stromdurchflossenen Leiters

Ein stromdurchflossener Leiter erzeugt in seiner Umgebung ein magnetisches Feld. Darstellen und qualitativ beschreiben läßt sich dieses magnetische Feld am besten durch Feldlinien. Die Richtung der Feldlinien gibt die willkürlich definierte Richtung des Feldes an, die Feldliniendichte, also die Anzahl der Feldlinien die durch eine bestimmte Querschnittsfläche tritt, kennzeichnet die „Flußdichte" B (Induktion) des Feldes. Der gesamte magnetische Fluß Φ, der durch eine Fläche A tritt, ergibt sich bei einem homogenen Feld aus dem Produkt von Fläche und der zu dieser Fläche senkrechten Komponente der Flußdichte. Bei nichthomogenen Feldern errechnet sich der Gesamtfluß durch das Integral des senkrechten Flußdichteanteils über die betreffende Fläche:

$$[B] = 1\ \mathrm{Vs/m^2} = 1\ \mathrm{Tesla} = 1\mathrm{T}^1.$$

[1] Eckige Klammern um eine physikalische Größe bedeuten: „die Einheit von [. . .] ist".

B.-U. Meyer (Hrsg.)
Magnetstimulation des Nervensystems

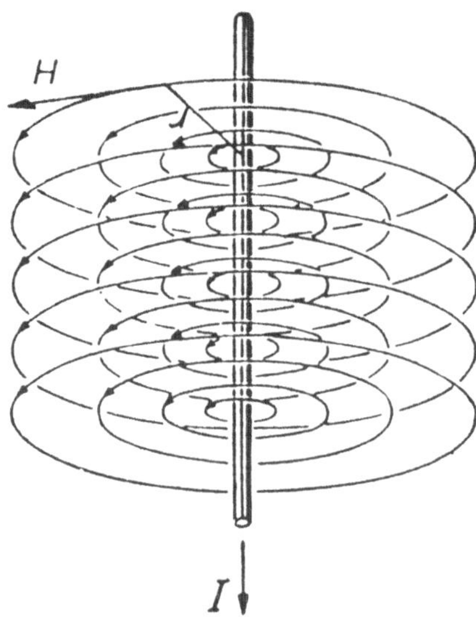

Abb. 2.1. Gerader stromdurchflossener Leiter und seine magnetischen Feldlinien

Bei einem elektrischen Feld, das zwischen getrennten ungleichnamigen Ladungen entsteht, laufen die Feldlinien von einer positiven Ladung zu einer negativen (Quellenfeld). Beim magnetischen Feld dagegen, bei dem keine „magnetischen Ladungen", sog. magnetische Monopole existieren, sind die Feldlinien immer in sich geschlossen (Wirbelfeld) (Abb. 2.1).
Für die Stärke H des magnetischen Feldes gilt für einen geraden Leiter, der vom Strom I durchflossen wird, in der Entfernung r:

$$H = \frac{I}{2\pi r} \qquad [H] = 1\,\frac{A}{m}.$$

Die Stärke des Magnetfeldes ist also direkt proportional zur Stärke des Stromes und umgekehrt proportional zur Entfernung vom Leiter.

2.1.2 Zusammenhang zwischen magnetischer Feldstärke und Flußdichte

Ein magnetisches Feld der Stärke H ruft in einem Medium oder auch im Vakuum eine bestimmte magnetische Flußdichte (oder Induktion) B hervor. Bei homogenen Medien beschreibt man den Zusammenhang zwischen diesen Größen mit:

$$\vec{B} = \mu_r \mu_o \vec{H} = \mu \vec{H},$$

wobei μ_o die magnetische Feldkonstante ist: $\mu_o = 1{,}257 \cdot 10^{-6}\,\frac{Vs}{Am}$.

Da die magnetische Feldstärke H und die magnetische Flußdichte B „im Raum gerichtete" physikalische Größen sind, werden sie mathematisch durch Vektoren bzw. Vektorfelder beschrieben.

Die relative Permeabilität oder Permeabilitätszahl μ_r kennzeichnet die Reaktion des Mediums auf ein von außen einwirkendes Magnetfeld. Vakuum hat die relative Permeabilität von eins.

Das Produkt von μ_r und μ_o wird einfach als Permeabilität μ bezeichnet.

Stoffe, bei denen die Elektronenhüllen der einzelnen Atome wie kleine Magnete (sog. Elementarmagnete) wirken, sind polarisierbar, d. h. die Elementarmagnete richten sich unter dem Einfluß eines äußeren Magnetfeldes aus und verstärken damit das äußere Feld. Diesen Effekt nennt man Magnetisierung und beschreibt ihn durch die Größe M:

$$\vec{B} = \mu_o (\vec{H} + \vec{M}).$$

Der Magnetisierungseffekt dieser sogenannten paramagnetischen Stoffe ist allerdings sehr gering, die relativen Permeabilitäten liegen zwischen 1 und etwa 1,016. Ein zeitlich konstantes magnetisches Feld wird also durch nichtferromagnetische Stoffe fast nicht beeinflußt.

Bei ferromagnetischen Stoffen, wie z. B. Eisen, Kobalt oder Nickel, üben die Elementarmagnete auch noch einen gegenseitigen Einfluß aufeinander aus. Damit lassen sie sich durch ein äußeres Feld wesentlich leichter ausrichten; die Permeabilitätszahlen dieser Stoffe erreichen Werte von über 1000. Daher wird ein äußeres Feld durch ferromagnetische Stoffe sehr stark beeinflußt.

Wenn der größte Teil dieser Elementarmagnete sich im Feld bereits ausgerichtet hat, treten Sättigungseffekte auf: Bei weiterer Erhöhung der Feldstärke nimmt die Magnetisierung nicht mehr linear mit dem äußeren Feld zu. Damit ist die relative Permeabilitätszahl bei ferromagnetischen Stoffen keine Konstante mehr. Sättigung tritt bei magnetischen Flußdichten zwischen 0,5 und 2,5 Tesla ein.

Die Ausrichtung der Elementarmagnete ist bei bestimmten ferromagnetischen Stoffen, den permanentmagnetischen Werkstoffen, weitgehend irreversibel; die Magnetisierung bleibt auch nach Abschalten eines äußeren Feldes bestehen.

2.1.3 Das lineare Superpositionsprinzip und das Biot-Savart-Gesetz

Für das Feld $\vec{H}$ und – falls μ_r konstant ist – auch für $\vec{B}$ gilt das lineare Superpositionsprinzip. Es besagt, daß bei Feldern, die sich überlagern, die Feldstärken einfach vektoriell addiert werden dürfen. Die Vektorkomponenten des resultierenden Gesamtfeldes ergeben sich aus der Summation der einzelnen Feldkomponenten.

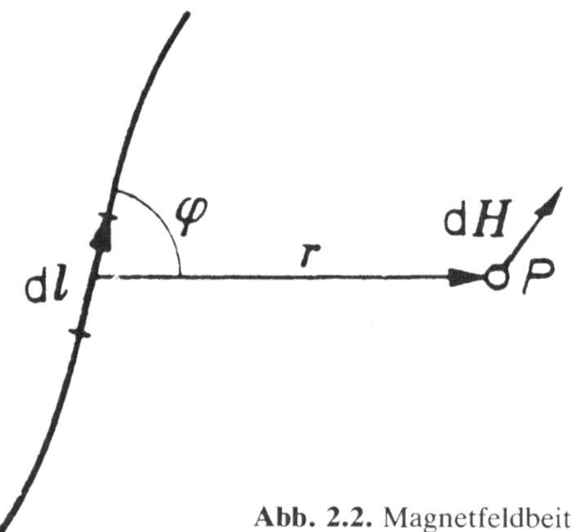

Abb. 2.2. Magnetfeldbeitrag eines Stromelementes nach Biot-Savart

Das magnetische Feld einer komplexen stromdurchflossenen Leiteranordnung läßt sich – solange sich in der Umgebung keine ferromagnetischen Stoffe befinden – relativ leicht bestimmen, wenn man das Feld eines beliebig kurzen Leiterstücks kennt. Man unterteilt die gesamte Leiteranordnung in solche kurzen Stücke, berechnet alle Feldanteile in einem Punkt und addiert anschließend sämtliche Feldkomponenten (Abb. 2.2).

Die magnetische Feldstärke eines solchen infinitesimal kurzen Leiterstücks ergibt sich aus dem Biot-Savart-Gesetz:

$$\vec{H} = \frac{I\, d\vec{l} \times \vec{r}}{4\pi r^3} .$$

Die Feldstärke im Mittelpunkt eines stromdurchflossenen Kreisrings (Abb. 2.3) mit dem Radius r ergibt sich durch Integration der obigen Formel entlang des Rings:

$$H_{ges} = \frac{I}{2r} .$$

Im Inneren der Schleife addieren sich die Feldanteile aller Leiterstücke, da sie alle etwa dieselbe Richtung besitzen. Im Gegensatz zum magnetischen Feld des geraden Leiters ist der Feldstärkenverlauf im Inneren der Schleife wesentlich gleichmäßiger; allerdings ist das Feld in unmittelbarer Nähe eines Leiters immer am größten.

Das Feld läßt sich – bei gleicher Stromstärke – noch weiter verstärken, indem man mehrere solcher Leiterschleifen dicht übereinander oder ineinander legt, d. h. indem man eine Spule wickelt.

Magnetfeldberechnungen von Leiteranordnungen sind mit obiger Formel relativ einfach durchzuführen, wenn man anstelle der Integration über die Leiterlänge eine Summation über endlich lange, kleine Leiterstückchen vor-

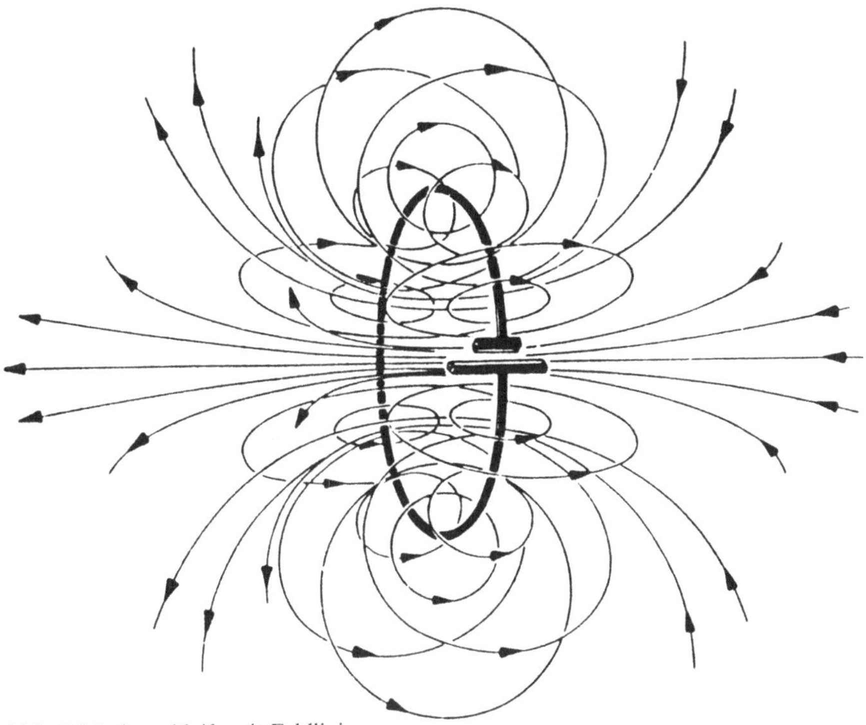

Abb. 2.3 Leiterschleife mit Feldlinien

nimmt. Je kürzer diese Leiterstückchen gewählt werden, desto genauer ist die Feldrechnung. Der Rechenaufwand ist allerdings groß, da für jeden einzelnen Raumpunkt, an dem die Feldstärke bestimmt werden soll, der Feldstärkenbeitrag sämtlicher Leiterstücke berechnet werden muß.

2.1.4 Energieinhalt des magnetischen Feldes

Die Energiedichte w eines magnetischen Feldes

$$w = \mu \frac{H^2}{2} = \frac{BH}{2} = \frac{B^2}{2\mu}$$

ist proportional zum Quadrat der Feldstärke bzw. der Flußdichte. Die Gesamtenergie W einer felderzeugenden Spulenanordnung ließe sich durch Integration der obigen Gleichung über den gesamten (unendlich ausgedehnten) Raum V berechnen:

$$W = \frac{1}{2} \int_V B \cdot H dV.$$

Bei Spulen ist es meist wesentlich einfacher, die Feldenergie über die Induktivität zu bestimmen (s. unten).

2.2 Zeitlich veränderliche magnetische Felder

2.2.1 Faradays Induktionsversuche

In einer Reihe genial einfacher Versuche enthüllte Faraday 1831 die Grundprinzipien des Elektromagnetismus. Seine Versuche zeigten, daß ein zeitlich oder räumlich veränderliches Magnetfeld in einer Leiterschleife oder einer Spule einen Stromfluß hervorruft. Ursache für diesen Stromfluß ist eine Spannung U, die in dieser Spule durch Induktion entstanden ist. Für die induzierte Spannung U_{ind}, die in einer vom magnetischen Fluß Φ durchsetzten Spule mit N Windungen hervorgerufen wird gilt:

$$U_{ind} = N \frac{d\Phi}{dt} .$$

2.2.2 Selbstinduktion

Eine Änderung des magnetischen Flusses induziert nicht nur in anderen Leitern eine Spannung, sondern – wenn der veränderliche Fluß durch eine Spule erzeugt worden ist – auch in der felderzeugenden Spule selbst. Dieser Effekt wird als Selbstinduktion bezeichnet.

Wenn sich also der in der Spule fließende Strom zeitlich ändert, wird auf dem Weg über das sich ändernde, begleitende Magnetfeld in ihr selbst eine Spannung erzeugt. Bei zunehmendem Strom ist diese Spannung entsprechend der Lenzschen Regel dem Strom entgegengerichtet. Diese Regel besagt, daß ein induzierter Strom (bzw. das ihn begleitende Magnetfeld) so gerichtet ist, daß er die ihn verursachende Flußänderung zu hemmen versucht (Energiesatz).

Wie die Induktion ist auch die Selbstinduktion direkt proportional zur zeitlichen Änderung des magnetischen Flusses, den allerdings der Leiter selbst erzeugt. Der Fluß wiederum ist einerseits eine Funktion der Leitergeometrie und des umgebenden Mediums, andererseits ist er direkt proportional zum Leiterstrom. Damit ist die im Leiter induzierte Gegenspannung – bei sonst konstanten Verhältnissen – direkt proportional zur zeitlichen Änderung des Leiterstroms:

$$U_{ind} = L \frac{dI}{dt} .$$

Die Proportionalitätskonstante L ist die „Selbstinduktivität“ oder kurz „Induktivität“ der Leiteranordnung:

$$[L] = 1 \text{ Henry} = 1 \text{ H} = 1 \text{ Vs/A}.$$

2.2.3 *Das Ampèresche Durchflutungsgesetz und die Maxwellschen Gleichungen*

Das Ampèresche Durchflutungsgesetz besagt, daß auf einem geschlossenen Weg das Umlaufintegral über die magnetische Feldstärke gleich der resultierenden Stromstärke ist, welche die von dem Umlaufweg umgrenzte Fläche „durchflutet" (Abb. 2.4).

$$\oint H_s \, ds = \Sigma I$$

H_s ist die Feldstärkenkomponente in Wegrichtung.

Maxwell erweiterte 1865 durch Einbeziehung der Kontinuitätsgleichung für Ladung und Strom obige Gleichung auch für zeitlich veränderliche elektrische Felder; damit gelang ihm eine in sich konsistente Beschreibung der elektromagnetischen Erscheinungen d. h. des Zusammenhangs zwischen elektrischem und magnetischem Feld.

Die 4 Maxwellschen Gleichungen lauten:

$$1. \ \text{rot} \ \vec{E} = -\frac{d\vec{B}}{dt}$$

$$2. \ \text{rot} \ \vec{H} = \vec{s} + \frac{d\vec{D}}{dt}$$

$$3. \ \text{div} \ \vec{D} = \varrho$$

$$4. \ \text{div} \ \vec{B} = 0$$

E = elektrische Feldstärke, $\vec{s}$ = Stromdichte, $\vec{D}$ = dielektrische Flußdichte (Verschiebungsdichte), ϱ = Ladungsdichte

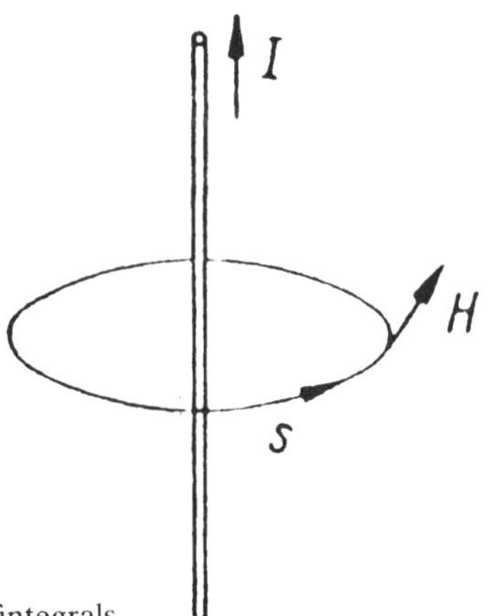

Abb. 2.4. Stromführender Leiter und Weg des Umlaufintegrals

Dabei setzt sich die Rotation („rot") eines Vektorfelds $\vec{E}$ bzw. $\vec{H}$ folgendermaßen aus den partiellen Ableitungen der einzelnen Richtungskomponenten E_x, E_y und E_z zusammen:

$$\text{rot } \vec{E} = \left(\frac{\partial Ez}{\partial y} - \frac{\partial Ey}{\partial z}\right) \vec{e}_x + \left(\frac{\partial Ex}{\partial z} - \frac{\partial Ez}{\partial x}\right) \vec{e}y + \left(\frac{\partial Ey}{\partial x} - \frac{\partial Ex}{\partial y}\right) \vec{e}_z.$$

Die 3 Vektoren $\vec{e}_x$, $\vec{e}_y$ und $\vec{e}_z$ bezeichnen jeweils nur die Raumrichtungen der 3 Komponenten (Einheitsvektoren):

$$\text{div } \vec{B} = \frac{\delta \vec{B} x}{\delta x} + \frac{\delta \vec{B} y}{\delta y} + \frac{\delta \vec{B} z}{\delta z}.$$

Die Divergenz („div") eines Vektorfeldes ist die skalare Summe der Ableitungen der drei Komponenten nach ihren jeweiligen Richtungen:

Aus diesen Maxwellschen Gleichungen läßt sich nicht nur folgern, daß auch ein zeitlich veränderliches elektrisches Feld ein magnetisches Feld erzeugt, sondern es läßt sich das gesamte Phänomen der elektromagnetischen Wellen damit erklären.

2.2.4 Vektorpotential und skalares Potential

Für kompliziertere Berechnungen magnetischer und elektrischer Felder sind die Maxwellschen Gleichungen in der obigen Form als gekoppelte Differentialgleichungen erster Ordnung oft nicht geeignet. Die Gleichungen lassen sich allerdings umwandeln in Differentialgleichungen zweiter Ordnung, wenn man sich zweier Hilfsgrößen bedient: Das Vektorpotential $\vec{V}$ und das skalare Potential Φ.

Das Vektorpotential $\vec{V}$ wird durch die Gleichung

$$\vec{B} = \text{rot } \vec{V}$$

definiert. Eine direkte physikalische Vorstellung kann man sich vom Vektorpotential nicht machen; es stellt vielmehr eine nützliche und sinnvolle mathematische Hilfsgröße dar.

Das skalare Potential wird in der Elektrostatik, d.h. für zeitunabhängige elektrische Felder, definiert durch die Gleichung:

$$\vec{E} = - \text{grad } \Phi.$$

Der Gradient („grad") eines Vektorfeldes ist dabei die vektorielle Summe der Ableitungen der drei Komponenten nach ihren jeweiligen Richtungen:

$$\text{grad } \Phi = \frac{\partial \Phi x}{\partial x} \vec{e}_x + \frac{\partial \Phi y}{\partial y} \vec{e}_y + \frac{\partial \Phi z}{\partial z} \vec{e}_z.$$

Die physikalische Bedeutung der Gleichung für das skalare Potential läßt sich am besten anhand der Arbeit erklären, die benötigt wird, um eine Ladung in einem inhomogenen elektrischen Feld zu bewegen. Diese Bewegungsarbeit errechnet sich aus dem Produkt der Ladung mit der Differenz der Potentiale zwischen Anfangs- und Endpunkt.

Im eindimensionalen Fall kann die Gleichung für das Potential Φ auch geschrieben werden:

$$E = -\frac{d\Phi}{dx} = \frac{dU}{dx}$$

Durch Einführen dieser beiden Potentiale läßt sich die elektrische Feldstärke E darstellen als:

$$\vec{E} = -\operatorname{grad}\Phi - \frac{d\vec{V}}{dt}\,.$$

Der erste Ausdruck der rechten Seite beschreibt den statischen Anteil eines elektrischen Feldes, der zweite den durch eine zeitliche Magnetfeldänderung hervorgerufenen Teil.

Im Gegensatz zur ersten Maxwellschen Gleichung, bei der nur die Rotation des elektrischen Feldes aus der Magnetfeldänderung bestimmt werden kann, ermöglicht die letzte Gleichung eine direkte Berechnung des elektrischen Feldes.

Aus beiden Gleichungen ist ersichtlich, daß die Größe der induzierten elektrischen Feldstärke direkt proportional zur Änderungsgeschwindigkeit des magnetischen Feldes ist.

2.3 Veränderliches elektrisches Feld im Medium bzw. im Gewebe

2.3.1 Nervenreizung durch pulsförmige Magnetfelder

Das Magnetfeld einer Stimulatorspule ist nicht die direkte Ursache für die Reizwirkung. Verantwortlich ist das elektrische Feld, welches durch die schnelle zeitliche Änderung des Magnetfeldes zustandekommt, bzw. die durch das elektrische Feld im Gewebe hervorgerufenen Ströme. Genaugenommen ist für die Reizwirkung auf einen Nerven eine räumliche Änderung der Stromdichte in Richtung dieses Nerven erforderlich.

Um die Reizwirkung dieser Ströme abschätzen zu können, muß man die Zusammenhänge zwischen äußerem Feld und elektrischer Feldstärke im Gewebe sowie zwischen der elektrischen Feldstärke und den Gewebeströmen abschätzen können. Weiter muß auch der Einfluß der Reizdauer und der Richtung der induzierten Ströme bekannt sein. Auch ist nicht auszuschließen, das die zeitliche Änderungsgeschwindigkeit der elektrischen Feldstärke im Gewebe einen wesentlichen Einfluß auf die dort induzierten Ströme ausüben kann.

2.3.2 *Einflußgrößen für das magnetische und das induzierte elektrische Feld*

Wie in 2.1.2 bereits erwähnt, hat ein nicht-ferromagnetischer Stoff wie das Nervengewebe keinen wesentlichen Einfluß auf ein von außen einwirkendes statisches Magnetfeld. Beim zeitlich veränderlichen Magnetfeld tritt in leitfähigen Geweben – nach der Lenzschen Regel durch im Gewebe induzierte Kreisströme (Wirbelströme) – eine Beeinflussung, d.h. Schwächung des äußeren Feldes auf. Wenn man allerdings die in den Spulen verwendeten Stromstärken mit den im Gewebe (mit relativ geringer Leitfähigkeit) induzierten Stromstärken vergleicht, zeigt sich sofort, daß dieser Effekt vernachlässigt werden kann. Das heißt, daß auch ein schnell veränderliches starkes Magnetfeld im Gewebe im Vergleich zum Vakuum kaum verändert wird.

Die Eindringtiefe δ eines magnetischen Wechselfeldes in ein Medium ist definiert als die Tiefe in der das Feld um den Faktor 1/e relativ zu dem Wert ohne Wirbelströme abgefallen ist. Diese Tiefe ist abhängig von der Frequenz des Wechselfeldes und der Leitfähigkeit des Mediums. Tatsächlich werden hochfrequente magnetische Felder im Körpergewebe schon nach kurzer Strecke stark geschwächt. Die bei der magnetischen Stimulation auftretenden Frequenzen (weniger als 10 kHz) sind allerdings so niedrig, daß die Eindringtiefe bei mehr als 5 m liegen würde.

Ein elektrisches Feld im Gewebe wird allerdings relativ stark durch die Materialeigenschaften, die Dielektrizitätszahl und die elektrische Leitfähigkeit beeinflußt.

2.3.3 *Dielektrizitätszahl*

Zunächst seien nichtleitende Medien im elektrischen Feld betrachtet. Bei der Magnetisierung von Materie wurde der Zusammenhang zwischen Flußdichte und Feldstärke durch die Permeabilitätszahl μ charakterisiert (vgl. 2.1.2). Entsprechend beschreibt man beim elektrischen Feld den Zusammenhang zwischen der elektrischen Feldstärke E und der Flußdichte D, die allgemein als „dielektrische Flußdichte“ oder „Verschiebungsdichte“ bezeichnet wird, durch:

$$\vec{D} = \varepsilon_r \varepsilon_o \vec{E} = \varepsilon \, \vec{E}.$$

Der Faktor ε_o heißt elektrische Feldkonstante: $\varepsilon_o = 8{,}85 \cdot 10^{-12}$ C/Vm.

Wie im Fall des magnetischen Feldes ist ε_r eine dimensionslose Materialkonstante, die Dielektrizitätszahl. Für Vakuum gilt entsprechend $\varepsilon_r = 1$.

Das Produkt von ε_o und ε_r ist die Dielektrizitätskonstante ε.

Analog zum Fall des magnetischen Feldes wird durch ein äußeres elektrisches Feld E im Medium die dielektrische Flußdichte D hervorgerufen. Für die Reaktion des Mediums auf ein äußeres Feld sind im Wesentlichen zwei

Hauptmechanismen verantwortlich, die Verschiebungspolarisiation und die Orientierungspolarisation:

Die Verschiebungspolarisation kommt dadurch zustande, daß zusammenliegende positive und negative Ladungen im Medium durch die Kraft des elektrischen Feldes geringfügig auseinandergezogen werden. Im einfachsten Fall wird beispielsweise die negative Elektronenhülle eines – elektrisch neutralen – Atoms gegenüber seinem Kern leicht verschoben; dadurch entsteht ein Dipol, dessen Feld das äußere Feld verstärkt.

Orientierungspolarisation tritt bei Molekülen auf, die bereits ohne äußeres Feld ein elektrisches Dipolmoment aufweisen (z. B. Wasser oder Alkohol). Infolge der Wärmebewegung sind die Orientierungen dieser Dipole aber willkürlich im Raum verteilt, so daß nach außen kein resultierendes Feld erkennbar ist. Erst durch Anlegen eines äußeren elektrischen Feldes werden die Dipole teilweise ausgerichtet und erzeugen damit ein Feld, welches dem äußeren Feld überlagert ist.

Im Gegensatz zum Fall des magnetischen Feldes ist allerdings die Dielektrizitätszahl der meisten Stoffe sehr viel größer als 1. Typische Werte liegen etwa zwischen 2 und 100. Wasser hat beispielsweise eine Dielektrizitätszahl von 81.

2.3.4 *Elektrische Leitfähigkeit*

Ein elektrischer Strom kann in einem Medium nur fließen, wenn sich darin freie, d. h. bewegliche Ladungsträger befinden und ein elektrisches Feld als treibende Kraft von außen anliegt. Das Ohmsche Gesetz lautet in seiner allgemeinen Form:

$$\vec{s} = \sigma \vec{E} \qquad [\sigma] = 1\ \mathrm{A/V} = 1\ \mathrm{Siemens} = 1\mathrm{S}.$$

Die Stromdichte $\vec{s}$ gibt die Menge der Ladung an, die in einer bestimmten Zeit durch einen gegebenen Querschnitt fließt. Die spezifische Leitfähigkeit σ des Materials ist der Kehrwert des spezifischen Widerstands. Mit dieser Formulierung läßt sich auch im inhomogenen Gewebe die Stromdichte an einem Punkt bestimmen, wenn an diesem Punkt die Leitfähigkeit sowie Betrag und Richtung der elektrischen Feldstärke bekannt sind.

Im Gegensatz zu Metallen, bei denen die Ladung durch freie Elektronen transportiert wird, geschieht im biologischen Gewebe der Ladungstransport über Ionen. Die negativen Ionen bewegen sich in Richtung der Feldlinien, die positiven in entgegengesetzter Richtung. Die Leitfähigkeit hängt ab von der Beweglichkeit der Ionen im Gewebe, der Ionenkonzentration und der Ladungsmenge, die pro Ion transport wird. Makroskopisch betrachtet, d. h. über einen Bereich von einigen Millimetern bis einigen Zentimetern kann man den Gewebearten durchaus eine homogene elektrische Leitfähigkeit zuordnen. So werden z. B. für das Gehirn eine Leitfähigkeit von 0,45 S/m und für den Schädelknochen eine Leitfähigkeit von 0,0056 S/m angegeben.

2.3.5 Elektrisches Feld im Gewebe

Um exakt die Wirkung der Magnetstimulation im Gewebe auf einzelne Nervenfasern bestimmen zu können, ist es notwendig, die elektrische Feldstärke an jedem Punkt im betreffenden Gewebe und die entsprechenden Stromdichten berechnen zu können.

Bei bekannter Spulengeometrie – und damit berechenbarem Feldverlauf – und bekannter Zeitabhängigkeit des Spulenstromes ist es möglich, den Anteil des elektrischen Feldes zu berechnen, der durch die zeitliche Änderung des Vektorpotentials verursacht wird. Dieser Anteil wird von den Gewebeeigenschaften nicht beeinflußt. Die für die Nervenstimulation erforderliche Größe dieses Feldanteils liegt bei etwa 100 V/m. Der zweite Teil der rechten Seite der Gleichung,

$$\vec{E} = -\frac{d\vec{V}}{dt} - \text{grad}\ \Phi,$$

der durch getrennte Ladungen verursacht wird, kann nur näherungsweise abgeschätzt werden. Der durch das Magnetfeld direkt induzierte Anteil der elektrischen Feldstärke bewirkt eine Verschiebung beweglicher Ionen. Die Ionenbeweglichkeit, d. h. die Leitfähigkeit – die zusätzlich für die verschiedenen Ionenarten unterschiedlich ist – kann auch lokal stark variieren. An Übergangsstellen, bei denen ein Sprung in der Leitfähigkeit auftritt, sammeln sich Ladungen an und bilden damit die zweite Komponente der elektrischen Feldstärke. Wegen der Beziehung

$$Q = D \cdot A = \varepsilon E \cdot A$$

ist dieser Anteil auch noch von der lokalen Dielektrizitätskonstanten ε abhängig. Um also das gesamte elektrische Feld und die zugehörigen Stromdichten zu bestimmen, wäre eine genaue Kenntnis der lokalen Dielektrizitätskonstanten und der Ionenleitfähigkeit im gesamten vom Feld durchsetzten Gewebebereich erforderlich.

Um dennoch Abschätzungen über die elektrischen Feldstärken im stimulierten Gewebe machen zu können, werden oft stark vereinfachende Annahmen getroffen und nur die wichtigsten Effekte berücksichtigt. Der Übergang vom Gewebe zu Luft stellt beispielsweise einen extremen Leitfähigkeitssprung dar; Ladungen, die sich an der Gewebeoberfläche sammeln, haben einen erheblichen Einfluß auf das resultierende elektrische Feld. Umgekehrt gibt es bei der magnetischen Kortexstimulation Hinweise darauf, daß induzierte Ströme über den relativ gut leitenden Liquor weitergeleitet werden und damit Nervenreizungen in Gebieten des Schädels auslösen können, in denen das Magnetfeld selbst bereits zu schwach ist, um allein eine Stimulationswirkung zu erzielen.

2.4 *Elektrischer Leitungsmechanismus der magnetischen Stimulation*

2.4.1 *Elektrisches Leitungsmodell des Nerven*

Für die eingehende Beschreibung des elektrischen Leitungsmechanismus bei der Stimulation mittels zeitlich veränderlicher Magnetfelder muß zuerst ein elektrisches Modell gefunden werden.

Ausgehend von einem myelinisierten Nerv (Nerv mit Markscheide) mit Internodien (Knoten in der Nervenfaser) wird ein elektrisches Ersatzschaltbild entwickelt und davon ausgegangen, daß die Internodien äquidistant entlang der Nervenfaser verteilt sind (Abb. 2.5).
Ein Nerv stellt, in Längsrichtung betrachtet, elektrisch im wesentlichen einen Zylinderkondensator dar, dessen innere Elektrode von dem relativ leitfähigen Axoplasma und dem Axon gebildet wird. Als Isoliermedium dient die Zellmembran und die äußere Elektrode wird von der Myelinscheide gebildet. Dabei treten entlang des Nervs ausgeprägte Inhomogenitäten an den Internodien auf.

Somit treten auf den äquidistanten Teilstücken der Länge Δx zwischen den Internodien die Kapazität C_M und der Ableitwiderstand R_M, der die Verluste berücksichtigt, die im Isoliermedium entstehen, als Parallelgrößen, ferner die beiden Längswiderstände R_a und R_i auf. Dabei berücksichtigt R_a die Leitfähigkeit der Myelinscheide und R_i diejenige des Axoplasmas.

Faßt man diese, über die Länge Δx verteilten Größen zu konzentrierten Elementen zusammen, so kann man die Kapazität C_M und den Ableitwiderstand R_M je zur Hälfte den beiden, an das Teilstück angrenzenden Interno-

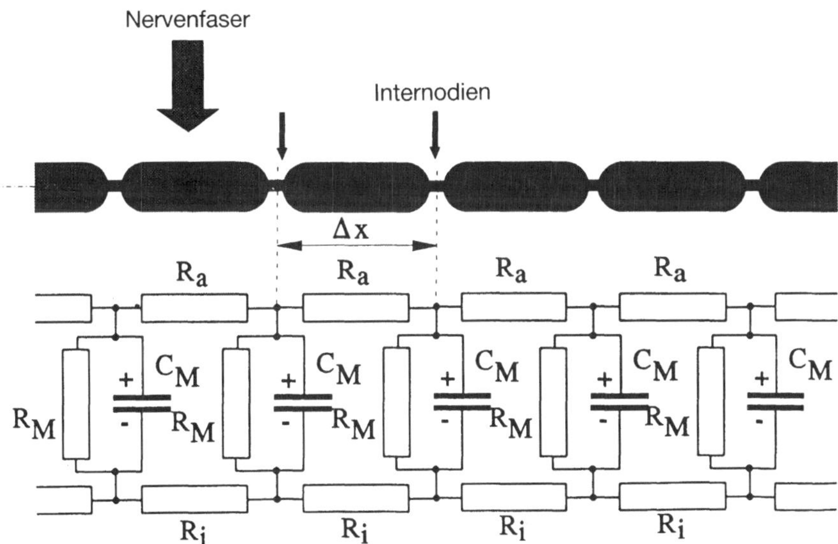

Abb. 2.5. Elektrisches Ersatzschaltbild im Vergleich zum realen Nerv

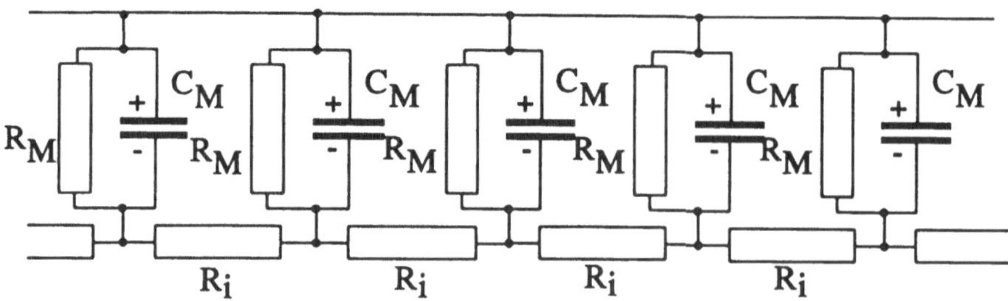

Abb. 2.6. Ersatzschaltbild für die elektrische Leitung eines Nerven

dien zuordnen, die damit elektrisch zu Knotenpunkten werden. Die Widerstände R_a und R_i treten dann als Verbindung zwischen den Knoten in Erscheinung.

Nimmt man ferner an, daß der Nerv in ein, wenn auch beschränkt leitfähiges Gewebe eingebettet ist, so kann wegen des sich ergebenden großen resultierenden Querschnittes, der Widerstand R_a vernachlässigt werden, und man erhält letztlich das in Abb. 2.6 dargestellte elektrische Ersatzschaltbild für die elektrische Leitung eines Nerven.

Dieses Modell beschreibt die elektrischen Vorgänge innerhalb des Nervs einschließlich des Überschreitens der Reizschwelle sehr gut, kann aber nicht die Weiterleitung des Reizes im Nerven erklären. Hierzu ist der Übergang zu einem wesentlich komplexeren, aktive Elemente (Spannungsquellen) enthaltenden Ersatzschaltbild, wie es bereits Hodgkin und Huxley beschrieben haben, nötig, das sich nicht mehr anschaulich, sondern nur noch mathematisch durch ein System von linearen Differentialgleichungen beschreiben läßt.

2.4.2 Auslösen einer Erregung durch ein äußeres elektrisches Feld

Nach den Maxwellschen Gleichungen induziert ein zeitlich veränderliches magnetisches Feld ein elektrisches Feld.

Jedes äußere Vektorfeld kann in zwei Anteile zerlegt werden: einen Teil, der parallel zum Nerv orientiert ist und einen Teil rechtwinklig dazu.

Betrachtet man den Teil senkrecht zum Nerv, so ergibt sich eine elektrische Feldstärke in der Kapazität C_M, die sich zu derjenigen addiert, die durch die Ladung auf der Membran und der Dicke der Membran bestimmt wird und in der Größenordnung von 10^7 V/m liegt. Da die elektrische Feldstärke, die durch ein zeitlich veränderliches Magnetfeld induziert wird, mit Sicherheit kleiner als 10^4 V/m ist, kann der Teil der induzierten elektrischen Feldstärke, der senkrecht zur Nervenfaser liegt, vernachlässigt werden, da er um mindestens 3 Größenordnungen kleiner ist als die Feldstärke, die von der Membran und den darauf liegenden Ladungen selbst erzeugt

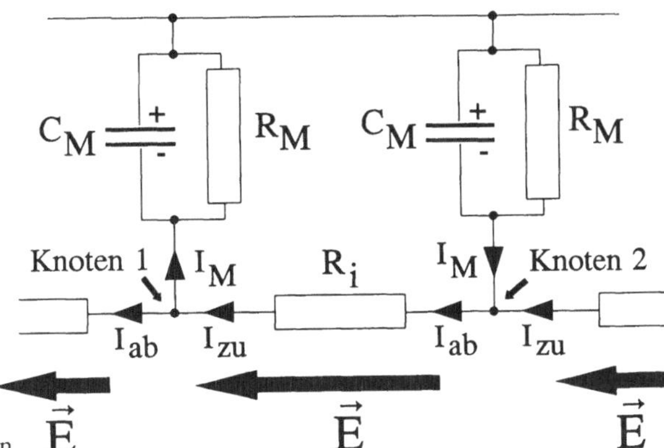

Abb. 2.7. Ersatzschaltbild für ein Teilstück zwischen zwei Internodien eines Nerven

wird. Es ist daher keine Stimulationswirkung zu erwarten, wenn die elektrische Feldstärke ausschließlich senkrecht zum Nerv ausgerichtet ist.

Betrachtet man das elektrische Ersatzschaltbild, wie es in 2.4.1 entwickelt wurde, und zeichnet eine elektrische Feldstärke ein, die parallel zur Faser verläuft und die, was sehr wichtig ist, *nicht* über die gesamte Länge des Nerven konstant sein darf, so ergibt sich das in Abb. 2.7 dargestellte Bild. Der Einfachheit halber werden hier nur 2 Knoten betrachtet, die den Wirkmechanismus der Reizauslösung zeigen.

Prinzipiell gilt:

- Liegt über einer Strecke Δx eine elektrische Feldstärke, so ergibt sich für die Spannung zwischen den Endpunkten:

$$U = \int_{\Delta x} \vec{E}\, d\vec{l}.$$

- Die Summe der Ströme an einem Knoten muß Null sein, d. h. die Summe der zufließenden Ströme muß gleich der Summe der abfließenden Ströme sein (1. Kirchhoffsches Gesetz).
- Es gilt für die gesamte Betrachtung die technische Stromrichtung, welche besagt, daß positive Ladungen in Richtung der Spannung, also von Plus nach Minus transportiert werden, negative Ladungen entgegengesetzt.

Als weitere Vereinfachung soll zusätzlich gelten:

- Die induzierte elektrische Feldstärke zwischen zwei Knoten soll konstant und proportional zu der Länge der Pfeile im Bild sein. Somit wird die Spannung U_{Ri} über dem Widerstand R_i und der Strom I_{Ri}:

$$U_{Ri} = E \cdot \Delta x, \qquad I_{Ri} = \frac{E}{R_i} \cdot \Delta x.$$

- Die elektrische Feldstärke zwischen den Knoten K_1 und K_2 soll den größten Wert besitzen, alle anderen sollen deutlich kleiner sein.

Mit den vorherigen Vereinbarungen ergeben sich an den Knoten die folgenden Verhältnisse:

Knoten 2

Der Strom I_{zu} ist wegen der geringeren Feldstärke und der damit geringeren Spannung über dem Widerstand R_i deutlich geringer, als der abfließende Strom I_{ab} zum Knoten K_1, der nur von der Feldstärke zwischen den Knoten K_1 und K_2 bestimmt wird.

Die Stromdifferenz wird vom Strom I_M, der von der Kapazität der Membran gespeist wird, ausgeglichen. Da wegen der technischen Stromrichtung positive Ladungsträger von der negativ geladenen Elektrode des Kondensators abgezogen werden, wird die Ladungsbilanz in negativer Richtung verschoben, d. h. die Kapazität wird stärker aufgeladen und die Spannung über der Kapazität steigt.

An diesem Internodium, welches durch den Knoten K_2 und den Kondensator repräsentiert wird, kann kein Reiz ausgelöst werden.

Knoten 1

Der Strom I_{zu} ist wegen der getroffenen Vereinbarung deutlich größer, als der Strom I_{ab}. Die Differenz der beiden Ströme fließt als Strom I_M in die Kapazität C_M hinein und neutralisiert die negative Ladung auf der Elektrode, da wegen der technischen Stromrichtung positive Ladungen zugeführt werden. Damit wird die Ladung in der Kapazität verringert und die Spannung des Kondensators sinkt.

Wenn nun der Unterschied zwischen der Feldstärke, welche zwischen zwei benachbarten Knoten anliegt groß genug ist und lange genug andauert, so ist die transportierte Ladung groß genug, so daß die Spannung am Kondensator unter die Schwellenspannung für die Reizauslösung sinkt und damit ein Reiz am Nerv ausgelöst wird.

Es zeigt sich, daß der Reiz nicht dort ausgelöst wird, wo die elektrische Feldstärke am größten ist, sondern an dem Ort, an dem der räumliche Gradient des Anteils der Feldstärke, der parallel zum Nerv liegt, am größten ist. Dabei tritt die Reizauslösung immer dort auf, wo der räumliche Feldgradient negativ ist. Ferner ist es für die Reizauslösung ohne große Bedeutung, ob die elektrische Feldstärke in Leitrichtung des Nerven liegt oder entgegengeestzt dazu. Jedoch kann mittels einer geringeren elektrischen Feldstärke ein Reiz ausgelöst werden, wenn die Feldstärke in Richtung der Leitrichtung des Nerven zeigt. Das bedeutet für die Stromrichtung in der Stimulationsspule, daß der Strom entgegengesetzt zur Leitrichtung des Nerven fließen muß.

2.4.3 Mathematische Beschreibung des elektrischen Modells

Um eine mathematische Beschreibung des elektrischen Ersatzschaltbildes möglich zu machen, ist es notwendig, Leitwerts-, Kapazitäts-, und Widerstandsbeläge einzuführen. Hierbei werden die einzelnen Größen nicht mehr als konzentrierte Elemente betrachtet, sondern als gleichmäßig über die Länge der Nervenfaser verteilt angenommen. Ferner wird der endliche Abstand Δx zwischen zwei Internodien auf die differentiell kleine Länge dx verringert.

Der Widerstandsbelag der Faser berechnet sich zu:

$$r_i = \frac{Ri}{l}.$$

Analog gilt für den Kapazitätsbelag:

$$c_M = \frac{C_M}{l}.$$

und für den Leitwert der Zellmembran:

$$g_M = \frac{G_M}{l} = \frac{1}{R_M} \cdot \frac{1}{l} = \frac{1}{r_M}.$$

Damit ergibt sich das in Abb. 2.8 dargestellte elektrische Ersatzschaltbild für ein differentiell kleines Teilstück der Nervenfaser.

Für die einzelnen Knoten gilt:

$$i = i_M + i + di \rightarrow i_M = -di, \qquad \text{Gl. 1}$$

$$i_M = i_{CM} + i_{GM} \qquad \text{Gl. 2}$$

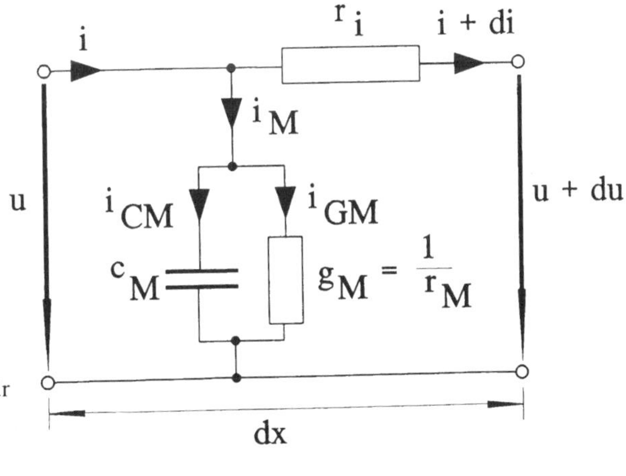

Abb. 2.8. Ersatzschaltbild für ein differentielles Leitungsstück

Aus der Maschengleichung resultiert:

$$u = u_{Ri} + u + du \rightarrow u_{Ri} = -\mathrm{du}. \qquad \text{Gl. 3}$$

Ferner gilt noch:

$$u_{CM} = u_{GM} = u \qquad \text{Gl. 4}$$

Für die Kapazität c_M gilt in Verbindung mit Gl. 4:

$$u_{CM} = \frac{1}{c_M \cdot dx} \int i_{CM} dt \rightarrow i_{CM} = c_M dx \cdot \frac{\mathrm{d}}{\mathrm{dt}} u_{CM} = c_M dx \cdot \frac{\mathrm{d}}{\mathrm{dt}} u.$$
Gl. 5

Für den Strom durch den Leitwert der Membran gilt mit Gl. 4:

$$i_{GM} = g_M dx \cdot u_{GM} = g_M dx \cdot u. \qquad \text{Gl. 6}$$

Somit läßt sich der Strom i_M aus Gl. 2 berechnen, der im Abschnitt dx in die Membran hineinfließt:

$$i_M = c_M\, dx \cdot \frac{\mathrm{d}}{\mathrm{dt}} u + g_M dx \cdot u. \qquad \text{Gl. 7}$$

Somit ergibt sich mit Gl. 1:

$$di = -\left\{ c_M \cdot \frac{\mathrm{d}}{\mathrm{dt}} u + g_M \cdot u \right\} dx$$

$$\frac{\mathrm{d}}{\mathrm{dx}} i = -\left\{ c_M \cdot \frac{\mathrm{d}}{\mathrm{dt}} u + g_M \cdot u \right\} \qquad \text{Gl. 8}$$

Die Spannung über dem Widerstand r_i ergibt sich zu

$$u_{Ri} = r_i dx \cdot (i + di).$$

Mit Gl. 3 folgt daraus:

$$du = -\, r_i\, (i + di) \cdot dx$$

$$\frac{\mathrm{d}}{\mathrm{dx}} u = -\, r_i\, (i + di). \qquad \text{Gl. 9}$$

Gleichung 8 und Gl. 9 stellen das Differentialgleichungssystem für die homogene elektrische Leitung dar.

Differenziert man nun Gl. 8 nach dx und vernachlässigt kleine Größen zweiter Ordnung, so erhält man:

$$\frac{d^2}{dx^2}\, u = -r_i \, \frac{d}{dx}\, i. \qquad \text{Gl. 10}$$

Wird in diese Gleichung Gl. 8 eingesetzt und nach den Differentialen separiert, so erhält man die endgültige Gleichung:

$$\frac{d^2}{dx^2}\, u = -r_i \cdot \left\{ -\left[c_M \cdot \frac{d}{dt}\, u + g_M \cdot u \right] \right\}$$

$$\frac{d^2}{dx^2}\, u - r_i g_M \cdot u = r_i c_M \cdot \frac{d}{dt}\, u. \qquad \text{Gl. 11}$$

Gleichung 11 berücksichtigt die elektrischen Größen der Nervenfaser, wie Leitfähigkeit des Axons, Kapazität der Membran, Leitfähigkeit der Membran und die Ladungsverteilung auf der Zellmembran, nicht jedoch ein äußeres induziertes elektrisches Feld.

Ein äußeres elektrisches Feld, das, wie bereits in 2.4.2 erläutert, parallel zur Nervenfaser gerichtet sein muß, kann sich nur als Spannungsfall über dem Widerstand r_i bemerkbar machen. Somit muß Gl. 9 neu geschrieben werden:

$$\frac{d}{dx}\, u = -\, r_i\, (i + di) + \vec{E}_x(x, t). \qquad \text{Gl. 12}$$

Diese Addition ist deswegen zulässig, da die Ableitung der Spannung über die Länge du/dx bereits eine elektrische Feldstärke darstellt. Die Ursache für diese Feldstärke, die ebenfalls parallel zur Nervenfaser orientiert ist, ist eine unterschiedliche Verteilung der Ionen auf der Zellmembran. Eine Superposition der beiden Felder ist wegen des linearen Feldraumes ebenfalls zulässig.

Das weitere Vorgehen erfolgt analog zu vorher. Differenziert man diese neue Gleichung wiederum nach dx und vernachlässigt kleine Größen zweiter Ordnung, so erhält man:

$$\frac{d^2}{dx^2}\, u = -\, r_i\, \frac{d}{dx}\, i + \frac{d}{dx}\, Ex(x, t). \qquad \text{Gl. 13}$$

Ersetzt man in dieser Gleichung nun di/dx durch Gl. 8, so erhält man letztlich:

$$\frac{d^2}{dx^2}\, u = -\, r_i \cdot \left\{ -\left[c_M \cdot \frac{d}{dt}\, u + g_M \cdot u \right] \right\} + \frac{d}{dx}\vec{E}_x(x, t)$$

$$\frac{d^2}{dx^2}\, u - r_i g_M \cdot u = r_i c_M \cdot \frac{d}{dt}\, u + \frac{d}{dx}\vec{E}_x(x, t) \qquad \text{Gl. 14}$$

Es zeigt sich hier, wie bereits in 2.4.2 erwähnt, daß der räumliche Gradient der induzierten elektrischen Feldstärke entlang der Nervenfaser, hier die Änderung derjenigen Richtungskomponente, die parallel zum Nerv liegt, den entscheidenden Einfluß auf den Reizmechanismus des Nervengewebes aufweist.

Das vorgestellte elektrische Modell beschreibt alle elektrischen Vorgänge bis hin zur Erregungsauslösung, nicht jedoch das Weiterleiten einer ausgelösten Erregung innerhalb der Nervenfaser. Für weitergehende mathematische Betrachtungen sei hier auf Roth und Basser (1990) verwiesen, in der eine vollständige mathematische Beschreibung des Hodgkin-Huxley-Modells mittels aktiver Elemente erfolgt.

2.5 Wichtige Parameter für die magnetische Stimulation

Bei der Entwicklung von Magnetstimulatoren – bestehend aus einer Magnetspule und einem entsprechenden Speisegerät – gibt es einige konstruktive Möglichkeiten, den hervorgerufenen Reiz bzw. die Reizantwort zu beeinflussen.

2.5.1 Geometrie der Spulen

Um beispielsweise in einer peripheren Nervenfaser ein Aktionspotential auszulösen, muß gemäß dem Wirkmechanismus aus 2.4 längs des Nerven ein bestimmter räumlicher Gradient der Stromstärke wirken. Dieser wiederum wird hervorgerufen – nach dem Ohmschen Gesetz (vgl. 2.3.4) durch den räumlichen Gradienten des elektrischen Feldes; genaugenommen durch die Feldkomponente, die parallel zum Nerv liegt.

Bei gegebener Spulengeometrie ist der räumliche Gradient des elektrischen Feldes direkt proportional zur Stärke des Feldes selbst. Dieses wiederum ist proportional zur zeitlichen Änderung des Stromes durch die Spule. Je nachdem, ob eine Stimulationsspule möglichst *fokal* an einem Ort reizen soll – was dann allerdings zur Folge hat, daß sie auch sehr genau positioniert werden muß – oder ob sie ein *größeres Gewebeareal* stimulieren soll, kann sie bezüglich ihrer Leitergeometrie entsprechend optimiert werden. Der räumliche Bereich unter der Spule, in dem ein starker Feldgradient auftritt, ist dann entweder sehr klein oder groß.

Hinsichtlich der *Tiefenwirkung* und der Fokalität der Spulen muß allerdings immer ein gewisser Kompromiß eingegangen werden. Das elektrische Feld eines von zeitlich veränderlichem Strom durchflossenen Leiters und auch der räumliche Feldgradient nimmt zwangsläufig mit der Entfernung ab. Das heißt, auch eine kleine Spule, die an der Gewebeoberfläche durchaus fokal stimuliert, wird immer weniger selektiv, wenn man mit größerer Reizstärke tiefliegende Gewebeteile stimulieren will. Außerdem sind der maximalen Reizstärke bei kleinen Spulen – wegen der hohen mechanischen

Belastungen durch die magnetischen Kräfte – technische Grenzen gesetzt. Eine größere Tiefenreichweite kann durch größere, allerdings noch weniger selektive Spulen erzielt werden, da ihr Feld mit der Entfernung weniger schnell abnimmt als das der kleinen Spulen.

Eine andere Einflußgröße für die Selektivität einer Spule ist der räumliche Verlauf des elektrischen Feldgradienten. Da das elektrische Feld und sein Gradient bevorzugt Nervenfasern erregt, die in Richtung des Feldes verlaufen, hat eine runde Spule mit kreisförmigem elektrischen Feld innerhalb des Gewebes eine kleinere „Richtungsselektivität" als eine Doppelspule.

2.5.2 Zusammenhang zwischen Reizstärke und Reizdauer

Nach den Berechnungen zum Hodgkin-Huxley-Modell kann man schließen, daß eine bestimmte Ladungsmenge in das Innere des Nerven strömen muß, um ihn zu depolarisieren und damit eine Reizantwort hervorzurufen. Da bei gegebener Spulengeometrie der räumliche Gradient des elektrischen Feldes proportional zum Feld selbst ist und dieses wiederum proportional zur zeitlichen Änderung des magnetischen Feldes, ergibt sich damit ein konstanter Wert aus dem Produkt der Reizdauer τ und der zeitlichen Änderung des Magnetfeldes. Dieser Wert muß überschritten werden, um eine Reizantwort hervorzurufen.

Bei einer Reizdauer von mehr als etwa 0,3 ms steigt das erforderliche Produkt von Feldänderung und Pulsdauer an, da hier die Ionenströme zwischen dem Innen- und dem Außenteil der Nervenfaser einen zunehmenden Einfluß ausüben, indem sie das elektrische Feld im Nerven abbauen. Im Nervenmodell kommen diese Ionenströme durch Parallelwiderstände zu den Kondensatoren zustande.

Bei der Elektrostimulation muß dabei noch der Einfluß der elektrischen Ankopplung der Elektroden ans Gewebe berücksichtigt werden, der insbesondere bei der Kortexstimulation sehr groß ist. Diese Ankopplung verändert die obengenannten Zusammenhänge zwischen Reizstärke und -dauer, da bei kurzen Impulsen die Impedanz des Gewebes durch seine kapazitiven Eigenschaften deutlich reduziert wird. Im Gegensatz dazu wirkt das elektrisch induzierte Feld der Magnetspulen am Ort der Reizung direkt, und lediglich der durch Ladungsverschiebung erzeugte Anteil des elektrischen Feldes kann eine Zeitabhängigkeit aufweisen.

Ein exakter Nachweis dieses Zusammenhangs für die Magnetstimulation ist relativ schwierig, da eine entsprechende Messung mit der gleichen Spule und entsprechend verschiedenen Entladekapazitäten durchgeführt werden müßte; insbesondere sehr kurze Reizdauern sind technisch – bei der notwendigen Reizstärke – sehr schwer zu realisieren. Allerdings deuten die Ergebnisse einzelner Messungen auf die obigen Zusammenhänge hin.

2.5.3 Einfluß der Pulsform auf die Reizantwort

Das elektrische Feld hat bei monophasischen Reizen während der Pulsdauer stets die gleiche Richtung. Solange die Reizdauer so kurz ist, daß die in 2.5.2 genannten Ionenströme keinen großen Einfluß ausüben ist der Einfluß der Pulsform relativ gering. Ausschlaggebend für die Stärke der Reizantwort ist die Fläche unter der Pulskurve. Wenn man allerdings die Pulsform des zeitlichen Feldverlaufs des Magnetfelds betrachtet muß berücksichtigt werden, daß das elektrische Feld proportional zur zeitlichen Ableitung des magnetischen Feldes ist (Abb. 2.9).

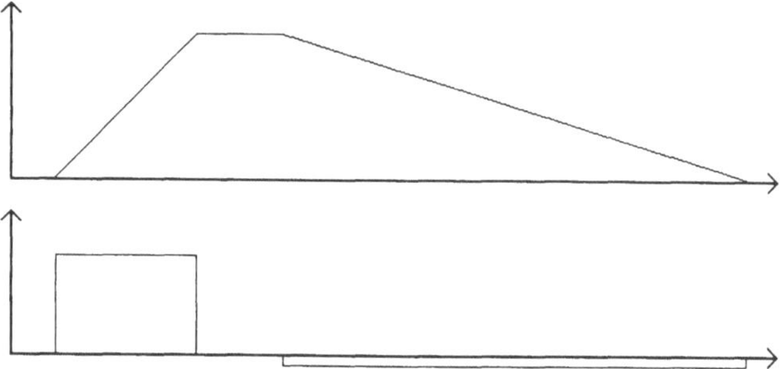

Abb. 2.9. Schematische Darstellung der Zeitabhängigkeit der magnetischen Feldstärke eines Magnetpulses (oben) und der Zeitabhängigkeit des elektrischen Feldes (unten), welches durch den Magnetpuls induziert wird. x-Achse: Zeit, y-Achse: Stärke des magnetischen bzw. elektrischen Feldes

Biphasische Reize bestehen aus 2 aufeinanderfolgenden Komponenten (Abb. 2.10), einer mit positiver und einer mit negativer elektrischer Feldrichtung. Auch hier gilt wieder, daß die Form selbst keinen wesentlichen Einfluß auf die Reizantwort hat. Wichtig ist hier insbesondere der zeitliche Abstand zwischen dem positiven und dem negativen Teil. Wenn die beiden Teile zeitlich unmittelbar hintereinanderliegen – was bei den üblichen Schaltungsprinzipien für Magnetstimulatoren immer gegeben wäre – hat allerdings die negative Komponente eine reizschwächende Wirkung, da sie das durch die positive Komponente im Nerv aufgebaute Feld teilweise wieder abbaut.

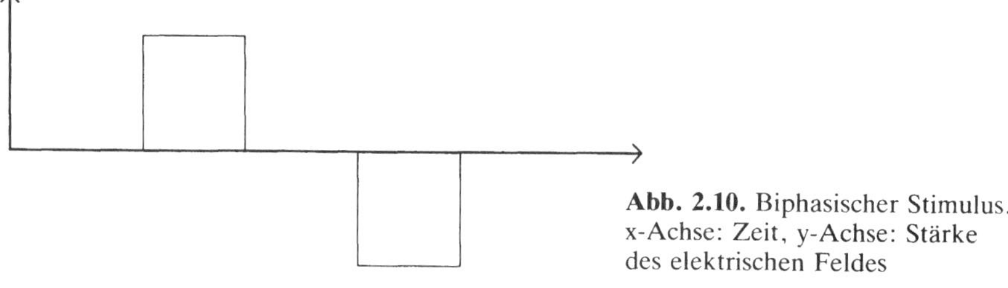

Abb. 2.10. Biphasischer Stimulus. x-Achse: Zeit, y-Achse: Stärke des elektrischen Feldes

Polyphasische Reize bestehen aus aufeinanderfolgenden positiven und negativen Reizen. Bei den Schaltungen für Magnetstimulatoren können diese Reize durch freie gedämpfte Schwingungen des Schwingkreises erzeugt werden, bestehend aus der Stimulationsspule und dem Entladekondensator der Speiseschaltung (Abb. 2.11).

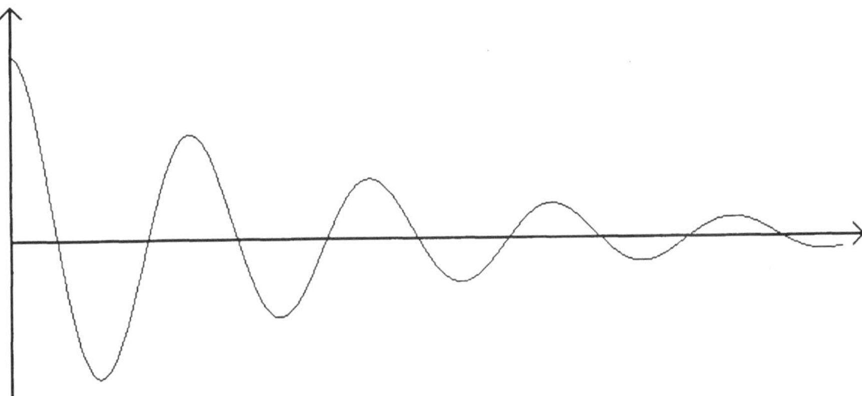

Abb. 2.11. Polyphasischer Reiz in Form einer gedämpften Sinusschwingung. x-Achse: Zeit, y-Achse: Stärke des elektrischen Feldes

Entgegen den Erwartungen, daß auch hier die Reizantwort – wegen der feldschwächenden Wirkung der negativen Halbwellen – geringer wird als bei monophasischen Reizen, sind hier die Reizantworten deutlich stärker. Da allerdings der Strom in den Spulen und damit auch die induzierte elektrische Feldstärke keine Vorzugsrichtung mehr hat, ist die Selektivität bezüglich der Spulenorientierung bei dieser Reiztechnik geringer. Bei einer runden Spule beispielsweise ist bezüglich der Stimulationswirkung kein Unterschied mehr zwischen den beiden Spulenseiten feststellbar.

2.6 Technische Grundlagen für Magnetstimulatorschaltungen

Um die technischen Anforderungen an eine Speiseschaltung für einen Magnetstimulator zu charakterisieren, sollen zunächst einige prinzipielle Energiebetrachtungen vorgenommen werden. Durch die Spulenform, die Reizdauer und die im Gewebe zur Reizung notwendige elektrische Feldstärke wird die maximale Flußdichte der Stimulatorspule festgelegt. Sie liegt – je nach Spule und Speisegerät – zwischen 0,5 und 2 Tesla. Die Energie E des magnetischen Feldes einer Spule kann entweder aus der Gleichung von 2.1.4 über das Volumenintegral des Produkts von Feldstärke und Flußdichte berechnet werden. Allerdings läßt sich die Feldenergie wesentlich einfacher berechnen, falls der für das erforderliche Feld notwendige Strom I_{max} und die Induktivität L der Spule bekannt sind:

$$E = \frac{1}{2} L I^2_{max}.$$

Diese Feldenergien, die zwischen 300 und 700 Ws liegen müssen – in elektrischer Form – in der kurzen Zeitspanne des Reizes in die Spule fließen. Bei Spulenspannungen von ca. 3000 V sind hierfür Stromstärken von bis zu 8000 A notwendig. Bei Spannungen und Strömen dieser Größenordnung ist eine Steuerung des Stromverlaufs über eine elektronische Schaltung nur noch mit außerordentlich großem Aufwand realisierbar. Da aber die Kurvenform der Reizimpulse keine wesentliche Rolle spielt, wird die Stimulatorschaltung einfach als – mehr oder weniger gedämpfter – Spule-Kondensator-Schwingkreis ausgeführt. Die Stimulationsspule stellt dabei die Induktivität dar, die Kapazität befindet sich in der Speiseschaltung. Über ein Hochspannungsnetzteil wird dieser Kondensator langsam aufgeladen, wobei die Spule während des Ladevorgangs vom Kondensator noch elektrisch getrennt ist. Wenn ein Stimulus ausgelöst werden soll, wird der Stromkreis zwischen Spule und Kondensator über einen Thyristorschalter geschlossen, und das Magnetfeld der Spule baut sich auf. Die Eigenfrequenzen der verwendeten Stimulatorschaltungen liegen etwa zwischen 1 und 3 kHz.

Um monophasische Reize zu erzeugen, wird in den Schwingkreis parallel zur Spule noch eine sog. Freilaufdiode geschaltet. Diese Diode sorgt zusammen mit dem Thyristor dafür, daß der Schwingkreis nur eine Viertelschwingung ausführt. Für die Dimensionierung der Leistungselektronik ist auch die maximale Stromsteilheit – die zeitliche Änderungsgeschwindigkeit der Spulenstromstärke – von großer Bedeutung. Auch extrem leistungsstarke Halbleiterschalter können Stromsteilheiten von mehr als 300 Ampere pro Mikrosekunde meist nicht mehr schalten. Dies stellt für die Magnetstimulatoren eine Begrenzung der minimalen Reizdauer dar, da die notwendige Stromsteilheit bei Verkürzung der Reizdauer stark ansteigen würde.

Der Kondensator des oben genannten Schwingkreises läßt sich hinsichtlich Kapazität und Maximalspannung durch zwei Gleichungen dimensionieren. Die Kapazität C wird durch die Resonanzfrequenz f festgelegt:

$$f = \frac{1}{2\pi \sqrt{LC}}.$$

Hierbei ist die Resonanzfrequenz umgekehrt proportional zur Reizdauer.

Die maximale Kondensatorspannung U_{max} kann näherungsweise aus der Gleichheit von Kondensator- und Spulenenergie bestimmt werden:

$$E = \frac{1}{2} L I^2_{max} = \frac{1}{2} L U^2_{max}.$$

Dabei sind allerdings die elektrischen Verluste der Schaltung, die durch den (relativ kleinen) Innenwiderstand der Spule und ihrer Zuführungsleitungen verursacht werden, vernachlässigt worden.

2.7 Vergleich verschiedener einfacher Spulengeometrien

2.7.1 Mathematischer Zusammenhang zwischen Vektorpotential und elektrischer Feldstärke

Das magnetische Vektorpotential ist eine reine Rechengröße und wird mit Hilfe des Biot-Savart-Gesetzes (s. 2.1.3) berechnet. Kennzeichnend für das magnetische Vektorpotential ist die Tatsache, daß es parallel zum erregenden Strom orientiert ist, was bedeutet, daß das Vektorpotential immer dieselbe Richtung wie der Strom aufweist.

Das magnetische Vektorpotential läßt sich in zwei Faktoren zerlegen, wobei der eine Faktor nur von der Spulengeometrie und der räumlichen Anordnung des Aufpunktes, in dem die Feldgrößen berechnet werden sollen, abhängt, während der andere die Zeitfunktion des erregenden Stromes berücksichtigt:

$$\vec{V}\,(x, y, z, t) = \vec{g}\,(x, y, z) \cdot \mathrm{i}(\mathrm{t}).$$

Ferner gilt noch der Zusammenhang zwischen magnetischer Induktion und Vektorpotential:

$$\vec{B}\,(x, y, z, t) = \mathrm{rot}\left\{\vec{V}\,(x, y, z, t)\right\} = \mathrm{rot}\left\{\vec{g}(\mathrm{x,y,z})\right\} \cdot i\,(\mathrm{t})$$

und die Relation zwischen induzierter elektrischer Feldstärke und magnetischer Induktion:

$$\mathrm{rot}\left\{\vec{E}(x, y, z, t)\right\} = -\frac{\mathrm{d}}{\mathrm{dt}}\left\{\vec{B}\,(x, y, z, t)\right\}.$$

Werden die vorherigen Gleichungen ineinander eingesetzt, so ergibt sich:

$$\mathrm{rot}\left\{\vec{E}\,(x, y, z, t)\right\} = -\frac{\mathrm{d}}{\mathrm{dt}}\left[\mathrm{rot}\left\{\vec{V}\,(x, y, z, t)\right\}\right].$$

In ruhenden Medien kann die Bildung des Rotors und die zeitliche Differentiation vertauscht werden, so daß gilt:

$$\mathrm{rot}\left\{\vec{E}\,(x, y, z, t)\right\} = \mathrm{rot}\left\{-\frac{\mathrm{d}}{\mathrm{dt}}\vec{\mathrm{V}}\,(x, y, z, t)\right\}.$$

Ferner leuchtet ein, daß die Rotoren zweier Vektorfelder gleich sind, wenn die Vektorfelder identisch sind, so daß sich letzten Endes ergibt:

$$\vec{E}\,(x,\,y,\,z,\,t) = -\frac{\mathrm{d}}{\mathrm{dt}}\,\vec{V}\,(x,\,y,\,z,\,t) = -\,\vec{g}\,(x,\,y,\,z)\cdot\frac{\mathrm{d}}{\mathrm{dt}}\,i(t).$$

Wie bereits gezeigt wurde, ist für die Auslösung eines Reizes die räumliche Verteilung derjenigen Komponente der induzierten elektrischen Feldstärke entlang der Nervenfaser maßgebend, welche parallel zum Nerv orientiert ist.

Der Gradient ist nur für ein Skalarfeld definiert, die elektrische Feldstärke stellt aber ein Vektorfeld dar. Um diese Problematik zu umgehen, darf für die weitere Betrachtung nur noch eine Komponente der elektrischen Feldstärke verwendet werden. Als zweckmäßig erweist sich hier die x-Komponente unter der Voraussetzung, daß die Nervenfaser ebenfalls in x-Richtung und parallel zur Stimulationsspule liegt. Somit gilt für die x-Komponente der induzierten elektrischen Feldstärke:

$$E_x\,(x,\,y,\,z,\,t) = -\,g_x\,(x,\,y,\,z)\cdot\frac{\mathrm{d}}{\mathrm{dt}}i\,(t).$$

Für den Gradienten der elektrischen Feldstärke gilt:

$$\operatorname{grad}\left\{E_{\mathrm{x}}\,(x,\,y,\,z,\,t)\right\} = -\operatorname{grad}\left\{g_{\mathrm{x}}(x,\,y,\,z)\right\}\cdot\frac{\mathrm{d}}{\mathrm{dt}}i(t)$$

$$= -\frac{\mathrm{d}}{\mathrm{dt}}\,i\,(t)\cdot\begin{pmatrix}\frac{\mathrm{d}}{\mathrm{dx}}\,g_{\mathrm{x}}\,(x,y,z)\\ \frac{\mathrm{d}}{\mathrm{dy}}\,g_{\mathrm{x}}\,(x,y,z)\\ \frac{\mathrm{d}}{\mathrm{dz}}\,g_{\mathrm{x}}\,(x,y,z)\end{pmatrix}$$

Für den hier relevanten Spezialfall, nämlich daß nur eine Komponente des Vektorfeldes von Bedeutung ist und daß die räumliche Verteilung dieser Komponente nur entlang einer Koordinatenachse interessiert, vereinfacht sich obige Formel zu:

$$\operatorname{grad}\left\{E_{\mathrm{x}}\,(x,\,y,\,z,\,t)\right\} = -\frac{\mathrm{d}}{\mathrm{dx}}\left\{g_{\mathrm{x}}\,(x,\,y,\,z)\right\}\cdot\frac{\mathrm{d}}{\mathrm{dt}}i(t).$$

2.7.2 Verteilung von Vektorpotential und elektrischer Feldstärke entlang einer Nervenfaser

Da sich die Spulendaten der erhältlichen Spulen stark unterscheiden und es hier nur auf eine prinzipielle Betrachtung der unterschiedlichen Spulengeometrien ankommt, wurde darauf verzichtet, spezielle Spulentypen nachzurechnen. Dafür wurden Daten für die Beispielspulen angenommen, wie sie in etwa denjenigen entsprechen, die käuflich erworben werden können.

Für alle weiteren Berechnungen wurden die folgenden Spulendaten zugrunde gelegt:
einfache Spule: Innerer Spulendurchmesser: 5 cm
Windungszahl: 10 radial
Leiterdicke: 1,2 mm
Leiterhöhe: 12 mm
Doppelspule: Bestehend aus zwei einfachen Spulen.
Spulendaten: s. oben

Abbildung 2.12 zeigt die Verteilung des magnetischen Vektorpotentials, der induzierten elektrischen Feldstärke und den Gradienten der elektrischen Feldstärke entlang einer Nervenfaser. Die Faser ist dabei so ausgerichtet, daß nur die x-Komponente verändert wird, wenn der Aufpunkt die Faser entlang läuft und daß die Leitrichtung in positiver x-Richtung verläuft.

Der erregende Strom fließt, wie aus dem Vorzeichen des Vektorpotentials leicht zu erkennen ist, entgegengesetzt zu der Leitrichtung. Die Auslösung des Reizes erfolgt im Bereich des negativen Maximums des Gradienten der elektrischen Feldstärke.

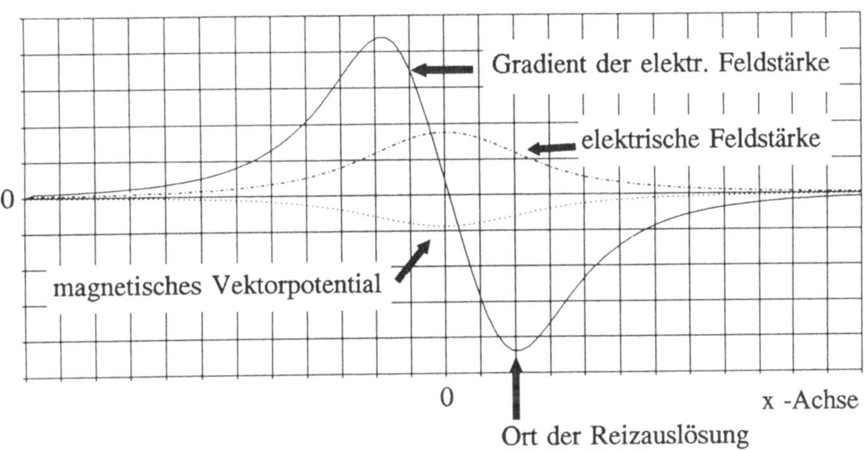

Abb. 2.12. Verlauf des Vektorpotentials, der induzierten elektrischen Feldstärke und des Gradienten der elektrischen Feldstärke entlang der Nervenfaser

2.7.3 *Runde Stimulationsspule*

Die älteste geometrische Form einer Spule, die für die Stimulation mit zeitlich veränderlichen Magnetfeldern eingesetzt wird, ist eine flache Zylinderspule.

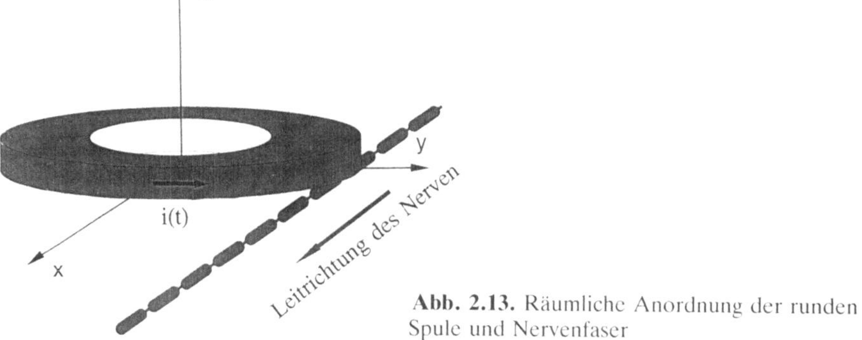

Abb. 2.13. Räumliche Anordnung der runden Spule und Nervenfaser

Abb. 2.13 zeigt die Orientierung der Spule und der Nervenfaser bezüglich der Koordinatenachsen, Abb. 2.14 die Ausbildung des magnetischen Feldes einer solchen Spule.

In Abb. 2.15 ist der Betrag des Vektorpotentials in einer, zur xy-Ebene parallelen Ebene bei z = 0,05 m und einem erregenden Strom von 8000 A, in Abb. 2.16 der Gradient der x-Komponente des Vektorpotentials in der xz-Ebene, die senkrecht auf der Spulenebene bei y = 0,0371 m steht, für z = 0,0 .. –0,06 m dargestellt. Diese senkrechte Ebene ist so angeordnet, daß der Maximalwert des Vektorpotentials in dieser Ebene auftritt.

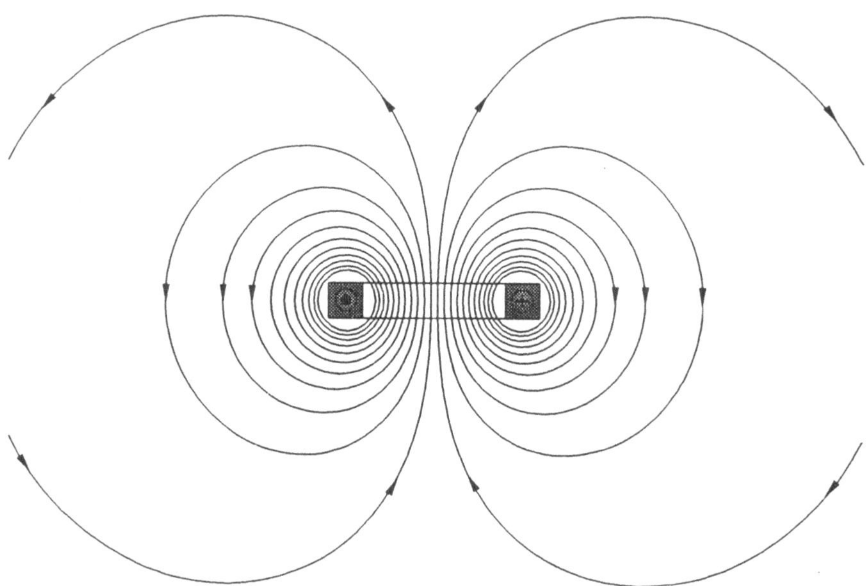

Abb. 2.14. Verlauf des magnetischen Feldes bei der runden Spule

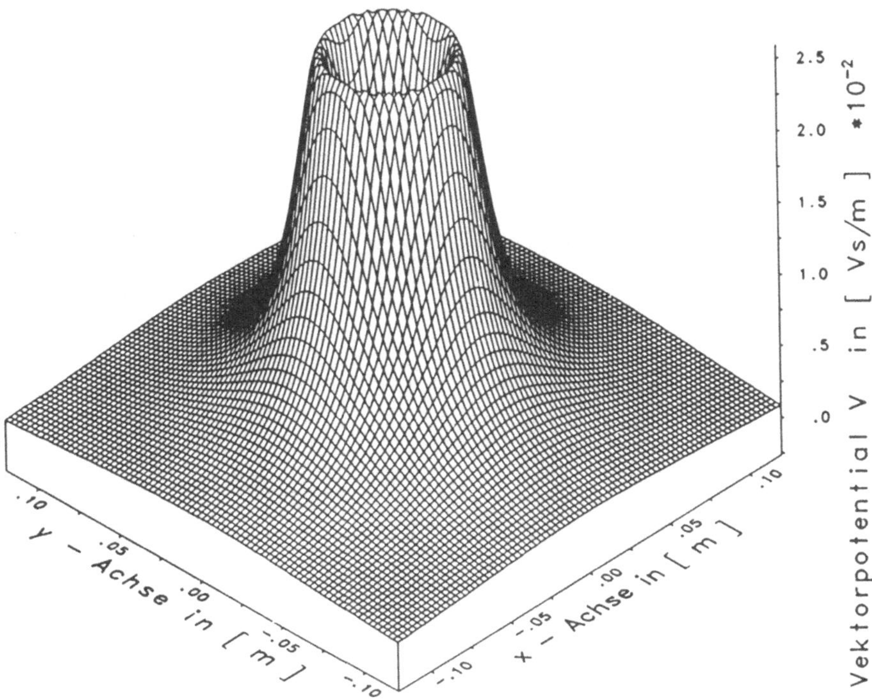

Abb. 2.15. Betrag des Vektorpotentials in der xy-Ebene bei z = 0,0 m (runde Spule)

Dabei ist von großer Bedeutung, daß der Betrag des Gradienten in negativer z-Richtung monoton fällt. Der Kurvenverlauf ähnelt dabei einer 1/x-Funktion.

2.7.4 Doppelspule

Eine neuere Spulengeometrie stellt die Doppelspule dar. Sie besteht im Wesentlichen aus 2 identischen runden Spulen, deren Windungszahl an die für die Speisequelle wünschenswerte Induktivität angepaßt ist.

Abbildung 2.17 zeigt die Orientierungen der beiden Spulen, der Stromrichtung und der Nervenfaser bezüglich des Koordinatensystems, Abb. 2.18 die Ausbildung des magnetischen Feldes bei einer solchen Doppelspule.

In Abb. 2.19 ist der Betrag des Vektorpotentials in einer, zur xy-Ebene parallelen Ebene bei z = 0,005 m und einem erregenden Strom von 8000 A, in Abb. 2.20 der Gradient der x-Komponente des Vektorpotentials in der xz-Ebene, die in der Mitte bei y = 0,0 m senkrecht auf der Spulenebene steht, für z-Werte von z = 0,0 .. −0,06 m dargestellt.

Der Betrag des Gradienten in negativer z-Richtung fällt ebenfalls monoton und ähnelt wiederum einer l/x-Funktion.

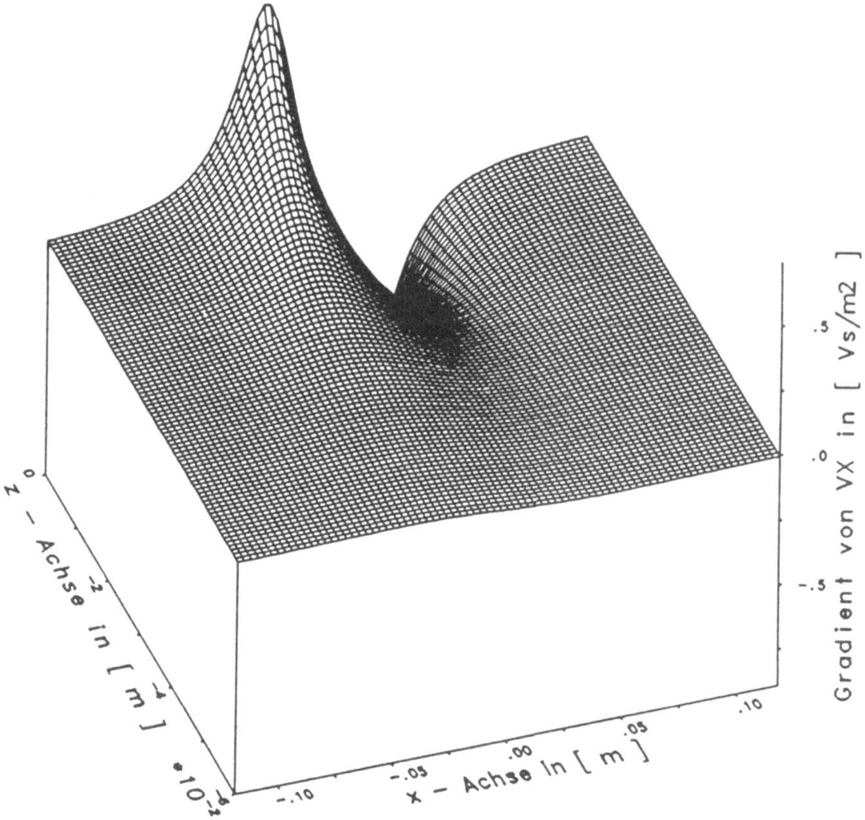

Abb. 2.16. Gradient der x-Komponente des Vektorpotentials in der xz-Ebene bei y = 0,0 m (runde Spule)

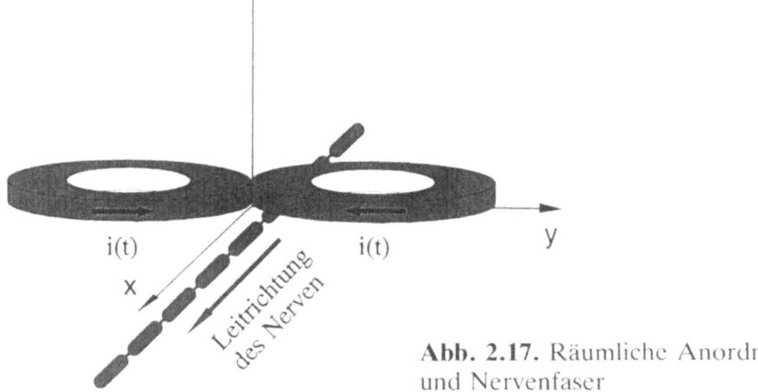

Abb. 2.17. Räumliche Anordnung von Doppelspule und Nervenfaser

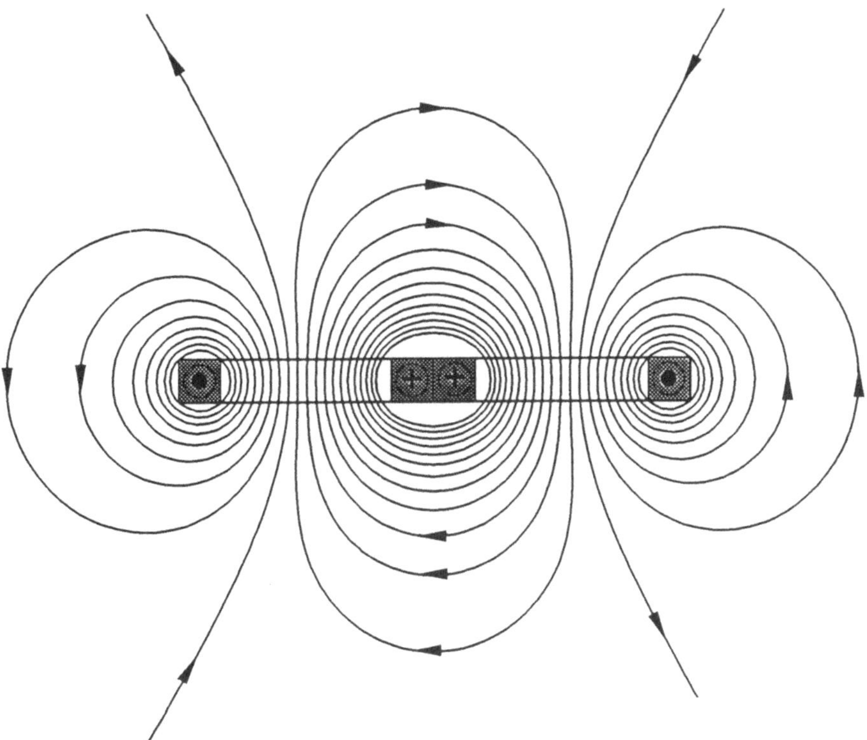

Abb. 2.18. Verlauf des magnetischen Feldes bei einer Doppelspule

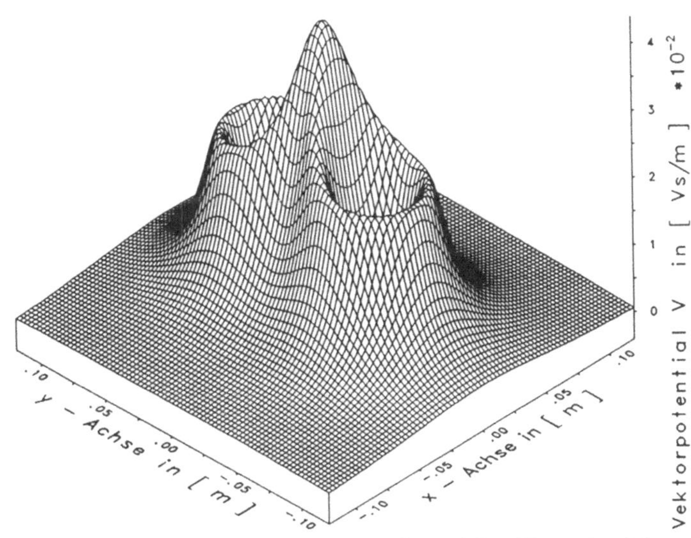

Abb. 2.19. Betrag des Vektorpotentials in der xy-Ebene bei z = 0,0 m (Doppelspule)

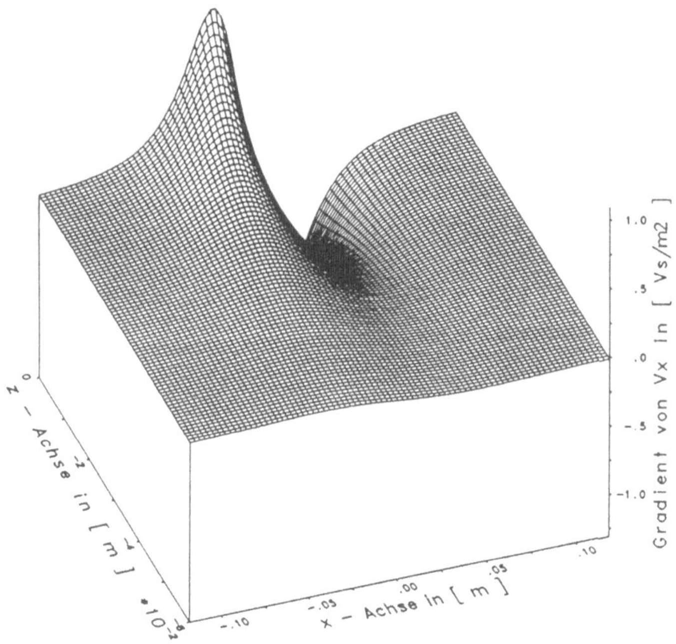

Abb. 2.20. Gradient der x-Komponente des Vektorpotentials in der xz-Ebene bei y = 0,0 m (Doppelspule)

2.7.5 Vergleich der beiden Spulentypen

Vergleicht man den räumlichen Verlauf der Gradienten des Vektorpotentials, das von den beiden unterschiedlichen Spulengeometrien erzeugt wird, so ergeben sich für beide Spulentypen ähnliche Verläufe.

Für die folgenden Berechnungen wurde für beide Spulengeometrien dieselbe Stromstärke von 8000 A verwendet.

In Abb. 2.21 werden die Verläufe des Gradienten derjenigen Komponente des Vektorpotentials verglichen, die in Richtung der Nervenfaser zeigt.

Es ist offensichtlich, daß, mit Ausnahme der Amplitude die beiden Kurvenverläufe fast identisch sind.

Ferner ist für die mögliche Tiefenwirkung der Stimulation noch der Verlauf der Gradienten in das zu stimulierende Gewebe senkrecht unterhalb der Spule von Bedeutung. In Abb. 2.22 sind die Verläufe der Gradienten in negativer z-Richtung dargestellt.

Da der Gradient die für die Reizauslösung entscheidende Rolle spielt, unterscheiden sich die beiden Spulentypen nicht mehr stark hinsichtlich der räumlichen Lage der möglichen Punkte, an denen eine Erregung ausgelöst werden kann.

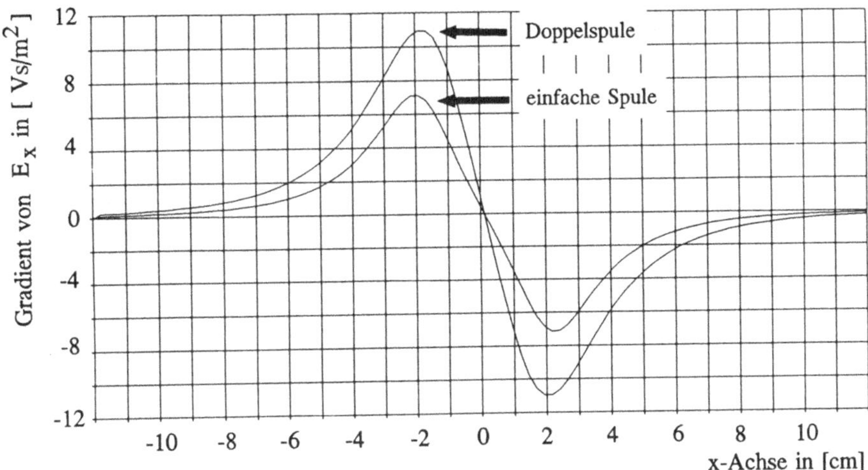

Abb. 2.21. Vergleich der Gradienten von runder Spule und Doppelspule entlang der Nervenfaser

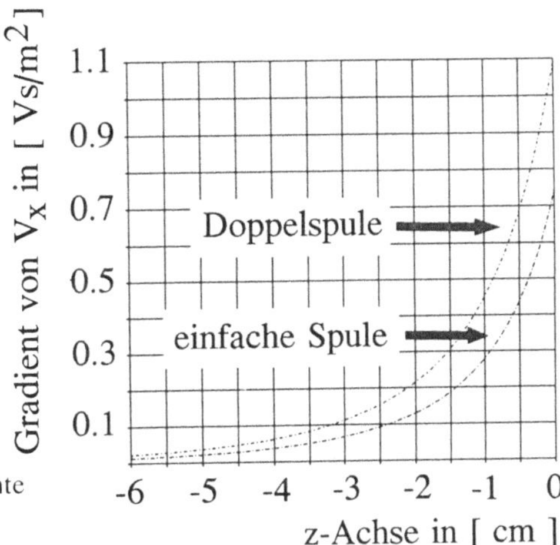

Abb. 2.22. Gradienten der x-Komponente des Vektorpotentials in negativer z-Richtung

Die unterschiedlichen Amplituden im Gradienten kommen nur durch die verschiedenen Windungszahlen der Spulen zustande. Im Prinzip löst die Doppelspule einen Reiz bereits bei niedrigerer Stromstärke aus, als die einfache Spule.

Literatur

Roth BJ, Basser PJ (1990) A model of the stimulation of a nerve fibre by electromagnetical induction. IEEE Trans Biomed Eng 37:588–596

3 Sicherheitsaspekte und Kontraindikationen

B.-U. MEYER

Nach dem bisherigen Kenntnisstand ist bei Berücksichtigung von Kontraindikationen die transkranielle magnetische Kortexstimulation mit Einzelreizen als ein sicheres und nebenwirkungsfreies Untersuchungsverfahren anzusehen. Die bei der Stimulation auftretende Energieübertragung auf das Gehirn ist vernachlässigbar gering, biologische Effekte, wie z. B. die Zunahme der zerebralen Blutperfusion, liegen im physiologischen Bereich. Transiente Veränderungen höherer Hirnfunktionen können auftreten und möglicherweise genutzt werden, um z. B. die sprachdominante Hemisphäre zu identifizieren. Wegen mechanischer Effekte dürfen sich in der Nähe der Stimulatorspule weder inner- noch außerhalb des Körpers der untersuchten Probanden stark leitfähige Objekte mit einer größeren Querschnittsfläche befinden. Patienten mit Epilepsie, Anfallsbereitschaft, frischem Herzinfarkt, Herzrhythmusstörungen oder Herzschrittmacher sollten nicht untersucht werden. Mögliche Gefährdungen durch ausgelöste starke Muskelkontraktionen sollten berücksichtigt werden (z. B. Wurzelstimulation bei instabiler Wirbelsäulenfraktur). Hörgeräte sollten vor der Untersuchung entfernt werden. Für die transkranielle elektrische Hirnstimulation gelten Frakturen oder Fissuren des Schädels als zusätzliche Kontraindikationen.

3.1 Energieübertragung auf das Gewebe

Bei der transkraniellen Magnetstimulation wird eine Energie von bis zu 450 Joule benötigt, um z. B. Muskelantworten auszulösen. Die dabei im Gewebe wirksame Energie liegt jedoch nur bei etwa 160 μJ. Der hohe erforderliche Energieaufwand liegt vor allem in der verhältnismäßig geringen Leitfähigkeit des Gehirngewebes begründet. Die induzierten Ströme im Hirngewebe betragen nur etwa das 10^{-5}fache der induzierenden Spulenströme (Barker et al. 1990; Cadwell 1990). Bei einer Reizung mit maximaler Reizstärke und einer Frequenz von 0,33/s beträgt die auf das Gewebe übertragene Energie 53μJ/s. Dieses entspricht ungefähr dem 10^{-5}fachen des basalen Hirnmetabolismus des Erwachsenen von ca. 13 J/s. Im Vergleich zur Elektrokonvulsion ist die mit der Magnetstimulation auf das Gewebe übertragene Energie um den Faktor 10^6 kleiner. Aufgrund dieser Überlegungen sind thermische Effekte der Magnetstimulation bei Anwendung der her-

B.-U. Meyer (Hrsg.)
Magnetstimulation des Nervensystems

kömmlichen Reizgeräte vernachlässigbar gering. Unter der Annahme einer spezifischen Wärmekapazität von Wasser und Vernachlässigung von thermischen Energieverlusten könnte im Gehirn maximal eine Gewebeerwärmung von 2×10^{-6} Grad Celsius auftreten (Barker et al. 1990).

Die mit der Magnetstimulation an der Hirnoberfläche induzierte Ladung pro Phase liegt mit kleiner als $2\,\mu C/cm^2$ (Barker et al. 1990) deutlich unter dem Wert von $40\,\mu C/cm^2$, der für die repetitive elektrische Stimulation des freiliegenden Kortex im Tierexperiment als kritische Grenze für eine Gewebeschädigung festgestellt worden ist (Agnew u. McCreery, 1987) (s. auch 3.5).

Die Flußdichten der bei der Kernspintomographie auftretenden statischen Magnetfelder haben etwa die gleiche Größenordnung wie die der pulsförmigen Magnetfelder der transkraniellen Magnetstimulation. Für statische Magnetfelder von Flußdichten bis zu 2 Tesla wurden keine Nebenwirkungen festgestellt (Food and Drug Administration 1982; National Radiological Protection Board 1984, zit. n. Barker et al. 1990). Nach den Überlegungen von Barker et al. (1990) gibt es keine bekannten Gründe warum magnetische Effekte eines gepulsten Magnetfeldes größer als die eines gleich starken statischen Magnetfeldes sein sollten. Schädliche Wirkungen von Magnetfeldpulsen sollten deshalb einzig mit den im Gewebe induzierten Strömen in Zusammenhang zu bringen sein.

3.2 Mechanische und akustische Effekte

Anwender der Magnetstimulation sollten sich bewußt sein, daß hohe Stromstärken in der Spule fließen und große mechanische Kräfte in stark leitfähigen Materialien auftreten können. Die mechanischen Effekte betreffen zum einen die Reizspule selbst und zum anderen Objekte in der Nähe der Reizspule.

Hinsichtlich der Reizspule ist anzumerken, daß während des Stromflusses durch die Spule sich die einzelnen Spulenwindungen voneinander abstoßen und sich die Spule kurzfristig radiär ausdehnt. Deshalb muß die Spulenummantelung der Radialausdehnung der Spule ausreichend Platz lassen und bei ausreichender Elastizität mechanisch stabil sein. Bei älteren Spulenmodellen soll es in 2 Fällen zu Verletzungen durch eine Explosion der Spulenummantelung gekommen sein. Neuere Spulenmodelle sollen nach Angabe der Hersteller diese Gefahr nicht mehr in sich bergen.

Für Materialien in der Nähe der Reizspule gilt, daß jedes Objekt mit einer hohen Leitfähigkeit und einer großen Querschnittsfläche von dem Magnetfeld beeinflußt wird. Die Reaktion ist der Leitfähigkeit und der dem Magnetfeld ausgesetzten Fläche proportional. Magnetische und paramagnetische Gegenstände werden angezogen und diamagnetische Objekte abgestoßen. Hierbei nehmen die entstehenden Kräfte mit zunehmender Entfernung des Objektes innerhalb eines Radius mit dem Quadrat und danach mit der fünften Potenz des Abstandes ab. Um die mechanischen Effekte für in der klinischen Praxis relevante Objekte zu messen, wurde von Cadwell (1990) ein einfacher Versuchsaufbau mit einem ballistischen Pendel entwikkelt. Als Ergebnis dieser Untersuchung können folgende Richtlinien formuliert werden:

Nur geringe oder gar nicht meßbare mechanische Effekte werden mit abnehmender Energieübertragung für folgende Objekte mitgeteilt (Cadwell 1990):
- Zahnbrücke,
- Metallrandbrille,
- chirurgische Nadel,
- chirurgisches Skalpell (unklar ob mit Kunststoffgriff),
- Aneurysmaclip (Mitchell),
- Stahlnahtmaterial,
- Goldzahnkrone,
- Amalgamfüllung.

Etwas größere, jedoch als unbedenklich einzustufende mechanische Effekte werden ebenfalls mit abnehmender Energieübertragung für folgende Objekte mitgeteilt:
- pädiatrische Hüftprothese,
- Augenabdeckung aus Aluminium,
- femorale Knieprothese.

Potentiell gefährliche mechanische Effekte wurden mitgeteilt für:
- einen 9-cm-Aluminiumring,
- amerikanische Münzen;
- gleiches hat nach unserer Auffassung auch für einen an der Kalotte befestigten Kopfring (Halo) zu gelten.

Hinzuzufügen ist, daß der Magnetstimulator niemals in der Nähe von Metallplatten, insbesondere nicht z. B. mit einer auf einem Metalltisch liegenden Spule entladen werden darf. Auch sollten niemals 2 Spulen von separaten Stimulatoren gleichzeitig in räumlicher Nachbarschaft entladen werden, da die interferierenden Magnetfelder sehr starke mechanische Effekte auf die Spulen ausüben können. Sollten Zweifel an mechanischen Effekten für bestimmte Objekte bestehen, so empfiehlt es sich diese mit einem ballistischen Pendel selbst zu untersuchen, indem das zu prüfende Objekt an einer langen dünnen Nylonschnur aufgehängt wird (weitere Einzelheiten s. Cadwell 1990).

Für die repetitive transkranielle Magnetstimulation mit Frequenzen von bis zu 25/s und Reizdauern von bis zu 10 s wird für einen Patienten das Auftreten einer runden *Hautreizung* unter einer EEG-Ableitelektrode mitgeteilt (Pascual-Leone et al. 1990, 1991). Als Ursache wird eine Erhitzung des Kontaktgels angenommen, möglicherweise als Folge einer in der Napfelelektrode aufgetretenen Stromschleife.

Bei der Entladung der Magnetspule entsteht ein *akustisches Artefakt* (Counter et al. 1990, 1991). Beim Cadwell-Stimulator MES 10 handelt es sich um ein bandförmiges Klickgeräusch mit einer maximalen akustischen Energie zwischen 2 und 5 kHz, die sich auf die ersten 200 µs des ca. 2 ms langen Geräusches konzentriert. Bei Reizstärken zwischen 50 und 100 % des gerätebedingten Maximum treten Schalldruckspitzen von 145–157 dB auf (Verwendung der kleinen Standardspule des Herstellers mit 5 cm Außendurchmesser). In diesem Zusammenhang ist anzumerken, daß kurzdauernde Geräusche leiser erscheinen können, als sie wirklich sind, da die Hörwahrnehmung des Menschen eine relativ lange Zeitkonstante aufweist. In Tierexperimenten fanden sich bei Kaninchen bleibende Hörschäden in Form einer Zunahme der Hörschwellen nach Applikation von 50 Reizen in Ohrnähe unter den oben genannten Bedingungen (Counter et al. 1990, 1991). Die Veränderungen der Hörschwelle waren bei den Kaninchen durch Ohrenstöpsel zu vermeiden, so daß die Autoren die Verwendung eines Hörschutzes für Patienten und Untersucher bei der magnetischen Kortexstimulation empfehlen.

Die Ergebnisse der zitierten Untersuchung werden jedoch dadurch eingeschränkt, daß die Hörschwellenbestimmung an mit Pentobarbital anästhesierten Kaninchen mit akustisch evozierten Hirnstammpotentialen (AEP) durchgeführt wurde. Für die Verwendung des Magstim 200 (Novametrix) fanden sich bei Mitarbeitern unseres Labors keine Veränderungen in der Tonschwellenaudiometrie, obwohl jeder der Beteiligten mehrere Tausend Reize als Untersucher appliziert und als Proband erhalten hatte. Eine größere audiologische Studie bestätigte diese Befunde (Pascual-Leone et al. 1992). Für die große runde Standardspule dieses Herstellers werden Schalldruckpegel von max. 113 dB und für die große achtförmige Standardspule von 117 dB in 5 cm Entfernung von der Spulenoberfläche angegeben.

Bei der Beurteilung der bei der Magnetstimulation auftretenden Schalldrücke ist auch zu berücksichtigen, daß diese z. T. nur unwesentlich über denen von Geräuschen des Alltags (z. B. lautes Händeklatschen um 130 dB) oder der Standarduntersuchung der akustisch evozierten Potentiale (120 dB, 2000 Stimuli mit einer Frequenz von 20/s) liegen.

Darüber hinaus müssen auch mechanische Effekte berücksichtigt werden, die durch die ausgelöste Muskelkontraktion bewirkt werden. Im Bereich instabiler Frakturen, insbesondere bei Frakturen der Halswirbelsäule, sollte nicht gereizt werden.

3.3 Strukturelle Gewebeveränderungen?

Untersuchungen zu etwaigen strukturellen Gewebeveränderungen liegen für die Magnetstimulation mit Einzelreizen (Ravnberg et al. 1990) und höherfrequenten Serienreizen vor (Gates et al. 1990). Hierbei ergaben sich keine Anhalte für stimulationsbedingte Gewebeschäden.

Bei Ratten wurde mit markierten „Tracern“ (Harnstoff, Cl^- und Sucrose) die Permeabilität der *Blut-Hirn-Schranke* sowohl während einzelner Stimulationssitzungen (50 bis 60 Einzelreize innerhalb von 15 min) als auch nach wiederholten Stimulationsserien (eine Woche lang 50 Reize täglich) untersucht, ohne daß Veränderungen festgestellt wurden (Ravnberg et al. 1990).

Nach transkranieller Magnetstimulation mit mehreren hundert Reizen in Form von 10s dauernden Reizserien mit Stimulationsfrequenzen von bis zu 16 Hz wurden bei 2 Patienten mit medikamentös nicht einstellbarer Epilepsie die Temporallappen entfernt und morphologisch untersucht (Dhuna et al. 1991; Gates et al. 1990). Einer der beiden Patienten hatte während der Magnetstimulation einen von der anderen (nicht entfernten und nicht epileptogenen) Hemisphäre ausgehenden motorischen Jackson-Anfall erlitten. In den entfernten Temporallappen wurden keine morphologischen Veränderungen festgestellt, die mit der Magnetstimulation in Zusammenhang hätten gebracht werden können. Dies schließt u. E. jedoch die Möglichkeit einer subzellulären Schädigung nicht aus. Daß auch subzelluläre Läsionen funktionelle Bedeutung haben können, zeigen Befunde bei Patienten mit sog. idiopathischer Epilepsie, bei denen trotz klinisch faßbarer Anfälle keine morphologischen Veränderungen des Gehirns nachweisbar waren (Adams u. Victor 1986).

3.4 Beeinflussung von Körperfunktionen

3.4.1 Epileptogene Effekte

„Kindling“-Phänomene, d.h. die Auslösung von sich selbst erhaltenden epileptischen Fozi, wurden tierexperimentell untersucht. Sie traten unabhängig von der verwendeten elektrischen Reizstärke erst bei Stimulationsfrequenzen von 10 Hz an auf (Goddard et al. 1969). Hingegen erreichen die derzeitigen für die Hirnstimulation verwendeten Reizgeräte nur Entladungsfrequenzen von max. 0,5 Hz und sollten aufgrund dessen kein „kindling“ auslösen können. Zusätzlich soll der motorische Kortex für die Auslösung von „kindling“-Phänomenen im Vergleich zu anderen Hirnarealen nur wenig empfänglich sein (Gaito 1976; zit. n. Hallett et al. 1990). Allerdings können nach jüngeren Ergebnissen auch andere Kortexareale, wie z. B. der visuelle Kortex, mit der Magnetstimulation erregt werden (s. z. B. Meyer et al. 1991).

Seit Anfang 1990 stehen jedoch Magnetstimulatoren mit Stimulationsfrequenzen von bis zu 50 Hz zur Verfügung, die aufgrund der Reizparameter möglicherweise zu einem „kindling“ führen könnten (Handforth 1984). Erste Berichte über die repetitive transkranielle Stimulation des Gehirns liegen bereits vor (Claus et al. 1991, 1992; Dhuna et al. 1991; Pascual-Leone 1991). Bei einem von 8 untersuchten Patienten mit einem medikamentös nicht einstellbaren Anfallsleiden trat während der repetiven Kortexreizung ein sekundär generalisierender motorischer Jackson-Anfall auf. Da dieser Anfall von der nicht geschädigten Hemisphäre ausging, ist eine grundsätzlich anfallsauslösende Wirkung der repetitiven Kortexreizung mit höheren Frequenzen zu diskutieren. Bei dem betroffenen Patienten waren vor dem Anfall etwa 800 Reize in 10s langen Reizserien mit Stimulationsfrequenzen von bis zu 16 Hz über dem Schädeldach gegeben worden (Dhuna et al. 1991). Aufgrund der bislang nicht sicher abschätzbaren potentiellen Risiken verbietet sich nach meiner Meinung eine diagnostische Anwendung der repetitiven Kortexstimulation mit dieser neuen Generation von Magnetstimulatoren, sie sollte einer Reizung peripherer Nerven vorbehalten bleiben.

Um Gefahren hinsichtlich einer Veränderung der Hirnaktivität durch die konventionelle, d. h. mit niedrigen Frequenzen durchgeführte transkranielle Kortexstimulation auszuschließen, wurden bei Normalpersonen EEG-Ableitungen während und nach magnetischer und elektrischer Kortexstimulation durchgeführt, ohne daß Veränderungen festgestellt wurden (Bridgers u. Delaney 1989; Boyd u. De Silva 1986; Cohen u. Hallett 1987, 1988; Krain et al. 1990; Levy et al. 1990). Auch für medikamentös eingestellte Epileptiker wurden kurzfristig (bis zu 2h) und langfristig (bis zu 2 Monate nach der Stimulation) keine signifikanten Veränderungen der vorbestehenden Anfallsfrequenz in Zusammenhang mit der transkraniellen Magnetstimulation beobachtet (Tassinari et al. 1990). Bei der Untersuchung wurden 20–30 Magnetfeldpulse mit Intervallen von 10–20s appliziert. In dieser Studie erlitt jedoch ein Patient aus dem Gesamtkollektiv von 58 Anfallspatienten während und 1h nach der Stimulation einen Anfall, hatte aber bei offenbar hoher Anfallsfrequenz auch schon eine Stunde vor der Kortexstimulation einen Anfall gehabt. In einem Teilkollektiv von 10 Epileptikern wurde bis 30 min nach der Stimulation keine Veränderung des Hirnstrombildes festgestellt (Tassinari et al. 1990). Ein weiterer Fall eines während der Magnetstimulation aufgetretenen Anfalls wird für eine Patientin mit bekannten komplex-partiellen Anfällen mitgeteilt (Hufnagel et al. 1990).

Eine Untersuchung bei Epileptikern mit medikamentös nicht einstellbarem Anfallsleiden ergab, daß die transkranielle Magnetstimulation mit Einzelreizen bei 13 von 15 Patienten den epileptischen Fokus aktivierte (Hufnagel et al. 1990a). Bei 12 der Patienten wurden mit subdural implantierten Elektroden lediglich im Bereich des Fokus elektroenzephalographische Veränderungen registriert, Anfälle oder andere Nebenwirkungen traten nicht auf. Bei dem schon oben erwähnten Patienten trat jedoch während der Magnetstimulation ein komplex-partieller Anfall mit dem gleichen Entladungsmuster im EEG wie bei früher abgelaufenen Anfällen auf. Ob die magnetische Hirnreizung als ein zusätzliches Instrument in der präoperativen Lokalisierung von epileptischen Fozi von Nutzen ist (Hufnagel et al. 1990a), wird in weiteren Untersuchungen zu prüfen sein. Andere Untersuchungen mit ebenfalls invasiver EEG-Ableitung fanden bei Epileptikern eine Abnahme der Auftretenshäufigkeit von anfallstypischen Potentialen unter Magnetstimulation und bezweifeln die Möglichkeit einer Anfallsauslösung mit diesem Reizverfahren (mündliche Mitteilung, Stodiek u. Paulus, LMU München).

Die Gefahr einer Anfallsauslösung bei Patienten ohne eine vorher manifeste Epilepsie besteht möglicherweise nach abgelaufenen Hirnläsionen. Für einen Patienten mit einem 6 Monate zuvor eingetretenen ausgedehnten Hirninfarkt wird die Erstmanifestation eines tonisch-klonischen Anfallsleidens während der transkraniellen Magnetstimulation mit Einzelreizen mitgeteilt (Hömberg u. Netz 1989). Eine ähnliche Beobachtung machten wir bei einem anamnestisch zuvor anfallsfreien Patienten, der 10 Monate vor der transkraniellen Magnetstimulation einen ausgedehnten Infarkt im Versorgungsgebiet der linken A. cerebri media erlitten hatte. Im EEG des Patienten fanden sich keine Zeichen einer erhöhten zerebralen Erregbarkeit. Im Anschluß an die zur Untersuchung motorischer Reorganisationsprozesse durchgeführte magnetische Kortexstimulation (mit 54 vorwiegend mit einer „fokalen" achtförmigen Spule applizierten Stimuli) kam es zu einem sekundär generalisierenden motorischen Jackson-Anfall in der leichtgradig paretischen rechten Hand. Nach dem Anfall bestand für einige Tage eine stärkere Armlähmung als zuvor. Am 7. und 12. Tag nach dem Ereignis erlitt der Patient unter Aufregung und Hyperventilation weitere Anfälle (Fauth et al. 1992). Aus dem fokalen Beginn des Anfalls mit Zuordnung zur geschädigten Hirnhälfte ist auf eine Aktivierung einer Postinfarktnarbe durch die Magnetstimulation selbst (z. B. Hufnagel et al. 1990a, b; Schüler et al. 1991) oder durch die Begleitumstände (z. B. Hyperventilation) zu schließen. Unklar bleibt, ob die Stimulation mit „fokalen" achtförmigen Spulen im Vergleich zur Reizung mit konventionellen runden Spulen ein höheres Risiko einer Anfallsauslösung in sich birgt.

Zusammenfassend halten wir aufgrund der hier dargestellten Ergebnisse, ein bekanntes Anfallsleiden und eine bekannte erhöhte zerebrale Erregbarkeit für eine Kontraindikation einer zur Beurteilung der absteigenden Motorbahnen durchgeführten Kortexstimulation. Bei nicht auszuschließender Anfallsbereitschaft (z. B. postläsionell) sollte dem Patienten die Möglichkeit einer Anfallsauslösung mitgeteilt werden.

3.4.1.1 Veränderungen von Hormonkonzentrationen

Die Prolaktinkonzentration im Serum steigt nach generalisierten tonisch-klonischen Anfällen und komplexen partiellen Anfällen 15–20 min postiktal an (Laxer 1985). Ebenso bewirkt die sog. Elektrokonvulsionstherapie einen Anstieg des Serumprolaktins (O'Dea et al. 1978). Hingegen fand sich weder für die transkranielle elektrische (Boyd u. de Silva 1986) noch die magnetische Kortexstimulation (Bridgers u. Delaney 1989; Hufnagel et al. 1990b; Krain et al. 1990; Levy et al. 1990) ein Anstieg der Prolaktinkonzentrationen im Serum. Die Hormonkonzentration nahm in zwei Untersuchungen sogar ab, ohne daß es dafür eine schlüssige Erklärung gab (Boyd u. De Silva 1986; Bridgers u. Delaney 1989).

Die Kortisol- und ACTH-Konzentration im Serum ist bei Patienten mit Temporallappenanfällen erhöht, die Sekretionsmuster sind bei solchen Patienten für beide Hormone gestört (Gallagher et al. 1984). Während eine direkte elektrische Reizung des mesialen Temporallappens einen Anstieg von ACTH bewirkt (Gallagher et al. 1987), hatte eine mit relativ niedrigen Reizstärken (40–60% der maximalen Reizstärke) durchgeführte transkranielle Magnetstimulation keinen Einfluß auf die Serumkortisolkonzentration (Krain et al. 1990). Somit ergeben sich aus den bisher vorliegenden Arbeiten keine Veränderungen hormoneller Parameter, die auf eine epileptische Aktivität im Zusammenhang mit der transkraniellen Hirnstimulation hinweisen.

3.4.2 Hirnperfusion

Während der transkraniellen magnetischen oder elektrischen Stimulation des motorischen Kortex steigt die regionale Hirnperfusion ungefähr in dem gleichen Ausmaß wie bei einer willkürlichen Muskelaktivierung mit gleichem Bewegungseffekt an. Dieses wurde mit einer „single photon emission computed tomography" (SPECT) unter Verwendung von technetiummarkiertem Hexamethylpropylenaminoxim (^{99m}Tc-HMPAO) festgestellt (Dressler et al. 1990). Bei einem Probanden, welcher in den vergangenen Jahren mehrere Tausend elektrische und magnetische Stimuli erhalten hatte, fanden sich nach einer Zeit ohne Reizversuche keine Veränderungen der HMPAO-Verteilung, wie sie z. B. bei epileptischen oder epileptogenen Fozi gesehen werden (Dressler et al. 1989; Lee et al. 1986). Dieses kann als ein weiterer Hinweis dafür gewertet werden, daß die transkranielle Stimulation bei Normalpersonen nicht zu „kindling"-Phänomenen führt.

Andere Untersuchungen zur Hirndurchblutung wurden mit der transkraniellen Dopplersonographie durchgeführt (Rossini et al. 1990). Eine unterschwellige, d. h. keine Muskelantworten hervorrufende Stimulation des Motorkortex (30% der maximalen Reizstärke, Cadwell-Stimulator) ergab keine signifikante Änderung des Blutflusses in der A. carotis interna und A. cerebri media. Während einer motorisch überschwelligen Reizung (60% der max. Reizstärke) mit einem sichtbaren Bewegungseffekt im Bereich der kleinen Handmuskeln stieg die Strömungsgeschwindigkeit in der A. cerebri media um 20–30% an. Dieses entsprach etwa der Zunahme der Strömungsgeschwindigkeit bei willkürlich durchgeführten isolierten Daumenbewegungen. Dagegen war unter beiden genannten Bedingungen keine Veränderung der Strömungsgeschwindigkeit in der A. carotis interna zu messen.

3.4.3 Höhere Hirnfunktionen

Untersuchungen zur Beeinflussung höher organisierter Hirnfunktionen liegen bislang für Gedächtnisleistungen, das Sprechen und Zählen und für die Ausführung von motorischen Programmen vor.

Vor und nach einer Serie von einzelnen Magnetreizen durchgeführte psychometrische Untersuchungen des Wortflusses, der Wiedergabe von Inhalten und der Wortfindung ergaben keine signifikanten Veränderungen.

Lediglich wenn innerhalb der Reizserie die Wochentage aufgezählt werden sollten, kam es in einigen Fällen zur Auslassung von einzelnen Tagen, wenn direkt vor der beabsichtigten Benennung ein Stimulus gegeben wurde (Levy et al. 1990). Für Reizbedingungen, die denen bei der diagnostischen Anwendung zur Untersuchung der absteigenden motorischen Bahnen entsprachen, fanden sich im Vergleich zu einer Kontrollgruppe keine signifikanten Veränderungen des Kurzzeitgedächtnisses (Ferbert et al. 1990, 1991). In anderen Untersuchungen zur Wiedergabe von verbalen und visuell-räumlichen Gedächtnisinhalten fanden sich bei Normalpersonen ebenfalls keine Veränderungen (Düzel et al. 1992). Hingegen ließ sich bei Epilepsiepatienten mit einer schlechten Ausgangsleistung des Gedächtnisses im gleichen Untersuchungsaufbau eine durch die transkranielle Magnetstimulation induzierte zusätzliche Beeinträchtigung der Gedächtnisfunktion feststellen (Hufnagel et al. 1992).

Mit höherfrequenten Serienreizen („rapid-rate"-Magnetstimulator, Cadwell) konnten bei Stimulation über der sprachdominanten Hemisphäre *Zählfehler* und eine *„Sprechhemmung"* bis hin zur Anarthrie („speech arrest") hervorgerufen werden (Pascual-Leone et al. 1991). Die „Sprechhemmung" bezeichnet die Unfähigkeit, gedanklich produzierte Sprache lautmäßig auszudrücken, die in diesem Fall auf eine Störung der Sprachverarbeitung („language processing") zurückgeführt wurde. Bei 6 Patienten mit medikamentös nicht behandelbarer Epilepsie wurden präoperativ über verschiedenen Punkten des Schädeldaches Serienreize (10 s Dauer, maximal 25 Hz) appliziert. Nach 4–6 s Dauerreizung traten Zählfehler und eine Sprechhemmung auf, wenn über den seitlichen unteren Anteilen des linken Frontallappens gereizt wurde. Für alle Patienten wurde anschließend die „Sprachdominanz" der linken Hemisphäre im Wada-Test mit Injektion von Amobarbital in die A. carotis interna bestätigt. Ähnliche Befunde wurden von Amassian et al. (1992) erhoben. Demnach könnte die Magnetstimulation den nur unter Operationsbedingungen und hohem apperativem und personellem Aufwand und mit 1–3% Komplikationen behafteten Wada-Test möglicherweise ersetzen (Pascual-Leone et al. 1991). Ob die repetitive magnetische Hirnstimulation vor dem Hintergrund der potentiellen Anfallsauslösung (Pascual-Leone et al. 1992b) und der erheblichen psychischen Belastung während der Untersuchung ethisch vertretbar ist, muß u. E. noch eingehend geprüft werden.

Die Auswahl und Ausführung von motorischen Programmen kann möglicherweise durch die transkranielle Magnetstimulation beeinflußt werden. In einem Versuchsparadigma, in welchem Probanden nach einem motorisch unterschwelligen Magnetreiz frei wählend eine Bewegung entweder des rechten oder linken Zeigefingers durchzuführen hatten, konnte gezeigt werden, daß die Bewegungen häufiger in der Hand kontralateral zur präferentiell gereizten Hemisphäre ausgeführt wurden (Ammon u. Gandevia 1990). In dieser Untersuchung wurde die Reizspule (Novametrix Stimulator) über dem Vertex zentriert, eine präferentielle Erregung einer Hemisphäre wurde in Abhängigkeit von der Richtung des Spulenstromes erreicht. Die Autoren kommen zu dem Schluß, daß kortikale Verarbeitungsprozesse sogar bei einer Stimulation mit Reizstärken unterhalb der motorischen Reizschwelle beeinflußt werden können. Andere Untersuchungen mit motorisch überschwelligen elektrischen und magnetischen Kortexreizen ergaben, daß in Reaktionszeit-Experimenten bei erhaltenem Aktivierungsmuster von Agonisten und Antagonisten der Beginn einer einfachen Beugebewegung des Armes verzögert werden kann (Day et al. 1989).

3.4.4 Herz- und Kreislauffunktion

Mögliche kardiale Effekte von Magnetfeldern wurden vorwiegend tierexperimentell untersucht. Bei anäesthesierten Katzen wurden über dem Kopf des Tieres 120–500 Magnetreize mit Intervallen von 5 s appliziert. Dabei änderten sich weder Herzfrequenz noch Blutdruck (Eyre et al. 1990). Im Gegensatz dazu fanden jedoch Levy et al. (1990) bei anästhesierten Katzen einen von der Reizfrequenz abhängigen Anstieg der Herzfrequenz und des Blutdruckes. Erste Effekte wurden schon bei Frequenzen um 0,25 Hz, d. h. im Bereich von während klinischer Routineuntersuchungen durchaus auftretenden Reizfrequenzen, festgestellt. Bei Ratten lösten starke, zeitlich wechselnde Magnetfelder keine ventrikulären Fibrillationen aus (McRobie u. Foster 1985; Polson et al. 1982, Silny 1985). Hingegen gelang es der Arbeitsgruppe um Geddes (Bourland et al. 1989; Mouchawar et al. 1989), mit einem speziellen Magnetstimulator und Stimulation mit einer über dem Herzen auf die Brustwand aufgelegten Doppelspule bei Hunden ventrikuläre Extrasystolen auszulösen. Ob diese Beobachtung die magnetische Reizung zervikaler Nervenwurzeln, des Plexus cervicobrachialis oder peripherer Nerven im Bereich der oberen Extremitäten beim Menschen einschränkt, wurde bislang nicht systematisch untersucht. Bei Patienten mit einem frischen Herzinfarkt oder kardialen Arrhythmien sollte vorsichtshalber keine Magnetstimulation durchgeführt werden. Aus eigenen Erfahrungen und ohne anderslautende Hinweise aus der Literatur ist bei herzgesunden Patienten die Magnetstimulation hinsichtlich der Herzfunktion als ungefährlich anzusehen.

Ein bei gesunden Versuchspersonen durchgeführter Vergleich der Blutdrücke und der Pulsfrequenz vor und nach einer Serie von Magnetfeldpulsen ergab keine signifikante Veränderung (Levy et al. 1990).

Mit der Magnetstimulation können Ströme induziert werden, welche die elektronische Steuerung von *Herzschrittmachern* stören oder beschädigen (Barker et al. 1990, Pavlicek 1983). Deshalb sollte keine Magnetstimulation in der Nähe von Herzschrittmachern durchgeführt werden. Generell sind Herzschrittmacher als Kontraindikation für die Magnetstimulation anzusehen.

3.5 Elektrische Hirnstimulation

In den vergangenen Jahren ist bei Hunderten von Probanden die bipolaren bzw. pseudounipolare (Rossini et al. 1987) transkranielle elektrische Hirnstimulation durchgeführt worden (in der Mehrzahl mit dem Digitimer D-180-Reizgerät). Einige Probanden erhielten dabei in einer Sitzung bis zu 100 Reize und insgesamt mehrere hundert Reize. Als subjektive Nebenwirkungen sind die Schmerzhaftigkeit der Reizung selbst und sporadisch Kopfschmerzen nach der Reizung berichtet worden.

Um eine mögliche Schädigung des Hirngewebes durch die transkranielle Elektrostimulation auszuschließen, führten Agnew und McCreery (1987) als „worst case study" tierexperimentelle Untersuchungen mit einer mehrstündigen repetitiven Oberflächenstimulation (vermutlich mit 50/s) des freigelegten Kortex durch. Licht- und elektronenmikroskopisch wurden unter den Elektroden lokalisierte Schäden des neuronalen Gewebes festgestellt, wenn bei der zuvor erfolgten Stimulation eine Ladungsdichte pro Phase von mehr als 40 $\mu C/cm^2$ erreicht worden war. Bei intraoperativen Untersuchungen am Menschen fanden sich im später resezierten Hirngewebe selbst bei Reizfrequenzen von 50/s und Ladungsdichten pro Puls von bis zu 57 $\mu C/cm^2$ keine lichtmikroskopischen Gewebeveränderungen (Gordon et al. 1990). Agnew u. McCreery (1987) kommen zu dem Schluß, daß bei der transkraniellen elektrischen Kortexstimulation kritische Ladungsdichten nur im Bereich der Kopfhaut zu erwarten seien. Da die Kalotte mit ihrem hohen Leitungswiderstand den Stromfluß auf etwa 1/20 reduziere (Levy 1987), liegen nach den Überlegungen von Agnew u. McCreery (1987) die Ladungsdichten im Hirngewebe bei der transkraniellen Elektrostimulation im sicheren Bereich. Die Autoren heben jedoch besonders hervor, daß Frakturen und Fissuren des Schädels einen niedrigen Widerstand für eine Stromausbreitung aufweisen und daß es demzufolge zu kritische Ladungsdichten im oberflächlichen Hirngewebe kommen könnte. Ähnliche Überlegungen werden für eine Stimulation im Bereich von Foramina des knöchernen Schädels angestellt, wie z.B. für die Foramina der Orbita, der Schädelbasis und für den Meatus acusticus externus (Agnew u. McCreery, 1987).

Tierexperimentelle Untersuchungen am Kaninchen ergaben direkt unter den Reizelektroden gelegene histologisch erfaßbare Läsionen in den Weichteilen des Schädeldaches, der Dura mater und den Leptomeningen, wenn hohe Reizstärken mit einer Stimulusdauer von 1 ms transkraniell appliziert wurden (Sancesario et al. 1988, 1989). Für Reizdauern von 0,2 ms wurden keine derartigen Läsionen festgestellt. Die Zeitkonstante der üblicherweise beim Menschen angewandten Hochvoltreize liegt mit 0,05 bzw. 0,1 ms (z. B. beim Digitimer-D180-Reizgerät) innerhalb eines Bereiches, für den nach diesen Ergebnissen keine Schädigung zu erwarten wäre.

Literatur

Adams RD, Victor M (1986) Epilepsy and other seizure disorders. In: Adams RD and Victor M (eds) Principles of neurology, 3rd edn. Mac Graw Hill, New York, pp 233–254

Agnew WF, McCreery DB (1987) Considerations for the safety in the use of extracranial stimulation for motor evoked potentials. Neurosurgery 20:143–147

Ammassian VE, Maccabee PJ, Cracco RQ, Cracco JB, Rudell AP, Eberle L (1992) Identifying hemispheric asymmetry in humans by magnetic coil stimulation. J Physiol 446:222P

Ammon K, Gandevia SC (1990) Transcranial magnetic stimulation can influence the selection of motor programmes. J Neurol Neurosurg Psychiat 53:705–707

Barker AT (1989) Magnetic nerve stimulation – safety aspects. International motor evoked potential symposium, Chicago 1989

Barker AT, Freeston IL, Jarrat JA, Jalinous R (1990) Magnetic stimulation of the human nervous system: an introduction and basic principles. In: Chokroverty S (ed) Magnetic stimulation in clinical neurophysiology. Butterworth, Boston 1990, pp 55–72

Bourland JD, Nyenhuis JA, Mouchawar GA, Tacker WA, Forster KS, Jones JT, Graber GP, Geddes LA (1989) First report of ventricular ectopic beats in the dog produced by a magnetic stimulator. International motor evoked potential symposium, Chicago 1989

Boyd SG, De Silva LVG (1986) EEG and serum prolactine studies in relation to transcutaneous stimulation of central motor pathways. J Neurol Neurosurg Psychiat 49:954–956

Bridgers S, Delaney RC (1989) Transcranial magnetic stimulation: an assessment of cognitive and other cerebral side effects. Neurolgy 39:417–419

Cadwell J (1990) Principles of magnetoelectric stimulation. In: Chockroverty S (ed) Magnetic stimulation in clinical neurophysiology. Butterworth, Boston, pp 13–32

Cadwell J (1989) Movement of metal objects by magnetic stimulation. International motor evoked potential symposium, Chicago 1989

Claus D, Eichhorn KF, Sembach O, Heinrich W, Arndt B (1991) Repetitive magnetische Stimulation: erste Erfahrungen mit einer neuen Technik. Z EEG EMG 21:121–122

Claus D, Weis SM, Treig T, Einhorn KF, Sembach O (1992) Über den Einfluß repetitiver magnetischer Stimulation auf visuelle Sprachwahrnehmung. Z EEG-EMG (im Druck)

Cohen L, Hallett M (1987) Cortical stimulation does not short term changes in the EEG. Ann Neurol 21:512–13

Cohen L, Hallet M (1988) Non-invasive electrical stimulation of the brain does not cause short-term changes in the electroencephalogram. In: Rossini PM, Marsden CD (eds) Non-invasive stimulation of brain and spinal cord: fundamentals and clinical application. Liss, New York, pp 159–161

Counter SA, Borg E, Lofqvist L, Engr B, Brismar T (1990) Hearing loss from the acoustic artifact of the coil used in extracranial magnetic stimulation. Neurology 40:1159–1162

Counter SA, Borg E, Lofqvist L (1991) Acoustic trauma in extracranial magnetic stimulation. Electroenceph Clin Neurophysiol 78:173–184

Day BL, Rothwell JC, Thompson PD, Maertens de Noordhout A, Nakashima K, Shannon K, Marsden CD (1989) Delay in the execution of voluntary movement by electrical or magnetic brain stimulation in intact man. Evidence for the storage of motor programmes in the brain. Brain 112:649–663

Dhuna A, Gates J, Pascual-Leone A (1991) Transcranial magnetic stimulation in patients with epilepsy. Neurology 41:1067–1071

Dressler D, Voth E, Feldmann M, Henze T, Felgenhauer K (1989) The development of an epileptogenic focus. A case study with ^{99m}Tc-HMPAO SPECT. J Neurol 236:300–302

Dressler D, Voth E, Feldmann M, Benecke R (1990) Safety aspects of transcranial magnetic stimulation tested by photon emission-computed tomography. Neurosci Lett 119:153–155

Düzel E, Hufnagel A, Helmstaedter C, Wygrala J, Sudhop T, Elger CE (1992) Keine Auswirkung der transkraniellen Magnetstimulation auf die kurzzeitige Gedächtnisspanne von Normalpersonen. Z EEG EMG (im Druck)

Eyre JA, Flecknell PA, Kenyon BR, Koh THHG, Miller S (1990) Acute effects of electromagnetic stimulation of the brain on cortical activity, cortical blood flow, blood pressure and heart rate in the cat: an evaluation of safety. J Neurol Neurosurg Psychiat 53:507–513

Fauth C, Meyer B-U, Prosiegel M, Zihl J, Conrad B (1992) Seizure induction and magnetic brain stimulation. Lancet 339:362

Ferbert A, Mussmann N, Menne A, Hartje W, Buchner H (1990) Does transcranial magnetic stimulation influence memory? Electroenceph Clin Neurophysiol 75 [1]:43

Ferbert A, Mussmann N, Menne A, Buchner H, Hartje W (1991) Short-term memory performance with magnetic stimulation of the motor cortex. Eur Arch Psychiatry Clin Neurosci 241:135–138

Food and Drug Administration (1982) Guidelines for evaluating electromagnetic exposure risk for trials of clinical NMR systems. US Food and Drug Administration, Rockville MD

Gaito J (1976) The kindling effect as a model of epilepsy. Psychol Bull 83:1097–1109

Gallagher BB, Murvin A, Flanigin HF, King DW, Luney O (1984) Pituitary and adrenal function in epileptic patients. Epilepsia 25:683–689

Gates JR, Dhuna A, Pascual-Leone A (1990) Lack of pathological changes in human temporal lobe after transcranial magnetic stimulation. Epilepsia 31:646

Goddard GV, McIntyre DC, Leech CK (1969) A permanent change in brain function resulting from daily electrical stimulation. Exp Neurol 25:295–330

Gordon B, Lesser R, Rance NE, Hart J, Webber R, Uematsu S, Fisher RS (1990). Parameters for direct cortical electrical stimulation in the human: histopathologic confirmation. Electroenceph Clin Neurophysiol 75:371–377

Hallett M, Cohen LG, Nilsson J, Panizza M (1990) Differences between electrical and magnetic stimulation of human peripheral nerve and motor cortex. In: Chokroverty S (ed) Magnetic stimulation in clinical neurophysiology, Butterworth, Boston, pp 275–287

Handforth A (1984) Implications of stimulus factors governing kindling seizure thresholds. Exp Neurol 86:33–39

Hömberg V, Netz J (1989) Generalized seizures induced by transcranial magnetic stimulation of motor cortex. Lancet II:1223

Hufnagel A, Elger CE, Durwen HF, Boker DK, Entzian W (1990a) Activation of the epileptic focus by transcranial magnetic stimulation of the human brain. Ann Neurol 27:49–60

Hufnagel A, Elger CE, Klingmüller D, Zierz S, Kramer R (1990b) Activation of epileptic foci by transcranial magnetic stimulation: effects on secretion of prolactin and luteinizing hormone. J Neurol 227:242–246

Hufnagel A, Helmstaedter C, Düzel E, Wygrala J, Sudhop T, Elger CE (1992) Auswirkungen der transkraniellen Magnetstimulation auf die kurzzeitige Gedächtnisspanne von Epilepsiepatienten. Z EEG-EMG (im Druck)

Krain L, Kimura J, Yamada T, Cadwell J, Sakamaki S (1990) Consequences of cortical magnetoelectric stimulation. In: Chokroverty S (ed) Magnetic stimulation in clinical neurophysiology, Butterworth, pp 157–163

Laxer KG, Mullooly JP, Howell B (1985) Prolactin changes after seizures classified by EEG monitoring. Neurology 35:31–35

Lee Bl, Markland ON, Wellman HN, Siddiqui AS, Worth RM, Edwards MK, Krepshaw J (1986) HIPDM-SPECT brain imaging in patients with complex partial seizures. Epilepsia 27:603

Levy WJ (1987) Clinical experience with motor and cerebellar evoked potential monitoring. Neurosurgery 20:169–182

Levy WJ, Oro J, Tucker D, Haghighi S (1990) Safety studies of electrical and magnetic stimulation for the production of motor evoked potentials. In: Chokroverty S (ed) Magnetic stimulation in clinical neurophysiology, Butterworth, Boston, pp 165–172

McRobie DM, Foster MA (1985) Cardiac responses to pulsed magnetic fields with regard to safety in NMR imaging. Phys Med Biol 30:695–702

Meyer B-U, Diehl R, Steinmetz H, Britton TC, Benecke R (1991) Magnetic stimuli applied over motor and visual cortex: influence of coil position and field polarity on motor responses, phosphenes, and eye movements. In: Levy WJ, Cracco RQ, Barker AT, Rothwell J (eds) Magnetic motor stimulation: basic principles and clinical experience. Electroenceph Clin Neurophysiol [Suppl 43]:121–134

Mouchawar GA, Nyenhuis JA, Bourland JD, Geddes LA (1989) Guidelines for enery efficient coils: coils designed for magnetic stimulation of the heart. International motor evoked potential symposium, Chicago 1989

National Radiological protection board (1984) Advice on acceptable limits of exposure to nuclear magnetic resonance clinical imaging. Radiograph 50:220

O'Dea JPK, Gould D, Hallberg M, Weiland RG (1978) Prolactin changes during electroconvulsive therapy. Am J Psychiat 135:609–611

Pascual-Leone A, Dhuna A, Roth BJ, Cohen L, Hallett M (1990) Risk of burns during rapid-rate magnetic stimulation in presence of electrodes. Lancet 336:1195–1996

Pascual-Leone A, Gates JR, Dhuna A (1991) Induction of speech arrest and counting errors with rapid-rate transcranial magnetic stimulation. Neurology 41:697–702

Pascual-Leone A, Cohen LG, Shotland LI et al. (1992a) No evidence of hearing loss in humans due to transcranial magnetic stimulation. Neurology 42:647–651

Pascual-Leone A, Valls-Solé J, Brasil-Neto JP, Cohen LG, Hallett M (1992b) Seizure induction and transcranial magnetic stimulation. Lancet 339:997

Pavlicek W, Gaisinger M, Castle L, Borowski GP, Meaney T, Bream BL, Gallagher JH (1983) The effects of nuclear magnetic resonance on patients with cardiac pacemakers. Radiology 147:149–153

Polson MJR, Barker AT, Gardiner S (1982) The effect of rapid rise-time magnetic fields on the ECG of the rat. Clin Phys Physiol Meas 3:231–234

Ravnborg M, Knudson GM, Blinkenberg M (1990) No effect of pulsed magnetic stimulation on the blood brain barrier in rats. Neuroscience 38 [1]:277–280

Rossini PM, Caramia R, Zarola F (1987) Mechanisms of nervous propagation along central motor pathways: noninvasive evaluation in healthy subjects and in patients with neurological disease. Neurosurg 20:183–191

Rossini PM, Silvestrini M, Zarola F et al. (1990) Effects of non-invasive magnetic brain stimulation on transcranial doppler and computerized EEG. Electroenceph Clin Neurophysiol 75 [1]:130

Sancesario G, Massa R, Petrillo S, Nottola SA, Giacomini P, Correr S (1988) Transcranial unifocal stimulation: problems in localizing structural alterations on rabbit brain. In: Rossini PM, Marsden CD (eds) Non-invasive stimulation of brain and spinal cord: fundamentals and clinical applications. Liss, New York, pp 163–168

Sancesario G, Massa R, Petrillo S, Nottola SA, Correr S, Rossini PM (1989) Transcranial unifocal stimulation in rabbit: subcutaneous and meningeal changes. European Neurol 29:93–98

Schüler P, Claus D, Stefan H (1991) Transkranielle Magnetstimulation und Hyperventilation: Zwei Methoden zur Provokation epileptischer Aktivität im Vergleich. Z EEG EMG 21:118

Silny J (1985) Effects of low-frequency, high intensity magnetic fields on the organism. Int Conf Mag Fields Med Biol IEE conf Publ 257:103–107

Tassinari CA, Michelucci R, Forti A et al. (1990) Transcranial magnetic stimulation in epileptic patients: usefulness and safety. Neurology 40:1132–1133

Tsubokawa T, Yamamoto T, Nakamura S (1989) Electrophysiological and morphological consequences of repeated magnetic stimulation of the brain and peripheral nerve. International motor evoked potential symposium, Chicago 1989

4 Physiologische Grundlagen

4.1 Transkranielle Stimulation des motorischen Kortex

B.-U. Meyer

4.1.1 Aktivierte Kortexstrukturen und deszendierende Bahnen

Einzelne transkraniell applizierte elektrische oder magnetische Kortexreize rufen einfache Muskelzuckungen hervor, nie jedoch komplexere Bewegungsabläufe. Im Bereich der oberen Extremität handelt es sich hierbei vorwiegend um Beugebewegungen der kontralateralen Finger, des Handgelenkes und des Ellenbogens. Das Überwiegen von Beugebewegungen nach Kortexstimulation ist wie der Bewegungseffekt nach Reizung des Plexus brachialis auf die stärkere Kraftentwicklung der Flexoren aufgrund günstigerer Hebelarme zurückzuführen, da elektromyographische Ableitungen der kortikal ausgelösten Muskelantworten eine simultane Aktivierung sowohl der Beuge- als auch der Streckmuskeln zeigen. Bei Vorkontraktion der Streckmuskeln können mit der transkraniellen Stimulation jedoch auch Extensionsbewegungen ausgelöst werden, die besonders im Bereich der Finger und des Handgelenks auftreten.

Im Vergleich zu willkürlich durchgeführten kurzen Muskelkontraktionen tritt bei mittels Kortexreizung ausgelösten Muskelzuckungen keine Wahrnehmung einer Bewegungsinitiation auf. Die Bewegungen erfolgen ohne das Gefühl einer Anstrengung, unerwartet und automatisch, sie werden jedoch als solche wahrgenommen. Die Bewegungswahrnehmung erfolgt durch „feedback“ peripherer bewegungskorrelierter Afferenzen und aufgrund von Mechanismen im zentralen Nervensystem. Auf letzteres weisen Untersuchungen mit einer künstlichen Ischämie des Armes und dadurch bewirkter Blockierung der Erregungsleitung in den sensorischen und motorischen Nervenfasern hin. Obwohl auf solche Weise das Auftreten von Muskelzuckungen unterbunden wird, löste die transkranielle Kortexstimulation Bewegungsperzepte aus. Das physiologische Korrelat dieser Bewegungsperzepte bleibt unklar, es werden eine Aktivierung von kortikalen oder subkortikalen Projektionen zum Motorkortex und eine Erregung kortikofugaler Bahnen mit rekurrenten Afferenzen zum Motorkortex diskutiert

B.-U. Meyer (Hrsg.)
Magnetstimulation des Nervensystems

(Amassian et al. 1988, 1990). Bei einem aufgrund einer Neuropathie chronisch deafferenzierten Patienten traten jedoch bei transkraniell ausgelösten Muskelzuckungen keine Bewegungsperzepte auf (Cole et al. 1991), was auf einen Beitrag propriozeptiver Afferenzen beim Zustandekommen der beschriebenen Bewegungsperzepte oder aber auf unterschiedliche Verhältnisse bei akuten und chronischen Deafferenzierungen hinweist.

Aufgrund von Kartierungen (sog. „mapping") der motorischen Reizeffekte der bipolaren elektrischen und der magnetischen Stimulation mit fokalen Stimulationsspulen wird für beide Reizverfahren eine Erregung des primären motorischen Kortex im Bereich des Gyrus praecentralis angenommen. Die größten Amplituden der ausgelösten elektromyographischen Antworten in kontralateralen Handmuskeln traten dann auf, wenn die Anode (bei der bipolaren elektrischen Stimulation) bzw. das Zentrum der fokalen Magnetreizspulen rostral des Punktes plaziert war, an dem die größten Amplituden der N_{20}-Komponente der Medianus-SSEP auftraten (Cohen u. Hallett 1988; Rothwell et al. 1987) (Abb. 4.1). Andere mit bildgebenden

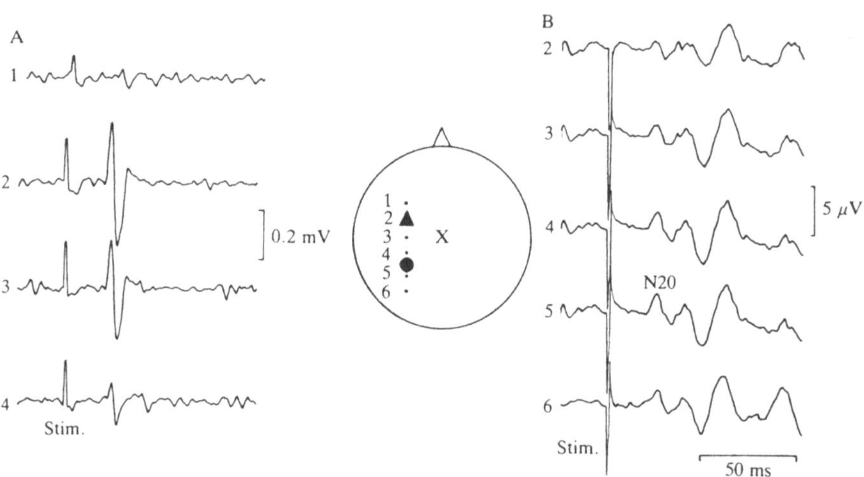

Abb. 4.1 A, B. Kartierung von Reizeffekten der transkraniellen elektrischen Kortexstimulation (**A**) und von über die gleichen Elektroden abgeleiteten Medianus-SSEP (**B**). Das transkraniell ausgelöste Aktionspotential der Thenarmuskeln hat sein Amplitudenmaximum weiter frontal als die N_{20}-Komponente der Medianus-SSEP. Daraus kann möglicherweise auf eine Erregung des Gyrus praecentralis mit der transkraniellen Stimulation geschlossen werden. Untersuchungsbedingungen: **A** Einzelne vom M. abductor pollicis brevis abgeleitete EMG-Antworten nach transkranieller anodischer Kortexstimulation an verschiedenen Stellen über der kontralateralen Hemisphäre (Reizstärke: 50% der Maximalstärke, Kathode über dem Vertex *(X)*, leichte tonische Kontraktion des abgeleiteten Muskels von ca. 10% der Maximalstärke). **B** Gemittelte (n = 128) somatosensorische kortikale Antwortpotentiale bei Ableitung von den gleichen Elektroden, die zur Kortexstimulation benutzt worden waren (gegen verbundene Mastoidreferenzelektrode) nach Stimulation des kontralateralen N. medianus auf Höhe des Handgelenkes. (Nach Rothwell et al. 1987)

Verfahren durchgeführte Untersuchungen mit Zuordnung des reizeffektivsten Stimulationsortes auf dem Schädeldach und den darunterliegenden Kortexstrukturen wiesen ebenfalls auf den Gyrus praecentralis als Reizort der transkraniellen magnetischen Kortexstimulation hin (Meyer et al. 1991). Die mit der direkten Kortexstimulation gefundene somatotope Gliederung der motorischen Repräsentation des motorischen Kortex (Penfield 1967) konnte mit der transkraniellen Magnetstimulation grob reproduziert werden (Cohen et al. 1991; Meyer et al. 1991). Daß Muskelantworten an mehreren Reizorten auftraten, ist jedoch nicht unbedingt als Hinweis auf eine geringe „Fokalität" der Stimulationsverfahren zu werten, da kortikale Neurone mit Projektionen zu bestimmten Motoneuronpopulationen eines Muskels kortikal an mehreren Stellen innerhalb eines weiten Bereiches des primär-motorischen Kortex repräsentiert sein können.

Bei Reizung über den motorischen Repräsentationsgebieten der Hemisphärenkonvexität wiesen die Handmuskeln eine deutlich geringere Reizschwelle als die Unterarm-, Oberarm- und Gesichtsmuskeln auf. Die deutlich höhere Reizschwelle von Antworten in Beinmuskeln ist zum Teil durch die tiefere Lage der Kortexzellen im Bereich des Interhemisphärenspaltes zu erklären. Zusammen mit den gefundenen kurzen zentralen Überleitungszeiten zu den spinalen Motoneuronen weist die handmuskeldominante Kortexrepräsentation auf eine Aktivierung des „pyramidalen" motorischen Systems durch die transkranielle Stimulation hin.

Für kleine Handmuskeln wurden bei Anwendung der *transkraniellen elektrischen Kortexstimulation* zentrale Überleitungszeiten von 5 bis 6 ms berechnet (zum Vorgehen bei der Bestimmung der zentralen motorischen Latenzzeiten s. Kap. 5.2.1). Dies entspricht einer maximalen Leitgeschwindigkeit der erregten Bahnen von etwa 60 m/s, wenn eine Erregung der Kortexzellen auf Höhe des Axonhügels oder im Bereich der ersten Axoninternodien, eine Leitungsstrecke von zirka 30 cm und eine synaptische Verzögerung von 1 ms angenommen werden. Hieraus ist auf eine Aktivierung von großkalibrigen und schnelleitenden Fasern des Tractus corticospinalis zu schließen, die monosynaptisch mit den spinalen Motoneuronen in Kontakt treten (Bernhard u. Bohm 1954; Clough et al. 1968). Diese Fasern nehmen ihren Ursprung von den Betz-Riesenpyramidenzellen der Area 4 nach Brodmann und machen etwa 3–4% der Pyramidenbahnfasern aus (Lassek 1942; Phillips u. Porter 1977).

Für die *transkranielle magnetische Stimulation* wird eine vorwiegend transsynaptische Erregung der Kortexzellen angenommen (s. 4.1.3). Hinsichtlich der frühen Potentialanteile der in den Handmuskeln streng kontralateral auftretenden Antwortpotentiale scheint bei gesunden Probanden lediglich eine Aktivierung schnelleitender pyramidaler Fasern eine Bedeutung zu haben. Hingegen konnten bei Patienten mit Zustand nach einseitigen Hirnläsionen nach transkranieller Reizung der intakten Hemisphäre auch ipsilaterale Antworten in Handmuskeln abgeleitet werden. War die Hirnschädigung im Kindes- oder Jugendalter aufgetreten, so wiesen die ipsilateralen Antworten in einigen Fällen die gleiche Latenzzeit wie die kontralateralen Antworten auf, während bei im späteren Lebensalter aufgetretenen Läsionen die Latenzzeiten der ipsilateralen Antworten manchmal eine deutlich längere Latenzzeit hatten (Benecke et al. 1991) (s. auch 6.1). Die ipsilateralen Antworten mit kurzer Latenzzeit sind möglicherweise auf eine läsionsbedingte Disinhibition vorbestehender ipsilateraler kortikospinaler Bahnverbindungen zurückzuführen, während die ipsilateralen Antworten mit langer Latenzzeit aus einer Aktivierung anderer Bahnen resultieren könnten, wie z. B. aus einer Erregung des bilateral organisierten Tractus corticoreticulospinalis (Peterson et al. 1979). Für letzteres spräche, daß bei den oben genannten Patienten die ipsilateralen Antworten in den proximalen Extremitätenmuskeln deutlich besser als in den Handmuskeln ausgeprägt waren. Eine bilaterale Organisation konnte auch für kortikonukleäre Bahnen zu einigen von Hirnnerven versorgten Muskeln nachgewiesen werden (Benecke et al. 1988) (Einzelheiten s. 5.4). Auch hierbei handelt es sich um schnelleitende Faserbahnen, die jedoch im Hinblick auf die Zahl der zwischengestalteten Synapsen noch nicht genauer charakterisiert worden sind.

In den folgenden Abschnitten sind verschiedene Untersuchungsansätze mit Anwendung der transkraniellen Stimulation dargestellt, die zum einen die Eigenschaften des mit diesem Reizverfahren untersuchten Systems näher charakterisieren und zum anderen das Verständnis von der Funktion des motorischen Kortex erweitern.

4.1.2 Konzept der multiplen deszendierenden Erregungen

Ein einzelner transkraniell applizierter Magnetstimulus löst unter bestimmten Bedingungen nicht nur eine einzelne Erregung, sondern eine Salve von in kurzen Abständen einander folgenden Erregungen aus, sog. „multiple deszendierende Erregungen". Das Vorkommen solcher Erregungssalven läßt sich aus den Ergebnissen verschiedener experimenteller Ansätze ableiten, die im folgenden im einzelnen besprochen werden:
- Messungen der Zuckungskraft nach Kortexstimulation im Vergleich zu derjenigen nach Reizung peripherer Nerven,
- Kollisionsexperimente mit gleichzeitiger Reizung von motorischem Kortex und peripheren Nerven,
- Ableitung von transkraniell ausgelösten Nervenaktionspotentialen von kortikospinalen Bahnen und
- Untersuchung des Entladungsverhaltens einzelner motorischer Einheiten nach transkranieller Kortexstimulation.

Die *Zuckungskraft* von Handmuskeln war nach einzelnen transkraniell applizierten elektrischen Kortexreizen von gleicher Größe (Marsden et al. 1981) oder größer (Day et al. 1987) als nach maximaler Stimulation peripherer Nerven. Auch nach transkranieller magnetischer Stimulation mit starken Einzelreizen überstieg die Zuckungskraft die nach maximaler Nervenstimulation (Hess et al. 1987a). Diese Befunde weisen zum einen darauf hin, daß ein einzelner transkraniell applizierter Reiz einen Großteil der Motoneurone eines kleinen Handmuskels überschwellig erregen kann und zum anderen daß Mehrfachentladungen einzelner Motoneurone auftreten können. Aus den Mehrfachentladungen folgt eine durch zeitliche Überlappung bewirkte partielle Addition der mechanischen Effekte mit einer Steigerung der Zuckungskraft. Möglicherweise trägt bei der transkraniellen Kortexstimulation mit hohen Reizstärken jedoch auch die Kontraktion anderer Muskeln zu der vergrößerten Zuckungskraft bei, da z. B. bei der Messung der Daumenabduktion oder -adduktion (z. B. Marsden et al. 1981) die Kortexreizung eine größere Zahl von Muskeln mit Wirkung auf die Daumenbewegung erregt als die distale elektrische Reizung einzelner peripherer Nerven.

Für die transkranielle elektrische (Day et al. 1987) und magnetische Kortexstimulation (Hess et al. 1987a, Berardelli et al. 1991) wurden *Kollisionsexperimente* durchgeführt, bei denen die Kortexstimulation mit einer maximalen elektrischen Stimulation des peripheren Nerven kombiniert wurde. Bei solchen Untersuchungen werden die beiden Reize mit einem solchen zeitlichen Abstand gegeben, daß die durch den Kortexreiz ausgelösten orthodromen Erregungen mit den durch die Nervenreizung ausgelösten antidromen Erregungen im Verlauf der peripheren Nervenstrecke kollidieren und sich in der Refraktärphase der entgegenkommenden Erregung totlaufen. Wenn trotzdem ein Teil der durch den Kortexreiz ausgelösten Erregungen den Muskel erreicht, so muß dieses auf eine Mehrfachentladung einzelner spinaler Motoneurone zurückgeführt werden (Abb. 4.2). Hierbei muß jedoch der zeitliche Abstand zwischen den primären und sekundären orthodromen Erregungen so groß sein, daß die sekundären Erregungen nicht in die Refraktärphase der primären Erregung fallen. Noch spätere orthodrome Erregungen sind für einige Muskeln auf H-Reflexe oder auf persistierende F-Wellen zurückzuführen (s. Abb. 4.2). Dieses wird verständlich, wenn man die bisherige Betrachtungsweise umkehrt und das Geschehen von der Seite der peripher ausgelösten antidromen Erregung aus betrachtet. Diese wird von den entgegenkommenden kortikal ausgelösten Erregungen nur unvollständig blockiert. In nicht blockierten Nervenfasern geleitete antidrome Erregungen lösen F-Wellen in spinalen Motoneuronen aus, die von späten Komponenten der kortikospinalen Erregungssalve durch unterschwellige Depolarisation gebahnt werden.

Tierexperimentell war für Katzen und Affen gezeigt worden, daß eine Stimulation des freiliegenden motorischen Kortex mit elektrischen Einzelreizen eine Serie von *Nervenaktionspotentialen* auslöst, die von Pyramide und Rückenmark abgeleitet werden konnte (Patton u. Amassian 1954). Die beobachtete deszendierende Erregungssalve bestand aus einer sog. D- und aus mehreren I-Wellen, die mit einem Abstand von 1,5 bis 2 ms aufeinander folgen. Nach Auffassung der Autoren resultierte die D-Welle (D = direkte Welle) aus einer direkten Erregung pyramidaler Neurone, während die I-Wellen (I = indirekte Welle) Ausdruck einer indirekten Erregung der Pyra-

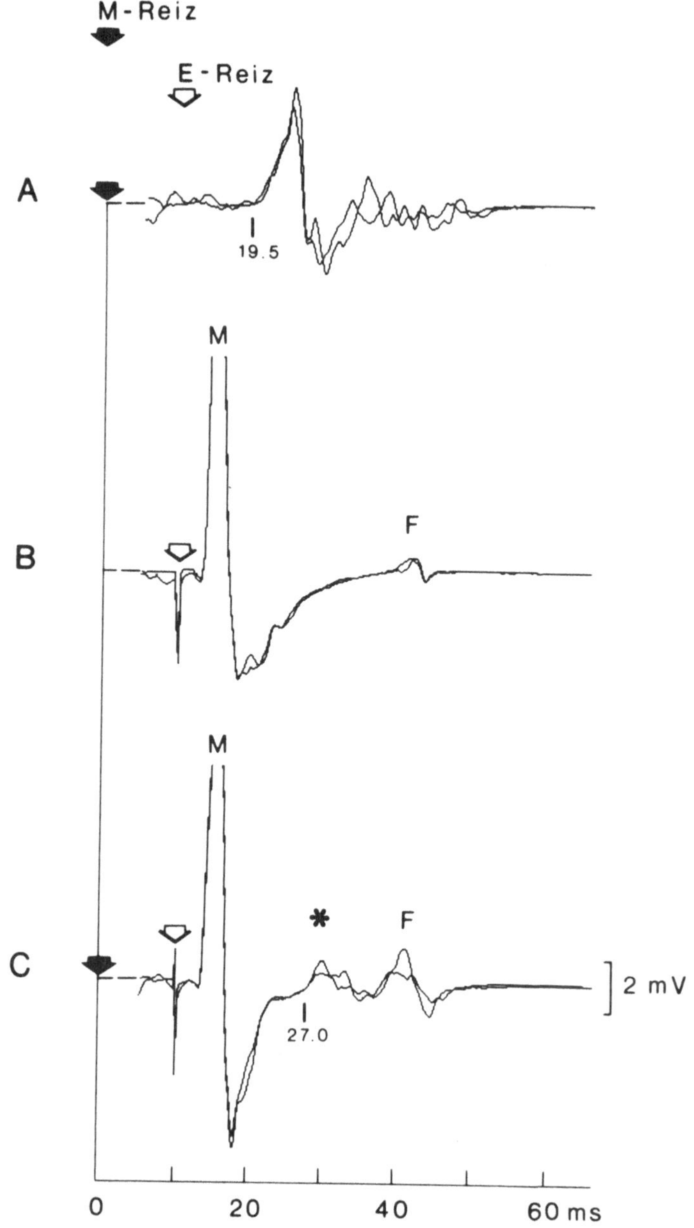

Abb. 4.2. Nachweis multipler deszendierender Erregungen nach transkranieller magnetischer Kortexstimulation anhand eines Kollisionsexperiments mit Ableitung von Muskelantworten vom M. interosseus dorsalis I. *A* Muskel-Summenaktionspotential nach transkranieller magnetischer Kortexstimulation mit 80% der maximalen Reizstärke (2faches der in Muskelruhe bestimmten Schwellenreizstärke) unter tonischer Vorinnervation des abgeleiteten Muskels. Im polyphasisch konfigurierten Antwortpotential sind späte Potentialkomponenten zu erkennen. *B* Maximale simultane elektrische Reizung von N. ulnaris und N. medianus auf Höhe des Handgelenkes mit Auslösung einer M-Antwort (M) und

midenzellen durch Interneurone waren. Multiple I-Wellen wurden auf zirkulierende Erregungen in Ketten von kortikalen Interneuronen zurückgeführt (Patton u. Amassian 1954). Ähnliche Befunde wie für die direkte Kortexstimulation im Tierexperiment wurden für den Menschen mit der transkraniellen elektrischen (Katayama et al. 1988a, b) und magnetischen Kortexstimulation (Berardelli et al. 1990) anhand intraoperativer Ableitungen vom Rückenmark erhoben. Die transkranielle elektrische Stimulation löste bei niedrigen Reizstärken vorwiegend D-Wellen, bei höheren Reizstärken zusätzlich I-Wellen aus (Abb. 4.3). Mit der transkraniellen magnetischen Stimulation ließen sich mit niedrigen Reizstärken vorwiegend I-Wellen und mit höheren Reizstärken zusätzliche D-Wellen auslösen. Vergleichbare Befunde konnten auch tierexperimentell bei anästhesierten Affen erhoben werden (Edgley et al. 1992). Diese für beide Reiztechniken unterschiedlichen Befunde sind auf die verschiedenen kortikalen Erregungsmechanismen zurückzuführen, die in 4.1.3 dargestellt sind.

Mit Schwellenreizstärken können mit der transkraniellen Kortexstimulation die gleichen niederschwelligen motorischen Einheiten aktiviert werden, die auch als erste bei schwachen Willkürkontraktionen rekrutiert werden (Hess u. Mills 1986). Anhand des Entladungsverhaltens solcher *einzelner motorischer Einheiten* nach transkranieller Stimulation kann die zeitlich-räumliche Erregungssummation auf spinaler Ebene untersucht und der indirekte Nachweis des Auftretens multipler deszendierender Erregungen nach einem einzelnen Magnetstimulus erbracht werden. Die Entladungen häufen sich in mehreren aufeinanderfolgenden Zeitintervallen mit Abständen von ca. 1,5 ms und damit mit etwa gleichen Abständen wie zwischen den oben besprochenen I-Wellen (Day et al. 1989a). Zur Erfassung der Entladungshäufigkeit der Einheit in bestimmten Zeitabständen zum Kortexreiz werden sog. Poststimulus-Intervall-Histogramme erstellt, in denen die Häufigkeit der Entladung der jeweiligen einzelnen motorischen Einheit für Zeitintervalle einer definierten Dauer aufgetragen wird (Abb. 4.4). Unter Annahme eines konstanten Erregungseffektes der Kortexreize weist das Auftreten von 2 kurz aufeinanderfolgenden Entladungshäufungen in einem Poststimulus-Intervall-Histogramm auf einen fluktuierenden Erregungszustand der spinalen Motoneurone hin. Tritt die Entladung zu dem späteren Zeitpunkt auf,

---

einer F-Welle (F in B). *C* Zeitlich verzögerte Reizung von Kortex (M-Reiz) und den beiden peripheren Nerven (E-Reiz) (Reizintervall: 10 ms) mit dem Ziel einer Kollision der orthodromen deszendierenden und antidromen Erregungen im Bereich der Verlaufsstrecke des peripheren Nerven. Nicht blockierte orthodrome Erregungen (*) sind auf eine Mehrfachentladung spinaler Motoneurone nach transkranieller Kortexstimulation zurückzuführen. Durch die Stimulation der peripheren Nerven ausgelöste und nicht durch die deszendierenden Erregungen ausgelöschte antidrome Erregungen führen zu einer durch späte Komponenten der kortikospinalen Erregungssalve fazilitierten F-Welle (F in C). Nähere Erläuterungen s. Text. (Ableitung mit bipolaren Oberflächenelektroden, Überlagerung von jeweils 2 Registrierungen)

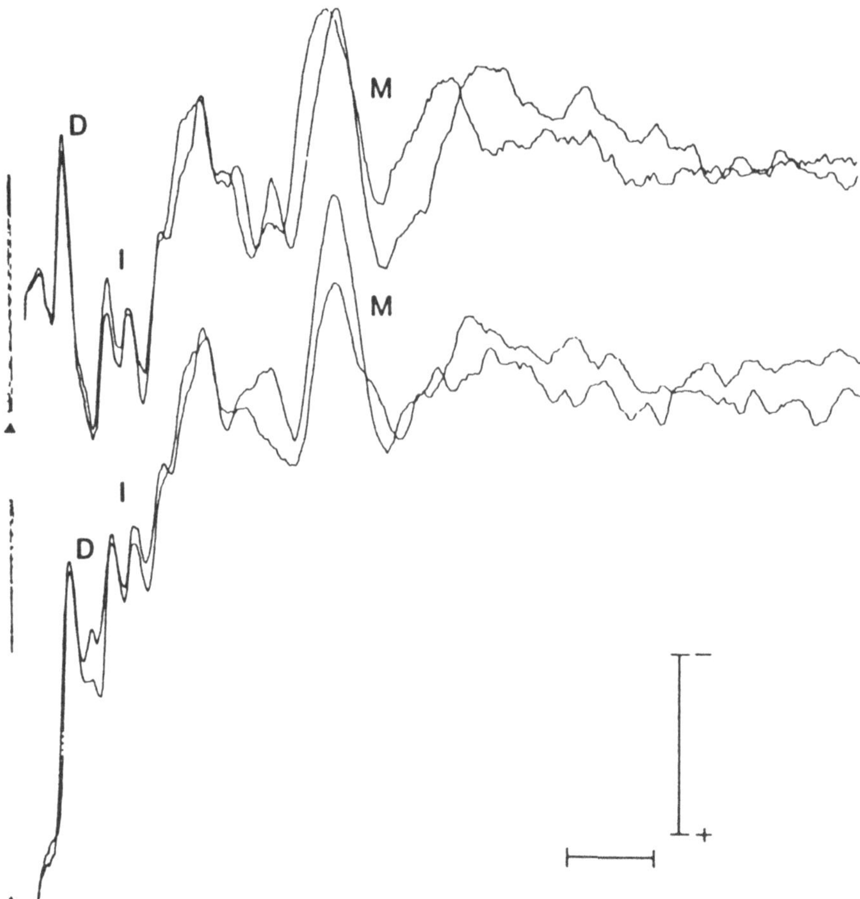

Abb. 4.3. Nachweis multipler deszendierender Erregungen mittels epiduraler Ableitung von kortikospinalen Antworten auf Höhe des zervikalen Rückenmarkes bei einem wachen Patienten. Sowohl nach epiduraler elektrischer (obere Registrierungen) als auch transkranieller magnetischer Kortexstimulation (untere Registrierungen) treten multiple Erregungswellen auf, die D- und I-Wellen zuzuordnen sind. Superponierung von jeweils 2 Antwortpotentialen, die jeweils auf einer Mittelung von 32 Antworten beruhen. Die späten Erregungswellen sind von Muskelantworten *(M)* überlagert. Kalibrierung: 5 ms, 4 μV. (Aus Katayama et al. 1988b)

Abb. 4.4. Entladungsverhalten einzelner motorischer Einheiten im M. interosseus dorsalis I der rechten Hand während transkranieller magnetischer Stimulation über der linken Hemisphäre. Effekt von tonischer Muskelanspannung und Richtung des induzierten Reizstromes. *Rechts* Variabilität der Latenzzeit einer einzelnen motorischen Einheit während einer Stimulation in Muskelruhe. Kalibrierung: vertikaler Strich entspricht 1 mV, x-Achse: Angaben in ms. Ableitung mit Nadelelektrode. Das Entladungsverhalten dieser

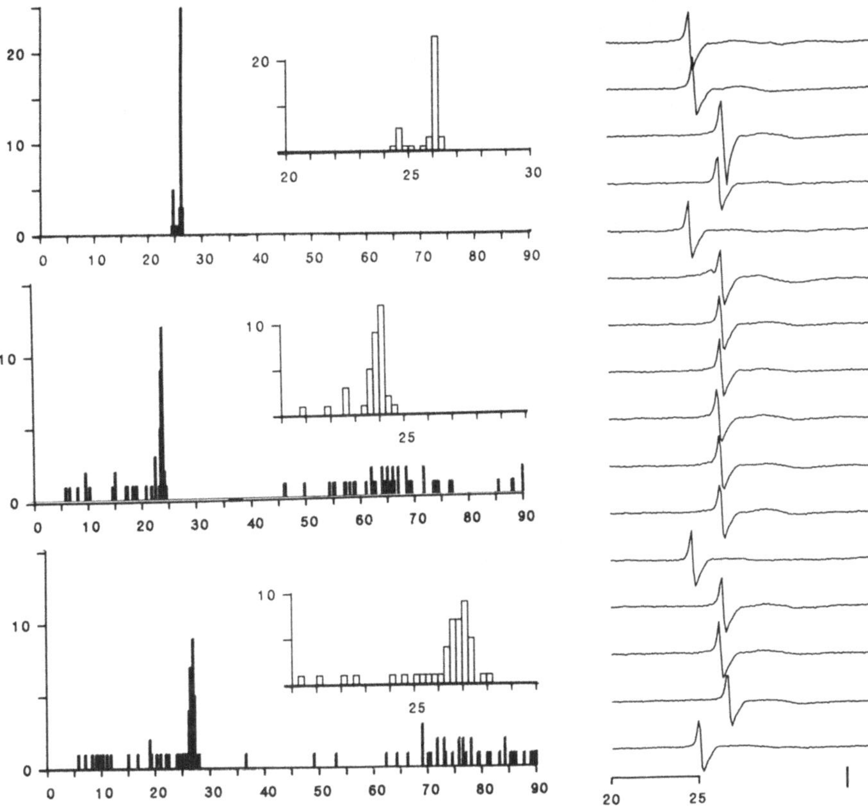

motorischen Einheit wurde anhand von Post-Stimulus-Intervall-Histogrammen (PSIH) unter 3 verschiedenen Bedingungen ausgewertet. Die Latenzzeiten der negativen Spitze des biphasischen Potentials wurden hierzu ausgemessen und Zeitintervallen von 0,25 ms Dauer zugeordnet. Die Entladungen der Einheit wurden für 100 aufeinanderfolgende zum Zeitpunkt 0 gegebene Magnetstimuli aufgetragen. *Links oben* PSIH für die Bedingungen: Ableitung in Muskelruhe, Stimulation über der kontralateralen Hemisphäre mit 39% der Maximalstärke, Richtung des im Gewebe induzierten Stromes von hinten nach vorne. *Mitte* Ableitung unter tonischer Aktivierung der Einheit mit einer Frequenz von 9 Hz, Stimulation über der kontralateralen Hemisphäre mit 39% der Maximalstärke, Richtung des im Gewebe induzierten Stromes von hinten nach vorne. *Unten* Ableitung unter tonischer Aktivierung der Einheit mit einer Frequenz von 9 Hz, Stimulation über der kontralateralen Hemisphäre mit 47% der Maximalstärke, Richtung des im Gewebe induzierten Stromes von vorne nach hinten. Anhand der eingefügten Ausschnittsvergrößerungen der Histogramme wird deutlich, daß in Muskelruhe 2 Entladungshäufungen („peaks") mit einem Abstand von 1,5 ms auftreten. Diese beiden „peaks" entsprechen verschiedenen I-Wellen. Hierbei finden sich in Muskelruhe mehr Entladungen im Bereich des späteren „peaks". Unter tonischer Aktivierung kommt es zu einer Verschiebung der Entladungshäufigkeit zum früheren „peak", zusätzlich tritt ein schwach ausgebildeter, um weitere 1,5 ms früherer „peak" auf, der möglicherweise einer Erregung der Motoneurone durch D-Wellen entspricht. Wird die Richtung des im Gewebe induzierten Stromes unter sonst gleichen Bedingungen umgekehrt, so verlängert sich die Latenzzeit des frühesten I-Wellen „peaks" um 2,9 ms. Weitere Erläuterungen s. Text. (2-Tesla-Version des Novametrix-Stimulators, große zirkuläre Reizspule, Ableitungen in Zusammenarbeit mit J. Rothwell und K. Werhahn, MRC Human Movement and Balance Unit, London) so benötigt das Motoneuron eine Erregungssummation von zwei aufeinanderfolgenden exzitatorischen postsynaptischen Potentialen (EPSP), möglicherweise 2 aufeinanderfolgenden I-Wellen entsprechend. Tritt die Entladung zu dem früheren Zeitpunkt auf, so reicht, evtl. aufgrund zusätzlicher anderer fazilitierender Einflüsse, schon das erste EPSP (möglicherweise der ersten I-Welle, I_1 entsprechend) für eine überschwellige Erregung des Motoneurons aus.

In entsprechender Weise wird die Verkürzung der Latenzzeit des transkraniell ausgelösten Muskel-Summenaktionspotentials (s. Abb. 4.5 u. 4.6, s. 4.1.4.2) unter tonischer Muskelanspannung aufgrund von Untersuchungen des Entladungsverhaltens einzelner motorischer Einheiten interpretiert (Thompson et al. 1991). In Muskelruhe fanden diese Autoren in der Regel eine einzelne späte Entladungshäufung, während unter tonischer Vorinnervation des Muskels eine zusätzliche frühere Entladungshäufung auftrat. Dieses ist damit zu erklären, daß die Muskelanspannung das Erregungsniveau der spinalen Motoneurone anhebt, so daß in einigen Fällen schon das EPSP einer früheren deszendierenden Erregungswelle das spinale Motoneuron überschwellig erregt. In eigenen Untersuchungen fand sich, daß auch schon in Muskelruhe zwei Entladungshäufungen mit längerer Latenzzeit auftreten können, die sich unter Vorinnervation zu der Entladungshäufung mit der kürzeren Latenzzeit verschieben (s. Abb. 4.4) (Meyer et al. 1992a). Dieser Befund könnte mit dem gleichen Denkmodell erklärt werden: in Muskelruhe mit einem fluktuierenden Erregungszustand mit überschwelliger Erregung durch 2 unterschiedliche I-Wellen (z. B. I_2 und I_1) und unter tonischer Muskelanspannung mit einer konstanten Erregung im Bereich einer frühen I-Welle (z. B. der I_1) oder sogar der D-Welle.

4.1.3 Kortikale Aktivierungsmechanismen der magnetischen Stimulation mit verschiedenen Richtungen des Spulenstromes und mit der elektrischen Stimulation

Bei Benutzung von Stimulatoren mit einer gedämpften Oszillation des Spulenstromes (z. B. Novametrix oder Digitimer Magnetstimulatoren) und Plazierung großer zirkulärer Reizspulen über dem Vertex werden mit niedrigerer Reizschwelle von einer Hemisphäre Muskelantworten ausgelöst, wenn die Spulenströme von vorne nach hinten über dem entsprechenden Repräsentationsgebiet fließen, bzw. die im Gewebe induzierten Ströme von hinten nach vorne verlaufen (Meyer et al. 1991). Bei Verwendung höherer Reizstärken können Antworten auch mit entgegengesetzt ausgerichteten Spulenströmen ausgelöst werden, doch haben diese Antworten eine um 2 bis 3 ms längere Latenzzeit (Day et al. 1989). Dieses gilt nicht nur für Muskelsummenaktionspotentiale, sondern auch für das Entladungsverhalten einzelner motorischer Einheiten nach transkranieller magnetischer Kortexstimulation (s. unteres Poststimulus-Intervall-Histogramm in Abb. 4.4). Unter der Annahme, daß die Stimulation mit von vorne nach hinten über die Zentralregion fließenden Spulenströmen Zellen des motorischen Kortex indirekt erregt und frühe I-Wellen auslöst (z. B. I_2- oder I_1-Wellen), so wäre für umgekehrte Stromrichtungen ein anderer Erregungsmechanismus mit Auslösung von noch späteren I-Wellen zu fordern. Unter der weiteren Annahme, daß die Reizung mit sowohl der einen als auch der anderen Stromrichtung zu einer Erregung der gleichen Population von Kortexzellen führt, müßten die verschieden ausgerichteten Ströme unterschiedliche kortikale Inputs, d. h. eventuell verschiedene Interneurone mit jeweiliger Konvergenz auf die gleichen Kortexzellen aktivieren.

Im Vergleich zur transkraniellen Magnetstimulation mit niedrigen Reizstärken und von vorne nach hinten ausgerichteten Spulenströmen, führte die bipolare transkranielle elektrische Kortexstimulation (Anode etwas frontal C3 bzw. C4, Kathode über Vertex) mit Schwellenreizstärken zu Antworten mit noch um 1 bis 2 ms kürzerer Latenzzeit. Dieses wurde damit erklärt, daß die elektrische Kortexstimulation zu einer direkten Erregung kortikospinaler Axone auf Höhe des Axonhügels, des ersten Internodiums oder im Bereich der ersten Biegung der kortikospinalen Neurone (Amassian et al. 1992; Maccabee et al. 1992) führt und dadurch D-Wellen in der Terminologie von Patton u. Amassian (1954) auslöst, während die Magnetstimulation mit von vorne nach hinten fließenden Spulenströmen, wie oben schon besprochen, die Pyramidenbahnneurone transsynaptisch erregen soll. Bei Verwendung höherer Reizstärken traten mit der Magnetstimulation jedoch auch Antworten mit Latenzzeiten wie nach transkranieller elektrischer Stimulation auf. Für diese Bedingung wurde auch für die Magnetstimulation eine direkte Aktivierung der kortikospinalen Bahnen angenommen (Day et al. 1989). Dieses gilt jedoch besonders für Spulenpositionen in denen der mit der Magnetstimulation im Gewebe induzierte Strom wie bei der elektrischen Kortexstimulation mit der Kathode über dem Vertex von lateral nach medial entlang des Gyrus praecentralis fließt (Rothwell et al. 1992).

Wurde mit maximalen elektrischen Reizstärken gereizt, nahmen die Latenzzeiten der ausgelösten Antworten weiter ab. Dieses wurde darauf zurückgeführt, daß bei starken elektrischen Reizen diese möglicherweise tief in die weiße Hirnsubstanz eindringen und die kortikospinalen Axone mehrere Zentimeter unter der Kortexoberfläche erregen (Boyd et al. 1986; Burke et al. 1990; Inghilleri et al. 1989; Katayama et al. 1988a).

Zur Erklärung der unterschiedlichen Latenzzeiten der Muskelantworten nach transkranieller elektrischer und magnetischer Kortexstimulation wurde ein Denkmodell für Antworten in Handmuskeln entwickelt (Day et al. 1989). Dieses Modell erweitert frühere Vorstellungen, die für die elektrische Stimulation des motorischen Kortex im Tierexperiment entwickelt worden waren (s. Übersicht bei Phillips u. Porter 1977). Die Anwendung des Modells setzt voraus, daß zumindest einige der mit beiden Reiztechniken aktivierten Kortexzellen im Bereich der Konvexität des Gyrus praecentralis senkrecht zur Kortexoberfläche und zur Kalotte ausgerichtet sind und nicht ausschließlich horizontal im intrasulkalen Abschnitt des Gyrus praecentralis liegen, wo der Hauptteil der Pyramidenzellen der Area 4 vorkommen soll (s. auch Kap. 1 u. Abb. 1.3). Es wird angenommen, daß die anodische Kortexstimulation mit Schwellenreizstärken und vorwiegend senkrecht zur Kalotte ausgerichtetem Stromfluß die apikal gelegenen Pyramidenbahnzellen direkt erregt und so D-Wellen auslöst. Im Gegensatz dazu induziert die Magnetstimulation mit einer flach aufliegenden und über dem Vertex zentrierten Spule im Hirngewebe vorwiegend parallel zur Kalotte ausgerichtete Ströme und soll bei Verwendung niedriger Reizstärken vorwiegend horizontal ausgerichtete neuronale Strukturen, d.h. evtl. Interneurone, aktivieren die transsynaptisch die vertikal ausgerichteten Pyramidenbahnzellen im Bereich der Konvexität des Gyrus praecentralis erregen und auf diese Weise I-Wellen auslösen. Die im Vergleich zur elektrischen Stimulation zusätzliche synaptische Übertragung verlängert die Latenzzeit der transkraniell magnetisch ausgelösten Antworten um 1–2 ms. Bei höheren Reizstärken gleichen sich die Latenzzeiten der Muskelantworten nach Magnetstimulation denen der Antworten nach elektrischer Stimulation mit mittleren Reizstärken an, welches in diesem Modell damit erklärt wird, daß dann die Reize beider Stimulationsverfahren etwa gleich tief in das Gehirn eindringen und die Magnetstimulation auch tief im sulkalen Abschnitt gelegene horizontal ausgerichtete Kortexzellen direkt erregen könnte (Day et al. 1989; Rothwell 1991). Dieses Denkmodell wird unter anderem durch Untersuchungen gestützt, in denen durch Veränderung des Kippungswinkels der Reizspule und der Richtung des Spulenstromes auf dem Kopf auch mit der Magnetstimulation D-Wellen in Projektionen zu Handmuskeln ausgelöst werden konnten bzw. beide Reizarten überlappende Populationen kortikospinaler Motoneurone an der gleichen Stelle erregten (Amassian et al. 1987; Rothwell et al. 1992).

Andere Hinweise für die Gültigkeit des beschriebenen Denkmodells der Aktivierung kortikaler Motoneurone geben Untersuchungen des Entladungsverhaltens einzelner motorischen Einheiten mit Projektionen zum M. tibialis anterior. Die kortikalen Motoneurone dieses Muskels liegen horizontal ausgerichtet im vertikal orientierten Motorkortex des Interhemisphärenspaltes. Bei der Magnetstimulation werden parallel zur Schädeloberfläche im Gewebe fließende Ströme induziert die somit die gleiche Orientierung wie die bei der anodischen Stimulation über dem Vertex im Gewebe fließenden Ströme aufweisen. Bei dieser fließen die Ströme, dem Weg der höchsten elektrischen Leitfähigkeit folgend zuerst im Interhemisphärenspalt senkrecht nach unten und dann nach lateral in Richtung zur Kathode. Daß allein die Stromrichtung die erregten neuronalen Strukturen bestimmt, zeigt sich darin, daß bei Anwendung beider Reizverfahren das gleiche Entladungsverhalten einzelner motorischer Einheiten des M. tibialis anterior auftritt, das einer D-Wellen-Aktivierung zuzuordnen ist. Im Gegensatz zur Erregung kortikaler Neurone von kleinen Handmuskeln über der Hemisphärenkonvexität kann die Magnetstimulation hier schon bei Schwellenreizstärken zu einer direkten, d.h. nicht transsynaptischen, Aktivierung der Beinmotoneurone führen (persönliche Mitteilung, J. Rothwell; Iles u. Cummings 1992).

4.1.4 *Faktoren mit Einfluß auf die exzitatorische Wirkung der Kortexstimulation*

4.1.4.1 Reizstärke

Eine Erhöhung der Reizstärke der magnetischen Kortexstimulation führt zu einer Zunahme der Amplituden und Flächen und zu einer Abnahme der Latenzzeiten der Muskel-Summenaktionspotentiale (Abb. 4.5). Mit zunehmender Reizstärke nimmt die Ausdehnung des Magnetfeldes zu, und es wird eine größere Zahl von Neuronen des motorischen Kortex erregt (Meyer et al. 1991). Als Folge nimmt die Summe der deszendierenden Erregungen zu, mehr Erregungen konvergieren auf die einzelnen Motoneurone, so daß eine größere Zahl von Motoneuronen überschwellig erregt wird. Zusätzlich verändert sich die Struktur der deszendierenden Erregungssalve die bei hohen Reizstärken mehr Erregungswellen enthält. Dieses führt am einzelnen spinalen Motoneuron zu einer verbesserten zeitlichen Erregungssummation mit manchmal auftretenden Mehrfachentladungen des Motoneurons. Daß Mehrfachentladungen auftreten, wird unter anderem daraus geschlossen, daß bei einer stufenweisen Erhöhung der Reizstärke die Potentialamplituden ein Plateau erreichen, während die Fläche der Potentiale (in die späte Potentialkomponenten mit eingehen die nicht zur maximalen negativ-positiven Amplitude beitragen) noch weiter zunimmt (Day et al. 1987; Hess et al. 1987a). Insgesamt resultiert das reizstärkenabhängige Anwachsen der *Amplituden und Flächen* der Muskel-Summenaktionspotentiale aus einer verbesserten zeitlich-räumlichen Erregungssummation mit

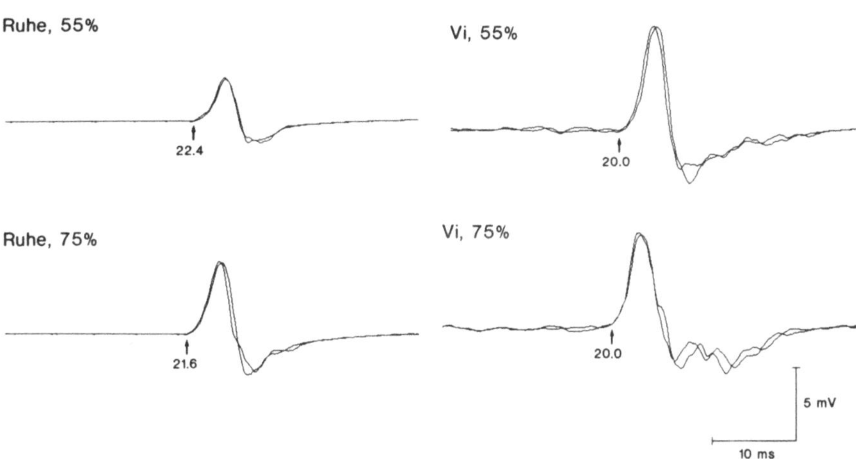

Abb. 4.5. Einfluß von Reizstärke (in Prozent) und Vorinnervation *(Vi)* auf die Amplitude und Latenzzeit von transkraniell im M. interosseus dorsalis I ausgelösten Summenaktionspotentialen. Man beachte, daß eine Erhöhung der Reizstärke unter Vorinnervation zu einer Akzentuierung später Potentialanteile führt. (Bipolare Ableitung mit Oberflächenelektroden, Novametrix Magnetstimulator)

einer Zunahme der Zahl aktivierter spinaler Motoneurone und zusätzlich aus dem Auftreten von Mehrfachentladungen einiger Motoneurone.

Die Abnahme der *Latenzzeit* mit steigenden Reizstärken der Kortexstimulation resultiert aus 2 Faktoren: zum einen aus der zusätzlichen Rekrutierung von größeren schnelleitenden Motoneuronen mit höheren Reizschwellen (Hennemann-Größenprinzip der Motoneuronrekrutierung, Hennemann 1957), zum anderen möglicherweise aus einer zunehmenden Tiefenwirkung des Magnetfeldes mit Verlagerung des Reizortes vom Kortex in die weiße Substanz.

4.1.4.2 Willkürliche Muskelkontraktion

Bei konstanter Stärke des transkraniell applizierten Kortexreizes steigert eine willkürliche Kontraktion des abgeleiteten Muskels die Amplitude der ausgelösten Muskel-Summenaktionspotentiale, gleichzeitig verkürzt sich die Latenzzeit der Antworten um bis zu 4 ms (Abb. 4.5 u. 4.6.). Insgesamt nimmt die Erregbarkeit des untersuchten kortikospinalen Systems unter Vorinnervation zu, was sich auch in einer Abnahme der Reizschwelle im

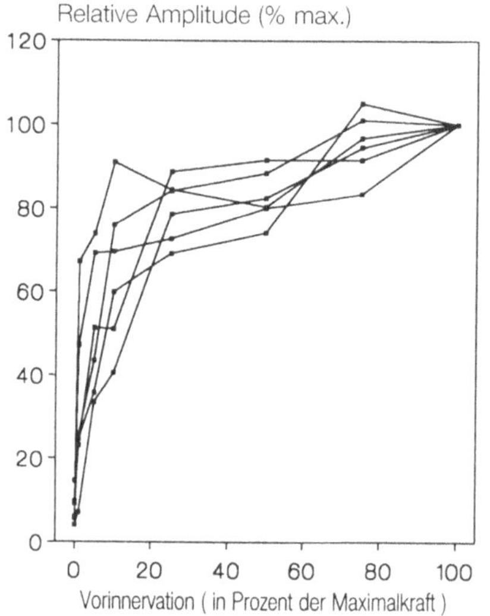

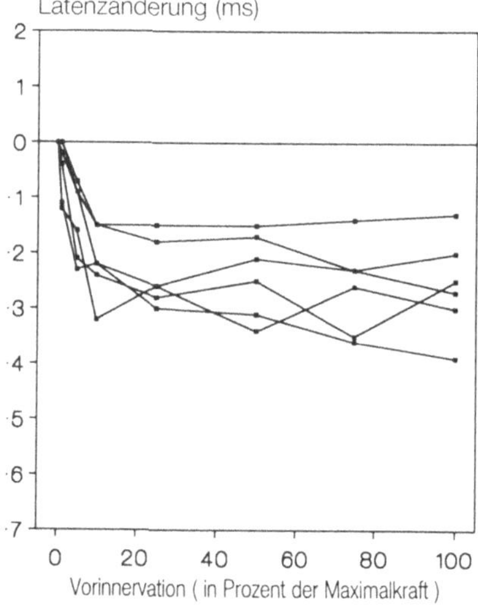

Abb. 4.6. Einfluß tonischer Muskelkontraktion auf transkraniell ausgelöster Antworten im M. interosseus dorsalis I der Hand. Mit zunehmender Vorinnervation nimmt die Amplitude der Muskelantworten zu und deren Latenzzeit ab. Untersuchung von 6 Probanden, Angabe des Mittelwertes von jeweils 10 Muskelantworten für jeden Vorinnervationsgrad. *Untersuchungsbedingungen:* abgestufte tonische Muskelkontraktion durch Spitzgriff, Quantifizierung der Kraft mittels Kraftaufnehmer. Kortexstimulation mit der fokalen achtförmigen Novametrix Spule über dem kontralateralen motorischen Kortex mit dem 1,2fachen der in Muskelruhe bestimmten Schwellenreizstärke, bipolare Ableitung mit Oberflächenelektroden. (Untersuchung in Zusammenarbeit mit H. Meister)

Vergleich zu derjenigen in Muskelruhe äußert. In Abb. 4.6 ist für eine größere Zahl von Probanden die Veränderung der Amplituden und Latenzzeiten von Antworten in kleinen Handmuskeln mit steigender tonischer Muskelanspannung dargestellt. Während die Latenzzeit schon bei 10–20% der maximalen tonischen Kraft ihr Minimum erreicht, steigen die Amplituden auch noch bei höheren Graden von Vorinnervation weiter an. Dieses deutet darauf hin, daß bei einer bestimmten Reizstärke die kleine Fraktion der schnelleitenden bzw. früh aktivierten Motoneurone (die zu Beginn des Aktionspotentials entladen und die Gesamtlatenzzeit der Antwort ausmachen) schon bei einer geringen Muskelanspannung rekrutiert wird, während die Zahl der später aktivierten langsamer leitenden Motoneurone (deren Erregung zur Aktionspotentialamplitude beiträgt) noch mit weiter steigender Muskelanspannung zunimmt.

Die durch Vorinnervation bewirkte Fazilitierung scheint für unterschiedliche Muskelgruppen verschieden stark ausgeprägt zu sein. Im Gegensatz zu den Handmuskeln ist in proximalen Armmuskeln eine maximale Fazilitierung von kortikal ausgelösten Muskelantworten nur durch eine starke Vorinnervation zu erreichen (Hess u. Ludin 1988).

Es bleibt offen, in welchem Glied der neuronalen Kette vom Kortex zum Muskel sich unter tonischer Muskelkontraktion die Exzitabilität ändert. Die Betrachtung dieses Problems vereinfacht sich für Handmuskeln, für die eine vorwiegend monosynaptische kortikospinale Verbindung angenommen wird. Unter tonischer Muskelanspannung könnte einerseits das kortikale Erregungsniveau steigen, so daß der Kortexreiz eine stärkere deszendierende Erregung auslöst. Andererseits könnte das spinale Erregungsniveau zunehmen, so daß eine gleichbleibende deszendierende Erregungssalve mehr spinale Motoneurone überschwellig erregt. Letzteres könnte dann auftreten, wenn die tonische Muskelkontraktion andere kortikospinale Fasern aktivierte als die magnetische Kortexstimulation und somit die betreffenden spinalen Motoneurone vordepolarisiert und näher an die Reizschwelle brächte (Bower et al. 1989). Wahrscheinlich nimmt die Erregbarkeit sowohl auf kortikaler als auch auf spinaler Ebene zu.

Für eine Zunahme der Erregbarkeit spinaler Motoneurone während willkürlicher Muskelkontraktion spricht die Abnahme der Reizschwelle für H-Reflexe (Burke et al. 1989). Auf eine Zunahme des kortikalen Erregungsniveaus weisen die Ergebnisse eines Vergleiches der Fazilitierung von Antworten nach transkranieller elektrischer und magnetischer Kortexstimulation hin. Für die elektrische Kortexstimulation fand sich kein Unterschied der Reizschwellen für transkraniell ausgelöste Antworten in entspannten und kontrahierten Muskeln, während für die magnetische Kortexstimulation die Reizschwelle unter Vorinnervation deutlich geringer war (Day et al. 1989a). Bei Berücksichtigung der angenommenen unterschiedlichen Erregungsmechanismen (direkte versus transsynaptische Erregung kortikospinaler Neurone) der beiden Reizarten (s. auch 4.1.3) weist dieser Befund auf eine Zunahme der kortikalen Erregbarkeit unter Vorinnervation hin. Ein Vergleich der Amplituden von transkraniell im M. interosseus dorsalis I der

Hand ausgelösten Muskelantworten für verschiedene Vorinnervationsmanöver wies ebenfalls auf den Kortex als Wirkort von Fazilitierung durch Muskelkontraktion hin. Eine isolierte Abduktion des Zeigefingers führte zu einer stärkeren Fazilitierung der mit der Magnetstimulation ausgelösten Antworten als eine Aktivierung des Muskels im Rahmen eines kraftvollen Greifens mit Kontraktion einer großen Zahl von Unterarm und Handmuskeln obwohl in beiden Fällen der Zielmuskel elektromyographisch etwa gleich stark aktiviert war und somit ein gleiches spinales Erregungsniveau

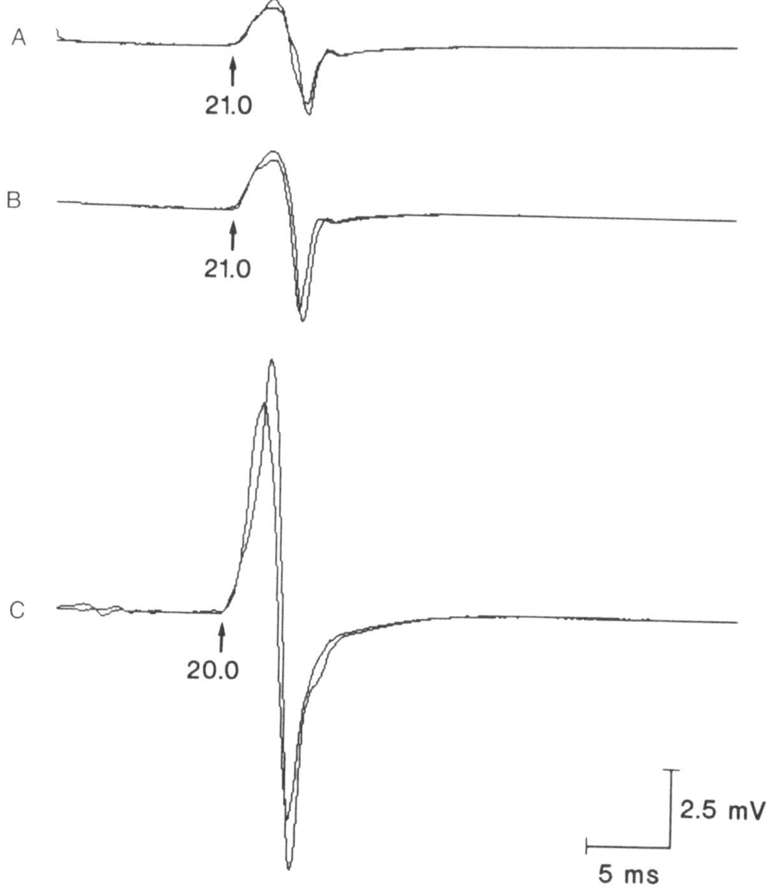

Abb. 4.7. Fazilitierung von transkraniell im rechten M. interosseus dorsalis I ausgelösten Antworten durch tonische Kontraktion des gleichen Muskels der anderen Hand *(B)* bzw. des Zielmuskels selbst *(C)*. Im Vergleich zu den Antworten in Muskelruhe *(A)* führt eine Kontraktion des kontralateralen homologen Muskels zu einer geringen Amplitudenzunahme bei gleichbleibender Latenzzeit, während eine Kontraktion des Zielmuskels selbst sowohl zu einer deutlichen Amplitudenzunahme als auch zu einer Latenzzeitverkürzung führt. Jeweils 2 superponierte Antworten. Bipolare Ableitung mit Oberflächenelektroden, Stimulation über der linken Hemisphäre mit dem 1,2fachen der in Muskelruhe bestimmten Schwellenreizstärke. (Novametrix Magnetstimulator, große zirkuläre Reizspule)

angenommen werden konnte (Datta et al. 1989). Für mittels elektrischer Kortexstimulation ausgelöste Muskelantworten fanden sich unter diesen Bedingungen keine Unterschiede. Dieser Befund könnte so interpretiert werden, daß eine isolierte tonische Aktivierung von Handmuskeln als Teil einer „pyramidal-feinmotorischen" Funktion die Erregbarkeit kortikaler Motoneurone der Pyramidenbahn stärker als eine tonische Aktivierung des gleichen Muskels in einem „grobmotorischen" Kontext steigert.

Die tonische Kontraktion von Körpermuskeln fazilitiert nicht nur die kortikal ausgelösten Antwortpotentiale in den kontrahierten Muskeln, sondern auch in benachbarten oder anderen weiter entfernt liegenden und nicht willkürlich angespannten Muskeln (Hess et al. 1986; Hess u. Ludin, 1988) (Abb. 4.7 und 4.8). Eine andere Arbeitsgruppe fand kein Übersprechen von Fazilitierung durch Muskelkontraktion, nicht einmal für benachbarte Muskeln (Chiappa et al. 1992). Eigene Untersuchungsergebnisse zeigen die stärkste Fazilitierung für die Kontraktion des abgeleiteten Handmuskels als Zielmuskel der Magnetstimulation. Die tonische Kontraktion der homologen Handmuskeln des anderen Armes bewirkte im Zielmuskel eine Fazili-

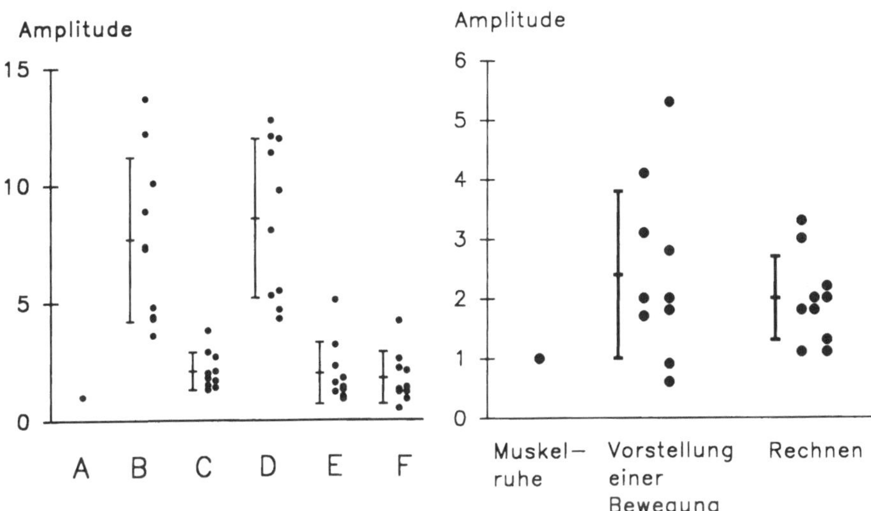

Abb. 4.8. *Links* Fazilitierung von transkraniell im rechten M. interosseus dorsalis I *(ID)* ausgelösten Antworten durch tonische Kontraktion verschiedener Muskeln. *Fazilitierungsmanöver: A* Muskelruhe, *B* maximale tonische Kontraktion des rechten ID, *C* maximale tonische Kontraktion des linken ID, *D* maximale tonische Kontraktion beider ID, *E* maximale beidseitige Fußhebung, *F* starke beidseitige tonische Kontraktion des M. masseter. *Rechts* Fazilitierung von transkraniell im rechten ID ausgelösten Antworten durch Vorstellung einer Bewegung oder durch Rechnen. Amplituden-Mittelwerte bezogen auf die individuellen Werte in Muskelruhe (= 1) von jeweils 10 Antworten für jede der Bedingungen, Werte von 10 verschiedenen gesunden Probanden, Stimulation über der linken Hemisphäre mit der fokalen achtförmigen Spule (Novametrix-Stimulator) mit dem 1,1fachen der in Muskelruhe bestimmten Schwellenreizstärke, bipolare Ableitung mit Oberflächenelektroden. Mittelwert und Standardabweichung als *vertikale Balken*. (Untersuchung in Zusammenarbeit mit H. Meister)

tierung wie bei starker Kontraktion von Muskeln des Beines oder von Kaumuskeln (Meyer et al. 1992b) (Abb. 4.8 *links*). Das Ausmaß der Fazilitierung durch Kontraktion fern gelegener Muskeln entsprach hierbei ungefähr der Aktivierung des kortikospinalen Systems durch die alleinige Vorstellung einer Muskelkontraktion (Imagination eines Zeigens mit dem Zeigefinger) oder durch unspezifische Maßnahmen wie z. B. durch das Lösen einfacher Rechenaufgaben (z. B. serielle Subtraktion) (Abb. 4.8 *rechts*). Diese Befunde weisen darauf hin, daß eine tonische Kontraktion umschriebener Muskelgruppen die Erregbarkeit des kortikospinalen Systems für die aktiven Muskeln stark erhöht, während die Motoneurone anderer, nicht aktiver Muskeln durch diesen Akt deutlich geringer und nur unspezifisch gebahnt werden. Der von Hess et al. (1986) festgestellte Bahnungseffekt einer imaginären Kontraktion von Handmuskeln einer Phantomextremität nach Armamputation ist möglicherweise im Rahmen dieser unspezifischen Erregbarkeitssteigerung zu sehen.

4.1.4.3 Periphere Reize

Auch über periphere Nerven vermittelte Afferenzen können transkraniell ausgelöste Muskelantworten in ihrer Größe beeinflussen. Verschiedene Autoren haben die fazilitierenden Effekte somatosensorischer Afferenzen auf solche motorischen Antwortpotentiale untersucht. Hierbei wurde die transkranielle Magnetstimulation als Instrument verwendet, um indirekt weitere Beweise für einen transkortikalen Reflexweg sog. *„Long latency reflexes“ (LLR)* zu erbringen (Day et al. 1991; Deuschl et al. 1991). Zum einen wurde der Einfluß von durch Dehnung des M. flexor digitorum profundus ausgelösten „long latency stretch reflexes“ auf transkraniell magnetisch in diesem Muskel ausgelöste Antworten untersucht. Hierbei führte die späte Komponente der Reflexantwort zu einer stärkeren Fazilitierung der Muskelantworten als die frühe Reflexkomponente, die einem Reflexbogen auf Rückenmarksebene zugeordnet wird (Day et al. 1991). Bei transkranieller elektrischer Kortexstimulation fand sich keine Fazilitierung der kortikal ausgelösten Muskelantworten, was bei Berücksichtigung der unterschiedlichen Reizorte der beiden Stimulationsverfahren als Hinweis auf einen transkortikalen Reflexweg gedeutet wurde. Eine andere Arbeitsgruppe untersuchte die Interaktion elektrisch ausgelöster LLR auf transkraniell elektrisch und magnetisch ausgelöste Antworten in Unterarmflexoren und Thenarmuskeln (Deuschl et al. 1991). Für beide Arten der Kortexstimulation trat bei entsprechenden Reizintervallen eine etwa gleichgroße Fazilitierung der Antworten auf, die auf eine Bahnung spinaler Motoneurone durch den H-Reflex zurückzuführen war. Außerdem wurde eine Bahnung der kortikal ausgelösten Antworten mit einem Zeitgang beobachtet, der auch auf einen supraspinalen Ort einer Fazilitierung schließen ließ. In einem anderen Experiment wurde der Einfluß der Stimulation des R. superficialis nervi radialis (zur Auslösung eines LLR) allein und in Kombination mit

Kortexreizen auf die Größe von H-Reflexen in Unterarmflexoren untersucht. Der Bahnungseffekt war bei der Kombination der Nervenstimulation mit der transkraniellen magnetischen Reizung größer als mit der transkraniellen elektrischen Stimulation, was als Hinweis auf einen supraspinalen Reflexweg dieser Art von LLR gewertet wurde (Deuschl et al. 1991).

Claus et al. (1988) zeigten eine Bahnung von transkraniell magnetisch ausgelösten Muskelantworten durch tonische *Vibration*. Da der Bahnungseffekt am stärksten war, wenn die Vibration 8–10 ms vor dem Kortexreiz begann, wurde eine Fazilitierung auf spinaler Ebene angenommen. Als Mechanismus wurde auf eine Vordepolarisation der spinalen Motoneurone durch Muskelspindelafferenzen geschlossen. In eigenen Untersuchungen führte eine tonische Vibration im Bereich des Muskel-Sehnen-Überganges des M. abductor digiti minimi nur unregelmäßig zu einer geringgradigen Fazilitierung der transkraniell magnetisch in Muskelruhe ausgelösten Antworten. Eine Bahnung transkraniell ausgelöster Muskelantworten kann auch durch eine mechanische Reizung der Haut mit rotierenden Bürsten erreicht werden, wenn die Reizung in Hautarealen erfolgt, die über Gelenken liegen, die die Bewegung des kortikal aktivierten Muskels ausführen (Davey et al. 1991). Rein *kutane Afferenzen* führten zu einer kurzdauernden Herabsetzung der Erregbarkeit des kortikospinalen Systems, wie dies für transkraniell magnetisch ausgelöste Muskelantworten gezeigt werden konnte (Maertens de Noordhout et al. 1992). Eine andere Arbeit wies für die elektrische Stimulation peripherer sensomotorischer Nerven eine Hemmung transkraniell magnetisch ausgelöster Muskelantworten nach, die auf eine antidrome Erregung motorischer Nervenfasern mit Aktivierung der Renshaw-Inhibition zurückgeführt wurde (Inghilleri et al. 1990). Insgesamt bestehen noch viele Unklarheiten und vorwiegend spekulative Erklärungsansätze hinsichtlich der komplexen mit der transkraniellen Stimulation untersuchten Hemm-und Bahnungsmechanismen im zentralen Nervensystem.

4.1.5 Untersuchungen zur Exzitabilität des kortikospinalen Systems

4.1.5.1 Bewegungen im Reaktionszeitexperiment

Die folgenden Befunde zeigen, daß mit der transkraniellen Magnetstimulation auch der Zeitgang von Fazilitierungsvorgängen und das Aktivierungsmuster von Motoneuronen verschiedener synergistischer Muskeln bei Bewegungen untersucht werden kann.

Mit der transkraniellen *elektrischen* Kortexstimulation konnte gezeigt werden, daß die Erregbarkeit des kortikospinalen Systems ca. 80–100 ms vor schnellen im Reaktionszeit-Experiment durchgeführten Daumenbewegungen ansteigt (Rossini et al. 1988; Starr et al. 1988). Diese Fazilitierung fand sich am ausgeprägtesten und am frühesten in den so als Zielmuskeln

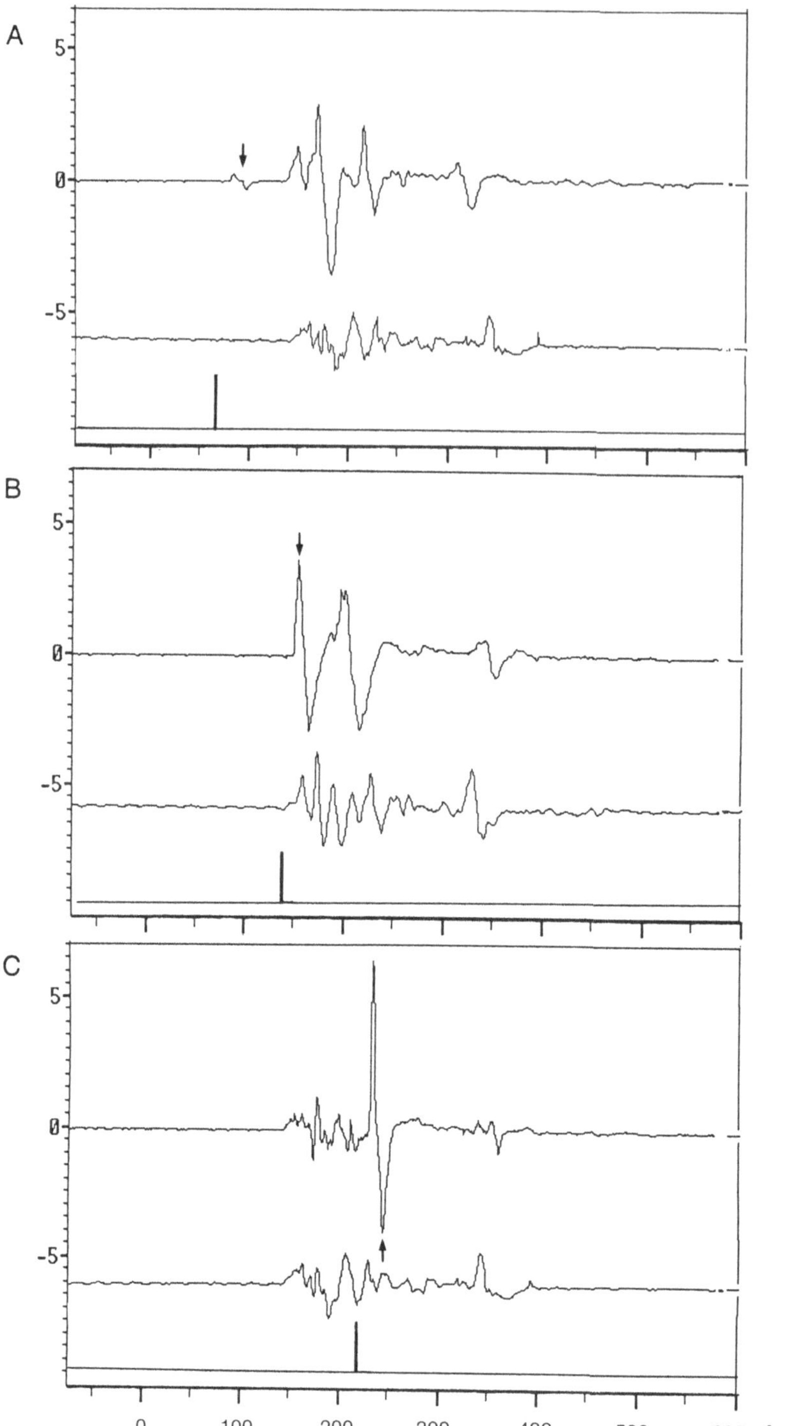
A
5
0
-5
B
5
0
-5
C
5
0
-5
0
100
200
300
400
500
600
[ms]

(„prime mover muscles") der Bewegung identifizierten Muskeln, während für untergeordnete synergistische Muskeln eine geringere und im Bezug auf den Bewegungsbeginn spätere Bahnung festzustellen war (Rossini et al. 1988; Tomberg u. Caramia 1991). Die Untersuchungen wurden durchgeführt, indem während der Reaktionszeit (akustisches Startsignal – elektromyographischer Bewegungsbeginn) und während der anschließenden Bewegung die Größe der transkraniell durch Reizung des motorischen Kortex ausgelösten Muskelantworten ausgewertet wurde (zum Vorgehen Abb. 4.9 und 4.10).

Ähnliche Befunde wie für die transkranielle elektrische Kortexstimulation vor schnellen Handbewegungen konnten wir für die *magnetische* Kortexreizung vor einer ballistischen Ellenbogenbeugung erheben. Die Reizstärke wurde so gewählt, daß in Muskelruhe zur Zeit des akustischen Startsignals (im Mittel rund 120 ms vor dem elektromyographischen Bewegungsbeginn) gegebene Kortexreize im M. biceps brachii keine Antworten auslösten und keine Störung der Reaktionszeiten auftrat. Bei Verwendung solcher Schwellenreizstärken nahmen die Antwortamplituden um so mehr zu, je kürzer die Reize vor dem Bewegungsbeginn gegeben wurden (s. Abb. 4.9 und 4.10). Für zwischen 120 und 60 ms vor dem elektromyographischen Bewegungsbeginn gegebene Kortexreize fand sich keine signifikante Fazilitierung der Muskelantworten. Bei kürzeren Abständen zwischen Kortexreiz und Bewegungsbeginn zeigte die Fazilitierung einen steil ansteigenden Verlauf. Amplitudenmaxima fanden sich für kurz nach dem Bewegungsbeginn gegebene Reize. Bei Reaktionszeiten von etwa 120 ms können für diesen Fazilitierungszeitgang folgende Überlegungen zu den ablaufenden Prozessen angestellt werden (in Anlehnung an Starr et al. 1988): 10 ms vergehen vom akustischen Startsignal bis zur Aktivierung von Zellen im primären akustischen Kortex, weitere 50 ms vergehen bis zu einer deutlichen Veränderung

Abb. 4.9. Fazilitierung von transkraniell ausgelösten Antworten im rechten M. biceps brachii (jeweils erster EMG-Kanal) vor und während einer im Reaktionszeitexperiment durchgeführten bilateralen Ellenbogenbeugung. Die Ellenbogenflexion wurde bilateral durchgeführt um den Bewegungsbeginn anhand der EMG-Signale im linken M. biceps brachii (jeweils zweiter EMG-Kanal) unabhängig vom Einfluß der Magnetstimulation bestimmen zu können. Transkranielle Magnetstimulation über der linken Hemisphäre mit Schwellenreizstärke, so daß in Muskelruhe keine Antworten im rechten M. biceps brachii auftraten (nicht dargestellt). Start durch auditorisches Signal („go signal") zum Zeitpunkt 0, Bewegungsumfang 40°. Magnetreiz (vertikaler Strich im dritten Kanal) 70 ms vor Bewegungsbeginn *(A)*, bei Bewegungsbeginn *(B)* und 75 ms nach Bewegungsbeginn *(C)*. In diesem Beispiel werden die transkraniell ausgelösten Muskelantworten schon 70 ms vor Bewegungsbeginn geringfügig fazilitiert, eine Verzögerung der Reaktionszeit des M. biceps brachii rechts tritt nicht auf. Die durch den Kortexreiz ausgelösten Muskelantworten sind durch einen *Pfeil* gekennzeichnet. Die Ergebnisse dieses Experimentes sind in Abb. 4.10 zusammengefaßt. (Angaben an der Ordinate in mV, bipolare Ableitung mit Oberflächenelektroden. Novametrix-Magstim 200 Reizgerät mit großer zirkulärer Reizspule, Reizstärke 55% der Maximalstärke, Untersuchung in Zusammenarbeit mit H. Meister)

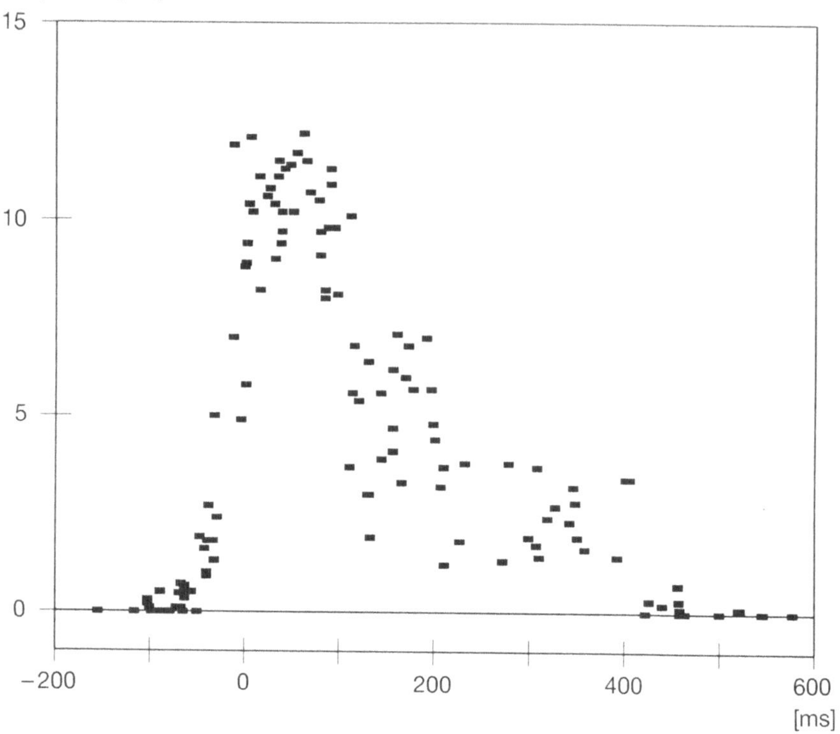
Amplitude [mV]
15
10
5
0
−200
0
200
400
600
[ms]

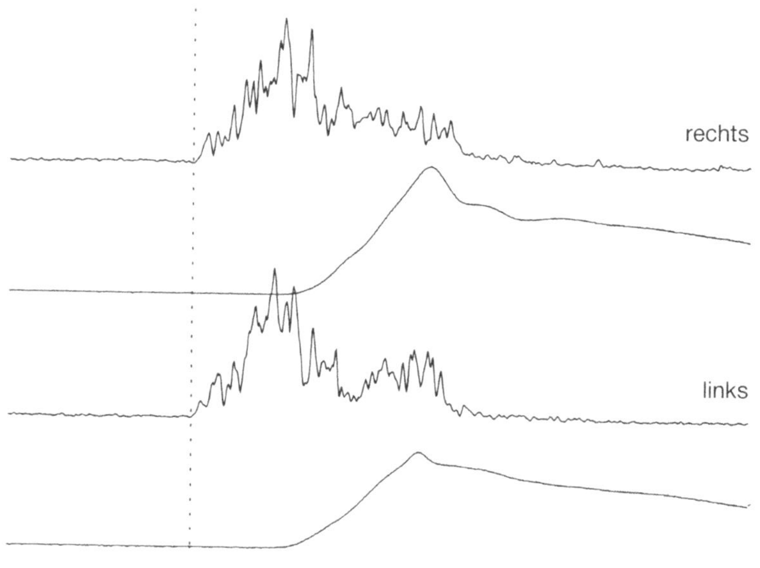
rechts
links

der Erregbarkeit des kortikospinalen Systems als Korrelat der neuronalen Vorgänge bei der Generierung der Bewegung, 50 ms lang nimmt die Erregbarkeit des kortikospinalen Systems vor dem Bewegungsstart zu, und 10 ms beträgt die Leitungszeit der Erregungssalve vom motorischen Kortex zum M. biceps brachii entlang der zentralen und peripheren Leitungsstrecke. Die mit der Magnetstimulation erfaßbare Fazilitierung vor der Bewegung spiegelt vermutlich vorwiegend die zunehmende neuronale Aktivität im Bereich des primär- und supplementärmotorischen Kortex mit konsekutiver Fazilitierung spinaler Motoneurone wider und entspricht einem über der Präzentralregion vor einer Bewegung elektroenzephalographisch ableitbaren kurzen negativen Potential (Barrett et al. 1985).

4.1.5.2 Transkallosale Einflüsse

Mit einer transkraniellen elektrischen oder magnetischen Reizung des motorischen Kortex einer Hemisphäre gelang es über der anderen Hemisphäre ableitbare evozierte Potentiale mit Amplituden von bis zu 20 μV und Latenzzeiten zwischen 8,8 und 12,2 ms auszulösen (Cracco et al. 1989). Diese Potentiale wurde einer transkallosalen Erregungstransmission mit einer Leitgeschwindigkeit von ca. 15 m/s vom sensomotorischen Kortex einer Hemisphäre zu homologen Arealen der anderen Hemisphäre zugeordnet (Amassian et al. 1990) und sind möglicherweise das Korrelat einer Inhibition des kontralateralen Motorkortex. Dieses ist aus anderen Untersuchungen (Ferbert et al. 1990) zu schließen, in denen gezeigt werden konnte, daß über einer Hemisphäre applizierte Magnetstimuli *(konditionierende Reize)* die Erregbarkeit des motorischen Kortex der anderen Hemisphäre beeinflußten. Der Erregungszustand des motorischen Kortex der anderen Hemisphäre wurde anhand der Größe der durch einen magnetischen *Testreiz* ausgelösten Muskelantwort gemessen. Als Haupteffekt wurde eine Hemmung des motorischen Kortex festgestellt, die bei Intervallen (konditionierender Reiz – Testreiz) von 6 ms begann, ihr Maximum nach 10–15 ms erreichte und sich über die folgenden 50 bis 100 ms langsam zurückbildete.

Abb. 4.10. Fazilitierung von transkraniell ausgelösten Antworten im rechten M. biceps brachii vor und während einer im Reaktionszeitexperiment bilateral durchgeführten Ellenbogenbeugung. Das experimentelle Vorgehen ist in Abb. 4.9 dargestellt. *Obere Hälfte:* Die Amplituden der transkraniell ausgelösten Muskelantworten sind für verschiedene Zeitpunkte des Magnetstimulus in Bezug auf den EMG-Beginn der kontralateralen Aktivierung des M. biceps brachii aufgetragen (Zeitpunkt 0 = Beginn der elektromyographischen Aktivität). *Untere Hälfte:* Gemittelte und rektifizierte EMG-Signale von 10 ohne Magnetstimulation simultan beidseitig durchgeführten Beugebewegungen und Positionssignal der Ellenbogenbeugung (maximales EMG-Signal 2 mV, maximaler Bewegungsumfang 40°). Die Fazilitierung beginnt für transkraniell ca. 60 ms vor dem elektromyographischen Bewegungsbeginn ausgelöste Muskelantworten

Je stärker der konditionierende Reiz war, desto ausgeprägter war die Hemmung, während umgekehrt die inhibierende Wirkung des konditionierenden Reizes mit zunehmender Intensität des Testreizes abnahm. Da die Inhibition für elektrische Testreize im Vergleich zu Magnetfeldpulsen als Testreizen geringer ausfiel, wurde bei Berücksichtigung der unterschiedlichen Reizorte der beiden Stimulationsverfahren (s. 4.1.3) auf einen Inhibitionsprozeß auf kortikaler Ebene geschlossen (Ferbert et al. 1990).

4.1.5.3 Einflüsse der Stimulation über dem Kleinhirn

Mit einer über einer Kleinhirnhemisphäre *(konditionierender Reiz)* durchgeführten anodischen elektrischen Stimulation konnten mittels transkranieller Stimulation über dem sensomotorischen Kortex der anderen Hemisphäre *(Testreiz)* ausgelöste Antworten zweiphasisch gehemmt werden (Britton et al. 1990; Ugawa et al. 1991). Eine stärker ausgeprägte Hemmung mit einer Dauer von 3–7 ms trat für 5–6 ms vor der Stimulation des sensomotorischen Kortex applizierte konditionierende Reize auf, eine geringere Hemmung wurde für Intervalle von 12–15 ms beobachtet. Bei Verwendung von Magnetreizen als konditionierende Stimuli trat eine Inhibition von transkraniell über dem Motorkortex ausgelösten Antworten mit einem ähnlichen Zeitgang auf, nur daß die Inhibition im Vergleich zur Elektrostimulation erst 2 ms später einsetzte, d. h. erst für 8 ms vor dem magnetischen Testreiz applizierte konditionierende Reize (Werhahn et al. 1992). Letzteres könnte auf eine – analog zu den Erregungsmechanismen im Bereich des primärmotorischen Kortex – indirekte Erregung von Kleinhirnzellen durch die Magnetstimulation hinweisen.

Die erste Hemmperiode wurde nur für transkraniell magnetisch, nicht jedoch für transkraniell elektrisch ausgelöste Muskelantworten beobachtet und war für tonisch angespannte Muskeln etwas stärker ausgeprägt als für entspannte Muskeln. Aus der Abhängigkeit der Hemmung von der Art des Testreizes (magnetisch oder elektrisch), dem Einfluß der Vorinnervation des abgeleiteten Muskels und aus Laufzeitberechnungen schließen die Autoren auf eine Disfazilitierung des kontralateralen motorischen Kortex durch Aktivierung von Kleinhirnstrukturen als Ursache der frühen Hemmperiode. Als morphologisches Korrelat wird eine Aktivierung von Purkinje Zellen und konsekutiv von zerebello-dentato-thalamo-kortikalen Bahnen diskutiert.

Die zweite Hemmperiode bei Intervallen von 12–15 ms zwischen konditionierendem Reiz und Testreiz trat nur unter willkürlicher Aktivierung der abgeleiteten Muskeln auf und war davon unabhängig, ob es sich bei dem Testreiz um einen transkraniell applizierten Elektro- oder Magnetstimulus handelte. Dieser unspezifische Hemmeffekt wird von den Autoren auf spinaler Ebene lokalisiert, eine präsynaptische Hemmung kortikospinaler Faserendigungen oder eine postsynaptische Inhibition von α-Motoneuronen werden als Ursachen diskutiert.

Als mögliches elektroenzephalographisches Korrelat der ersten Hemmperiode wurde eine positive Welle beschrieben, die 9–13 ms nach der Magnetstimulation einer Kleinhirnhemisphäre über kontralateralen frontalen Kortexabschnitten abgeleitet werden konnte (Amassian et al. 1991).

4.1.5.4 Schlaf

Mit der transkraniellen magnetischen Kortexstimulation konnten während des Schlafes Muskelzuckungen und elektromyographisch ableitbare Antworten in Handmuskeln hervorgerufen werden. Gleichzeitig führte die transkranielle Stimulation zu einem Erwachen der Probanden, so daß pro Versuchsperson nur eine geringe Zahl von kortikal ausgelösten Muskelantworten untersucht werden konnte. In einer kleinen Versuchsserie mit 3 Probanden waren im Vergleich zu den im Wachzustand und Muskelruhe ausgelösten Antworten die Potentialamplituden während der Schlafstadien mit ϑ- und δ-Wellen herabgesetzt, im REM-Schlaf jedoch gesteigert (Hess et al. 1987b, c). Da aus anderen Untersuchungen bekannt ist, daß während der verschiedenen Schlafstadien die Exzitabilität spinaler Motoneurone herabgesetzt ist (Übersicht bei Hess et al. 1988), wurde aus den mit der Magnetstimulation erhobenen Befunden auf eine gesteigerte Exzitabilität des motorischen Kortex während des REM-Schlafes geschlossen (Hess et al. 1987b). Unabhängig davon, daß in den geschilderten Experimenten aufgrund des Erwachens der Probanden die Amplituden der in den verschiedenen Schlafstadien ausgelösten Antworten nur eingeschränkt beurteilbar waren, ist als wichtigster Befund hervorzuheben, daß während des Schlafes mit reduzierter Spontanmotorik, herabgesetztem Muskeltonus und reduzierten Muskeleigenreflexen mit der transkraniellen Stimulation überhaupt Muskelantworten ausgelöst werden konnten. Dies zeigt, daß die transkranielle Kortexstimulation das kortikospinale System auch im Schlaf zu aktivieren und selbst hyperpolarisierte spinale Motoneurone überschwellig zu erregen vermag.

4.1.6 Inhibitorische Wirkungen der Kortexstimulation

Bislang sind für das motorische System mehrere mit der transkraniellen Magnetstimulation auslösbare inhibitorische Phänomene bekannt. Als erstes ist die *transkallosal vermittelte Inhibition* zu nennen, bei der ein über der Zentralregion einer Hemisphäre applizierter konditionierender Reiz die Erregbarkeit des kontralateralen motorischen Kortex herabsetzt (Ferbert et al. 1990) (s. 4.1.5.2); die *„Umgebungshemmung“* (auch kortikale Inhibition genannt), bei der z. B. ein über dem motorischen Beinareal einer Hemisphäre fokal applizierter Reiz die Exzitabilität des Handareals der gleichen Hemisphäre reduziert; die *postexzitatorische Innervationsstille* („silent period“), bei der ein transkranieller Kortexreiz zu einer Hemmung von tonischer Willkürinnervation in kontralateralen Muskeln führt; und die *ipsi-*

laterale „silent period", bei der ein Kortexreiz die tonische Muskelaktivität in ipsilateralen Muskeln hemmt. Da die ipsilaterale Inhibition etwa 8–10 ms später als die exzitatorische Antwort im entsprechenden Muskel der Gegenseite auftrat, was etwa der transkallosalen Leitungszeit entspricht, wird als Ursache der ipsilateralen Inhibition die oben erwähnte transkallosale Inhibition des Kortex angenommen (Wassermann et al. 1991). Die postexzitatorische „silent period" ist Hauptgegenstand dieses Abschnittes. Schließlich wurden noch Einflüsse transkranieller Stimuli auf die Durchführung von Bewegungen untersucht *(Beeinflussung der Durchführung von Bewegungen)*, die in 4.1.7 besprochen werden.

Ein inhibitorischer Effekt der transkraniellen magnetischen Stimulation des motorischen Kortex ist die „silent period", die unter tonischer Anspannung des abgeleiteten Muskels dem Aktionspotential der in kontralateralen Muskeln kortikal ausgelösten Antwort folgt. In dieser Phase ist anfänglich die Erregbarkeit der spinalen Motoneurone deutlich herabgesetzt, wie anhand von Untersuchungen der Amplituden von H-Reflexen gezeigt wurde. Die spinale Erregbarkeit normalisierte sich jedoch schon, bevor die „silent period" nach Kortexstimulation zu Ende war (Fuhr et al. 1991), so daß der inhibitorische Mechanismus zumindest teilweise auf kortikalem Niveau lokalisiert ist.

Die Dauer der Innervationsstille nimmt mit steigender Intensität des Kortexreizes und somit steigender Amplitude und Zuckungskraft der kortikal ausgelösten Antwort zu. Hierbei nimmt die Dauer der „silent period" jedoch auch dann noch mit steigenden Reizstärken zu, wenn bereits eine Sättigung der Amplitude der Muskelantworten erreicht ist. Hingegen ist die Dauer der postexzitatorischen Innervationsstille unabhängig vom Grad der Vorinnervation des abgeleiteten Muskels (s. Abb. 4.11). Bei Verwendung von Kortexreizen im Bereich der Reizschwelle für exzitatorische Antworten kann manchmal eine Inhibition tonischer Muskelaktivität von 10–30 ms Dauer ohne ein vorangehendes Muskelantwortpotential auftreten. Die „silent period" setzte im Mittel 4,2 ms später als das bei höheren Reizstärken auftretende Muskelaktionspotential ein (Davey et al. 1992). Das Auftreten der „silent period" ohne vorangehendes Muskelaktionspotential ist als Hinweis auf eine Hemmung tonischer Willküraktivität auf kortikaler Ebene zu werten. Ebenfalls auf eine kortikale Lokalisation der Hemmungsvorgänge weist hin, daß die „silent period" nach transkranieller magnetischer Kortexstimulation deutlich länger als nach transkranieller elektrischer Stimulation oder nach Reizung der absteigenden motorischen Bahnen auf Höhe des zervikomedullären Überganges war (Berardelli u. Inghilleri 1991). Auch mit der magnetischen Reizung absteigender Bahnen auf Höhe des Zervikalmarkes kann eine „silent period" in Beinmuskeln (M. tibialis anterior) ausgelöst werden, deren Auftreten mit 50 ms jedoch eine deutlich längere Latenzzeit als an gleicher Stelle ausgelöste Muskelantworten hat (Rushton u. Ridding 1992).

Bei Verwendung starker Kortexreize kann die Dauer der Hemmung 200–300 ms betragen und damit die Dauer der postexzitatorischen „silent

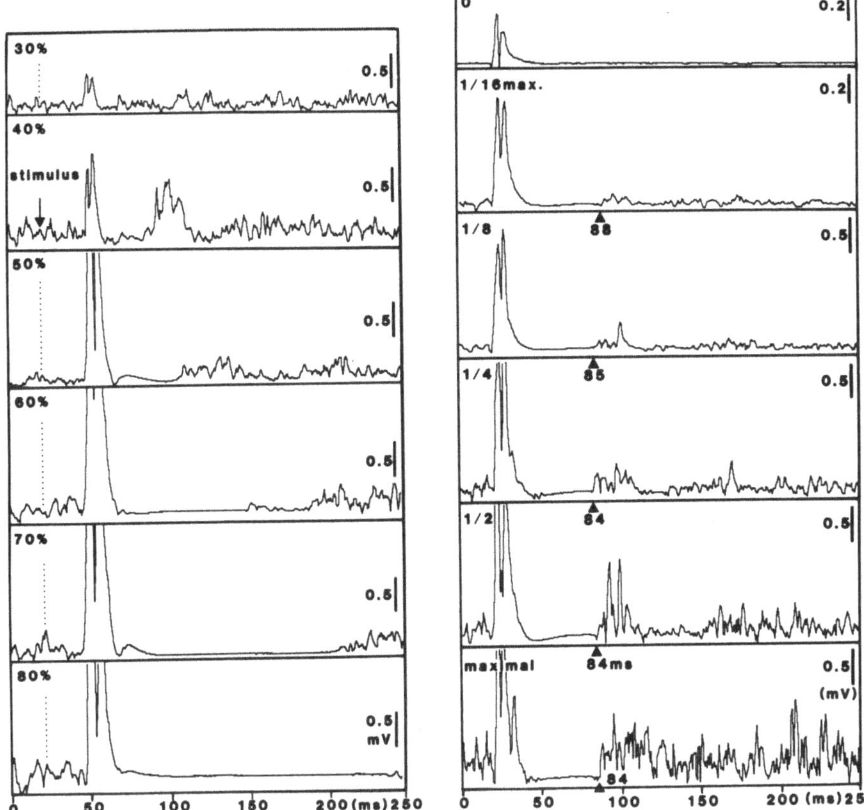

Abb. 4.11. Inhibitorische Wirkungen der über der kontralateralen Hemisphäre durchgeführten transkraniellen magnetischen Kortexstimulation auf tonische Willküraktivität im M. interosseus dorsalis I. *Links* Dauer der postexzitatorischen Innervationsstille in Abhängigkeit von der Intensität des Kortexreizes bei konstanter tonischer Muskelanspannung von 1/4 der Maximalstärke. *Rechts* Dauer der postexzitatorischen Innervationsstille in Abhängigkeit vom Vorinnervationsgrad (angegeben in Relation zur maximalen tonischen Kraft des Muskels) bei konstanter kortikaler Reizstärke von 65% der Maximalstärke. Pro Bedingung jeweils Mitteilung von 5 rektifizierten Antworten. (Ableitung mit Oberflächenelektroden, große zirkuläre Reizspule, Novametrix Reizgerät)

period" nach einer supramaximalen Stimulation peripherer Nerven deutlich überschreiten (Abb. 4.12). Hierbei muß jedoch berücksichtigt werden, daß die kortikal ausgelöste Antwort aufgrund der multiplen deszendierenden Erregungen (s. 4.1.2) eine größere Zuckungskraft als die der Antwort nach elektrischer Nervenstimulation aufweist. Demzufolge könnte die kortikal ausgelöste Antwort eine stärkere und längere Muskelspindelentladung bewirken und so zu einer längeren „silent period" führen. Gegen eine Bedeutung propriozeptiver Afferenzen bei der Genese der „silent period"

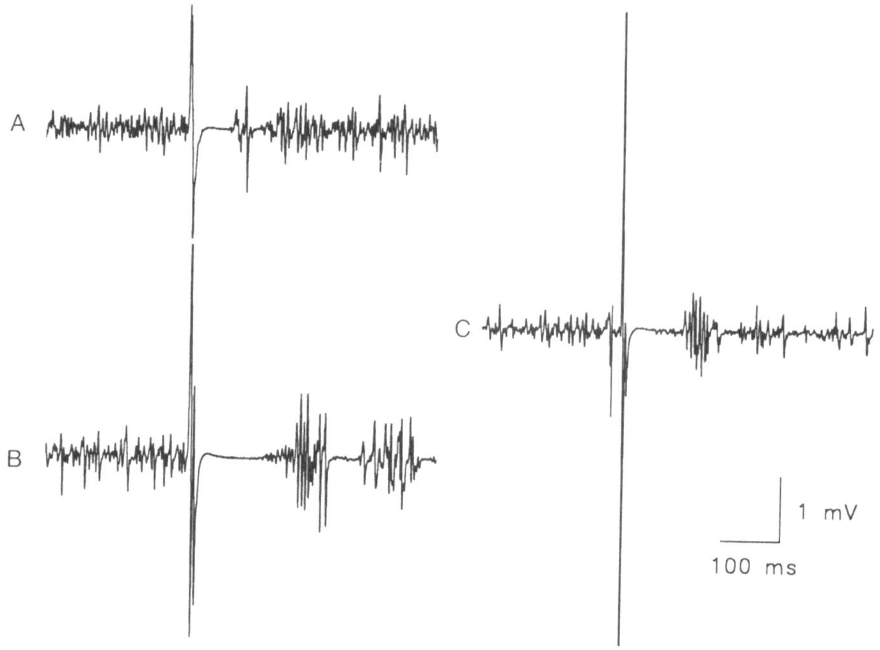

Abb. 4.12. Inhibition von tonischer Muskelaktivität im M. interosseus dorsalis I durch eine transkranielle Reizung des kontralateralen Motorkortex mit verschiedenen Reizstärken (*A* = 55%, *B* = 65% der Maximalstärke) im Vergleich zu den Wirkungen einer Stimulation des gleichseitigen Plexus cervicobrachialis *(C)* mit maximaler Reizstärke. Ableitung mit Oberflächenelektroden unter maximaler tonischer Muskelanspannung. Mit steigender kortikaler Reizstärke nimmt die Dauer der „postexzitatorischen Innervationsstille" zu. Diese ist trotz kleinerer Antwortamplitude nach Kortexstimulation deutlich länger als nach maximaler Reizung des peripheren Nerven. (Ableitung mit Oberflächenelektroden, große zirkuläre Reizspule, Novametrix Magnetstimulator)

spricht jedoch, daß deren Dauer bei Patienten mit Neuropathien und ausgeprägter Deafferenzierung unverändert war (Cole et al. 1991).

Andere Untersuchungen beschäftigten sich mit dem Zeitgang der kortikalen Erregbarkeit nach einem Kortexreiz. Wurden in Muskelruhe zwei Magnetfeldpulse in einem Abstand von 75 ms und 100 ms gegeben, so daß der zweite Reiz in die postexzitatorische Inhibition der ersten Antwort fiel, so hatten die durch den zweiten Reiz ausgelösten Antworten eine kleinere Amplitude. Die H-Reflexe wurden unter diesen Bedingungen durch den konditionierenden ersten Reiz kaum beeinflußt. Diese Befunde könnten mit einer durch den ersten Kortexreiz ausgelösten Hemmung auf kortikalem Niveau erklärt werden. Keine Erklärung findet sich jedoch für den Befund, daß unter tonischer Anspannung der abgeleiteten Muskeln bei sonst gleichen Reizbedingungen wie oben der zweite Reiz deutlich größere Antworten auslöste als der erste und somit auf eine Erregbarkeitszunahme im kortikospinalen System hinwies (Kurjirai et al. 1992). Da die postexzitatorische „silent period" einer Hemmung tonischer Willküraktivität entspricht, erinnert dieses Paradoxon an die oben besprochenen Befunde der transkraniellen Kortexstimulation im Schlaf, bei der die ausgelösten Muskelantworten trotz eingeschränkter Willkürmotorik ebenfalls große Amplituden aufwiesen (s. 4.1.5.4).

Neben der Exzitation spinaler α-Motoneurone über monosynaptische kortikospinale Fasern finden sich auch Hinweise für eine disynaptische Hemmung spinaler Motoneurone durch die transkranielle Kortexstimulation (Cowan et al. 1986; Rothwell et al. 1984). Die bisherigen Untersuchungen bedienten sich der unterschwelligen transkraniellen elektrischen Kortexstimulation und betrachteten den Effekt einer solchen Reizung auf die Amplitude von H-Reflexen. Die Effekte der Kortexstimulation zeigten im allgemeinen einen Zeitverlauf mit einer anfänglichen 1–2 ms dauernden Fazilitierung von H-Reflexen, gefolgt von einer 1–2 ms langen Inhibition und einer anschließenden bis zu 20 ms dauernden geringen Fazilitierung. Die Hemmung wurde auf eine Aktivierung von inhibitorischen spinalen Ia-Interneuronen durch kortikospinal geleitete transkraniell ausgelöste Erregungen zurückgeführt (Cowan et al. 1986).

4.1.7 Beeinflussung der Planung und Ausführung von Bewegungen

Mit transkraniell applizierten Magnetfeldpulsen kann sowohl die Auswahl (Ammon u. Gandevia 1990) als auch die Ausführung (Day et al. 1989b; Rothwell et al. 1989) motorischer Programme beeinflußt werden.

Daß die *Auswahl motorischer Programme* beeinflußt werden kann, wurde für unterschwellige, d.h. in Muskelruhe oder unter leichter tonischer Anspannung des Muskels keine Antworten auslösende Einzelreize festgestellt. Über frontalen, nicht jedoch über okzipitalen Hirnabschnitten applizierte Reize beeinflußten in Abhängigkeit von der Richtung des Spulenstromes (d.h. von der präferentiell aktivierten Hemisphäre) die freie Entscheidung ob eine Streckbewegung des rechten oder des linken Zeigefingers durchgeführt wurde. Mit einer in der Mittellinie zentrierten Spule und im Uhrzeigersinn fließenden Spulenströmen (Spule hierbei von oben betrachtet) zur präferentiellen Erregung der rechten Hemisphäre führten die Probanden 2–5 s nach dem Reiz häufiger eine Bewegung der linken Hand, bei entgegengesetzt ausgerichteten Spulenströmen häufiger der rechten Hand durch. Es wurde angenommen, daß die Magnetstimulation die Funktion von frontal des motorischen Kortex gelegenen neuralen Elementen beeinflußt, die bei der Planung („motor planning") von Willkürbewegungen funktionell dem primären motorischen Kortex vorgeschaltet sind (Ammon u. Gandevia 1990).

Die *Ausführung* einer in einem Reaktionszeitexperiment durchgeführten ballistischen Handgelenksbeugung wurde durch transkraniell über der Zentralregion applizierte Magnetreize um bis zu 150 ms verzögert, wenn der Magnetstimulus zwischen dem Ton (Startsignal) und dem Bewegungsbeginn gegeben wurde (Day et al. 1989b). Auffälligerweise wurde jedoch nur die Reaktionszeit verzögert, nicht jedoch das Aktivierungsmuster der Agonisten und Antagonisten („triphasic emg pattern") innerhalb der Reaktion beeinflußt. Da die Information für die Bewegungsausführung erhalten blieb, verglichen die Autoren die obige Beobachtung auch mit einem kurzfristigen „Einfrieren" des Gehirns. Hierbei muß das Gehirn in der Lage sein, das „motorische Programm" für die Bewegungsdurchführung während der Reaktionszeitverzögerung zu speichern, was wiederum voraussetzt, daß das Gehirn die beeinträchtigte Initiierung der geplanten Bewegung erfaßt. Letzteres könnte möglicherweise anhand des Fehlens der Efferenzkopie des motorischen Kommandos geschehen. Daß der Magnetreiz nicht die Wahrnehmung des Startsignals beeinträchtigt, sondern mit der Ausführung der motorischen Programme („motor processing") interferiert, wurde daraus geschlossen, daß bei bilateral durchgeführten Bewegungen der beschriebene Effekt nur in der kontralateral zur gereizten Hemisphäre liegende Extremität zu beobachten war (Day et al. 1989b, Rothwell et al. 1989).

Literatur

Ammon K, Gandevia SC (1990) Transcranial magnetic stimulation can influence the selection of motor programmes. J Neurol Neurosurg Psychiat 53:705–707

Amassian VE, Cracco RQ, Maccabee PJ (1988) Focal magnetic coil activation of human motor cortex elicits a sense of movement in ischemically paralyzed, distal arm. J Physiol 403:75P

Amassian VE, Maccabee PJ, Cracco RQ, Cracco JB (1990) Basic mechanisms of magnetic coil excitation of nervous system in humans and monkeys: application in focal stimulation of different cortical areas in humans. In: Chokroverty S (ed) Magnetic stimulation in clinical neurophysiology. Butterworth, Boston, pp 73–111

Amassian VE, Cracco RQ, Maccabee PJ (1991) Does magnetic stimulation of human cerebellum elicit cerebral cortical responses? J Physiol 435:54P

Amassian VE, Eberle L, Maccabee PJ, Cracco RQ (1992) Factors influencing magnetic coil excitation of isolated amphibian, cat, and primate nerves immersed in a human brain-shaped volume conductor. J Physiol 446:23P

Barrett G, Shibasaki H, Neshige R (1985) A computer-assisted method for averaging movement related cortical potentials with respect to EMG-onset. Electroencephalogr Clin Neurophysiol 60:276–281

Berardelli A, Inghilleri M (1991) Inhibitory effects produced by transcranial stimulation in man. International symposium on magnetic brain stimulation, Aachen Dezember 1991, Abstract

Berardelli A, Inghilleri M, Cruccu G, Manfredi M (1990) Descending volley after electrical and magnetic transcranial stimulation in man. Neurosc Lett 112:54–58

Berardelli A, Inghilleri M, Rothwell JC, Cruccu G, Manfredi M (1991) Multiple firing of motoneurones is produced by cortical stimulation but not by direct activation of descending motor tracts. Electroencephalogr Clin Neurophysiol 81:240–242

Benecke R, Meyer B-U, Schönle P, Conrad B (1988) Transcranial magnetic stimulation of the human brain: responses in muscles supplied by cranial nerves. Exp Brain Res 71:623–632

Benecke R, Meyer B-U, Freund H-J (1991) Reorganisation of descending motor pathways in patients after hemispherectomy and severe hemispheric lesions demonstrated by magnetic brain stimulation. Exp Brain Res 83:419–426

Bernard CG, Bohm E (1954) Cortical representation and functional significance of the cortico-motoneuronal system. Arch Neurol Psychiat 72:473–502

Boyd SG, Rothwell JC, Cowan JMA, Webb TJ, Morley T, Asselman P, Marsden CD (1986) A method of monitoring function in cortical pathways during scoliosis surgery with a note on motor conduction velocities. J Neurol Neurosurg Psychiat 49:251–257

Britton TC, Brown P, Day BL et al (1990) Can the cerebellum be stimulated through the intact scalp in man? J Physiol 420:19P

Brower B, Asby P, Midroni G (1989) Excitability of corticospinal neurons during tonic muscle contraction in man. Exp Brain Res 74:649–652

Burke D, Adams RW, Skuse N (1989) The effects of voluntary contraction on the H-reflex of human limb muscles. Brain 112:417–433

Burke D, Hicks RG, Stephen PH (1990) Corticospinal volleys evoked by anodal and cathodal stimulation to the human motor cortex. J Physiol 425:283–299

Chiappa KH, Cros D, Day B, Fang J, Macdonell R, Mavroudakis N (1991) Magnetic stimulation of the human motor cortex: ipsilateral and contralateral facilitation effects. In: Levy WJ, Cracco RQ, Barker AT, Rothwell JC (eds) Magnetic motor stimulation: basic principles and clinical experience. Electroencephalogr Clin Neurophysiol [Suppl 43]: 186–201

Claus D, Mills KR, Murray NMF (1988) The influence of vibration on the excitability of alpha motoneurons. Electroencephalogr Clin Neurophysiol 69:431–436

Clough JFM, Kernell D, Phillips CG (1968) The distribution of monosynaptic excitation from the pyramidal tract and from primary spindle afferents to motoneurones of the baboon's hand and forearm. J Physiol 198:145–166

Cohen LG, Hallett M (1988) Non-invasive mapping of human motor cortex. In: Rossini PM, Marsden CD (eds) Non-invasive stimulation of brain and spinal cord: fundamentals and clinical applications. Liss, New York, pp 67–71

Cohen LG, Bandinelli S, Topka H, Fuhr P, Roth BJ, Hallett M (1991) Topographic maps of human motor cortex in normal and pathological conditions: mirror movements, amputations and spinal cord injuries. In: Levy WJ, Cracco RQ, Barker AT, Rothwell JC (eds) Magnetic motor stimulation: basic principles and clinical experience. Electroencephalogr Clin Neurophysiol [Suppl 43]: 36–50

Cole JD, Philip HI, Sedgwick EM (1991) Magnetic brain stimulation produces a normal silent period in the EMG but does not lead to perception of an induced finger movement in a chronically deafferented man. J Physiol 435:114P

Cowan JMA, Day BL, Marsden CD, Rothwell JC (1986) The effect of percutaneous motor stimulation on H-reflexes in the muscles of the arm and leg in man. J Physiol 377:333–347

Cracco RQ, Amassian VE, Maccabee PJ, Cracco JB (1989) Comparison of human transcallosal responses evoked by magnetic coil and electrical stimulation. Electroencephalogr Clin Neurophysiol 74:417–427

Datta AK, Harrison LM, Stephens JA (1989) Task-dependent changes in the size of response to magnetic brain stimulation in human first dorsal interosseus muscle. J Physiol 418:13–23

Davey NJ, Ellaway PH, Maskill DW (1991) Facilitation by mechanical cutaneous stimulation of muscle responses to transcranial magnetic stimulation in man. J Physiol 438:7P

Davey NJ, Romaignere P, Maskill DW, Ellaway PH (1992) Inhibition of voluntary contraction by transcranial magnetic stimulation of the brain subthreshold for excitation in man. J Physiol 446:447P

Day BL, Rothwell JC, Thompson PD, Dick JPR, Cowan JMA, Berardelli A, Marsden CD (1987) Motor cortex stimulation in intact man: 2. Multiple descending volleys. Brain 110:1191–1209

Day BL, Dressler D, Maertens de Noordhout A, Marsden CD, Nakashima K, Rothwell JC, Thompson PD (1989a) Electric and magnetic stimulation of the human motor cortex: surface EMG and single motor unit responses. J Physiol 412:449–473

Day BL, Rothwell JC, Thompson PD, Maertens de Noordhout A, Nakashima K, Shannon K, Marsden CD (1989b) Delay in the execution of voluntary movement by electrical or magnetic brain stimulation in intact man. Evidence for the storage of motor programs in the brain. Brain 112:649–663

Day BL, Riescher H, Struppler A, Rothwell JC, Marsden CD (1991) Changes in the response to magnetic and electrical stimulation of the motor cortex following muscle stretch in man. J Physiol 433:41–57

Deuschl G, Michels R, Berardelli A, Schenk E, Inghilleri M, Lücking CH (1991) Effects of electric and magnetic transcranial stimulation on long latency reflexes. Exp Brain Res 83:403–410

Edgley SA, Eyre JA, Lemon RN, Miller S (1992) Direct and indirect activation of corticospinal neurones by electrical and magnetic stimulation in the anaesthetized macaque monkey. J Physiol 446:224P

Ferbert A, Priori A, Rothwell JC, Colebatch J, Day BL, Marsden CD (1990) Transcallosal effects on motor cortical excitability in man. J Physiol 429:38P

Fuhr P, Agostino R, Hallett M (1991) Spinal motor neuron excitability during the silent period after cortical stimulation. Electroencephalogr Clin Neurophysiol 81:257–262

Lassek AM (1942) The human pyramidal tract. IV. A study of the mature, myelinated fibres of the pyramid. J Comp Neurol 76:217–225

Hennemann (1957) Relation between size of neurons and their susceptibility to discharge. Science 126:1345–1347

Hess CW, Mills KR (1986) Low-threshold motor units in human hand muscles can be selectively activated by magnetic brain stimulation. J Physiol 380:62P

Hess CW, Mills KR, Murray NMF (1986) Magnetic stimulation of the human brain: facilitation of motor responses by voluntary contraction of ipsilateral and contralateral muscles with additional observations on an amputee. Neurosci Lett 71:235–240

Hess CW, Ludin HP (1988) Die transkranielle Kortexstimulation mit Magnetfeldpulsen: Methodische und physiologische Grundlagen. Z EEG EMG 19:209–215

Hess CW, Mills KR, Murray NMF (1987a) Responses in small hand muscles from magnetic stimulation of the human brain. J Physiol 388:397–419

Hess CW, Mills KR, Murray NMF, Schriefer TN (1987b) Excitability of the human motor cortex is enhanced during REM sleep. Neurosci Lett 82:47–52

Hess CW, Mills KR, Murray NMF, Schriefer TN (1987c) Magnetic stimulation of the human brain during natural sleep. J Physiol 388:48P

Hess CW, Mills KR, Murray NMF, Schriefer TN (1988) Motor evoked potentials during slow wave sleep and REM sleep. In: Rossini PM, Marsden CD (eds) Non-invasive stimulation of brain and spinal cord: fundamentals and clinical applications. Liss, New York, pp 85–92

Iles JF, Cummings R (1992) Electrical and magnetic stimulation of motor cortex in man. J Physiol 446:223P

Inghilleri M, Berardelli A, Cruccu G, Priori A, Manfredi M (1989) Corticospinal potentials after transcranial stimulation in humans. J Neurol Neurosurg Psychiat 52:970–974

Inghilleri M, Cruccu G, Berardelli A, Innocenti M, Manfredi M, Rothwell JC (1990) Inhibition of motor responses evoked by transcranial magnetic stimulation by peripheral nerve stimulation in man. J Physiol 426:102P

Katayama Y, Tsubokawa T, Maejina S, Mirayama T, Yamamoto T (1988a) Corticospinal direct response in humans: identification of the motor cortex during intracranial surgery under general anaesthesia. J Neurol Neurosurg Psychiat 51:50–59

Katayama Y, Tsubokawa T, Yamamoto T, Maejina S (1988b) Spinal cord potentials to direct stimulation of the exposed motor cortex in humans: comparison with data from transcranial motor cortex stimulation. In: Rossini PM, Marsden CD (eds) Non-invasive stimulation of brain and spinal cord: fundamentals and clinical applications. Liss, New York, pp 305–311

Kurjirai T, Rothwell JC, Day BL, Thompson PD, Marsden CD (1992) An investigation of cortical excitability during silent period induced by magnetic brain stimulation in man. Mov Dis 7 (Suppl 1): 153

Maccabee PJ, Amassion VE, Eberle LP, Cracco RQ, Rudell AP (1992) The magnetic coil activates amphibian and primate nerve in vitro at two sites and selectively at a bend. J Physiol 446:228P

Maertens de Noordhout A, Rothwell JC, Day BL, Dressler D, Nakashima K, Thompson PD, Marsden CD (1992) Effect of digital nerve stimuli on responses to electrical or magnetic stimulation of the human brain. J Physiol 447:535–548

Marsden CD, Merton PA, Morton HB (1981) Maximal twitches from stimulation of the motor cortex in man. J Physiol 312:5P

Meyer B-U, Britton TC, Kloten H, Steinmetz H, Benecke R (1991) Coil placement in magnetic brain stimulation related to skull and brain anatomy. Electroencephalogr Clin Neurophysiol 81:38–46

Meyer B-U, Röricht S, Benecke R (1992a) Differences of single motor unit (SMU) responses in hand and leg muscles following transcranial magnetic brain stimulation (TMS). IX International congress of electromyography and clinical neurophysiology, Jerusalem, Israel, Juni 1992

Meyer B-U, Bischoff C, Meister H, Conrad B (1992b) Towards a standardized use of transcranial magnetic brain stimulation: effects of tonic muscle contraction and stimulation strength. IX International congress of electromyography and clinical neurophysiology, Jerusalem, Israel, Juni 1992

Patton HD, Amassian VE (1954) Single- and multiple-unit analysis of cortical stage of pyramidal tract activation. J Neurophysiol 17:345–363

Penfield W (1967) The excitable cortex in conscious man. Liverpool University Press, Liverpool

Peterson BW, Pitts NG, Fukushima K (1979) Reticulospinal connexions with limb and axial motoneurones. Exp Brain Res 36:1–20

Phillips CG, Porter RR (1977) Corticospinal neurones. Academic Press, London

Rossini PM, Stalberg E, Winkler T, Zarola F (1988) Motor responses to transcranial brain stimulation: evaluation of premovement facilitation by surface, coaxial needle, and single fibre recordings. In: Rossini PM, Marsden CD (eds) Non-invasive stimulation of brain and spinal cord: fundamentals and clinical applications. Liss, New York, pp 105–122

Rothwell JC, Day BL, Berardelli A, Marsden CD (1984) Effects of motor cortex stimulation on spinal interneurones in intact man. Exp Brain Res 54:382–384

Rothwell JC, Thompson PD, Day BL, Dick JPR, Kachi T, Cowan JMA, Marsden CD (1987) Motor cortex stimulation in intact man: 1. general characteristics of EMG responses in different muscles. Brain 110:1173–1190

Rothwell JC, Day BL, Thompson PD, Marsden CD (1989) Interruption of motor programmes by electrical or magnetic brain stimulation in man. In: Allum JHJ, Hulliger M (eds) Progress in brain research, vol 80. Elsevier, Amsterdam, pp 467–472

Rothwell JC, Day BL, Amassian VE (1992) Near threshold electrical and magnetic transcranial stimuli activate overlapping sets of cortical neurones in humans. J Physiol 446:61P

Rushton DN, Ridding MC (1992) Lower limb responses to magnetic stimulation over the cervical cord. J Physiol 446:227P

Starr A, Caramia M, Zarola F, Rossini PM (1988) Enhancement of motor cortical excitability in humans by non-invasive electrical stimulation appears prior to voluntary movement. Electroencephalogr Clin Neurophysiol 70:26–32

Thompson PD, Day BL, Rothwell JC, Dressler D, Maertens de Noordhout A, Marsden CD (1991) Further observations on the facilitation of muscle responses to cortical stimulation by voluntary contraction. Electroencephalogr Clin Neurophysiol 81:397–402

Tomberg C, Caramia MD (1991) Prime mover muscle in finger lift or finger flexion reaction times: identification with transcranial magnetic stimulation. Electroencephalogr Clin Neurophysiol 81:319–322

Ugawa Y, Day BL, Rothwell JC, Thompson PD, Merton PA, Marsden CD (1991) Modulation of motor cortical excitability by electrical stimulation over the cerebellum in man. J Physiol 441:57–72

Wassermann EM, Fuhr P, Cohen LG, Hallett M (1991) Effects of transcranial magnetic stimulation on ipsilateral muscles. Neurology 41:1795–1799

Werhahn KJ, Meyer B-U, Rothwell JC, Thompson PD, Day BL, Marsden CD (1992) Reduction of motor cortex excitability by transcranial magnetic stimulation over the human cerebellum. J Physiol (in press)

4.2 *Reifung von Pyramidenbahn und peripherem Nervensystem und Beziehungen zur Willkür- und Reflexmotorik*

K. Müller und V. Hömberg

Nach der Einführung der transkraniellen magnetoelektrischen Stimulation als nichtinvasivem Instrument zur Messung der schnellsten kortikospinalen Efferenzen durch Barker et al. im Jahre 1985 und dem zunehmenden Einsatz dieser Methode in der klinischen Routinediagnostik stellte sich aufgrund der relativen Schmerzfreiheit der Methode die Frage der Anwendung auch bei Kindern. Zahlreiche theoretische Berechnungen und Versuchsreihen an Tieren lassen eine Unbedenklichkeit der Methode annehmen (z. B. Agnew et al. 1987; Eyre et al. 1990a; s. auch Kap. 3). Als erstes wollten wir mit der transkraniellen Magnetstimulation die Reifung der schnellstleitenden Fasern des Tractus corticospinalis untersuchen. Erste Ergebnisse hierzu wurden von Koh u. Eyre (1988) publiziert. Diese Autoren beschrieben eine Abnahme der Reizschwelle und eine Abnahme der auf die Körpergröße normierten Latenzzeiten mit zunehmendem Lebensalter bis zum etwa 11. Lebensjahr. Zentrale Latenzzeiten wurden nicht bestimmt. In einer später veröffentlichten Studie derselben Arbeitsgruppe gaben die Autoren (Eyre et al. 1990b, 1991) an, daß die zentralen Latenzzeiten schon um das 2. Lebensjahr Erwachsenenwerte erreichen.

Genauere Kenntnisse über die Reifung der Pyramidenbahn sind von besonderem Interesse in Beziehung zur Entwicklung der Willkürmotorik im Kindesalter. Weiter sind solche Daten wichtig als Normwerte für die klinische Anwendung dieser Reiztechnik bei bewegungsgestörten Kindern (s. auch 6.4).

Um reproduzierbare Meßwerte im Kindesalter zu erheben, wurde folgender *methodischer Ansatz* (Müller et al. 1990a) gewählt:

Zur Registrierung der evozierten Muskelpotentiale wurden Oberflächenelektroden für die obere Extremität über dem M. abductor pollicis brevis, d. h. über dem Daumenballen (Thenar), und für die unteren Extremitäten über dem M. abductor hallucis jeweils beidseits angebracht. Die Kinder lagen bei der Untersuchung so entspannt wie möglich auf dem Rücken. Von Untersuchungen an Erwachsenen ist bekannt, daß sich bei geringer willkürlicher Vorinnervation die Latenzzeiten nach Stimulation der motorischen Hirnrinde um bis zu 3 ms verkürzen können (Hess et al. 1986; Day et al. 1986; Rothwell et al. 1987; Netz et al. 1990). Zur Kontrolle der Muskelvorinnervation wurde während der Ableitung die EMG-Aktivität in den entsprechenden Muskeln kontinuierlich auf dem Bildschirm bzw. über den

B.-U. Meyer (Hrsg.)
Magnetstimulation des Nervensystems

Lautsprecher kontrolliert, um die Stimulation möglichst bei fehlender Muskelaktivität durchzuführen.

Zur Stimulation wurde der magnetoelektrische Stimulator Cadwell MES 10 benutzt. Dieser erzeugt ein maximales Magnetfeld von 2 Tesla mit einer Dauer des Stromflusses von 100 μs und einer bipolaren Pulsform des induzierten elektrischen Feldes. Die Stimulatorspule mit einem Durchmesser von 9,5 cm wurde über der Vertexregion, entsprechend der Position Cz nach dem internationalen 10/20-EEG-System zentriert. Ausgehend von einer Stimulationsintensität von 40% der maximalen Stimulatorleistung wurde die Stärke der applizierten Reize in 10%-Schritten erhöht. Als Stimulationsschwelle wurde die Reizstärke (in Prozent der Maximalleistung) definiert mit der eine reproduzierbare Muskelantwort hervorgerufen werden konnte. Die Messungen von Latenzzeit und Amplitude wurden immer mit der maximalen Reizstärke durchgeführt. Für die spinale Wurzelstimulation wurde die Magnetspule in der Mittellinie über C7 (Zervikalwurzeln) und über L4/L5 (Lumbalwurzeln) plaziert. Die Stimulation der peripheren Nerven wurde mit 80–100% der maximalen Reizstärke durchgeführt. Als zentrale motorische Leitungszeit (ZML) wurde die Latenzzeitdifferenz zwischen kortikaler und zervikaler bzw. lumbaler Wurzelstimulation definiert. Als periphere Leitungszeit wurde die Latenzzeit nach zervikaler bzw. lumbaler Reizung bis zur Antwort im Zielmuskel bestimmt und auf die Arm- bzw. Beinlänge normiert.

Reproduzierbare Muskelantworten konnten in der oberen Extremität auch ohne Bahnung durch willkürliche Muskelanspannung ab dem 13. Lebensmonat evoziert werden. Die Muskelantworten im M. abductor hallucis des Fußes waren hingegen erst ab dem 4.–5. Lebensjahr sicher reproduzierbar auslösbar. Abbildung 4.13 (links) zeigt die altersabhängige Entwicklung der Stimulationsschwellen. Diese sind für die obere Extremität deutlich niedriger als für die untere und nehmen mit zunehmendem Alter ab.

Die Amplitudenentwicklung zeigt unter den oben beschriebenen Ableitebedingungen einen umgekehrten Verlauf: Mit zunehmendem Lebensalter steigen die Amplituden an (Abb. 4.13 Mitte).

Die ZML wird mit zunehmendem Alter kürzer. Erwachsenenwerte werden erst um das 10. Lebensjahr erreicht. Wegen der relativ großen Streubreite kann aber in Einzelfällen der Bereich der Erwachsenenwerte schon wesentlich früher erreicht werden (Abb. 4.13 rechts). Die große Varia-

Abb. 4.13 *Links:* Altersabhängige Entwicklung der Stimulationsschwellen bei transkranieller Magnetstimulation ohne willkürliche Vorinnervation: Die Schwellen für die obere Extremität sind niedriger als für die untere, mit zunehmendem Lebensalter nehmen die Stimulationsschwellen ab.
Mitte: Die Amplituden für die Antworten der oberen und unteren Extremität werden mit zunehmendem Lebensalter größer.
Rechts: Zentrale motorische Latenzzeiten zur oberen (Thenar) und unteren (M. abductor hallucis) Extremität. Trotz der großen Streuung ist eine klare Verkürzung der ZML bis um das 10. Lebensjahr zu erkennen

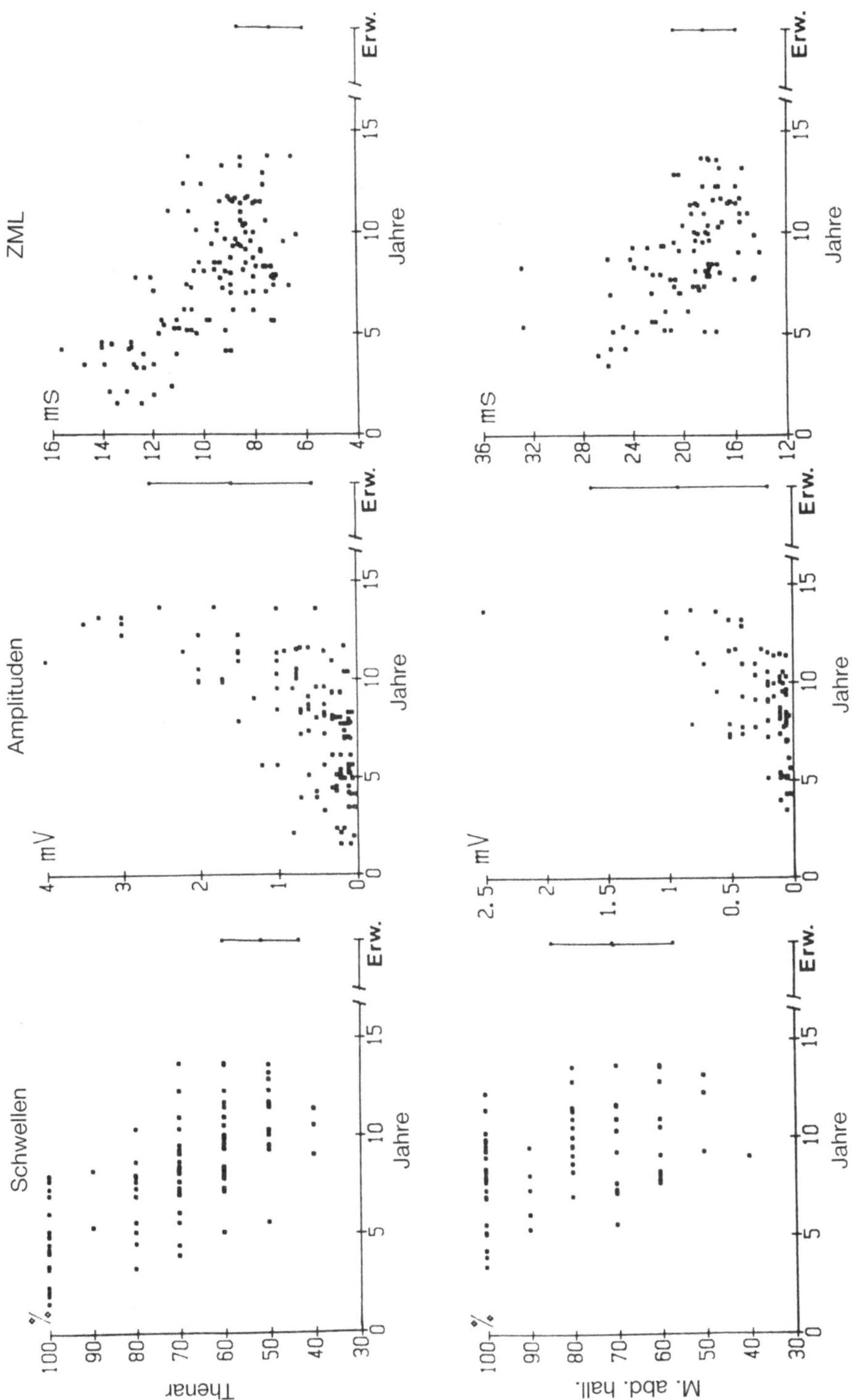
Schwellen
Amplituden
ZML
Thenar
M. abd. hall.
%
mV
ms
Jahre
Erw.

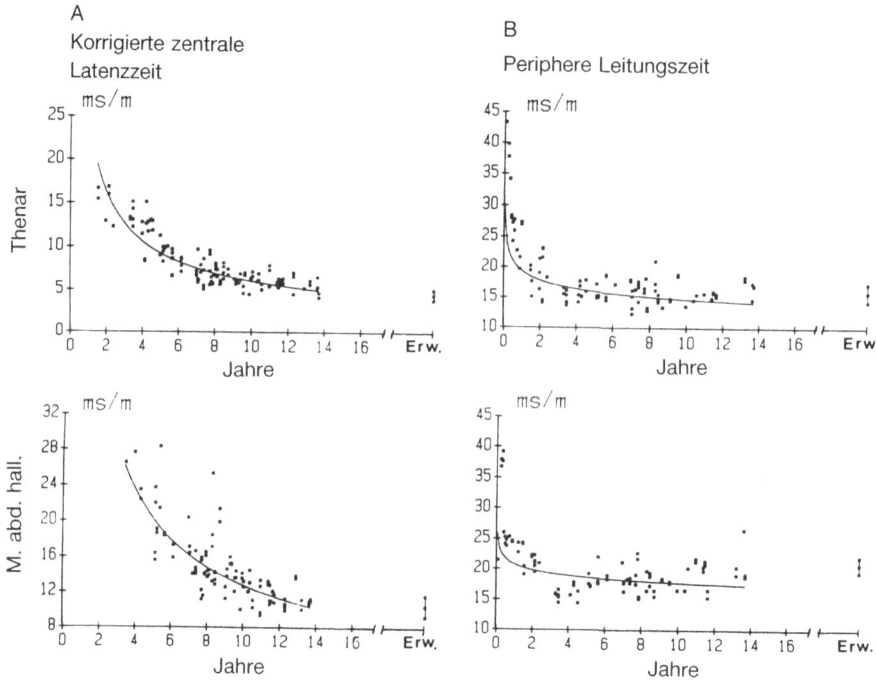

Abb. 4.14 a Körpergrößenkorrigierte zentrale motorische Latenzzeiten zur oberen (Thenar) und unteren (M. abductor hallucis) Extremität.
b Periphere Leitungszeiten von der zervikalen Wurzel zum Thenar und von der lumbalen Wurzel zum M. abductor hallucis. Das Reifungsprofil der zentralen motorischen Latenzzeit zeigt einen deutlich langsameren Verlauf als das der peripheren Leitungszeit. Erwachsenenwerte werden erst gegen Ende der ersten Lebensdekade erreicht

tionsbreite der ZML schränkt die Bewertbarkeit dieses Parameters für diagnostische Zwecke ein. Dabei ist die Streubreite für die untere Extremität größer als für die obere Extremität. Das Reifungsprofil wird deutlicher, wenn die zentralen Latenzzeiten körpergrößenkorrigiert berechnet werden und somit der Größenzunahme mit zunehmendem Lebensalter Rechnung getragen wird. Auch die korrigierten zentralen Latenzzeiten erreichen erst im zweiten Lebensjahrzehnt Erwachsenenwerte. Im Gegensatz dazu erreichen die peripheren Latenzzeiten nach Normierung schon um das dritte Lebensjahr Erwachsenenwerte (Abb. 4.14 *A, B*). Dieses entspricht den schon aus der konventionellen Elektrodiagnostik bekannten Ergebnissen, die ebenfalls eine weitgehende Ausreifung peripherer Leitgeschwindigkeiten nach dem 3. Lebensjahr belegen (Thomas u. Lambert 1960; Gamstorp 1963; Radtke 1969; Cracco et al. 1979). Normwerte für Amplituden, Gesamtlatenzen und zentrale Latenzzeiten im Kindesalter sind in den Tabellen 8.4 und 8.9 in Kap. 8 angegeben.

Letztlich kann nicht entschieden werden, welcher Aspekt der Reifung des zentralen Nervensystems mit der Abnahme der zentralen Latenzzeiten sowie der Schwellenerniedrigung korreliert: Es ist nicht sicher geklärt, ob die magnetoelektrische Stimulation im Gegensatz zur elektrischen Stimulation prämotorische Interneurone erregt oder ob die kortikospinalen Motoneurone direkt erregt werden (Rothwell et al. 1987). Die Vermutung, daß der präsynaptische dendritische Input zum Tractus corticospinalis erregt wird, wurde dabei aus einer etwa 1 ms kürzeren Latenzzeit der Muskelantwort im Vergleich zur elektrischen Stimulation, die wahrscheinlich die Pyramidenbahn direkt erregt (Day et al. 1986; Hess et al. 1986), abgeleitet (s. auch 4.1.3). Eine Erklärung für die Abnahme der zentralen Latenzzeiten könnte die mit dem Alter zunehmende Myelinisierung der schnellstleitenden absteigenden Fasern im Tractus corticospinalis darstellen. Über den Zeitgang der neuroanatomischen Myelinisierung existieren jedoch keine zuverlässigen Daten. Die am häufigsten zitierte Studie von Yakovlev u. Roche Lecours (1966), in der die Autoren die Myelinisierung der Pyramidenbahn gegen Ende des 2. Lebensjahres datieren, basiert auf ungenügendem neuroanatomischen Material und ist von daher methodisch zweifelhaft. Andere Studien zeigen einen sicher über das Alter von 4 Jahren hinausgehenden Myelinisierungsprozeß (Scammon 1933; Conel 1967; Lemire et al. 1975; Brody et al. 1987). Eine weitere Ursache für die Abnahme der zentralen Leitungszeiten, die gleichzeitig auch die Schwellenerniedrigung mit zunehmendem Alter erklären könnte, ist die zunehmende Dichte der dendritischen Synapsen im motorischen Kortex. Auch die Zunahme der Divergenz der direkten kortikomotoneuralen Fasern zu peripheren Motoneuronen könnte diese Befunde erklären.

Unsere Untersuchungsergebnisse decken sich nicht mit den von Eyre et al. (1990b, 1991) veröffentlichten Daten, aufgrund derer die zentralen Latenzzeiten schon im 2. Lebensjahr die Werte von Erwachsenen erreichen können. Die Diskrepanz liegt darin begründet, daß diese Autoren verschiedene Präinnervationsstrategien benutzten, um die jeweils kürzesten Latenzzeiten zu erhalten. Diese Strategie führt aber dazu, daß eine hohe Latenzvariation in Kauf genommen werden muß. So geben die Autoren in der Altersgruppe von 2- bis 4jährigen eine Standardabweichung für die ZML von ± 3 ms an. Dieser hohe Wert spiegelt die durch die angewandte Untersuchungstechnik bedingte Latenzvariabilität wider. Andererseits gelang es den Autoren, mit Hilfe unterschiedlicher Fazilitierungsstrategien zentrale Latenzzeiten auch schon bei Früh- und Neugeborenen zu berechnen. Diese werden mit 21 ± 2,7 ms angegeben. Diese Daten machen wahrscheinlich, daß der steilste Verlauf der Reifungscharakteristik des Tractus corticospinalis in den ersten beiden Lebensjahren erfolgt.

Als weitere entwicklungsneurologische Fragestellung ergibt sich, ob die Erfassung des Reifungsprofils der Pyramidenbahn mit der Magnetstimulation einen Beitrag zum Verständnis der Entwicklung schnellster Willkürmotorik leistet. Wir untersuchten diesbezüglich die Reifungsprofile von drei verschiedenen willkürmotorischen Leistungen mit unterschiedlichen Anforderungen an die somatosensorische und visuelle Kontrolle (Abb. 4.15):

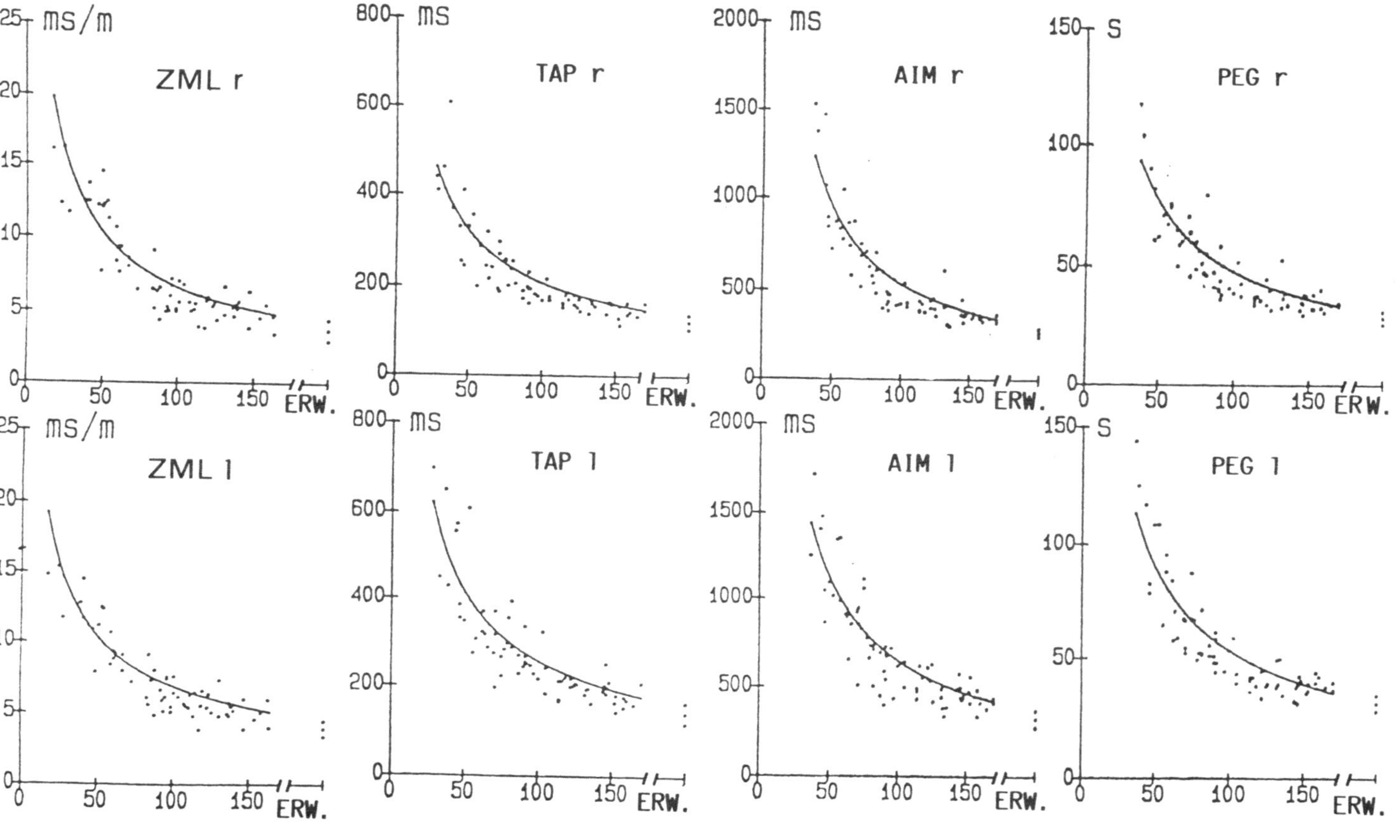
ms/m
ZML r
ms
TAP r
ms
AIM r
S
PEG r
ms/m
ZML l
ms
TAP l
ms
AIM l
S
PEG l
ERW.
Monate

Schnellste Klopfbewegung (TAP), die weitgehend ohne visuo- oder somatosensorische Kontrolle („open-loop") durchgeführt werden, im Gegensatz zu Zielbewegungen mit Stiftpositionierungen an kleinen Zielpunkten, die eine präzise Auge-Hand-Koordination erfordern (AIM), und das Umstecken von Stiften in kleine Löcher (PEG), das ebenfalls einer feinen visuomotorischen Kontrolle zur korrekten Ausführung bedarf. Für alle 3 Bewegungstypen ergab sich unabhängig von ihren unterschiedlichen sensomotorischen Kontrollerfordernissen sowohl für die rechte als auch die linke Hand ein vergleichbares Profil der relativen Abnahme der Bewegungszeit mit dem Alter. Wir konnten zeigen, daß dieser Entwicklungstrend parallel zur Abnahme der zentralen Latenzzeiten (Abb. 4.15) verläuft (Hömberg et al. 1989). Dies könnte bedeuten, daß ein Kind Willkürbewegungen nur so schnell durchführen kann, wie es der altersabhängigen Leitungsgeschwindigkeit im Tractus corticospinalis entspricht, d. h. daß die Entwicklung schnellster Willkür-

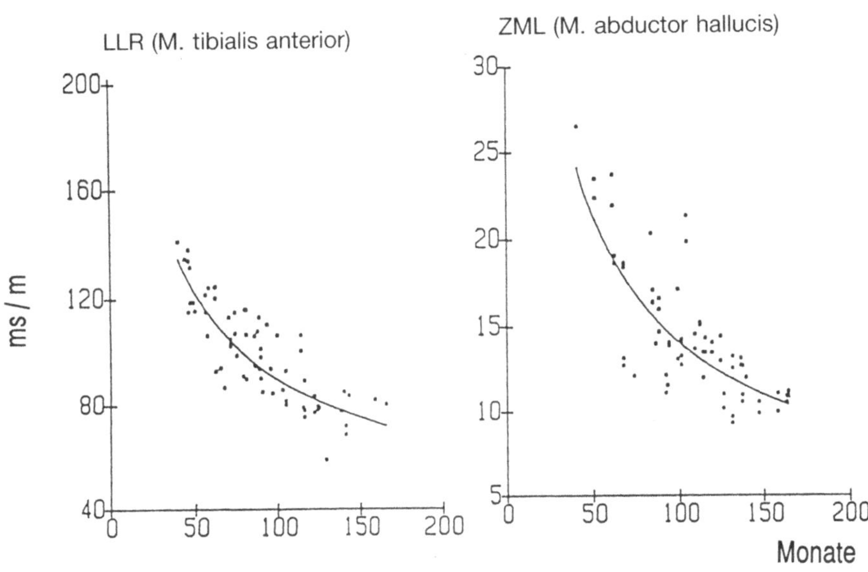

Abb. 4.16. Altersabhängige Abnahme der langlatenzigen Komponente *(LLR)* im M. tibialis anterior der standstabilisierenden Reflexe und die Abnahme der zentralen motorischen Latenzzeiten *(ZML)* zur unteren Extremität (M. abductor hallucis). Beide Funktionen zeigen einen ähnlichen Kurvenverlauf. Dies weist einmal auf die zentrale Genese der „long-latency" Antwort, zum anderen auf eine Abhängigkeit vom Reifezustand der Pyramidenbahn hin

---

◀ **Abb. 4.15.** Vergleich der altersabhängigen Abnahme der zentralen motorischen Latenzzeiten *(ZML)* und der Bewegungszeiten für schnellste Willkürmotorik (*TAP* = Klopfbewegungen, *AIM* = Zielbewegungen, *PEG* = Stiftestecken) für die rechte und linke Hand. Die Reifungsprofile der ZML und der Willkürbewegungen weisen die gleiche relative Abnahme pro Altersstufe sowohl für die linke als auch für die rechte Hand auf

bewegungen im wesentlichen von einem strukturgebundenen Merkmal, nämlich der Leitungszeit der schnellsten efferenten Faserverbindungen, abhängig ist. Diese Annahme wurde weiter dadurch erhärtet, daß keine signifikanten Übungseffekte hinsichtlich der Geschwindigkeit der Bewegungsdurchführung für die untersuchten willkürmotorischen Leistungen nachweisbar waren.

Ein weiteres Beispiel für den Beitrag der transkraniellen Magnetstimulation zur Untersuchung der motorischen Reifung ist die kombinierte Anwendung der transkraniellen Stimulation und der Auslösung von „long-latency"-Reflexen (LLR) in Unterschenkelmuskeln durch Standdestabilisation mittels Plattformkippung: Die Latenz der transzerebral verschalteten „long-latency" Reflexe im M. tibialis anterior zeigte ein Reifungsprofil parallel zu dem der ZML zum M. abductor hallucis (Müller et al. 1990b) (Abb. 4.16).

Literatur

Agnew WF, McCreery DB (1987) Considerations for safety in the use of extracranial stimulation for motor evoked potentials. Neurosurgery 20:143–147

Barker AT, Freeston IL, Jalinous R (1985) Magnetic stimulation of the human brain. J Physiol 369:3P

Brody BA, Kinney HC, Kloman AS, Gilles FH (1987) Sequence of central nervous system myelination in human infancy. I. An autopsy study of myelination. J Neuropath Exp Neurol 46:283–301

Conel JL (1967) The postnatal development of the human cerebral cortex. Harvard University Press, Cambridge/MA

Cracco JB, Cracco RQ, Stolove R (1979) Spinal evoked potential in man: A maturational study. Electroencephalogr Clin Neurophysiol 46:58–64

Day BL, Dick JPR, Marsden CD, Thompson PD (1986) Differences between electrical and magnetic stimulation of the human brain. J Physiol 378:36P

Eyre JA, Flecknell PA, Kenyon BR, Koh THHG, Miller S (1990a) Acute effects of electromagnetic stimulation of the brain on cortical activity, cortical blood flow, blood pressure and heart rate in the cat: an evaluation of safety. J Neurol Neurosurg Psychiat 53:507–513

Eyre JA, Miller S, O'Sullivan MC, Ramesh V, Watts C (1990b) Constancy of conduction delays in central nervous somatosensory and motor pathways during growth and development in man. European J Neuroscience [Suppl 3]65:1285 P

Eyre JA, Miller S, Ramesh V (1991) Constancy of central conduction delays during development in man: investigation of motor and somatosensory pathways. J Physiol 434:441–452

Gamstorp I (1963) Normal conduction velocity of ulnar, median and peroneal nerves in infancy, childhood and adolescence. Acta Paediatr Scand 146:68–76

Hess CW, Mills KR, Murray NMF (1986) Magnetic stimulation of the human brain: the effects of voluntary muscle activity. J Physiol 378:37P

Hömberg V, Müller K, Lenard HG (1989) Maturation of central conduction time in corticospinal tracts predicts development of fastest voluntary movements in children. Soc Neurosci Abstr 15:69

Koh THHG, Eyre JA (1988) Maturation of corticospinal tracts assessed by electromagnetic stimulation of the motor cortex. Arch Dis Child 63:1347–1352

Lemire RJ, Loeser JD, Leech RW (1975) Cellular kinetics, myelination and patterns of growth of the nervous system. In: Lemire RJ, Loeser JD, Leech RW (eds) Normal and abnormal development of the human nervous system. Harper & Row, Hagerstown, pp 40–52

Müller K, Hömberg V, Lenard HG (1991a) Magnetoelectric stimulation of motor cortex and nerve roots in children. Maturation of cortico-motoneural projections. Electroencephalogr Clin Neurophysiol 81:63–70

Müller K, Hömberg V, Lenard HG (1991b) Maturation of lower extremity EMG responses to postural perturbations. Relationship of response latencies to development of fastest central and peripheral efferents. Exp Brain Res 84:444–452

Müller K, Hömberg V, Coppenrath P, Lenard HG (1990) Maturation of set-modulation of lower extremity EMG responses to postural perturbations. Neuropediatrics 23:82–91

Radtke HW (1969) Motorische Nervenleitgeschwindigkeit bei normalen Säuglingen und Kindern. Helv Paediat Acta 4:390–398

Rothwell JC, Thompson PD, Day BL, Dick JPR, Kachi T, Cowan JMA, Marsden CD (1987) Motor cortex stimulation in intact man. I. General characteristics of EMG responses in different muscles. Brain 110:1173–1190

Scammon Re (1933) Growth and development of the child. Part II, Anatomy and physiology. The central nervous system. In: White House Conference on Child Health and Protection, The Century, New York London, pp 176–190

Thomas JE, Lambert EH (1960) Ulnar nerve conduction velocity and H-reflex in infants and children. J Appl Physiol 15:1–9

Yakovlev PI, Roche Lecours A (1967) The myelogenetic cycles of regional maturation of the brain. In: Minkowski A (ed) Regional development of the brain in early life. Blackwell, Oxford Edinburgh, pp 3–70

Zhu Y, Georgesco M, Cadilhac J (1987) Normal latency values of early cortical somatosensory evoked potentials in children. Electroencephalogr Clin Neurophysiol 68:471–474

4.3 Visuelles System

R. R. Diehl und B.-U. Meyer (Abschnitte 4.3.1 und 4.3.3)
G. Beckers und V. Hömberg (Abschnitt 4.3.2)

Die bisherige experimentelle und klinische Anwendung der transkraniellen Magnetstimulation zielte fast ausschließlich auf die Untersuchung motorisch kompetenter Hirnrindengebiete und absteigender motorischer Bahnen ab. Nur wenige Autoren richteten ihr Augenmerk auf Reizeffekte der transkraniellen magnetischen Kortexstimulation, die durch elektromyographische Ableitungen nicht eindeutig erfaßt werden können. Hingegen zeigen die zahlreichen Studien des kanadischen Neurochirurgen Wilder Penfield, daß eine direkte elektrische Stimulation des intraoperativ freiliegenden Kortex beim Menschen reproduzierbar die visuelle, akustische oder somatosensible Wahrnehmung und auch die Sprachproduktion oder den Abruf von Gedächtnisinhalten beeinflussen kann (Penfield u. Boldrey 1937; Penfield u. Rasmussen 1950; Penfield u. Perot 1963). Penfields Arbeiten und die anderer Forscher ermutigten dazu, auch mit der weniger fokalen transkraniellen Hirnstimulation die Beeinflußbarkeit nicht-motorischer kortikaler Funktionen zu untersuchen, auch wenn hierbei zwangsläufig die Lokalisierung der erregten Kortexareale aufwendig und ungenauer ist. Zur transkraniellen Magnetstimulation des visuellen Systems liegen bislang nur wenige systematische Untersuchungen vor, die über nebenbefundliche Berichte von „Phosphenen“ bei Stimulation über dem Hinterhaupt hinausgehen. Die wenigen Arbeiten über dieses Gebiet lassen sich 3 im folgenden abgehandelten Themenbereichen zuordnen: Auslösung von visuellen Reizerscheinungen (Phosphene), Störung visuell-perzeptiver Prozesse und Beeinflussung der Okulomotorik.

4.3.1 Auslösung von Phosphenen

Unter Phosphenen werden subjektive visuelle Reizerscheinungen verstanden, die nicht durch einen visuellen Reiz, sondern durch mechanische oder elektrische Reizung der Retina, der Sehbahn oder des visuellen Kortex ausgelöst werden. Phosphene können im Rahmen einer Migräne, eines epileptischen Anfalles oder während der Entwicklung oder Rückbildung einer homonymen Hemianopsie auftreten (Kölmel 1988). Experimentell lassen sich retinale Phosphene durch mechanische Reize oder schnell wechselnde Magnetfelder (sog. Magnetophosphene) auslösen (d'Arsonval 1896;

B.-U. Meyer (Hrsg.)
Magnetstimulation des Nervensystems

Beer 1902; Magnusson u. Stevens 1911, 1914; Thompson 1910; Walsh 1946). Kortikale Phosphene, ausgelöst durch Reizung des visuellen Kortex, wurden überwiegend mittels direkter elektrischer Reizung des freigelegten Gehirns untersucht (z. B. Foerster 1929; Penfield u. Rasmussen 1950). Zu den oben angesprochenen Magnetophosphenen soll noch angemerkt werden, daß sie zwar hauptsächlich als retinale Phosphene zu interpretieren sind, aber auch der visuelle Kortex als Exzitationsort in Frage kommt. Diese Möglichkeit wird durch Mitteilungen einiger Autoren nahegelegt, die begleitend zum Auftreten der Magnetophosphene Muskelkontraktionen beobachteten. Dies gilt für Reizanordnungen, bei denen entweder der gesamte Kopf in die Magnetspule eingeführt (d'Arsonval 1896) oder ein stabförmiger Spulenkern seitlich vom Kopf plaziert wurde (Barlow et al. 1947). Dagegen wurde für oberflächlich auf den Kopf aufgesetzte Spulen lediglich die Auslösung retinaler Magnetophosphene berichtet; eine über dem Hinterhaupt plazierte Spule löste keine Phosphene aus (Walsh 1946).

Mittels elektrischer Reizung des intraoperativ freiliegenden Okzipitalpoles des Gehirnes löste Foerster (1929) kortikale Phosphene aus. Die wachen Patienten berichteten die Wahrnehmung von bewegungslosen kleinen Lichtflecken, deren Lokalisation im Gesichtsfeld sich in Abhängigkeit vom Reizort systematisch veränderte. Daß auch eine Reizung des sekundären visuellen Kortex zu subjektiven Lichterscheinungen führte, konnte Penfield in umfangreichen elektrischen Stimulationsversuchen des freigelegten Kortex zeigen (Penfield u. Rasmussen 1950; Penfield u. Perot 1963). Auf der Grundlage dieser Erkenntnisse über die retinotope Repräsentation von Lichterscheinungen wurde seit Ende der 60er Jahre versucht, eine multiloküläre Kortexreizung zur Auslösung von Phosphenen für die Entwicklung einer *visuellen „Prothese"* bei beidäugig erblindeten Patienten zu nutzen (Brindley u. Levin 1968; Dobelle et al. 1976; Brindley 1982). Vereinfacht dargestellt, wurde den Patienten eine Matrix von bis zu 151 Elektroden dauerhaft in eine Area striata implantiert. Durch eine gleichzeitige Reizung mit verschieden plazierten Elektroden sollte bei den Patienten eine Lichterscheinung von bekannten Gegenständen oder Mustern ausgelöst werden. Die Erfahrungen mit visuellen „Prothesen" dieser Art waren jedoch enttäuschend, da die Ähnlichkeit der induzierten Phosphenfelder mit den intendierten Gegenständen für eine ausreichende Erkennensleistung zu gering war. Immerhin gelang es bei einem Patienten, der manuell keine „Braille"-Blindenschrift lesen konnte, diese in Form von Phosphenfeldern erkennbar zu machen. Nach Übung konnte dieser Patient mit einer Geschwindigkeit von 30 Buchstaben pro Minute mittels computergesteuerter multilokaler Kortexstimulation Braille lesen (Dobelle et al. 1976). Die fehlende Berücksichtigung des „kortikalen Magnifikationsfaktors" bei der Auslösung der Phosphenmuster ist vermutlich als Grund für die geringen Erfolge mit der Anwendung der visuellen „Prothesen" anzusehen. Da die Kortexoberfläche der Gesichtsfeldrepräsentation für foveanahe Bezirke einen relativ größeren Anteil als für periphere Gesichtsfeldabschnitte einnimmt, lösen äquidistant auf der Kortexoberfläche angebrachte Reizelektroden keine äquidistanten

Phosphene im Gesichtsfeld aus. Wird mit gleichem Elektrodenabstand einmal innerhalb der fovealen und einmal 10 Grad außerhalb der fovealen kortikalen Gesichtsfeldrepräsentation gereizt, so ist der Abstand der ausgelösten Phosphene beim letzteren Reizort etwa 10mal so groß wie bei Reizung im fovealen Repräsentationsgebiet (Cowey u. Rolls 1974). Daraus resultieren erhebliche Verzerrungen erzeugter Phosphenmuster, wenn eine Elektrodenmatrix wie bei Dobelle et al. (1976) benutzt wird.

1980 wurde erstmals über die Auslösung kortikaler Phosphene bei Reizung mit der *transkraniellen elektrischen Hochvoltstimulation* berichtet (Merton u. Morton 1980). Mit Reizspannungen von 2,5 kV und über dem Hinterhaupt angebrachten bipolaren Reizelektroden wurden strukturierte, bis zu 5° messende Phosphene ausgelöst. Bei bipolarer Reizung 3 cm oberhalb des Inion (ohne exakte Angaben zur Plazierung von Anode und Kathode) traten die Phosphene in der Nähe des Fixationspunktes auf. Bei rostraler Verschiebung der Reizelektroden bis zu 6 cm oberhalb des Inion wanderten die Phosphene in das untere Gesichtsfeld, bei seitlicher Verschiebung der Reizelektroden neben die Mittellinie traten die Phosphene im jeweils kontralateralen Gesichtshalbfeld auf. Daß es sich hierbei um kortikale und nicht um retinale Phosphene handelt, wurde daraus geschlossen, daß die Phosphene umschrieben und klar strukturiert waren (im Gegensatz zu den großflächigen diffusen Phosphenen nach Retinareizung) und daß sich die Lokalisation der Phosphene im Gesichtsfeld in Abhängigkeit von der okzipitalen Position der Reizelektroden veränderte. Darüberhinaus persistierten die Phosphene, wenn die Erregbarkeit der Retina durch längerdauernden mechanischen Druck von außen auf den Bulbus und daraus resultierende transiente Ischämie des Augapfels aufgehoben war (Merton u. Morton 1980).

Während die Ergebnisse der Phospheninduktion mittels transkranieller elektrischer Hochvoltstimulation mit den Befunden der intraoperativen direkten Kortexstimulation übereinstimmten, erbrachte die *transkranielle magnetische Stimulation* nicht so klare und reproduzierbare Ergebnisse. Bei einer größeren Zahl von Probanden konnten mit der Magnetstimulation keine subjektiven Lichtwahrnehmungen ausgelöst werden. Bei okzipitaler Stimulation mit Magnetfeldpulsen von 1,8 bis 2 Tesla und Verwendung der zirkulären Standardspule von Cadwell (9,2 cm Außendurchmesser) berichtete nur einer von 4 Probanden (Amassian et al. 1989) bzw. 2 von 11 Probanden (Beckers 1990) über die Wahrnehmung von Phosphenen. Bei Verwendung der zirkulären Standardspule von Novametrix (11,6 cm Außendurchmesser) berichteten hingegen 10 von 15 Probanden über das Auftreten von Phosphenen (Meyer et al. 1991b). Diese im Vergleich zur Stimulation des motorischen Kortex beobachtete Inkonstanz der Auslösbarkeit von Phosphenen könnte auf die starke interindividuelle Variabilität der Ausdehnung des visuellen Kortex an der Oberfläche des Okzipitallappens zurückzuführen sein (Stensaas et al. 1974). Die Untersuchung von 52 Hemisphären ergab für den striären Kortex eine interindividuelle Variabilität der gesamten Fläche um den Faktor 3 und der an der Oberfläche liegenden Kortexfläche um den Faktor 4. Bei Probanden mit einer geringen exponierten Fläche des striären Kortex können aufgrund solcher geometrischer Faktoren die mit der Magnetstimulation induzierten Ströme möglicherweise keine überschwellige Erregung und somit keine Phosphene auslösen.

Bezüglich Form und Lokalisation der wahrgenommenen Phosphene innerhalb des Gesichtsfeldes unterschieden sich die mit der Magnetstimulation hervorgerufenen Phosphene deutlich von den kleinen umschriebenen, mehr foveanahen Lichtsensationen wie sie die für transkranielle elektrische Reizung beschrieben worden waren. Für die transkranielle magnetische Stimulation wurden großflächige helle Phosphenfelder mit überwiegender Lokalisation im peripheren Gesichtsfeld mitgeteilt (Beckers 1990; Meyer et al. 1991b; Meyer u. Diehl 1992). Die Arbeit von Meyer et al. (1991b) untersuchte systematisch den Einfluß der Reizstärke, der Position der Reizspule und der Orientierung des Spulenstromes. Die Richtung des Spulenstromes und damit des intrakraniell induzierten Stromes kann durch Umdrehen der Reizspule umgekehrt werden.

Um eine genauere Beziehung zwischen Reizspule, anzunehmendem Reizort und den Phosphenen als Reizeffekt herstellen zu können, wurde eine aufwendige Untersuchung zur Korrelation der Spulenposition auf dem Schädeldach und den unter der Spule liegenden Kortexarealen durchgeführt (Meyer et al. 1991b). Die Spulenposition wurde hierbei anhand eines der Schädeloberfläche angepaßten Koordinatensystems in Form eines 2 × 2-cm-Rasters definiert. Dieses Koordinatensystem basierte auf parallel zur Inion-Nasion-Verbindung und der Inion-Tragus-Verbindung verlaufenden Linien. Um dieses Oberflächenraster mit der intrazerebralen Lage des visuellen Kortex zu korrelieren, wurden T1-gewichtete mediane und paramediane sagittale Schichten kernspintomographisch abgebildet. Um das externe Oberflächenraster mit den kortikalen Strukturen zu korrelieren, wurde eine topographische Beziehung zwischen dem auf paramedianen Schichten erfaßten Sulcus calcarinus (als kortikale Landmarke) und dem auf medianen Schichten erfaßten Inion (als Schädellandmarke) hergestellt. Auf diese Weise wurde festgestellt, daß die intensivsten Phosphenwahrnehmungen auftraten, wenn die mittleren Spulenwindungen der unteren Spulenhälfte die Area striata im Bereich der oberen Kalcarinalippe überstrichen (Abb. 4.17 a, b). Um die wahrgenommenen Phosphenfelder den binoculären Gesichtsfeldkoordinaten zuzuordnen, hatten die Probanden die Form und Lage der induzierten Phosphene auf einem Fixationsschirm zu beschreiben.

In Abb. 4.17 a, b sind typische Ergebnisse dieses experimentellen Vorgehens dargestellt. Wurde die Spule in Zentimeterschritten auf der Medianlinie vom Inion in rostraler Richtung verlagert, so traten die ersten Phosphene bei einer Position des Spulenzentrums ca. 4 cm rostral des Inion auf. Die Phosphene wurden hierbei als sektorförmige Flächen im unteren Quadranten mit einer exzentrischen Lage peripher von 10° beschrieben. Bei weiterer Verschiebung des Spulenzentrums nahm die Intensität der Phosphene bis zu einer Position von 6–7 cm rostral des Inion zu, begleitend wuchs die Ausdehnung des Phosphenfeldes in der Peripherie des binokula-

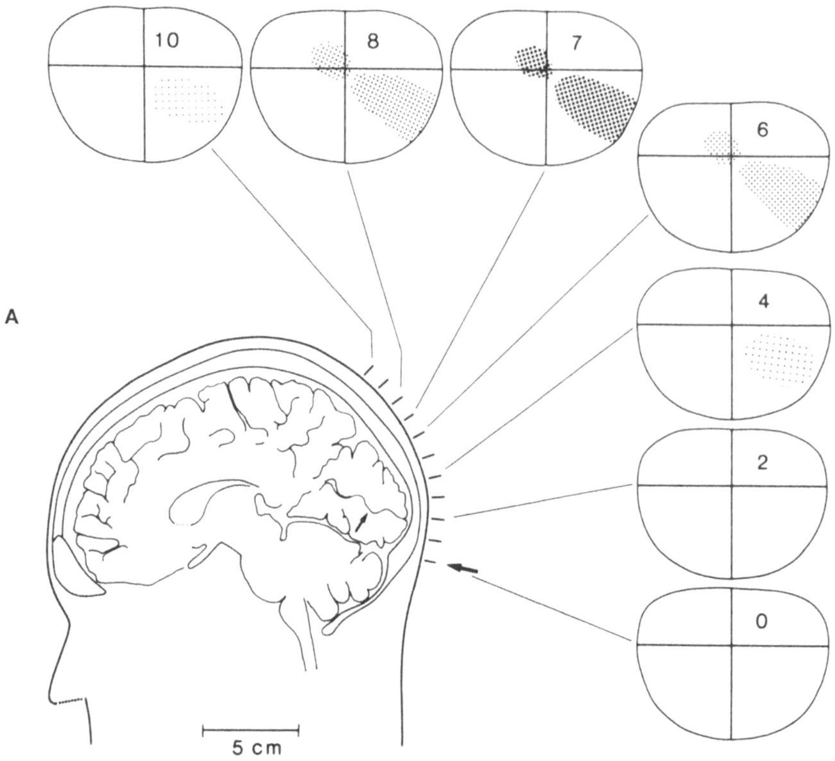

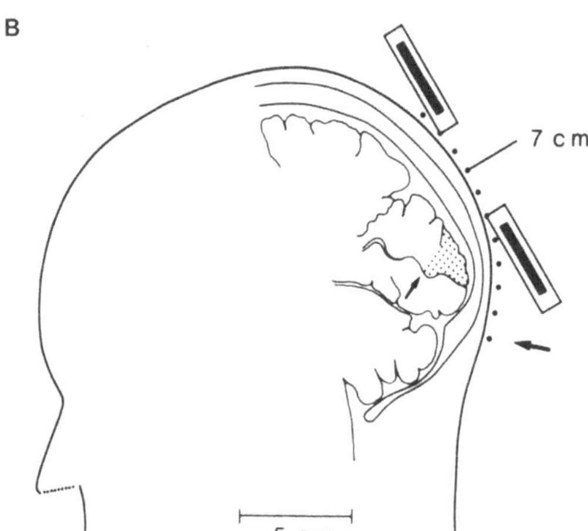

Abb. 4.17 A–B. A Topographische Beziehung zwischen Spulenposition auf dem Schädeldach, den darunterliegenden Kortexanteilen und Lage der ausgelösten Phosphenfelder innerhalb des binokulären Gesichtsfeldes eines repräsentativen Probanden. Für verschiedene Positionen des Spulenzentrums (angegeben in cm rostral des Inion auf einer Linie 5 mm lateral der Nasion-Inion-Verbindung) sind die auf einem Fixationsschirm lokalisierten Phosphene dargestellt. Zur Induktion von Magnetfeldern floß der Spulenstrom im Uhrzeigersinn durch die von hinten betrachtete Spule. Der extrakraniell gelegene *Pfeil* gibt die Lage des Inion in der Medio-Sagittalebene an, der intrakranielle *Pfeil* weist auf den Sulcus calcarinus hin. Die hellsten Phosphene traten auf, wenn das Zentrum der Reizspule 7 cm oberhalb des Inion lag. **B** Für diese Position bestehende topographische Beziehung zwischen Spule und visuellem Kortex. Bei maximalem Reizeffekt lagen die mittleren Windungen der unteren Spulenhälfte über der schraffiert dargestellten oberen „Kalkarinalippe“ des primären visuellen Kortex. (Modifiziert nach Meyer et al. 1991b)

ren Gesichtsfeldes. Bei einigen Versuchspersonen traten bei einer Lage des Spulenzentrums zwischen 6 und 8 cm rostral des Inion zusätzlich foveanahe Phosphene auf. Lag das Spulenzentrum mehr als 10 cm rostral des Inion, konnten keine Phosphene mehr ausgelöst werden. Das gleiche galt für Spulenplazierungen mit einem Abstand des Spulenzentrums von mehr als 2 cm seitlich der Nasion-Inion-Verbindungslinie.

Die Untersuchung der *Reizschwellen* von Phosphenen ergab, daß zur Auslösung von Phosphenen ca. 40–60 % der maximalen Reizstärke des Novametrix-Stimulators erforderlich waren, vergleichbar der Reizschwelle zur Auslösung von Muskelantworten bei Reizung des primär motorischen Kortex. Bei einer Erhöhung der Reizstärke von der Schwellenreizstärke aus stellte sich eine Helligkeitszunahme der Phosphene bis zu einer Reizstärke von 20–30 % (der Reizstärkeneinteilung des Stimulators) über dem Schwellenwert ein und erreichte dann eine Sättigung (Meyer et al. 1991b).

Bei einer Zentrierung der Spule über der Nasion-Inion-Linie traten die ausgelösten Phosphene in Abhängigkeit von der *Orientierung des Spulenstromes* (unter Berücksichtigung des Erratums von Day et al. 1991) in der rechten oder linken Gesichtsfeldhälfte auf: Durchfloß der Spulenstrom die den Pol des Okzipitallappens überstreichenden mittleren Spulenwindungen von hinten betrachtet im Uhrzeigersinn, so traten Phosphene im rechten unteren Quadranten auf, bei einem Spulenstrom gegen den Uhrzeigersinn traten die Phosphene im linken unteren Quadranten auf. Fakultativ foveanah im oberen Quadranten auftretende Phosphene zeigten eine umgekehrte Abhängigkeit von der Richtung des Spulenstromes. Daß es sich hierbei wirklich um eine präferenzielle Erregung des primär visuellen Kortex einer Hemisphäre handelte, konnte mit einer halbseitigen Abschirmung (für technische Details s. Meyer et al. 1990a) der Spule gezeigt werden. Entsprechend verschwanden die jeweils im kontralateralen Halbfeld lokalisierten Phosphene, wenn die entsprechende Spulenhälfte abgeschirmt wurde. Die Lage der ausgelösten Phosphene im binokularen Gesichtsfeld veränderte sich parallel, d. h. gleichsinnig, zu konjugierten Veränderungen der Augenstellung. Hingegen beeinflußte eine passive Änderung der Augenstellung die Lage der wahrgenommenen Phosphene nicht. Diese Beobachtung wurde als weiteres Indiz für die kortikale Genese der Phosphene gewertet (Meyer et al. 1991b).

Als Reizort wurde bei Berücksichtigung der effektivsten Spulenpositionen und der Form der ausgelösten Phosphenfelder die obere Kalkarinalippe der Area striata postuliert (Meyer et al. 1991b). Dieses Areal repräsentiert den kontralateralen unteren Gesichtsfeldquadranten, welcher bei der optimalen Spulenposition genau unter den mittleren Spulenwindungen der unteren Spulenhälfte zu liegen kommt (s. Abb. 4.17 a, b), unter denen die induzierten Ströme am stärksten sind. Da die Phosphenfelder jedoch häufiger in der Gesichtsfeldperipherie als foveanah auftraten, liegt der Reizort wahrscheinlich nicht direkt im Bereich des Okzipitalpols, sondern eher im Bereich der medialen Innenkante der oberen Kalkarinalippe, in der das periphere untere Gesichtsfeld repräsentiert ist (Holmes 1945). Daß andere Anteile des primär visuellen Kortex offenbar nicht erregt werden konnten, deutet darauf hin, daß eventuell herabreichend bis auf die zytoarchitektonische Ebene bestimmte geometrische Verhältnisse bezüglich der Richtung der Reizströme und der Ausrichtung der Kortexzellen gewährleistet sein müssen, um eine überschwellige Erregung zu gewährleisten. Diese Vorstellung wird dadurch gestützt, daß auch für die optimale Erregung von Zellen im primärmotorischen Kortex die Spulenströme das entsprechende Repräsentationsgebiet in einem ganz bestimmten Winkel überstreichen müssen (Meyer et al. 1991a).

4.3.2 Beeinflussung visueller Perzeption

Da die subjektiven Positivsensationen (Phosphene) weder in ihrer Dauer noch in ihrer Lokalisation im visuellen Feld genau bestimmt werden können, sind sie bisher phänomenologisch interessante Randerscheinungen geblieben.

Weiterführende Hypothesen zur kortikalen Spezialisierung und funktionellen Organisation können dagegen aus der Messung induzierter transitorischer Störungen (Negativsymptome) erwartet werden. Analog zu psychophysischen Versuchen bestehen solche Untersuchungen in der Registrierung der Verhaltensvariabilität des Probanden in Abhängigkeit von den visuellen und/oder extrakortikalen Stimulationsbedingungen. Für eine gegebene visuelle Darbietungsdauer wird ein bestimmter Reiz nur dann nicht korrekt identifiziert, wenn der transkraniell applizierte Magnetreiz innerhalb eines umschriebenen Zeitintervalls mit der kortikalen Verarbeitung des visuellen Inputs interferiert. Im Gegensatz dazu bleibt die visuelle Perzeption unbeeinträchtigt für eine überschwellige visuelle und/oder zeitlich-räumlich hinreichend disparate magnetische Reizung. Solche kombinierten psychophysikalisch-magnetischen Stimulationsparadigmen erfordern eine Vielzahl von Versuchsdurchgängen, im Gegensatz zu kortikal motorisch evozierten Antworten, die anhand eines einzelnen elektromyographischen Antwortsignals objektivierbar sind.

Eine selektive Wirkung der transkraniellen Magnetstimulation auf visuoperzeptive Prozesse wurde in mehreren Untersuchungen nachgewiesen. Amassian et al. (1987, 1988, 1989 und 1990) fanden, daß kurzzeitig dargebotene Buchstabentripel nicht identifiziert werden konnten, wenn die transkranielle Stimulation um 80–120 ms nach der visuellen Präsentation erfolgte. Diese Befunde warfen die Frage auf, in welcher Weise einzelne Magnetfeldpulse mit visuoperzeptiven Prozessen interferieren und welche lokalisatorischen Schlüsse aus solchen Versuchen auf die kortikale Spezialisierung und funktionelle Organisation visuoperzeptiver Prozesse gezogen werden können.

In unserer Untersuchung (Beckers u. Hömberg 1990b, 1991a) wurden die Probanden instruiert, kurzzeitig visuell dargebotene Buchstabentrigramme (z. B. „REK“) zu identifizieren. Mit wechselnden Verzögerungsintervallen von 0 bis 200 ms nach visueller Reizpräsentation wurde ca. 2 cm oberhalb des Inion mit Flußdichten um 2 Tesla transkraniell gereizt. Es wurde der Cadwell MES-10-Stimulator mit runder Standardspule (9 cm Durchmesser) verwendet. Kritische Einflußgrößen, z.B. Orientierung des Magnetfelds, Reizintensität, visuelle Stimulusvariablen (Kontrast, Dauer, etc.), wurden dabei im Gegensatz zu früheren Untersuchungen systematisch verändert.

4.3.2.1 Induzierte Störung elementarer visueller Wahrnehmung

Zufallsgenerierte Buchstabentripel (z.B. „TEZ") wurden mit einer konstanten Dauer von 14 ms dargeboten. Der Michelson-Kontrast betrug 0,89 und die Reizgröße 3,5° × 0,8°, entsprechend einem Fixationsabstand von 60 cm. Analog zu psychophysiologischen Paradigmen wurde die Sequenz von Kontrolldurchgängen (Versuchsdurchgänge ohne Magnetstimulation) und Durchgängen mit Magnetstimulation zufällig variiert, um mögliche generelle Aufmerksamkeitseffekte oder unspezifische Effekte zu erfassen. Der magnetische Puls wurde zufällig in Intervallen von 60 ms vor bis zu 160 ms nach Beginn des visuellen Reizes appliziert (d.h. – 60 ms bis + 160 ms).

Die identifizierten Buchstaben waren in unterschiedlichen Reihenfolgen zu benennen, von rechts nach links („Normal Horizontal Readout Mode", Abb. 4.18 oben), von links nach rechts („Reverse Horizontal Readout Mode", Abb. 4.18 Mitte), oder im Fall der vertikalen Anordnung der Buchstaben von oben nach unten, sog. „Vertical Readout Mode" (Abb. 4.18 unten). Mit einer niedrigen Reizintensität von 1,2 Tesla (entsprechend 60% der maximalen Stimulatorleistung) wurden stets signifikant mehr Buchstaben der ersten Readout-Position korrekt identifiziert als für die zweite bzw. die dritte Position. Dieser Einfluß der Reihenfolge („serial order effect") deutet auf eine sequentielle Verarbeitung der gleichzeitig dargebotenen visuellen Reize hin. Aus theoretischen Überlegungen folgerten Hurlbert u. Poggio (1985), daß zusätzlich zur in hohem Maße parallelisierten visuellen Verarbeitung innerhalb spezialisierter kortikaler Areale ein serieller Filtermechanismus in nachgeschalteten Strukturen anzunehmen ist. Aus den Ergebnissen kann geschlossen werden, daß die Applikation von Magnetfeldpulsen 60–80 ms nach Darbietung des visuellen Reizes offensichtlich mit einem solchen seriellen Filter interferiert. Mit zunehmender Stärke des Magnetreizes wird eine zunehmend größere neuronale Struktur stimuliert, so daß der serielle Filtermechanismus („serial order effect") durch eine vollständige Inhibition der ersten retinalen Afferenzen kurzzeitig (für ca. 40 ms) gestört wird.

Die Latenz und das Ausmaß der bewirkten visuellen Suppression verändern sich in Abhängigkeit von der Reizintensität: mit zunehmender Stärke des Magnetreizes wird die Identifikationsleistung in steigendem Maße beeinträchtigt bei gleichzeitig abnehmender Latenz (Beckers u. Hömberg 1991a). Während für niedrige Intensitäten um 1–1,2 Tesla eine Interferenz in parastriären Arealen (Brodmann Area 18 und evtl. 19) induziert wird, ist

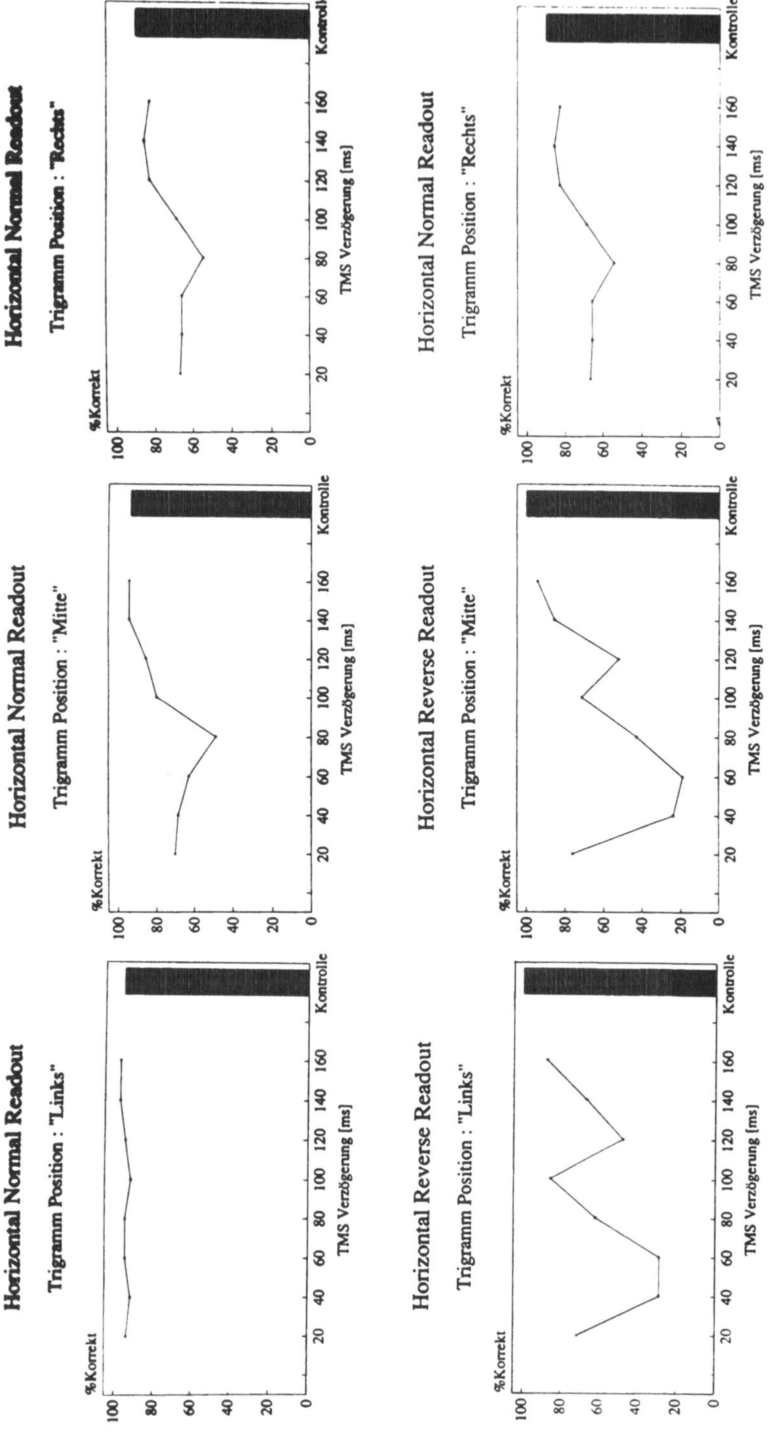
Horizontal Normal Readout
Trigramm Position : "Links"
%Korrekt
TMS Verzögerung [ms]
Kontrolle
Horizontal Normal Readout
Trigramm Position : "Mitte"
%Korrekt
TMS Verzögerung [ms]
Kontrolle
Horizontal Normal Readout
Trigramm Position : "Rechts"
%Korrekt
TMS Verzögerung [ms]
Kontrolle
Horizontal Reverse Readout
Trigramm Position : "Links"
%Korrekt
TMS Verzögerung [ms]
Kontrolle
Horizontal Reverse Readout
Trigramm Position : "Mitte"
%Korrekt
TMS Verzögerung [ms]
Kontrolle
Horizontal Normal Readout
Trigramm Position : "Rechts"
%Korrekt
TMS Verzögerung [ms]
Kontrolle

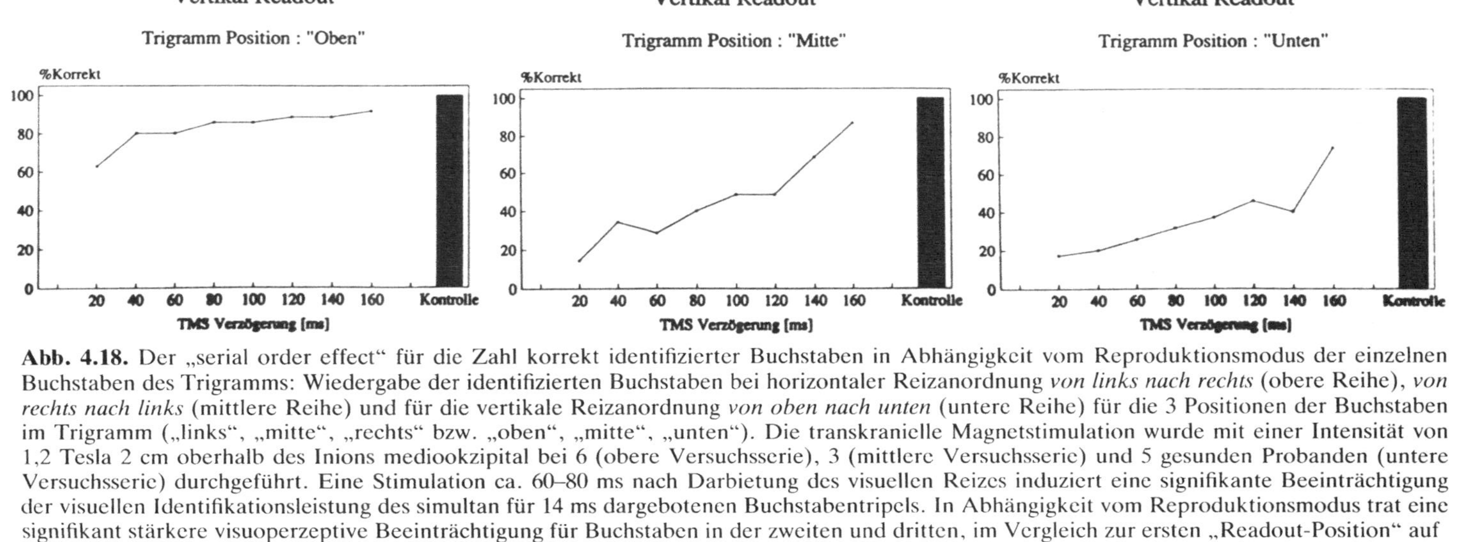

Abb. 4.18. Der „serial order effect“ für die Zahl korrekt identifizierter Buchstaben in Abhängigkeit vom Reproduktionsmodus der einzelnen Buchstaben des Trigramms: Wiedergabe der identifizierten Buchstaben bei horizontaler Reizanordnung *von links nach rechts* (obere Reihe), *von rechts nach links* (mittlere Reihe) und für die vertikale Reizanordnung *von oben nach unten* (untere Reihe) für die 3 Positionen der Buchstaben im Trigramm („links“, „mitte“, „rechts“ bzw. „oben“, „mitte“, „unten“). Die transkranielle Magnetstimulation wurde mit einer Intensität von 1,2 Tesla 2 cm oberhalb des Inions mediookzipital bei 6 (obere Versuchsserie), 3 (mittlere Versuchsserie) und 5 gesunden Probanden (untere Versuchsserie) durchgeführt. Eine Stimulation ca. 60–80 ms nach Darbietung des visuellen Reizes induziert eine signifikante Beeinträchtigung der visuellen Identifikationsleistung des simultan für 14 ms dargebotenen Buchstabentripels. In Abhängigkeit vom Reproduktionsmodus trat eine signifikant stärkere visuoperzeptive Beeinträchtigung für Buchstaben in der zweiten und dritten, im Vergleich zur ersten „Readout-Position“ auf

für Intensitäten um 1,6–2 Tesla eine Störung im striären Kortex wahrscheinlich (Beckers u. Hömberg 1990b).

Das räumliche Auflösungsvermögen wurde durch die transkranielle Magnetstimulation über dem mediookzipitalen Kortex beeinträchtigt. In einer Untersuchung mit Landolt-C-Reizen konnte die räumliche Ausdehnung der durch die Magnetstimulation bewirkten Negativsymptome bestimmt werden. Eine vollständige Beeinträchtigung fand sich für Reizgrößen kleiner als 1,2° bei 1,2 Tesla und kleiner 1° bei 1,4 Tesla (Abb. 4.19). Die Bestimmung der Wahrnehmungsschwellen zeigte, daß die magnetische Stimulation mit visuellen Reizen unterhalb kritischer Reizgrößen interferierte und für größere Stimuli keine Interferenz mit elementaren visuellen Wahrnehmungsprozessen mehr zu erwarten ist (Beckers u. Hömberg 1991a).

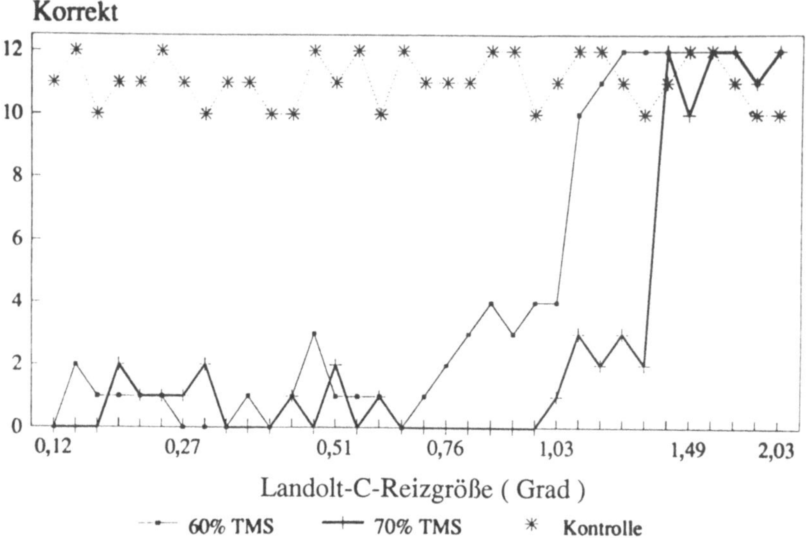

Abb. 4.19. Die Erkennung des Spaltes von Landolt-„C"-Reizen nach transkranieller Magnetstimulation (TMS) über dem mediookzipitalen Kortex (2 cm oberhalb des Inion) mit 60 % (1,2 Tesla) und 70 % der maximalen Stimulatorleistung (1,4 Tesla) ist in Abhängigkeit von der Reizintensität signifikant beeinträchtigt für Reizgrößen unterhalb von 1° (60 %) bzw. 1,2° Sehwinkelgrad (70 %). Die Zahl korrekt identifizierter Orientierungen der randomisierten Landolt-„C"-Öffnung nach links, rechts, oben oder unten, lag für Magnetreize von 50 % Reizstärke (1 Tesla) und für die Kontrollbedingung signifikant über dem Zufallsniveau (d. h. mehr als 4 korrekte Antworten). Unterhalb kritischer visueller Reizgrößen und für Magnetstimuli von 60 und 70 % war die Erkennungsleistung der 4 Probanden für die 3 Wiederholungen pro Reizgröße nahezu vollständig aufgehoben

4.3.2.2 Vergleich von transkranieller Magnetstimulation und „visueller Maskierung" in der Interpretation visueller Suppressionsphänomene

Aus Untersuchungen mit sog. visueller Maskierung war bekannt, daß die Wahrnehmung eines Zielreizes durch die vorherige, nachfolgende oder simultane Darbietung intensiver Luminanz- oder Musterreize beeinträchtigt werden kann (z. B. Breitmeyer 1984; Volkmann 1986). Dabei ist die sogenannte Vorwärtsmaskierung durch Gabe heller Lichtreize vor Darbietung des Zielreizes deutlicher ausgeprägter als die komplementäre Rückwärtsmaskierung. Die Untersuchungsergebnisse mit der Magnetstimulation unterstützen die Hypothese, daß die mittels transkranieller Kortexstimulation induzierte Störung nicht das einfache Analogon zur Maskierung durch Lichtreize in Form einer Auslöschung oder Überlagerung visueller Zielreize durch okzipital applizierte Magnetpulse darstellt. Darüber hinaus kann anhand der Untersuchung höherer kognitiver Gedächtnisprozesse mit der Magnetstimulation deutlich gemacht werden, daß die anatomisch beschriebenen vielfältig reziproken Verbindungen zwischen den visuellen Hirnregionen (Zeki 1990b) wesentlich am Abruf und Durchsuchen kurzzeitig gespeicherter visueller Information beteiligt sind, ohne daß zugleich elementare Wahrnehmungsprozesse gestört werden.

4.3.2.3 Wirkung auf das visuelle Kurzzeitgedächtnis

In einer Aufgabe zur Untersuchung des visuellen Kurzzeitgedächtnisses nach Sternberg (1966) wurden Abbildungen berühmter Personen (z. B. Marilyn Monroe, Albert Einstein) sequentiell auf einem Bildschirm mit einer Dauer von 500 ms dargeboten. Das sog. „memory set" ist definiert als die Zahl zu behaltender Reize (z. B. 1, 2, 3 oder 4 Bilder). Mit konstanter Verzögerung von 500 ms nach Präsentation des „memory set" wird ein weiteres Bild, das sog. Probe-Item, dargeboten. Die Aufgabe des Probanden ist, so rasch wie möglich zu entscheiden, ob das Probe-Item identisch („Alt") oder nicht-identisch („Neu") mit einem Reiz des „memory set" war. Die statistische Schätzung der Steigung der Wahl-Reaktionszeit über die verschiedenen Größen des „memory set" ist ein Maß für die Geschwindigkeit der Durchmusterung des Kurzzeitgedächtnisses. Die Geschwindigkeit der Durchmusterung (in ms/Item) ist ein von der Reaktionszeit unabhängiges Maß für die kognitive Verarbeitungsgeschwindigkeit. Je geringer die Steigung der Wahlreaktionszeit mit zunehmender Größe des „memory set", desto schneller wird der Durchmusterungsprozeß im Kurzzeitgedächtnis durchgeführt. Transkranielle Magnetstimuli wurden mit einer Intensität von 70% (1,4 Tesla) 210 ms vor sowie 154 ms und 210 ms nach Darbietung des Gedächtnisinhaltes über dem okzipitalen Kortex appliziert. Die Einführung der relativ großen Verzögerungen zwischen visueller Reizdarbietung und magnetischer Stimulation stellte sicher, daß nicht die elementare visuelle Wahrnehmung (z. B. das räumliche Auflösungsvermögen), sondern funktionell nachgeschaltete höhere perzeptuelle kognitive Prozesse beeinflußt wurden.

Es konnte gezeigt werden, daß nicht die Speicherung oder Enkodierung, sondern der Abruf und/oder das Durchmustern visueller Gedächtnisinhalte beeinträchtigt wurde, da eine transkranielle Reizung vor Darbietung der visuellen Information keine Auswirkung auf die Durchmusterungsrate hatte (49 ms/Item ohne Magnetreizung im Vergleich zu 52 ms/Item mit Magnetreizung). Im Gegensatz dazu wurde eine um nahezu 50% verminderte Durchmusterungsgeschwindigkeit von bis zu 88,5 ms/Item für die Magnetstimulation 154 ms nach und von 87,5 ms/Item für Intervalle 210 ms nach Präsentation der visuellen Information gefunden.

Erstmalig konnte gezeigt werden, daß der okzipitale Kortex wesentlich an der Verarbeitung visueller Kurzzeitgedächtnisinformationen beteiligt und wahrscheinlich das physiologische Korrelat des visuellen „memory scannings" ist (Beckers u. Hömberg 1991a).

4.3.2.4 Transitorische Akinetopsie: Lokalisation der Area V5

Hinweise auf eine bilaterale kortikale Verarbeitung visueller Objekt-Bewegungswahrnehmung wurden zunächst tierexperimentell am Affen gewonnen (Zeki 1971, 1974). Die klinisch-empirische Evidenz für die funktionelle Lokalisation beim Menschen gründet sich auf wenige Fälle mit bilateralen Läsionen im Bereich des temporoparietookzipitalen Kortex (Riddoch 1917; Zihl et al. 1983; Baker et al. 1991; Zeki et al. 1991). Der selektive Verlust der Bewegungswahrnehmung ohne zusätzliche prä- oder postchiasmatische visuelle Defizite (z.B. Skotome, Hemianopsie) wird nach Zeki (1991) als Akinetopsie oder zerebrale Bewegungsblindheit bezeichnet, in Anlehnung an den Begriff Achromatopsie für zerebrale Farbblindheit (Zeki, 1990a). Erst durch den Einsatz der Positronen-Emissions-Tomographie (PET) konnten Zeki und Mitarbeiter (Cunningham et al. 1990; Lueck et al. 1990; Zeki et al. 1991) nachweisen, daß das visuelle Bewegungszentrum, Area V5, im Bereich zwischen den Brodmannschen Areae 19 und 37 lateral im Bereich der Kortexkonvexität lokalisiert ist. Eine präzise Quantifizierung der vermehrten metabolischen Aktivität der linken im Vergleich zur rechten Hemisphäre ist dabei aufgrund technisch-methodischer Probleme mit der PET nicht sicher möglich. Deshalb blieb es zunächst eine Vermutung, daß für die Wahrnehmung von Objektbewegung eine hemisphärische Lateralisierung in der linken Hemisphäre besteht, obwohl es bisher keinerlei klinische Hinweise für eine Lateralisierung des Bewegungs- oder Farbsehens gibt (Zeki et al. 1990b, 1991).

In diesem Zusammenhang blieben die Fragen offen, ob z.B. subklinische Symptome einer Akinetopsie auch nach unilateralen Läsionen auftreten, in welcher zeitlichen Ordnung die visuellen Signale in den reziprok verknüpften visuellen Areae V1, V2, V3 und V5 verarbeitet werden und ob der funktionell ungeschädigte parastriäre Kortex für die Konstruktion eines bewußten Bewegungseindruckes essentiell ist.

Einen Teil dieser Fragen konnten wir mittels der transkraniellen Magnetstimulation bei Bewegungswahrnehmung aufklären: Nach magnetischer Stimulation über dem mediookzipitalen Kortex (Beckers u. Hömberg 1990a) wurde ein nur leichtes Defizit bei der Detektion eines sich horizontal bewegenden Zielreizes bei Applikation des Magnetstimulus um 70–80 ms nach Präsentationsbeginn festgestellt (Abb. 4.20). Daraus folgt, daß die parastriären Areale partiell zum Bewegungseindruck beitragen. Dies ist in Übereinstimmung mit klinischen Befunden: Untersuchungen an „blindsight"-Patienten belegten wiederholt eine residuale Bewegungswahrnehmung nach striären Läsionen, (z. B. Magnussen u. Mathiesen 1989).

Eine unilaterale Applikation von Magnetstimuli (5 cm rechts bzw. links der Nasion-Inion-Linie) bewirkte ausgeprägte Defizite in der Richtungsde-

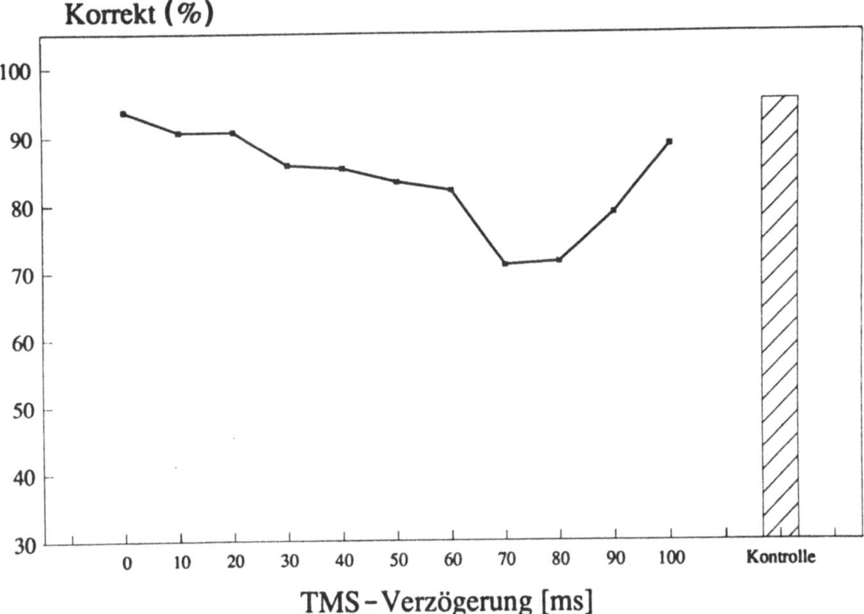

Abb. 4.20. Die Richtungserkennung eines horizontal bewegten Zufallsmusters ist für 70–80 ms nach Bewegungsbeginn applizierte Magnetstimuli signifikant beeinträchtigt. Die Magnetstimulation (TMS) wurde an 8 Probanden mit einer Intensität von 1,4 Tesla 5 cm oberhalb des Inions mediookzipital durchgeführt. Der bewegte Reiz hatte eine Größe von 2,2° × 2,2° Sehwinkel bei einer Geschwindigkeit von 2,3°/s. Die Probanden fixierten einen Punkt im Zentrum des Zielreizes, wobei einzelne Zufallspunkte, nicht aber der gesamte Ausschnitt horizontal nach links oder rechts verschoben wurden. Dies gewährleistete, daß keine Augenbewegungen durchgeführt wurden. Die Bewegungsrichtung wird trotz der transitorischen Störung deutlich überzufällig richtig erkannt, d. h. in mehr als 50% nach Stimulation striärer und parastriärer Areale

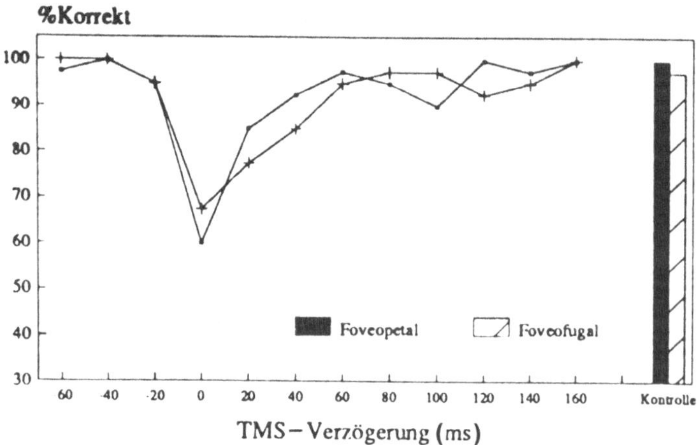

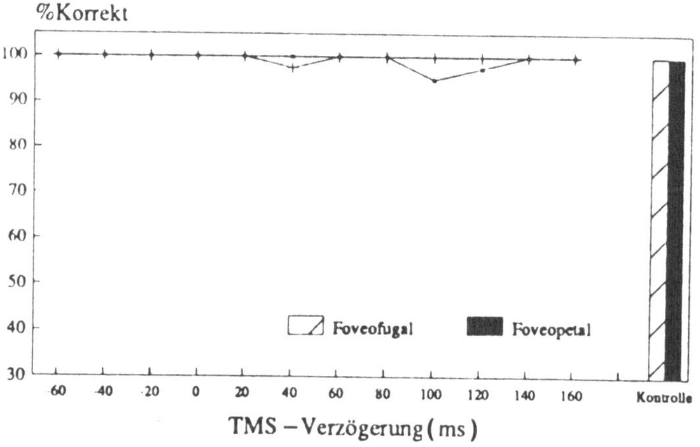

Abb. 4.21. Die unilaterale Magnetstimulation (TMS) über der linken bzw. rechten Hemisphäre 5 cm links bzw. 5 cm rechts der sagittalen Mittellinie bewirkt eine signifikante Beeinträchtigung der visuellen Bewegungswahrnehmung, wenn der Bewegungsreiz im Gesichtsfeld kontralateral zur stimulierten Hemisphäre dargeboten wird *(oben auf Seite 132 u. 133)*. Im Gegensatz dazu führen über der Hemisphäre ipsilateral zur visuellen Reizdarbietung applizierte Magnetfeldpulse nicht zu einer Beeinträchtigung des Bewegungssehens *(unten auf Seite 132 u. 133)*. Im Vergleich zur rechten Hemisphäre, wird für die kontralaterale Untersuchungsbedingung mit über der linken Hemisphäre applizierten Magnetfeldpulsen eine signifikant stärker ausgeprägte transitorische Akinetopsie induziert. Dies deutet auf eine Lateralisierung der visuellen Funktion des Bewegungssehens mit Lokalisation in der linken Hemisphäre hin. Der visuelle Reiz wurde 5° links bzw. 5° rechts vom zentralen Fixationspunkt dargeboten, wobei sich nicht der Musterausschnitt selbst, sondern nur die Zufallspunkte innerhalb des Musterfensters (2,2 × 2,2°) nach links bzw. nach rechts bewegten. Die Geschwindigkeit betrug 4,5°/s, die Reizdauer 140 ms. Für jede der 4 abgebildeten Versuchsbedingungen wurden die Ergebnisse von über 240 durchgeführten Magnetstimulationen an jedem der vier Probanden ausgewertet

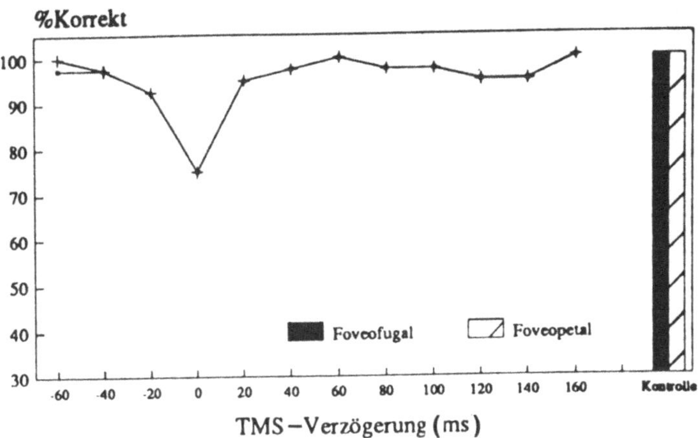

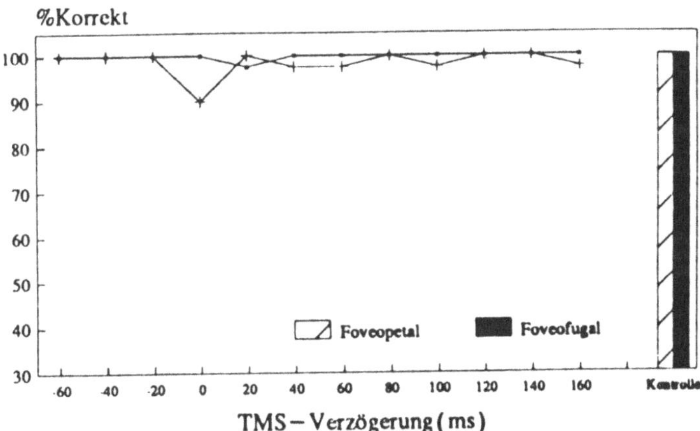

Abb. 4.2.1

tektion (Abb. 4.21). Eine Stimulation ipsilateral zum Gesichtsfeld der Reizdarbietung hatte keinen Einfluß (z. B. visueller Bewegungsreiz 5° links vom Fixationspunkt und Applikation von Magnetstimuli über der linken Hemisphäre). Nach mediookzipitaler Magnetstimulation wurde bei unilateraler visueller Stimulation ebenfalls keine Beeinträchtigung des Bewegungssehens gefunden. Hingegen induzierte die Magnetstimulation transitorische Akinetopsie-Symptome in Abhängigkeit von Richtung, Geschwindigkeit, Exzentrizität und Dauer des bewegten Zielreizes (Beckers u. Hömberg 1991b). Aufgrund dieser Ergebnisse wären nach unilateralen Läsionen richtungsspezifische Defizite zu erwarten, in Abhängigkeit von den jeweiligen isometrischen und isochronen Objekt-Bewegungs-Wahrnehmungsschwellen für ver-

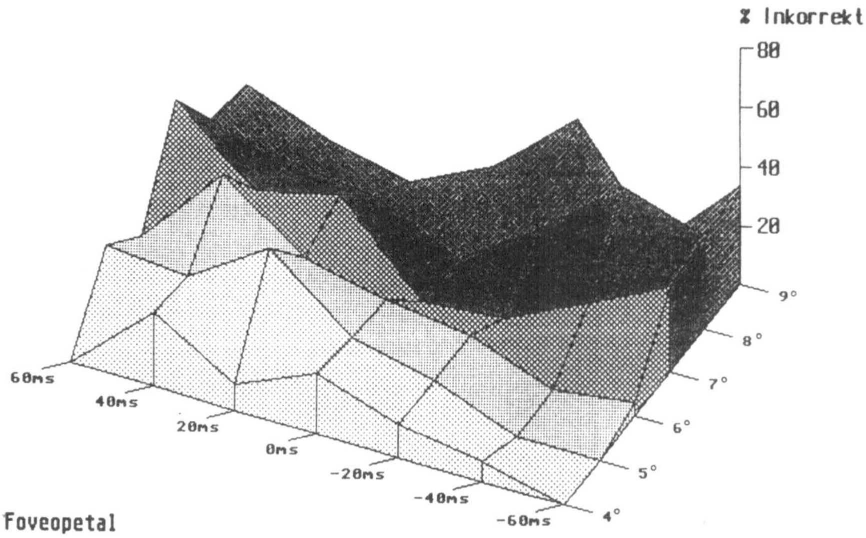

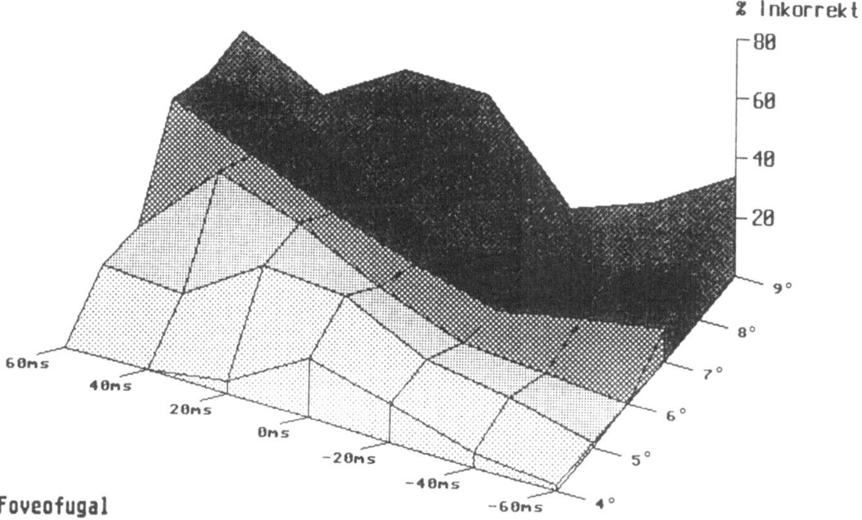

Abb. 4.22. In Abhängigkeit von der Exzentrizität eines bewegten Zielreizes und dem Zeitpunkt der Applikation von Magnetreizen über der linken Hemisphäre wurde durch die Magnetstimulation eine transitorische richtungsspezifische Beeinträchtigung des Bewegungssehens bewirkt. Die Erkennung der Richtung eines foveopetal bewegten Reizes (oben) ist signifikant geringer beeinträchtigt als die Erkennung foveofugaler Reizbewegungen (unten). Mit wachsender Exzentrizität des Bewegungsreizes wird für zunehmend größere Verzögerungen der Applikation von Magnetreizen nach Bewegungsbeginn eine stetig zunehmende Störung des Bewegungssehens beobachtet. Das Ausmaß der Beeinträchtigung (Prozent inkorrekt) ist gegen die Exzentrizität (4° bis 9°) und Intervalle der Magnetreize von 60 ms vor (–60) bis zu 60 ms nach Bewegungsbeginn (+60) aufgetragen. Dargestellt sind Mittelwerte von 4 Probanden (mit je 10 Messungen für beide Bewegungsrichtungen, für 6 verschiedene Grade der Exzentrizität und 7 verschiedene Stimulationsintervalle, d. h. mit Applikation von 840 Magnetstimuli pro Versuchsperson)

schiedene retinale Exzentrizitätsbereiche (Abb. 4.22). Darüberhinaus unterstützen die Befunde einer signifikant stärkeren Beeinträchtigung des Bewegungssehens nach Stimulation über der linken Hemisphäre, im Vergleich zur Stimulation über der rechten temporoparietookzipitalen Region die Annahme einer *Lateralisierung des Bewegungssehens* in der linken Hemisphäre. Die transkranielle Magnetstimulation ist demnach zur Untersuchung der hochfrequenten visuellen Informationsverarbeitung geeignet mit deutlichen Vorteilen bei der zeitlich-räumlichen Differenzierung zwischen den spezialisierten parastriären und extrastriären Rindenregionen. Die mit der PET erhobenen Befunde bilden im Gegensatz dazu die metabolische Aktivität im niedrigen Frequenzbereich ab, ohne daß zugleich Informationen über die zeitlich-lokalisatorische Organisation der Signalverarbeitung in den beteiligten Strukturen gewonnen werden können.

4.3.2.5 Auslösung von Farbwahrnehmung: Lokalisation der Area V4

In Ergänzung zu den in 4.3.1 dargestellten Ergebnissen wird hier noch eine Einzelbeobachtung zum Auftreten von *Farbphosphenen* nach Magnetstimuli mitgeteilt. Analog zu den Ergebnissen mit der PET und der Magnetstimulation hinsichtlich des Bewegungssehens liegt wahrscheinlich auch eine *Lateralisation des Farbsehzentrums* (Area V4) in der linken Hemisphäre vor (Lueck et al. 1991). Wenn auch bisher nur an einem Probanden intensiv untersucht, weisen die nach Stimulation 4 cm lateral links der Mittellinie evozierten farbigen Phosphene auf einen spezifischen Reizeffekt hin. Die Stimulation wurde mit hohen Reizintensitäten von ca. 2 Tesla durchgeführt. Über der rechten Hemisphäre oder dem mediookzipitalen Kortex konnten keine farbigen Phosphene ausgelöst werden. Der Proband beschrieb die farbigen Phosphene als intensive grün- und rotfarbige ellipsenförmige oder kornförmige Lichtwahrnehmungen, die nach bis zu 50 Stimulationen an einem Spulenort innerhalb eines ca. 15° umfassenden Bereiches des visuellen Felds mit einer Größe von bis zu ca. 8° auftraten. Alle farbigen Positiv-Sensationen wurden als grün, rot oder hellgrün, in der Regel als mehrfarbig grün-rote Flecken beschrieben. In keinem Fall berichtete der Proband von blauen, violetten, schwarzen oder andersfarbigen Lichtsensationen. Ähnliche Farbsensationen fand auch Loeb (1991) nach intrakraniell mittels implantierter Elektroden in Area 17 repetitiv applizierten biphasischen elektrischen Reizen. Diese Sensationen wären in diesem Fall durch indirekte oder zufällige Stimulation der „colour blobs" in Area 17 erklärbar oder durch eine aufsteigende Erregung der Projektion von Area 17 nach Area V4.

Diesen Abschnitt zusammenfassend kann festgestellt werden, daß die transkranielle Magnetstimulation in Verbindung mit psychophysischen Methoden zum Verständnis der visuellen Informationsverarbeitung beitragen kann.

4.3.3 *Beeinflussung der Okulomotorik*

Nachdem festgestellt worden war, daß mit der Magnetstimulation auch motorisch kompetente Kortexareale von Gesichtsmuskeln und verschiedene Hirnnerven in ihrem proximalen Abschnitt erregt werden können (Benecke et al. 1988; Meyer et al. 1990b), lag es nahe zu untersuchen, ob mit der transkraniellen Magnetstimulation auch die Okulomotorik beeinflußt werden kann (Meyer et al. 1991b). Bei 3 Probanden, die eine besonders niedrige Reizschwelle für motorische Antworten der Handmuskeln bei Kortexstimulation aufwiesen, wurde mit hoher Reizstärke (90% der maximalen gerätebedingten Reizstärke des Novametrix-Stimulators, Spule mit 11,6 cm Außendurchmesser) an verschiedenen Stellen über beiden frontalen Augenfeldern (Area 8 nach Brodmann), dem okzipitalen und dem unteren parietalen Kortex stimuliert. Die Reizung erfolgte dabei nacheinander mit Spulenströmen in beiden Richtungen. Horizontale und vertikale Augenbewegungen wurden mit einer Infrarot-Augenbewegungskamera unter drei Bedingungen registriert:

- Fixation in Geradeausrichtung sowie bei Blickwendung um 45 Grad nach links oder rechts,
- während eines optokinetisch ausgelösten Nystagmus und
- während sinusoidaler Augenfolgebewegungen.

Die Magnetfeldimpulse wurden randomisiert appliziert.

Zusammenfassend ergab sich, daß weder bei Fixation Sakkaden ausgelöst werden konnten, wie sie im Tierversuch für die direkte Reizung im Bereich des frontalen Augenfeldes mit zur kontralateralen Seite gerichteten Sakkaden beschrieben wurden (Robinson u. Fuchs 1967), noch daß der optokinetische Nystagmus oder Augenfolgebewegungen in ihrem Ablauf gestört werden konnten. Andere Autoren konnten mit einem ähnlichen Versuchsaufbau ebenfalls keine Augenbewegungen auslösen oder stören (Wessel et al. 1991; Müri et al. 1991). Dagegen ließ sich die Ausführung von reflektorischen und erinnerten Sakkaden (Lueck et al. 1990) und Sakkaden im Reaktionszeitexperiment (Priori et al. 1991a, b) durch über frontalen Kortexabschnitten applizierte Magnetstimuli beeinflussen:

In einem Reaktionszeitexperiment wurde das Auftreten von Sakkaden (auf ein akustisches Signal so schnell wie möglich zu einem aufleuchtenden Lichtpunkt hin) um ca. 60 ms verzögert, wenn ca. 50–100 ms vor dem Beginn ein Magnetreiz über dem Vertex appliziert wurde (Priori et al. 1991a, b). In ähnlicher Weise war die Ausführung einer ballistischen Handbewegung durch während der Reaktionszeit gegebene Magnetpulse um ca. 60 ms zu verzögern gewesen (Day et al. 1989). Die ersteren Befunde werden auf eine Interferenz des Magnetreizes mit Prozessen der Vorbereitung und Ausführung von Sakkaden in frontalen Augenbewegungsfeldern (supplementär-motorischer Kortex oder frontales Augenfeld) zurückgeführt. Als weiteres Indiz für eine Lokalisation der Interferenz auf kortikaler Ebene wurde gewertet, daß reflektorische Sakkaden, sog. „Expreßsakkaden", zu einem aus dem Dunkeln heraus aufleuchtenden Lichtpunkt durch Magnetstimulation nicht beeinflußt wurden (Priori et al. 1991b). Solche Sakkaden sollen nicht unter Beteiligung des frontalen Augenfeldes ausgeführt, sondern hauptsächlich im Bereich der Vierhügelplatte generiert werden.

Daß einzelne Magnetfeldpulse keine konjugierten Augenbewegungen auslösten, kann möglicherweise damit erklärt werden, daß die absteigenden Verbindungen zu dem Augenmuskelkern polysynaptisch organisiert sind (Aschoff 1974) und deshalb die zeitlich-räumliche Erregungssummation in den zwischengeschalteten Kerngebieten möglicherweise nicht ausreicht, im Gegensatz zu den verwendeten Serienreizen bei der direkten Kortexstimulation (Robinson u. Fuchs 1967). Eine repetitive transkranielle magnetische Stimulation mit 10–20 Hz über dem frontalen Augenfeld führte jedoch zu keiner konjugierten Blickwendung (unveröffentlichte Beobachtung B-U Meyer u. S Brandt). Auffällig ist weiterhin, daß die transkranielle Magnetstimulation trotz der verwendeten hohen Reizstärken keine Augenbewegungen durch direkte Erregung der die Augenmuskeln versorgenden Hirnnerven auslöste, da Reizstärken in der gleichen Größenordnung regelmäßig den N. facialis und N. trigeminus erregten (Meyer et al. 1990b). Dieses könnte möglicherweise damit zu erklären sein, daß antagonistische Augenmuskeln gleichzeitig erregt wurden und somit kein Nettobewegungseffekt auftrat. Andererseits ist es jedoch möglich, daß die Nn. oculomotorius, trochlearis und abducens aufgrund geometrischer Bedingungen (Nervenachse in Beziehung zur Ausrichtung der induzierten Ströme) nicht transkraniell erregt werden können, so wie dieses auch für den proximalen Abschnitt des Nervus hypoglossus gefunden wurde (Meyer et al. 1990b).

Die Ergebnisse der bisherigen Untersuchungen zur Wirkung der Magnetstimulation auf das visuelle System wertend, ist zur Zeit keine neurophysiologisch-diagnostisch brauchbare Anwendung in Sicht. Es bleibt jedoch zu prüfen, ob mittels Induktion von Phosphenen noch funktionsfähiges Gewebe in einem infarzierten Okzipitallappen identifiziert und damit ein günstigerer Verlauf einer homonymen Hemianopsie prognostiziert werden kann.

Literatur

Amassian VE, Cracco JB, Cracco RQ, Eberle L, Maccabee PJ, Rudell A (1987) Suppression of human visual perception with the magnetic coil over occipital cortex. J Physiol 390:24P

Amassian VE, Cracco JB, Cracco RQ, Eberle L, Maccabee PJ, Rudell A (1988) Suppression of human visual perception with the magnetic coil over occipital cortex. J Physiol 398:408P

Amassian VE, Cracco RQ, Maccabee PJ, Cracco JB, Rudell A, Eberle L (1989) Suppression of visual perception by magnetic coil stimulation of human occipital cortex. Electroencephalogr Clin Neurophysiol 74:458–462

Amassian VE, Maccabee PJ, Cracco RQ, Cracco JB (1990) Basic mechanisms of magnetic coil excitation of nervous system in humans and monkeys: application in focal stimulation of different cortical areas in humans. In: Chokroverty S (ed) Magnetic stimulation in clinical neurophysiology. Butterworth, Boston, pp 99–101

Aschoff JC (1974) Reconsideration of the oculomotor pathway. In: Schmitt WO, Worden FG (eds) Neurosciences. Third study program. MIT Press, Cambridge, pp 305–310

Baker CL, Hess RF, Zihl JJ (1991). Residual motion perception in a "motion-blind" patient, assessed with limited-lifetime random dot stimuli. J Neurosci 11:454–461

Barlow HB, Kohn HL, Walsh EG (1947) Visual sensations aroused by magnetic fields. Am J Physiol 148:372–375

Beckers G (1990) Selektive Wirkung der transkraniellen Magnet-Stimulation auf die visuelle Wahrnehmung. Psychol. Diplomarbeit, Universität Düsseldorf

Beckers G, Hömberg V (1990a) Motion blurring induced by transcranial magnetic stimulation to occipital cortex in man. Perception 19:371P

Beckers G, Hömberg V (1990b) Transcranial magnetic brain stimulation of human occipital cortex. Eur J Neurosci [Suppl 4]:308P

Beckers G, Hömberg V (1991a) Impairment of visual perception and visual short term memory scanning by transcranial magnetic stimulation of occipital cortex. Exp Brain Res 87:421–432

Beckers G, Hömberg V (1991b) The influence of transcranial magnetic brain stimulation over human peristriate cortex on visual motion perception. Eur J Neurosci [Suppl 4]:84P

Beer B (1902) Ueber das Auftreten einer objectiven Lichtempfindung im magnetischen Felde. Klin Wochenschr 15:108–109

Benecke R, Meyer B-U, Schönle PW, Conrad B (1988) Transcranial magnetic stimulation of the human brain: responses in muscles supplied by cranial nerves. Exp Brain Res 71:623–632

Breitmeyer BG (1984) Visual masking. Oxford University Press, New York

Brindley GS (1982) Effects of electrical stimulation of the visual cortex. Human Neurobiol 1:281–283

Brindley GS, Lewin WS (1968) The sensations produced by electrical stimulation of the visual cortex. J Physiol 196:479–493

Cowey A, Rolls ET (1974) Human cortical magnification factor and its relation to visual acuity. Exp Brain Res 21:447–454

Cunningham VJ, Deiber M-P, Frackowiak RSJ et al. (1990) The motion area (area V5) of human visual cortex. J Physiol 423:101P

d'Arsonval A (1896) Dispositifs pour la mesure des courants alternatifs de toutes frequences. Compt Rend Soc Biol 2:450–451

Day BL, Rothwell JC, Thompson PD, Maertens de Nordhout A, Nakashima K, Shannon K, Marsden CD (1989) Delay in the execution of voluntary movement by electrical or magnetic brain stimulation in the intact man. Evidence for the storage of motor programmes in the brain. Brain 112:649–663

Day BL, Dressler D, Hess CW et al. (1990) Erratum: Direction of current in magnetic stimulating coils used for percutaneous activation of brain, spinal cord and peripheral nerve. J Physiol 430:617

Dobelle WH, Mladejovsky MG, Evans IR, Roberts TS, Girvin IT (1976) Braille reading by a blind volunteer by visual cortex stimulation. Nature 259:111–112

Dunlap R (1911) Visual sensations from the alternating magnetic field. Science 33:68–71

Foerster O (1929) Beiträge zu Pathophysiologie der Sehbahn und der Sehsphäre. J Psychol Neurol (Leipzig) 39:463–485

Holmes G (1945) Ferrier Lecture: The organization of the visual cortex in man. Proc R Soc 132:318–361

Hurlbert A, Poggio T (1985) Spotlight on attention. TINS 7:309–311

Kölmel HW (1988) Die homonymen Hemianopsien. Springer, Berlin Heidelberg New York Tokyo

Loeb GE (1991) Visual prostheses. Third IBRO World Congress of Neuroscience, Montreal (Canada) W2:7P

Lueck CJ, Zeki S, Friston KJ et al. (1990) The colour centre in the cerebral cortex of man. Nature 340:386–389

Magnussen S, Mathiesen R (1989) Detection of moving and stationary gratings in the absence of striate cortex. Neuropsychologia 27:725–728

Magnusson CE, Stevens HC (1911) Visual sensations caused by the changes in the strenght of a magnetic field. Am J Physiol 29:124–136

Magnusson CE, Stevens HC (1914) Visual sensations created by a magnetic field. Phil Mag 28:188–207

Merton PA, Morton HB (1980) Electrical stimulation of human motor and visual cortex through the scalp. J Physiol 305:9–10P

Meyer B-U, Kloten H, Britton TC, Benecke R (1990a) Technical approaches to hemisphere-selective transcranial magnetic brain stimulation. Electromyogr Clin Neurophysiol 30:311–318

Meyer B-U, Britton TC, Benecke R (1990b) Magnetic stimulation of the corticonuclear system and of proximal cranial nerves in humans. In: Berardelli A, Benecke R, Manfredi M, Marsden CD (eds) Motor disturbances II. Academic Press, London, pp 235–248

Meyer B-U, Britton TC, Kloten H, Steinmetz H, Benecke R (1991a) Coil placement in magnetic brain stimulation related to skull and brain anatomy. Electroencephalogr Clin Neurophysiol 81:38–46

Meyer B-U, Diehl RR, Steinmetz H, Britton TC, Benecke R (1991b) Magnetic stimuli applied over motor cortex and visual cortex: influence of coil position and field polarity on motor responses, phosphenes, and eye movements. In: Levy WJ, Cracco RQ, Barker AT, Rothwell JC (eds) Magnetic motor stimulation: basic principles and clinical experience. Electroencephalogr Clin Neurophysiol [Suppl 43]:121–134

Meyer B-U, Diehl RR (1992) Untersuchung des visuellen Systems mit der transkraniellen Magnetstimulation. Nervenarzt 63:328-334

Müri RM, Hess CW, Meienberg O (1991) Transcranial stimulation of the human frontal eye field by magnetic pulses. Exp Brain Res 86:219–223

Penfield W, Boldrey E (1937) Somatic motor sensory representation in the cerebral cortex of man as studied by electrical stimulation. Brain 60:389–443

Penfield W, Perot P (1963) The brain's record of auditory and visual experience. Brain 86:596–696

Penfield W, Rasmussen T (1950) The cerebral cortex of man. A clinical study of localization of function. Macmillan, New York

Priori A, Bertolasi L, Rothwell JC, Day BL, Marsden CD (1991a) Human saccadic reaction time is delayed by transcranial magnetic stimulation. J Physiol 435:52P

Priori A, Bertolasi L, Rothwell JC, Day BL, Marsden CD (1991b) Evidence that transcranial magnetic stimulation delays saccadic eye movements by interfering with activity in occulomotor areas of cortex. J Physiol 438:302P

Riddoch G (1917) Dissociation of visual perceptions due to occipital injuries, with especial reference to appreciation of movement. Brain 40:17–57

Robinson DA, Fuchs AF (1967) Frontal lobe stimulation and saccadic eye movements. Proc Ann Eng Med Biol 9:6P

Stensaas SS, Eddington DA, Dobelle WH (1974) The topography and variability of the primary visual cortex in man. Neurosurg 40:747–755

Sternberg S (1966) High speed scanning in human memory. Science 153:652–654

Thompson SP (1910) A physical effect of an alternating magnetic field. Proc R Soc Lond (Biol) 82:396–399

Volkmann FC (1986) Human visual suppression. Vision Res 26:1401–1416

Walsh P (1946) Magnetic stimulation of the human retina. Fed Proc 5:109–110

Wessel K, Kömpf D, Klostermann W, Moser A (1991) Lack of oculomotor response after transcranial magnetic stimulation. Neuroophthalmology 11:199–208

Zeki S (1990a) A century of achromatopsia. Brain 113:1721–1777

Zeki S (1990b) The motion pathways of the visual cortex. In: Blakemore C (ed) Vision coding and efficency, Cambridge University Press, Cambridge, pp 321–345

Zeki S (1991) Cerebral akinetopsia. Brain 114:811–824

Zeki S, Watson JDG, Lueck CJ, Friston KJ, Kennard C, Frackowiak RSJ (1991) A direct demonstration of functional specialization in human visual cortex. J Neurosci 11:641–649

Zeki SM (1971) Cortical projections from two peristriate areas in the monkey. Brain Res 34:19–35

Zeki SM (1974) Functional organization of a visual area in the posterior bank of the superior temporal sulcus of the rhesus monkey. J Physiol 236:549–573

Zihl J, von Cramon DJ, Mai N (1983) Selective disturbance of movement vision after bilateral brain damage. Brain 106:313–340

5 Grundlagen der diagnostischen Anwendung der Magnetstimulation

B.-U. MEYER und C. BISCHOFF

5.1 Einführung

Seit ihrer Einführung hat sich die Magnetstimulation zu einem diagnostischen Routineverfahren für die Untersuchung der „Pyramidenbahn" oder, genauer, einer bestimmten Fraktion kortikospinaler Bahnen entwickelt. Zusätzlich zeichnet sich eine wertvolle diagnostische Anwendung bei proximal gelegenen Nervenläsionen ab, wie z. B. bei Plexusneuritiden und Fazialisparesen. Daß die Magnetstimulation sich trotz offener Fragen bezüglich kortikalem Reizort, Erregungsmechanismus und den beteiligten absteigenden Fasersystemen innerhalb weniger Jahre einen Platz in der neurophysiologischen Diagnostik erobern konnte, verdankt sie ihrer diagnostischen Sensitivität und ihrer einfachen Durchführbarkeit.

Mit kranial applizierten einzelnen Hochvolt- oder Magnetfeldpulsen können elektromyographisch ableitbare Antworten in allen Extremitätenmuskeln (Abb. 5.1) ausgelöst werden. Darüber hinaus wurden Antworten abgeleitet von Rumpfmuskeln, z. B. Interkostalmuskeln (Lance et al. 1988) und paravertebralen Muskeln (Ferbert et al. 1992; Meyer et al. 1988), von hirnnervenversorgten Muskeln des Gesichtes oder z. B. des Kehlkopfes (Benecke et al. 1988c; Amassian 1988), von anderen quergestreiften Muskeln wie dem Zwerchfell (Gandevia u. Rothwell 1987; Similowski et al. 1991), der Muskulatur des oberen Ösophagusdrittels (persönliche Mitteilung, Aziz u. Rothwell), dem M. sphincter ani externus (Merton et al. 1982; Opsomer et al. 1989) und dem M. bulbocavernosus (Dressler et al. 1990; Ghezzi et al. 1991; Opsomer et al. 1989).
Zusätzlich können mit der Magnetstimulation transkutan Nervenwurzeln (z. B. Britton et al. 1990) und tief gelegene oder schlecht zugängliche Nerven (z. B. der N. phrenicus; Similowski et al. 1989) analog zu den Anwendungsprinzipien der Elektrostimulation gereizt werden, jedoch mit dem Vorteil einer deutlich geringeren Schmerzhaftigkeit bei höherem Penetrationsvermögen. Diese Vorteile beruhen auf der Eigenschaft der Magnetstimulation, Ströme proportional zur Leitfähigkeit des jeweiligen Gewebes zu induzieren. Deshalb sind die durch die Haut fließenden und kutane Schmerzrezeptoren erregenden Ströme bei der Magnetstimulation, im Gegensatz zur bipolaren Elektrostimulation gering, bei der der größte Teil des Stroms durch die Haut fließt (Meyer et al. 1989c).

B.-U. Meyer (Hrsg.)
Magnetstimulation des Nervensystems

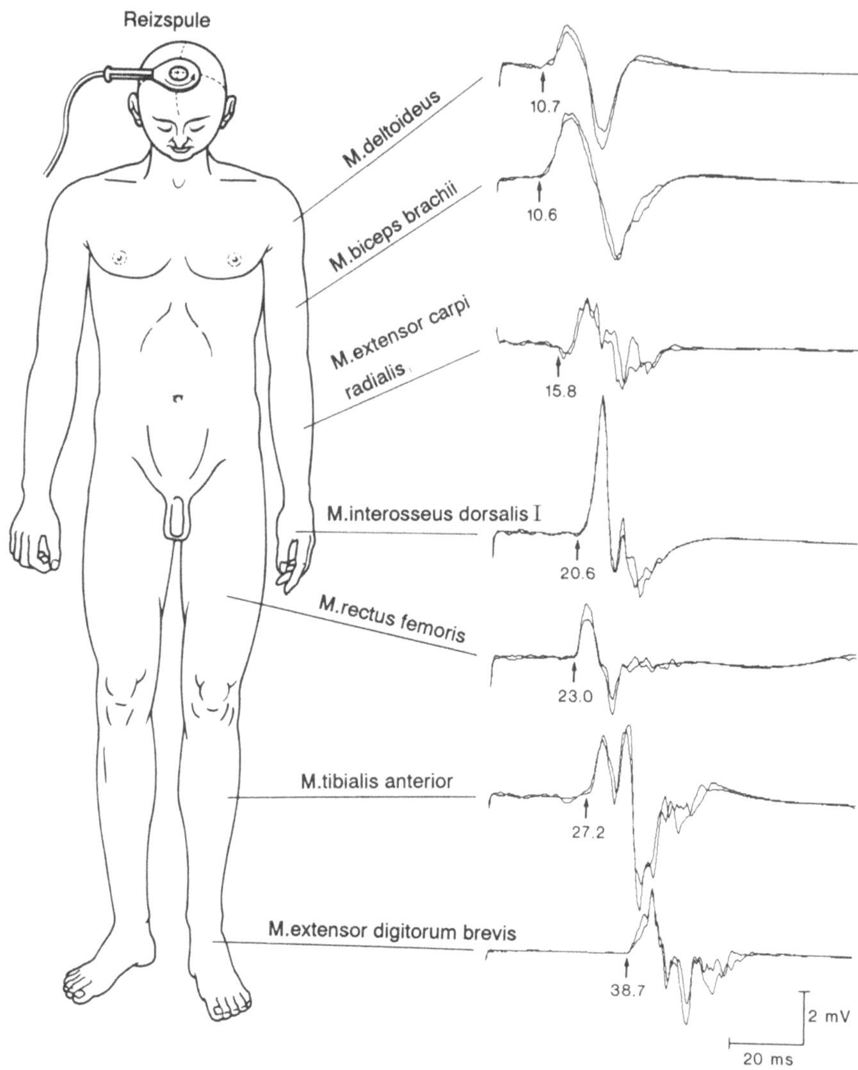

Abb. 5.1. Transkranielle magnetische Kortexstimulation. Polygraphische Ableitung von ausgelösten Muskel-Summenaktionspotentialen in verschiedenen proximalen und distalen Muskeln der linken oberen und unteren Extremität. Ableitung mit Oberflächenelektroden. Reizung mit der 1,5fachen in Muskelruhe bestimmten Schwellenreizstärke unter leichter tonischer Vorinnervation der Zielmuskeln. Zentrierung der zirkulären Standardspule (11,6 cm Außendurchmesser) über dem Vertex (Armmuskeln) bzw. ca. 4 cm weiter rostral und 2 cm rechts der Mittellinie (Beinmuskeln)

Aus den Eigenschaften der Magnetstimulation lassen sich zwei verschiedene diagnostische Anwendungsstrategien ableiten. Die erste verfolgt das Ziel einer globalen Beurteilung der absteigenden kortikospinalen Bahnen im Sinne einer *Suchmethode*. Hierfür reicht die Ableitung einzelner Muskeln im Bereich der oberen und unteren Extremität aus. Extreme Latenzverlängerungen können in einigen Fällen schon auf den zugrundeliegenden Pathomechanismus, z.B. eine Demyelinisierung, hinweisen. Die zweite Anwendungsstrategie verfolgt das Ziel einer *Höhenlokalisation von Läsionen* in den absteigenden motorischen Bahnen (z.B. bei umschriebener Myelonkompression), einer neurophysiologischen Sicherung von Radikulopathien oder z.B. einer Feststellung des Verteilungsmusters von Plexusläsionen. Hierzu ist eine polygraphische Ableitung segmental unterschiedlich bzw. von verschiedenen Plexusanteilen versorgter Muskeln erforderlich. Beide Untersuchungsstrategien setzen eine Kortexreizung in Kombination mit einer Stimulation proximaler peripherer Nerven voraus, um etwaige pathologische Veränderungen einer Affektion der zentralen oder peripheren Leitungsstrecke zuordnen zu können.

Zur Zeit bietet die Magnetstimulation mit abnehmender Wertigkeit folgende *diagnostische Möglichkeiten:*
- Bestimmung zentraler motorischer Latenzzeiten,
- Bestimmung peripherer motorischer Leitungszeiten (auch fraktioniert, z.B. als Plexus- und F-Wellen-Latenzzeiten; Bischoff et al. 1992b; Gominak et al. 1990),
- Untersuchung von somatosensorisch durch Nervenreizung und durch Muskelkontraktion evozierten Potentialen (Tsuji et al. 1988; Tsuji u. Murai 1991; Zhu u. Starr 1991).

Motorische Ausfälle können oft schon klinisch quantifiziert und aufgrund des Verteilungsmusters und der Befunde der konventionellen Elektrodiagnostik einem Schädigungsort zugeordnet werden. Zusatzinformationen sind für folgende *spezielle Anwendungsgebiete* der Magnetstimulation bekannt oder zu erwarten:
- Diagnosebestätigung durch Nachweis einer pathologischen zentralen oder peripheren Erregungsleitung in klinischen Zweifelsfällen,
- ergänzende Ausschlußdiagnostik bei vermuteten psychogenen motorischen Störungen,
- Lokalisationsdiagnostik von mit anderen Techniken nur schlecht einem Schädigungsort zuzuordnenden Läsionen (z.B. Plexusläsion versus Radikulitis),
- Detektion subklinischer Läsionen (z.B. Polytopienachweis beim ersten Schub einer Encephalomyelitis disseminata) und
- Verlaufsuntersuchung auch hinsichtlich der Messung bzw. Objektivierung etwaiger Therapieeffekte (z.B. Plasmapherese beim Guillain-Barré-Syndrom, Immunsuppression bei Encephalomyelitis disseminata).

Ein solcher diagnostischer Einsatz setzt einen hohen Grad an Standardisierung voraus, um intraindividuell und interindividuell Meßergebnisse vergleichen und insbesondere Grenzbefunde anhand von Normwerten exakt beurteilen zu können. Des weiteren ist eine standardisierte Untersuchung erforderlich, wenn zur Beurteilung nicht nur die Latenzzeiten, sondern auch andere Parameter kortikal ausgelöster Muskelantworten (zur Erhöhung der diagnostischen Validität) herangezogen werden sollen.

Gegenüber der Magnetstimulation hat die transkranielle elektrische Reizung von Kortex und proximalen Spinalnerven aufgrund ihrer Schmerzhaftigkeit in der neurophysiologischen Basisdiagnostik keine Bedeutung mehr. Dieses gilt insbesondere, seitdem neue, fokal reizende Magnetspulen zur Verfügung stehen, die mit der gleichen Genauigkeit wie die elektrische Stimulation den Reizort definieren lassen. Bei speziellen experimentellen und diagnostischen Fragestellungen (wie z. B. Erregung des Rückenmarkes, Untersuchung der Exzitabilität von spinalen Motoneuronen) kann die elektrische Stimulation des Gehirns, des Rückenmarks und der proximalen Abschnitte der Spinalnerven jedoch weiterhin sinnvoll sein (Merton et al. 1982; Meyer et al. 1987; Ugawa et al. 1991).

Dieses Kapitel stellt den bisherigen Kenntnisstand über die Grundlagen der diagnostischen Anwendung der Magnetstimulation und das nach unserer Erfahrung zu empfehlende Vorgehen bei der Untersuchung dar. In Kap. 6 sind die Befunde der Untersuchung bei verschiedenen Krankheiten zusammengetragen.

5.2 *Standardisierte Untersuchung zentraler und peripherer motorischer Latenzzeiten*

Es werden zwei Vorgehensweisen einer standardisierten Bestimmung zentraler motorischer Latenzzeiten (ZML) mit der Magnetstimulation dargestellt. Sie beruhen auf einer Bestimmung von Latenzzeitdifferenzen ausgelöster Muskel-Summenaktionspotentiale: 1. nach Stimulation auf verschiedenen Höhen des absteigenden Motorsystems (Kortex, proximale Spinalnervenabschnitte) und unverändertem Ableitort von einem Extremitätenmuskel und 2. einem aufwendigeren Ansatz mit konstantem kortikalem Reizort und Ableitung von Antworten in paravertebralen segmental unterschiedlich versorgten Muskeln.

Zur Bestimmung der ZML muß die längste periphere motorische Leitungszeit nach magnetischer proximaler Nervenstimulation von der kürzesten Gesamtlatenzzeit einer deutlich überschwelligen, kortikal ausgelösten Muskelantwort subtrahiert werden.

Die standardisierte Kortexstimulation sollte mit individuell optimierter Spulenposition unter ca. 1/3 der maximalen tonischen Muskelanspannung mit dem 1,4- bis 1,5fachen der zuvor in Muskelruhe bestimmten Schwellenreizstärke durchgeführt werden. Von fünf konsekutiv ausgelösten Muskelantworten ist die Antwort mit der kürzesten Latenzzeit auszuwerten. Bei komatösen oder anästhesierten Patienten kann eine Fazilitierung mittels H-Reflexen, elektrischer Serienreizung peripherer Nerven oder tonischer Vibration von Muskelsehnen erreicht werden.

Die Stimulation der proximalen Nervenabschnitte zur Bestimmung der ZML und der peripheren motorischen Leitungszeit (PML) sollte in Muskelruhe mit einer leicht überschwelligen, ca. 1,2fachen Schwellenreizstärke, erfolgen. Hierbei ist es das Ziel, den peripheren Nerven möglichst weit proximal zu erregen.

5.2.1 Prinzip der Bestimmung zentraler motorischer Latenzzeiten

Zentrale motorische Latenzzeiten (ZML) werden mit dem Ziel einer Beurteilung der Leitfunktion und der funktionellen Integrität der absteigenden motorischen Bahnen berechnet. Grundsätzlich kann hierbei eine Veränderung der ZML aus einer Affektion der untersuchten Bahnen selbst resultieren (wie z.B. einer Demyelinisierung) oder aus einer Funktionsstörung anderer, das Erregungsniveau der spinalen Motoneurone ebenfalls beeinflussender Bahnen.

Die Bestimmung der ZML kann auf verschiedene Weisen erfolgen, die jeweils auf einer Bestimmung von Latenzzeitdifferenzen mit Zuordnung zu einem bestimmten Abschnitt der Gesamtleitungsstrecke beruhen. Hierbei kann zum einen der Ableiteort konstant gehalten werden, während über verschiedenen Höhen der Neuraxis (Kortex, proximaler Abschnitt der Spinalnerven) gereizt wird. Zum anderen kann bei unverändertem kortikalem Reizort der Ableiteort in der paravertebralen autochtonen Rückenmuskulatur variiert werden.

Für beide Ansätze ist zu berücksichtigen, daß im Gegensatz zur konventionellen Elektroneurographie keine Leitungszeiten, sondern *Latenzzeiten* bestimmt werden. Die ZML umfaßt die Ansprechzeit der Kortexzellen, die kortikospinale Leitungszeit, die Ansprechzeit der spinalen Motoneurone und die Laufzeit des Erregungsimpulses entlang eines kurzen proximalen Abschnittes des Spinalnerven. Bei ungenügender räumlicher und zeitlicher Fazilitierung der spinalen Motoneurone kommt hinzu, daß möglicherweise nicht die erste Welle der kortikal ausgelösten Erregungssalve, sondern erst spätere der mit 1 bis 1,5 ms aufeinander folgenden Erregungswellen (Day et al. 1987, 1989) zu einer überschwelligen Erregung führen.

Hieraus läßt sich ableiten, daß zur Beurteilung der Funktion der absteigenden motorischen Bahnen die Bestimmung der kürzesten ZML anzustreben ist. Demzufolge muß die Kortexstimulation deutlich oberhalb der Reizschwelle und, wenn möglich, mit fazilitierenden Maßnahmen durchgeführt werden. Dazu wird in der Regel der abgeleitete Muskel leicht tonisch kontrahiert (Hess et al. 1986). Des weiteren kann bei hochgradig gelähmten, bewußtlosen oder anästhesierten Patienten eine Fazilitierung durch H-Reflexe (Taniguchi et al. 1989), durch Serienreizung peripherer Nerven oder Vibration der Sehne des abgeleiteten Muskels (Claus et al. 1988; Schmid et al. 1991a) erfolgen.

Abbildung 5.2 veranschaulicht anhand von Originalregistrierungen ausgelöster Summenaktionspotentiale in Handmuskeln das Vorgehen bei der Bestimmung der ZML. Es besteht aus der kombinierten Anwendung der magnetischen Kortexstimulation und der magnetischen Reizung der Nerven-

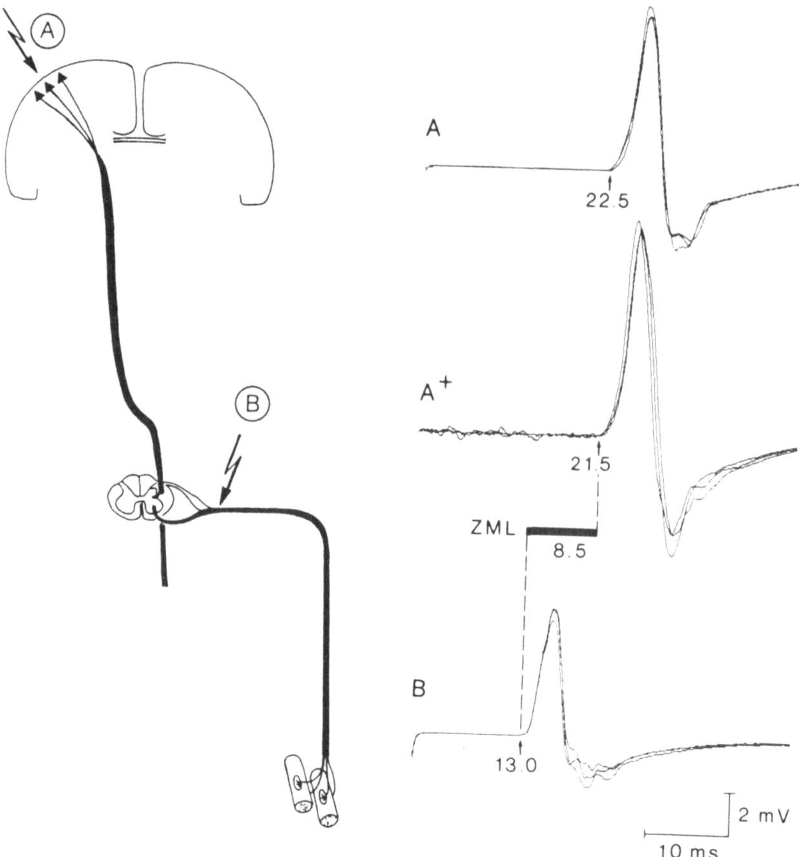

Abb. 5.2. Magnetstimulation des motorischen Kortex *(A)* und der proximalen Abschnitte der Spinalnerven *(B)* zur standardisierten fraktionierten Bestimmung zentraler motorischer Latenzzeiten *(ZML)* zum M. interosseus dorsalis I der Hand. Kortexreizung mit dem 1,5fachen der in Muskelruhe bestimmten Schwellenreizstärke unter leichter tonischer Anspannung des Zielmuskels. Bei gleicher Reizstärke führt die Vorinnervation des Muskels *(A+)* im Vergleich zur Muskelruhe *(A)* zu einer Verkürzung der Latenzzeit und Zunahme der Amplitude der ausgelösten Muskelantwortpotentiale. Reizung der Spinalnerven *(B)* mit 1,3facher Schwellenreizstärke in Muskelruhe

wurzeln. Zwar könnte die PML auch mit der weiter unten beschriebenen F-Wellentechnik bestimmt werden, doch ist dieses Vorgehen zeitaufwendiger und für den Patienten schmerzhafter, ohne dabei genauere Meßwerte zu liefern. Außerdem kann bei Patienten mit Polyneuropathien mit der magnetischen Reizung proximaler Nervenabschnitte oft auch dann noch eine Muskelantwort hervorgerufen werden, wenn keine F-Wellen mehr auslösbar sind.

Die Kortexstimulation wird so durchgeführt, daß die mittleren Spulenwindungen, unter denen die induzierten Ströme bei Verwendung der großen zirkulären Novametrix-Spule am stärksten sind, über dem entsprechenden motorischen Repräsentationsgebiet liegen. Die Exzitation der Nervenwurzeln erfolgt auf Höhe des Foramen intervertebrale mit den Spulenwindungen tangential zum Verlauf des Nerven. Die Muskelantworten werden wie bei der konventionellen Neurographie mit Oberflächenelektroden abgeleitet.

Die Latenzzeit der kortikal ausgelösten Muskelantworten verkürzt sich unter Vorinnervation und kann bei aufeinanderfolgenden Antworten variieren (vgl. *A* mit *A+* in Abb. 5.2). Eine gesteigerte Variabilität der Latenzzeiten findet sich zum Beispiel bei Patienten mit Chorea Huntington als Ausdruck des fluktuierenden Erregungsniveaus im kortikospinalen System. Die Latenzzeiten der Antworten nach Wurzelreizung sind dagegen konstant und werden durch Vorinnervation der abgeleiteten Muskeln nicht beeinflußt.

Zur Bestimmung der ZML wird die längste PML, mit wurzelnahestem Reizort von der kürzesten Gesamtlatenz der Antworten nach Kortexstimulation subtrahiert.

Daß eine alleinige Beurteilung der Latenzzeiten nach Kortexstimulation zu diagnostischen Zwecken nicht ausreicht, macht Abb. 5.3 deutlich. Sowohl bei einem Patienten mit einer Neuritis als auch bei einer Patientin mit einer Encephalomyelitis disseminata fanden sich erheblich verlängerte Gesamtlatenzzeiten. Erst die fraktionierte Untersuchung der Leitungszeiten mit der oben beschriebenen Technik ermöglichte es, die Verlängerung der Gesamtlatenz im Falle der Neuritis der peripheren und im Falle der Encephalomyelitis disseminata der zentralen Leitungsstrecke zuzuordnen. Daß

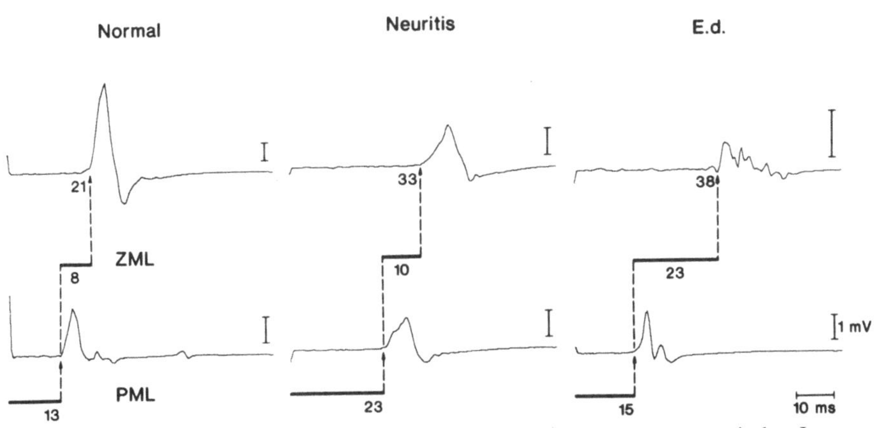

Abb. 5.3. Fraktionierte Bestimmung zentraler (ZML) und peripherer motorischer Latenzzeiten (PML) mit der Magnetstimulation zur Lokalisierung leitungsbeeinträchtigender Krankheitsprozesse innerhalb des zentralen (*E.d.* Encephalomyelitis disseminata) und des peripheren Nervensystems (Neuritis). Untersuchungsbedingungen wie in Abb. 5.2

die ZML die Laufzeit über ein kurzes Stück des peripheren Nerven beinhaltet, ist an der leichten Verlängerung der ZML bei dem Patienten mit der Neuritis abzulesen. Die kortikal ausgelösten Muskelantworten zeigen bei beiden Patienten zusätzlich zur verlängerten Latenzzeit eine deutliche Amplitudenreduktion und im Falle der Enzephalomyelitis eine polyphasische Konfiguration und verlängerte Potentialdauer. Auf die mögliche diagnostische Bedeutung anderer Parameter als der Latenzzeit wird in 5.2.4 eingegangen.

Ein weiterer Ansatz zur Bestimmung zentraler motorischer Latenzzeiten ist die Ableitung kortikal evozierter Muskelantworten in paravertebralen Muskeln (Meyer et al. 1988). Abbildung 5.4 zeigt, daß in den tief gelegenen paravertebralen Rückenstreckmuskeln nach magnetischer Kortexstimula-

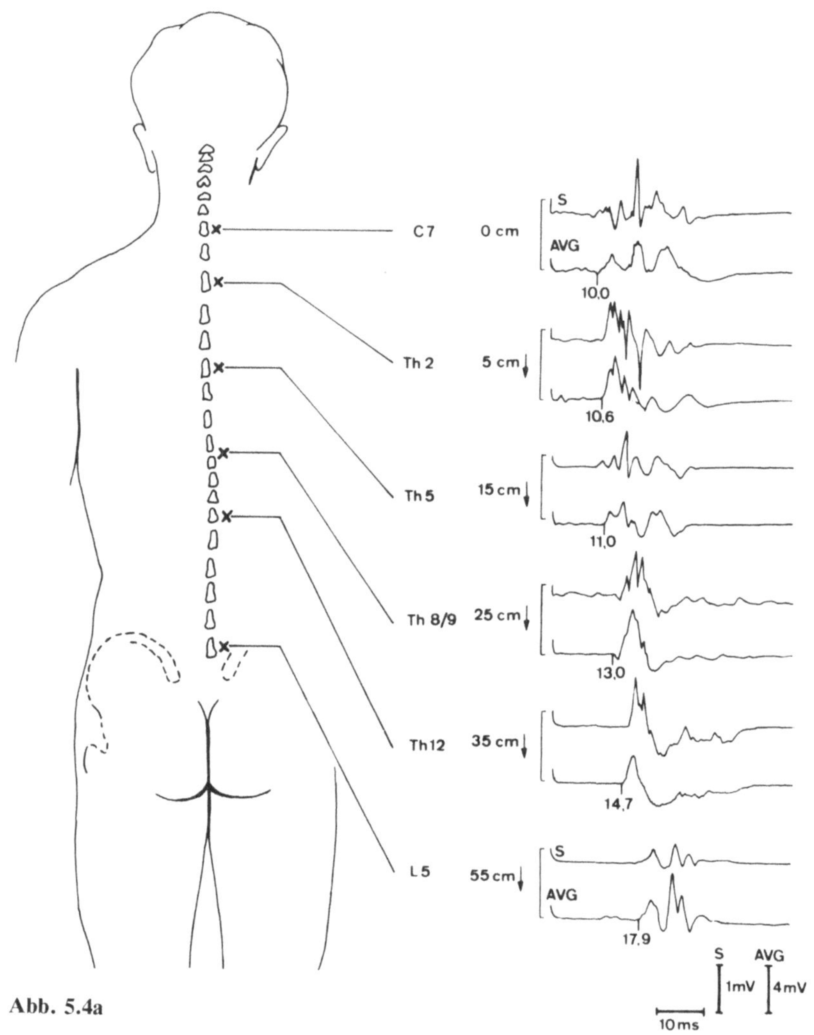

Abb. 5.4a

tion Antworten elektromyographisch abgeleitet werden können. Die Latenzzeiten der Antworten nehmen mit wachsender zentraler Leitungsstrecke linear zu. Sofern die peripheren Nervenstrecken gleich lang sind, können zentrale Leitgeschwindigkeiten aus den Differenzen der Latenzzeiten von auf verschiedenen Höhen abgeleiteten Muskelantworten berechnet werden. Gleichlange periphere Nervenstrecken liegen für paravertebrale Muskeln oberhalb des Versorgungsbereiches der Cauda equina vor, d. h. bis etwa paravertebral der Höhe des 2. Lendenwirbelkörpers.

Da die oben geschilderte Ableitung von verschiedenen, jeweils pluriradikulär versorgten Extremitätenmuskeln (s. Abb. 5.1) nur die Rückenmarks-

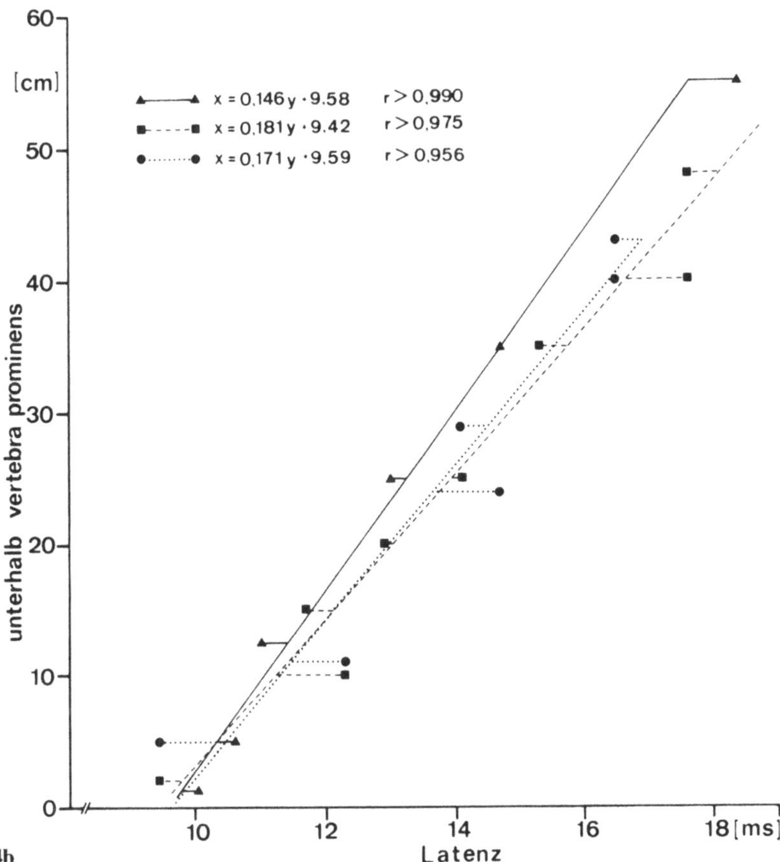

Abb. 5.4b

Abb. 5.4. Bestimmung kortikospinaler Leitgeschwindigkeiten mittels magnetischer Kortexstimulation und Ableitung von ausgelösten Muskelantworten in segmental innervierten paravertebralen tiefen Rückenmuskeln. Ableitung mit Nadelelektroden unter tonischer Muskelanspannung. **a** Originalregistrierungen von einzelnen *(S)* und gemittelten *(AVG)* Antworten von auf verschiedenen Höhen paravertebral abgeleiteten Muskeln. Die Latenzzeiten der Muskelantworten nehmen mit steigender Leitungsstrecke linear zu **(b)**. Zentrale Leitgeschwindigkeiten lassen sich aus der Steigung der Regressionsgeraden berechnen (Meyer et al. 1988)

segmente oberhalb von Th1 und unterhalb von L3 erfaßt, bietet die paravertebrale Ableitung segmental versorgter Muskeln methodische Vorteile und füllt eine diagnostische Lücke bei der Höhenlokalisation von Rückenmarksläsionen. Einen zusätzlichen Vorteil bietet dabei die simultane Ableitung von paravertebralen Muskelantworten auf verschiedenen Höhen. Unter diesen Bedingungen kann der Effekt einer kortikal ausgelösten Erregung, gleichgültig ob es sich dabei um eine einzelne Erregungswelle oder um eine Salve von deszendierenden Erregungen handelt, auf Muskelantworten untersucht werden, die sich lediglich durch unterschiedlich lange zentrale Leitungsstrecken unterscheiden.

Praktische Einschränkungen dieser Untersuchung bestehen in dem hohen Zeitaufwand, der Ableitung mit Nadelelektroden und der Notwendigkeit einer Vorinnervation der axialen Muskulatur während der Untersuchung. Oft ist auch ein „Averaging" der Antwortsignale erforderlich.

5.2.2 Durchführung der magnetischen Kortexstimulation

Die Plazierung der Reizspule auf dem Schädeldach erfolgt anhand von Schädellandmarken des 10-20-Systems der Elektrodenplazierung: Nasion, Inion, Präaurikularpunkt und Vertex (Jasper 1958). Da für die Lage des Gyrus praecentralis im Verhältnis zum Vertex in anterioposteriorer Richtung eine interindividuelle Variabilität von etwa 2 cm besteht (Steinmetz et al. 1989), muß der optimale Reizort individuell bestimmt werden. Dieses sollte reizschwellenorientiert geschehen, d. h. indem unter leichter Vorinnervation des abgeleiteten Muskels der Reizort mit der niedrigsten Reizschwelle aufgesucht wird.

Eine systematische Untersuchung mit Kartierung des Reizeffektes verschiedener Spulenpositionen (Standardspule mit 11,6 cm Außendurchmesser, Novametrix-Stimulator, Spulenstrom von oben betrachtet im Uhrzeigersinn) ergab für 5 Probanden im Mittel maximale Antworten in linksseitigen Handmuskeln, wenn das Zentrum der Spule 2 cm vor und 2 cm rechts vom Vertex lag. Unter gleichen Bedingungen traten maximale Antworten im linken M. tibialis anterior auf, wenn im Mittel das Spulenzentrum 4 cm frontal und 4 cm rechts vom Vertex plaziert wurde (Meyer et al. 1991a). Dabei betrug die interindividuelle Variabilität der optimalen Spulenposition in allen Richtungen ca. 2 cm. Wenn die Spule umgedreht und damit die Richtung der Spulenströme umgekehrt wurde, erfolgte eine bevorzugte Erregung der linken Hemisphäre mit größeren rechtsseitigen Antworten, wenn die Spule über den entsprechenden Punkten der linken Hemisphäre zentriert wurde. Aus diesen Ergebnissen wird ersichtlich, daß die Richtung des Spulenstromes einen entscheidenden Einfluß auf die Größe der aus der Reizung einer Hemisphäre resultierenden Muskelantworten hat.

Als *Prinzip zur optimalen Plazierung der Reizspule* kann für die zirkuläre Standardspule des Novametrix-Stimulators mit seiner monophasischen Reizkonfiguration demnach formuliert werden, daß immer dann maximale Muskelantworten auftreten, wenn die Ströme in den mittleren Spulenwindungen, unter denen die induzierten Ströme am stärksten sind, von vorne nach hinten über das entsprechende motorische Repräsentationsgebiet fließen (Hess et al. 1990; Meyer et al. 1991a). Dieses hat zur Konsequenz, daß sowohl mit einer mittelliniennah zentrierten Spule als auch mit einer weit lateral plazierten Spule (dann jedoch mit entgegengesetzter Stromrichtung) ein maximaler Reizeffekt erzielt werden kann. Dies ist in Abb. 5.5 für Antworten im M. interosseus der Hand und im M. tibialis anterior veranschaulicht. Für andere Stimulatoren, wie z. B. den Cadwell-Stimulator, gelten ähnliche Prinzipien der Spulenplazierung, jedoch hat die Richtung des Spulenstromes wegen des sinusoidal konfigurierten Magnetfeldpulses keinen Einfluß (Claus et al. 1990). Mit diesem Stimulator können bei Zentrierung

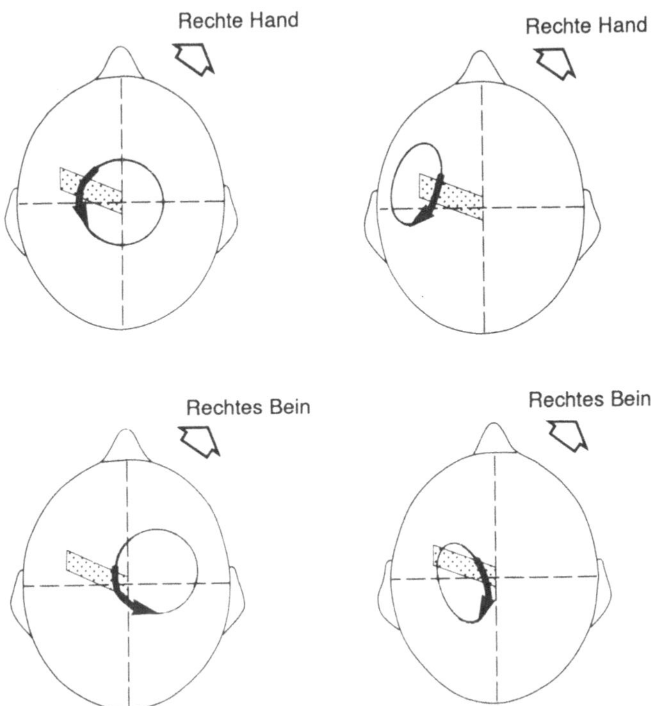

Abb. 5.5. Plazierung der zirkulären Reizspule bei der magnetischen Kortexstimulation auf dem Schädeldach zur Auslösung von Antworten in rechtsseitigen Hand- und Beinmuskeln. Maximale Muskelantworten treten bei Verwendung der großen Novametrix-Standardspule (Außendurchmesser: 12 cm) dann auf, wenn die Spulenströme in den mittleren Spulenwindungen von vorne nach hinten über dem entsprechenden kortikalen Repräsentationsgebiet fließen. Die technische Richtung der Spulenströme ist als *schwarzer Pfeil* dargestellt. Hieraus leitet sich ab, daß Antworten sowohl mit einer medialen als auch einer lateralen Spulenposition über einer Hemisphäre ausgelöst werden können, vorausgesetzt, daß die Spule umgedreht und damit die Richtung des Spulenstromes umgekehrt wird. Die im Gewebe induzierten Ströme fließen jeweils in der entgegengesetzten Richtung der Spulenströme

der Spule über dem Vertex gleichzeitig die motorischen Handareale beider Hemisphären erregt werden.

Um Verwirrung bezüglich der *Richtung des Spulenstromes* zu vermeiden, sei hier angemerkt, daß der Hersteller des Novametrix-Stimulators bis 1990 offenbar eine falsche Richtung des Spulenstromes für die Standardspule angegeben hat, so daß ältere Arbeiten fälschlicherweise von einer entgegengesetzten Richtung des Spulenstromes ausgegangen sind (Ammon u. Gandevia 1990; Chiappa et al. 1991; Day et al. 1990). Wenn Seite A der Spule nach oben zeigt und diese von oben betrachtet wird, fließt der Spulenstrom (technische Stromrichtung) gegen den Uhrzeigersinn. Wird die Spule umgedreht (Seite B oben), so fließt der Strom im Uhrzeigersinn.

Im Gegensatz zu den zirkulären Standardspulen mit großem Spulendurchmesser ermöglichen z. B. *achtförmige Spulen* eine fokale Erregung kortikaler Muskelrepräsentationsgebiete. Die Untersuchung erfordert jedoch eine akribische Suche des für jeden einzelnen Muskel optimalen Reizortes. Auch können nach dem bisherigen Wissensstand nicht die gleichen Normwerte wie für den Einsatz der größeren zirkulären Spulen verwendet werden, weshalb die fokalen Spulen für eine diagnostische standardisierte Untersuchung der Leitfunktion kortikospinaler Bahnen als nicht geeignet anzusehen sind.

Neben dem Reizort haben die Reizstärke und der Grad der Fazilitierung durch Vorinnervation des abgeleiteten Muskels einen Einfluß auf die Amplitude und Latenzzeit der kortikal ausgelösten Muskelantworten. Als Ziel der Kortexstimulation müssen Antworten mit möglichst kurzer Latenzzeit und möglichst großer Amplitude angestrebt werden, um eine genaue Bestimmung der ZML und der Amplituden in Relation zur M-Antwort zu gewährleisten. Als einfachstes Vorgehen könnte eine Stimulation mit der maximalen Reizstärke des verwendeten Stimulators unter starker Vorinnervation durchgeführt werden. Da die oben genannten Forderungen jedoch auch mit submaximalen Reizstärken erfüllt werden können, wählen wir aus Sicherheitsgründen und zur Vermeidung von unangenehmen Sensationen im Kopfbereich niedrigere Reizstärken zur Kortexstimulation. Darüberhinaus wird die interindividuelle Vergleichbarkeit von Meßergebnissen durch eine Reizung mit durch die Geräteeigenschaften bedingte maximale Reizstärken nicht wesentlich verbessert, da maximale Reizstärken auch nur unterschiedliche Mehrfache der individuellen Reizschwellen darstellen.

Für Patienten, welche die untersuchten Muskeln anspannen können, ist eine Reizung mit dem 1,4- bis 1,5fachen der in Muskelruhe bestimmten Reizstärke unter ca. 30 % der maximalen tonischen Muskelkraft zu empfehlen. Dieses wird aus den in Abb. 5.6 für 3 Probanden dargestellten Ergebnissen zur reizstärkenabhängigen Veränderung der Amplitude und der Gesamtlatenzzeit von kortikal ausgelösten Handmuskelantworten ersichtlich. Mit zunehmender Reizstärke verkürzt sich die Latenzzeit, gleichzeitig nimmt die Amplitude der Antworten zu. Hierbei wird aber sowohl in Muskelruhe als auch unter verschieden starker Vorinnervation schon unterhalb maximaler Reizstärken ein Plateau erreicht, in dessen Bereich sich die

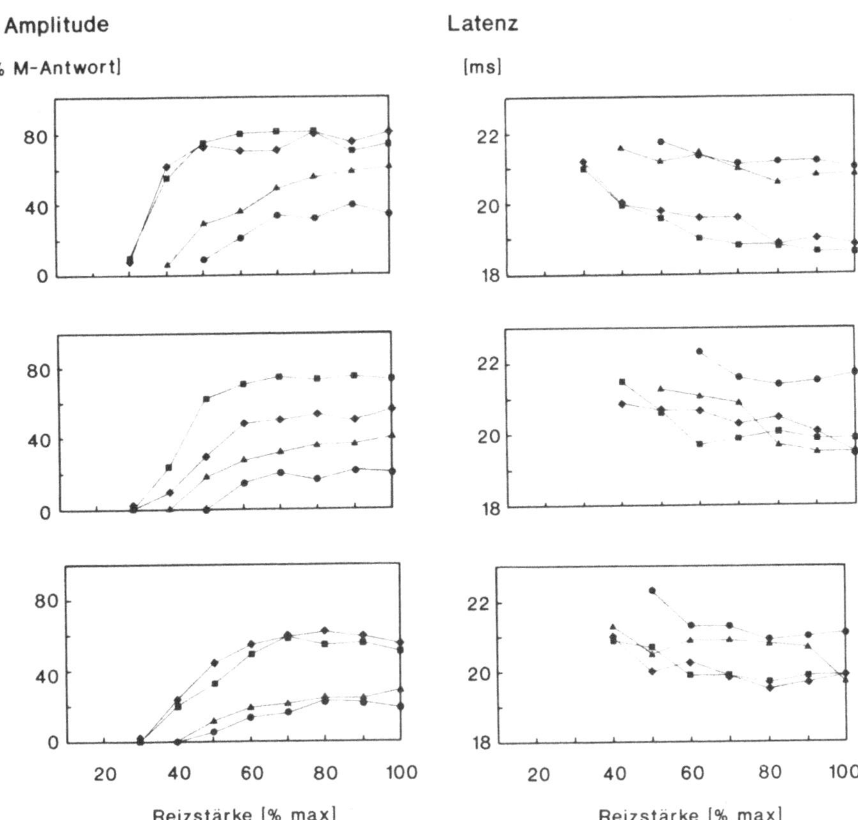

Abb. 5.6. Abhängigkeit der Latenzzeit und Amplitude von ausgelösten Muskel-Summenaktionspotentialen von der verwendeten Reizstärke der magnetischen Kortexstimulation und dem Vorinnervationsgrad. Ableitung vom M. interosseus dorsalis I der Hand. Angabe des jeweiligen Medianwertes von 5 Muskelantworten bei den verschiedenen Reizbedingungen. Bei 3 Probanden *(oben, mitte, unten)* wurde systematisch die Reizstärke (in Schritten von 10% der maximalen Reizstärke) und die isometrische Kraft der tonischen Muskelanspannung (in % der Maximalkraft) verändert. Untersuchung in Muskelruhe (gefüllter Kreis), unter Muskelanspannung mit 7,5% (*Dreicke,* alle Probanden), 15% (*Raute,* Probanden 1 und 2), 20% (*Raute,* Proband 3), 30% (*Quadrat,* Probanden 1 und 2) und 60% (*Quadrat,* Proband 3) der maximalen Reizstärke. Mit steigender tonischer Muskelanspannung und Reizstärke nimmt die Amplitude der Muskelantworten zu, die Latenzzeit nimmt ab. Maximale Amplituden und minimale Latenzzeiten werden ungefähr ab einer Reizstärke von 70% (entsprechend ca. dem 1,5fachen der in Muskelruhe bestimmten Reizschwelle) und unter einer tonischen Muskelanspannung von ca. 30% erreicht. Solche Reizbedingungen sind für die standardisierte Kortexstimulation anzustreben

beiden Parameter nicht weiter verändern. Für die Handmuskelantworten wird in dem angegebenen Beispiel ein solches Plateau bei allen Probanden bei 70% der maximalen Reizstärke erreicht, was etwa dem 1,5fachen der in Muskelruhe bestimmten Schwellenreizstärke entspricht. In diesem Plateau sind jedoch in Abhängigkeit von dem Grad der Vorinnervation die Amplituden und Latenzzeiten unterschiedlich. Sicher maximale Amplituden und minimale Latenzzeiten treten erst ab ca. 30% der maximalen tonischen Muskelanspannung auf (s. auch 4.1.4.1). Dieses steht im Einklang mit den Untersuchungsergebnissen anderer Autoren, die minimale Latenzzeiten bei etwa 10–20% und eine Sättigung der Antwortamplitude bei ca. 30% der maximalen isometrischen Muskelkraft fanden (Ravnborg et al. 1991).

Für Patienten mit Lähmungen und Unfähigkeit, die Zielmuskeln anzuspannen, muß die Untersuchung in Muskelruhe durchgeführt werden. Leider liegen für diese Untersuchungsbedingung bislang keine größeren Normwerterhebungen vor, so daß bei einseitigen Lähmungen im Extremitätenbereich möglichst ein Seitenvergleich angestrebt werden muß. Zusätzlich kann durch Anspannung fern gelegener, nicht gelähmter Muskeln nach Art des Jendrassik-Manövers eine im Vergleich zur Anspannung des Zielmuskels geringfügige Fazilitierung der Antworten in den gelähmten Muskeln bewirkt werden (Benecke et al. 1988a; s. auch 4.1.4.2).

5.2.3 Durchführung der magnetischen „Wurzelreizung" und anderer Verfahren zur Bestimmung peripherer motorischer Latenzzeiten

Zur Bestimmung der peripheren motorischen Latenzzeit (PML) als der Leitungszeit entlang des gesamten peripheren Nerven stehen 3 Techniken mit etwa gleicher diagnostischer Aussagekraft und Genauigkeit zur Verfügung: die magnetische und elektrische Reizung proximaler Nervenabschnitte und die F-Wellen-Technik. Die magnetische und elektrische Wurzelreizung haben dabei den gleichen Reizort etwas distal des Motoneurons im Bereich des Foramen intervertebrale (Britton et al. 1990; Cros et al. 1990a; Epstein et al. 1991; Ugawa et al. 1989), die F-Wellen-Technik erfaßt hingegen die gesamte periphere Nervenstrecke. Die Magnetstimulation ist nach unserer Auffassung die Methode der Wahl, da sie am einfachsten und für den Patienten am schonendsten anzuwenden ist und bei pathologisch veränderter peripherer Nervenleitung oft auch dann noch Antworten hervorruft, wenn keine F-Wellen mehr ausgelöst werden können.

Die magnetische Wurzelreizung erfolgt mit dem Ziel, die Leitungszeit über einen möglichst langen Abschnitt des peripheren Nerven zu erfassen, weshalb die Antworten mit der längsten Latenzzeit und damit dem am weitesten proximal gelegenen Reizort ausgewertet werden. Eine zusätzliche diagnostische Beurteilung von Antwortamplituden ist nicht sinnvoll, da die Wurzelstimulation keine sicher maximalen Antwortamplituden in den multiradikulär versorgten Extremitätenmuskeln ergibt und die reizstärkenabhängige und interindividuelle Variabilität der Amplituden groß ist (s. unten).

5.2.3.1 *Stimulation von Zervikalnerven*

Die *Plazierung der Magnetspule* über der Halswirbelsäule ist einfach. Die größten Antworten treten auf, wenn die mittleren Windungen der zirkulären Standardspule tangential zum Abgang der den untersuchten Muskel überwiegend versorgenden Nervenwurzel verlaufen. Dieses ist z. B. für den M. biceps brachii bzw. dem M. interosseus dorsalis I dann gewährleistet, wenn die große zirkuläre Reizspule des Novametrix-Stimulators (Außendurchmesser 12 cm) über dem Wirbelkörper C7 bzw. C5 zentriert ist (Britton et al. 1990; Evans et al. 1990). In diesen beiden Spulenpositionen verlaufen die mittleren Spulenwindungen über den entsprechenden Nervenwurzeln (Abb. 5.7b). Bei der Spulenplazierung kann man sich an der knö-

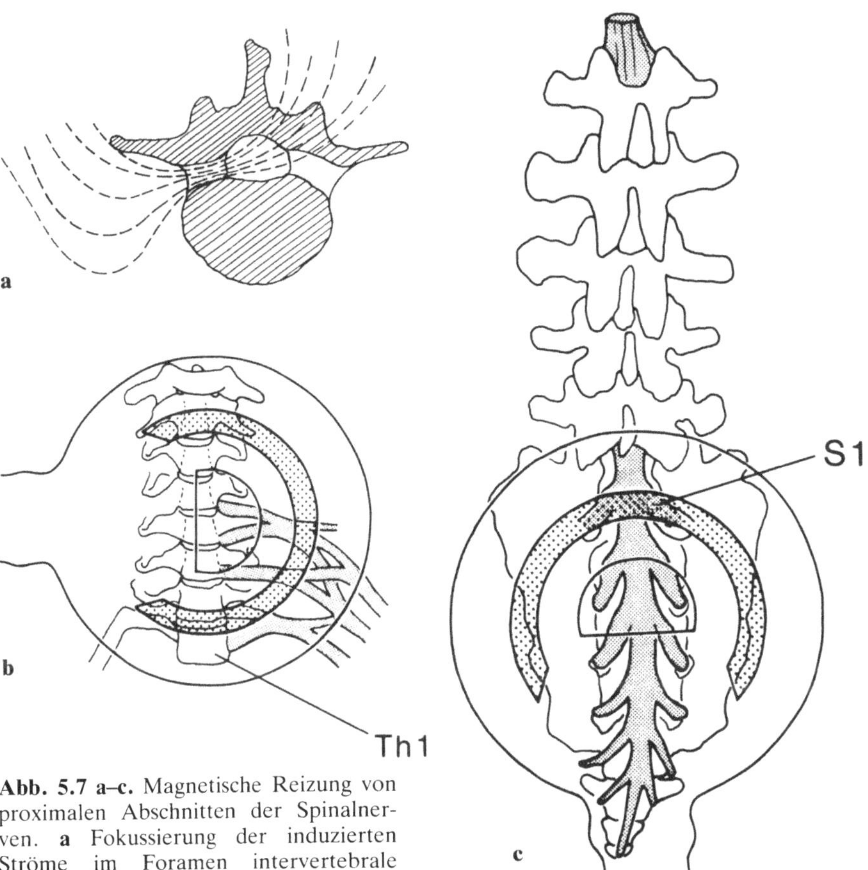

Abb. 5.7 a–c. Magnetische Reizung von proximalen Abschnitten der Spinalnerven. **a** Fokussierung der induzierten Ströme im Foramen intervertebrale (nach Cadwell 1990). Plazierung der zirkulären Standardreizspule (12 cm Außendurchmesser, Novametrix) über der Halswirbelsäule (**b**) und über dem Os sacrum (**c**) zur Auslösung von Antworten im M. interosseus dorsalis I (**b**) und im M. gastrocnemius (**c**). Maximale Antworten treten auf, wenn die mittleren Windungen der Reizspule über dem entsprechenden Nervenwurzelabgang liegen. **b** und **c** schematisch nach anatomischen Präparaten mit Ansicht von hinten. In (**c**) Eröffnung des sakralen Spinalkanals

chernen Landmarke des Vertebra prominens orientieren. Der genaue Reizort ist hierbei jedoch nicht entscheidend, da selbst bei einer Entfernung vom optimalen Reizort von zwei Segmenten Antworten mit der gleichen Latenzzeit wie am optimalen Reizort auftreten. Die Amplituden solcher Antworten sind dann jedoch deutlich kleiner als am optimalen Reizort (Britton et al. 1990; Ugawa et al. 1989). Diese Beobachtung wird damit erklärt, daß das Foramen intervertebrale die induzierten Ströme fokussiert und zu einer unerwartet umschriebenen Erregung zervikaler Nervenwurzeln führt (Cadwell 1990; Epstein et al. 1991) (Abb. 5.7a).

Bei Zentrierung der Reizspule über der Mittellinie der Wirbelsäule mit Lage der Spulenwindungen über den rechten und linken Nervenwurzeln findet sich ein Einfluß der Richtung des Spulenstromes auf die Größe der ausgelösten Muskelantworten. Die Antworten waren größer, wenn die virtuelle Kathode (im Gewebe) paravertebral in Richtung der erregten Nervenwurzel lag (Evans et al. 1990; Ugawa et al. 1989).

Als *Reizort* der magnetischen und der elektrischen Stimulation proximaler Spinalnervenabschnitte im Zervikalbereich wird bei gleichen peripheren motorischen Latenzzeiten (Britton et al. 1990; Epstein et al. 1991; Ugawa et al. 1989) der Spinalnerv im Bereich des Foramen intervertebrale angenommen, etwa 4–5 cm distal des Motoneurons. Letzteres wird aus dem Vergleich der Latenzzeiten nach magnetischer und elektrischer Wurzelstimulation mit auf die periphere Leitungsstrecke umgerechneten F-Wellen-Latenzen geschlossen (Britton et al. 1990; Mills u. Murray 1986; Ugawa et al. 1989). Davon abweichende Ergebnisse fanden andere Autoren ebenfalls auf der Grundlage einer Umrechnung von F-Wellen-Latenzen (Cros et al. 1990) oder aus dem Vergleich mit einer intraoperativen direkten Nervenwurzelreizung (Cros et al. 1990a; Schmid et al. 1991b). Diese Arbeiten lokalisieren den Reizort der Magnetstimulation im Halswirbelsäulenbereich weiter proximal in die Nähe des Nervenwurzelabganges aus dem Rückenmark (Cros et al. 1990a) oder in den proximalen Abschnitt des Plexus cervicobrachialis (Schmid et al. 1991b).

Nachdem der optimale Reizort lokalisiert worden ist, wird eine *Reizstärke* gewählt, bei der Antworten mit einer möglichst langen PML auftreten. In Abb. 5.8 ist die reizstärkenabhängige Veränderung der Parameter Latenzzeit und Amplitude von Antworten in kleinen Handmuskeln dargestellt. Es wird ersichtlich, daß sich die Latenzzeiten nicht in Abhängigkeit von der Reizstärke verändern, d. h. daß im Gegensatz zur elektrischen Stimulation schon bei niedrigen Reizstärken die großkalibrigen, schnelleitenden Axone aktiviert werden und der Reizort konstant bleibt. Um jedoch Antworten mit einer eindeutig ablesbaren Abgangslatenzzeit zu erhalten, empfiehlt sich eine leicht überschwellige Stimulation. In der Regel reichen dazu Reizstärken von 60–80 % der gerätebedingt maximalen Reizstärke aus, was ungefähr der 1,2- bis 1,3fachen Schwellenreizstärke entspricht.

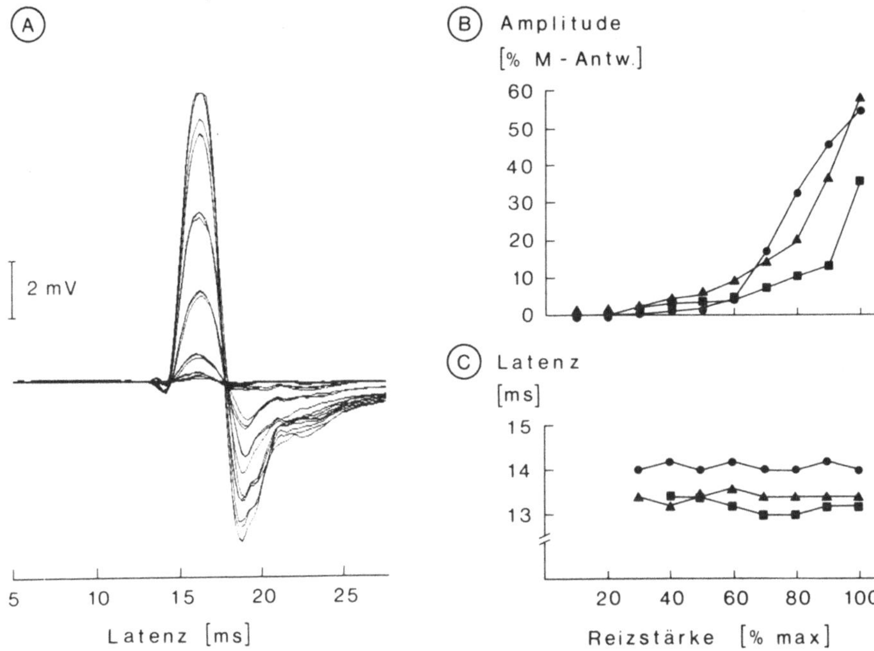

Abb. 5.8. Magnetische Reizung proximaler Spinalnervenabschnitte. Abhängigkeit von Amplitude *(B)* und Latenzzeit *(C)* der ausgelösten Muskel-Summenaktionspotentiale *(A)* von der Reizstärke. Ableitung vom M. interosseus dorsalis I der Hand mit Oberflächenelektroden. Reizung wie in Abb. 5.7 b. Dargestellt sind Originalregistrierungen von einem Probanden *(A)* und die Medianwerte der Amplitude und Latenzzeit von jeweils 3 Muskelantworten von 3 verschiedenen Probanden *(B* und *C)*. Mit zunehmender Reizstärke steigen die Antwortamplituden an, die Latenzzeiten bleiben hingegen konstant

5.2.3.2 Stimulation von Lumbal- und Sakralnerven

Die magnetische Stimulation von lumbalen und sakralen Nervenwurzeln folgt hinsichtlich der Plazierung der Reizspule und der Wahl der Reizstärke den gleichen Prinzipien, wie sie für den Zervikalbereich in 5.2.3.1 dargestellt sind. Unterschiede ergeben sich jedoch in 2 Punkten: Zum einen liegt der Reizort, obwohl auch im Bereich des Foramen intervertebrale gelegen, aufgrund der Cauda equina erheblich weiter distal des Motoneurons. Für den M. extensor digitorum brevis wurde z. B. ein Reizort von ca. 15 cm distal des Motoneurons aus dem Vergleich mit F-Wellen-Latenzzeiten bestimmt (Britton et al. 1990; Ugawa et al. 1989). Als zweite Besonderheit unterscheiden sich die Antworten nach lumbosakraler Wurzelreizung in ihrer Dauer und Potentialkonfiguration von den M-Antworten der Muskeln. Dieses ist darauf zurückzuführen, daß durch eine zusätzliche antidrome Erregung der motorischen Nervenfasern F-Wellen ausgelöst werden, die aufgrund des weiter distal gelegenen Reizortes nicht von dem ausgelösten

Muskel-Summenaktionspotential überlagert werden, sondern sich diesem als Spätkomponente anlagern. Das gleiche gilt für eine Auslösung von H-Reflexantworten im M. soleus durch Erregung von Ia-Afferenzen während der paravertebralen Stimulation (Britton et al. 1990).

Die *Plazierung der Reizspule* (zirkuläre große Standardspule, Novametrix) erfolgt für den M. quadriceps femoris mit dem Spulenzentrum über dem Wirbelkörper L3 und für den M. extensor digitorum brevis über dem Os sacrum auf Höhe S2 oder S3 (s. Abb. 5.7c). Die PML zum M. extensor digitorum brevis nach magnetischer Wurzelreizung entspricht derjenigen nach elektrischer Reizung mit der Anode über S1, ist jedoch im Vergleich zur elektrischen Reizung mit der Anode über Th12 um 3 ms kürzer. Dieses deutet darauf hin, daß mit der elektrischen Stimulation auch intraspinal gelegene Strukturen erregt werden können. Ähnliches gilt auch für die elektrische Stimulation des zervikalen Rückenmarkes mit Auslösung von Antworten in den Beinmuskeln, die ebenfalls mit den herkömmlichen Techniken der Magnetstimulation nicht möglich ist (Meyer et al. 1987, 1988; Ugawa et al. 1989). Tierexperimente mit einer erfolgreichen *Erregung des zervikalen Myelons* unter Verwendung von zwei achtförmig über der Mittellinie gelagerten großen zirkulären Reizspulen lassen eventuell für die Zukunft auch auf diesem Gebiet weitere Einsatzmöglichkeiten erwarten (Ueno u. Hiwaki 1989). In eigenen Experimenten ließen sich jedoch unter Verwendung einer großen achtförmigen Spule mittels Reizung über dem zervikalen Myelon keine exzitatorischen Antworten auslösen, jedoch trat bei Verwendung hoher Reizstärken manchmal eine „silent period" in Beinmuskeln auf.

5.2.3.3 Anwendung der F-Wellen-Technik

In verschiedenen peripheren Nerven (z. B. N. ulnaris, N. medianus, N. peronaeus, N. tibialis) kann die F-Wellen-Latenzzeit als Maß für die maximale Geschwindigkeit der Erregungsfortleitung in motorischen Nervenfasern verwendet werden (Shahani 1990). Die F-Wellen treten besonders bei Applikation hoher Reizstärken in distalen Extremitätenmuskeln auf und spiegeln eine rekurrente Entladung der motorischen Vorderhornzelle wieder. Da die Latenzzeit konsekutiv ausgelöster F-Wellen oft um mehrere Millisekunden variiert, wird zur Bestimmung der PML die Antwort mit der kürzesten Latenz von 10 F-Wellen herangezogen. Bei distaler elektrischer Nervenreizung mit proximal gelegener Kathode umfaßt die F-Wellen-Latenzzeit (F) die Leitungszeit für die Leitungsstrecke vom Reizort zum Motoneuron, die Dauer bis zur rekurrenten Entladung des spinalen Motoneurons und die Leitungszeit vom Motoneuron bis zum abgeleiteten Muskel. Die Berechnung der PML (für die einfache Leitungsstrecke vom Axonhügel zum Muskel) erfolgt dabei nach folgender Gleichung:

$$\text{PML (in Millisekunden)} = (F + \text{DML} - 1)/2.$$

Die distale motorische Latenzzeit (DML, von der Reizkathode zum Muskel) geht nur einmal in die Gesamtlatenzzeit der F-Welle ein und muß deshalb noch einmal zur F-Welle addiert werden. Die zentrale Verzögerung im Motoneuron bis zur rekurrenten Entladung beträgt ca. 1 ms (Renshaw 1941) und muß zur Bestimmung der PML von der Latenzzeit der F-Welle subtrahiert werden.

Die mit der F-Wellen-Technik bestimmten peripheren motorischen Leitungszeiten sind im Mittel 1,3 bzw. 3 ms länger als die mit der Magnetstimulation bestimmten Leitungszeiten zum M. interosseus dorsalis I bzw. M. extensor digitorum brevis. Dabei besteht bei Normalpersonen und auch bei Patienten mit herabgesetzten motorischen Leitgeschwindigkeiten eine hohe lineare Korrelation der mit den beiden Techniken bestimmten Leitungszeiten (Britton et al. 1990).

Bei geringerem Untersuchungsaufwand, geringerer Schmerzhaftigkeit und gleichem diagnostischen Anwendungswert kann die magnetische Wurzelreizung als Methode der Wahl zur routinemäßigen Bestimmung der PML empfohlen werden (Britton et al. 1990; Garassus et al. 1991). Bei besonders schweren Neuropathien können mit der Magnetstimulation in einigen Fällen sogar dann noch Antworten ausgelöst werden, wenn keine F-Wellen mehr auftreten (Britton et al. 1990). Die Anwendung der F-Wellen-Technik kann jedoch diagnostische Zusatzinformationen liefern, wenn die mit der Magnetstimulation bestimmte PML noch im Normbereich liegt und eine sehr weit proximal gelegene Nervenaffektion (z. B. bei einer beginnenden Radikultis) vermutet wird.

5.2.4 *Parameter kortikal ausgelöster Muskelantworten*

Bisherige Normwerterhebungen haben bis auf wenige Ausnahmen (z. B. Kloten et al. 1992) als Hauptparameter die Latenzzeit und die Amplitude (Murray et al. 1990) kortikal ausgelöster Muskelantworten berücksichtigt. Als weitere Parameter mit möglicher, bislang jedoch nicht systematisch untersuchter Relevanz für die Beurteilung von pathologischen Zuständen können Dauer und Konfiguration des Muskel-Summenaktionspotentials angesehen werden. Daß diese Parameter durchaus weitere Informationen über die Art von pathophysiologischen Vorgängen liefern können, veranschaulicht Abb. 5.3 für eine Neuritis und eine Encephalomyelitis disseminata. Bei alleiniger Auswertung der Parameter Latenzzeit und Amplitude der kortikal ausgelösten Antworten wäre in den beiden Fällen eine weitere Differenzierung des Pathomechanismus nicht möglich gewesen.

Die bei der Multiplen Sklerose auffällige Polyphasie des Antwortpotentials in Verbindung mit einer Verlängerung der Potentialdauer ist möglicherweise das Korrelat einer Dispersion der kortikal deszendierenden Erregungen infolge der Demyelinisierung. In Abb. 5.9 ist für ein kortikal ausgelöstes Muskel-Aktionspotential schematisch dargestellt, welche verschiedenen Parameter (Latenzzeit, Amplitude, Dauer und Konfiguration) bestimmt werden können.

Die standardisierte Bestimmung von *Latenzzeiten* kortikal ausgelöster Muskelantworten (Gesamtlatenzzeit, ZML) wurde schon ausführlich in 5.2.1 und 5.2.2 besprochen. Wegen der geringen Variabilität und der engen Normwertgrenzen ist die ZML als das „härteste" Kriterium für die Beantwortung der Frage anzusehen, ob die zentralmotorische Erregungsleitung gestört ist. Zur weiteren Erhöhung der diagnostischen Aussagekraft sei hier noch einmal auf die Bedeutung der zusätzlichen Beurteilung von Seitenunterschieden (rechts/links) hingewiesen. Diese sollte besonders dann erfolgen, wenn einseitige motorische Ausfälle vorliegen oder wenn Patienten mit geringer Körpergröße untersucht werden sollen. Bei kleinwüchsigen Individuen können anhand des Seitenvergleichs einseitige pathologische Verzögerungen der Latenzzeit erfaßt werden, wenn die absoluten Latenzzeiten noch innerhalb des für größere Probanden definierten Normwertbereiches liegen. Als weiterer Parameter kann die *mittlere konsekutive Differenz von Latenzzeiten* kortikal ausgelöster Muskelantworten zur Beurteilung herangezogen werden. Mit ihr kann die Fluktuation der Erregbarkeit des kortikospinalen Systems erfaßt werden. Anhand einer erhöhten Latenzzeitvariabilität können Veränderungen der kortikospinalen Überleitung (Britton et al. 1991) oder Veränderungen der Erregbarkeit des kortikospinalen Systems bei Erkrankungen der Basalganglien nachgewiesen werden (Meyer et al. 1992c) (s. auch 6.5).

Allgemein müssen die *körpergrößen- und altersabhängige Zunahme der ZML* (Chu 1989; Eisen et al. 1990; Eisen u. Shytbel 1990; Kloten et al. 1992; Meyer et al. 1987) und die *altersabhängige Abnahme der Antwortamplituden* (Eisen et al. 1991) berücksichtigt werden. Die Abhängigkeit der ZML und der Gesamtlatenzzeit von der Körpergröße ist auf die Zunahme der zentralen und peripheren Leitungsstrecken bei größeren Individuen zurückzuführen. Die Zunahme der ZML mit steigendem Lebensalter wird für Patienten mit einem Lebensalter von über 60 Jahren relevant und erfordert eine Heraufsetzung der oberen Normwertgrenze um 1 bzw. 2 ms für distale Muskeln der oberen Extremität bzw. Unterschenkelmuskeln (Kloten et al. 1992). Da für die Magnetstimulation eine transsynaptische Kortexerregung angenommen wird, könnte eine Verlängerung der ZML und Abnahme der kortikal ausgelösten Antwortamplituden theoretisch aus folgenden Mechanismen resultieren: veränderter kortikaler Eingang zu den Kortexzellen (z. B. durch Dendritenrarefizierung; s. Cote 1985), Myelin- und Axondegeneration in den absteigenden motorischen Bahnen, Abnahme der Zahl spinaler Motoneurone und eine Veränderung der synaptischen Übertragung auf spinale Motoneurone.

Die absolute *Amplitude* (in Millivolt) der kortikal ausgelösten Muskelantworten als Maß für die Synchronizität und Quantität der Erregungsvorgänge weist eine hohe interindividuelle Variabilität und große intraindividuelle Seitendifferenz auf. Dagegen streuen die Relativwerte in Prozent der M-Antwort erheblich geringer. Die Bestimmung solcher Relativwerte empfiehlt sich zusätzlich aus anderen Gründen. Über die Größe der M-Antwort kann die Qualität der Ableitbedingungen überprüft werden: Reduzierte Antwortamplituden können als Folge einer schlechten Plazierung der Ableitelektroden erkannt werden. Für die relativen Amplituden kann eine untere Grenze des Normbereiches definiert werden. Für den M. extensor carpi radialis, den M. interosseus dorsalis I und den M. abductor digiti minimi sind Amplituden von kleiner als 15 % der M-Antwort, für den M. tibialis anterior von < 10 % und für den M. extensor digitorum brevis von kleiner als < 5 % als pathologisch anzusehen (Kloten et al. 1992; Murray et al. 1990). Für den M. biceps brachii und M. rectus femoris können aufgrund wenig verläßlicher M-Antworten keine Normgrenzen für relative Amplituden angegeben werden, die kortikal ausgelösten Antwortpotentiale sind jedoch in der Regel größer als 1 mV (Kloten et al. 1992) s. Normwerte in Kap. 8).

Zur Beurteilung der *Konfiguration* der kortikal ausgelösten Muskel-Summenaktionspotentiale kann analog zum Vorgehen bei der Nadelelektromyographie die Zahl der eindeutigen Grundliniendurchgänge mit anschließenden Auslenkungen von über 0,2 mV herangezogen werden (s. Abb. 5.9). Dieses Vorgehen ergibt interindividuell ausreichend reproduzierbare Meßwerte, so daß Normbereiche definiert werden können.

Dabei müssen jedoch aufgrund unterschiedlicher Ableitbedingungen und Muskelgeometrien für jeden Muskel eigene Normwerte erstellt werden (Kloten et al. 1992; s. Kap. 8). Nach eigenen Beobachtungen treten bei demyelinisierenden Erkrankungen des zentralen Nervensystems polyphasische Antwortpotentiale als empfindlicher Indikator für eine Störung der

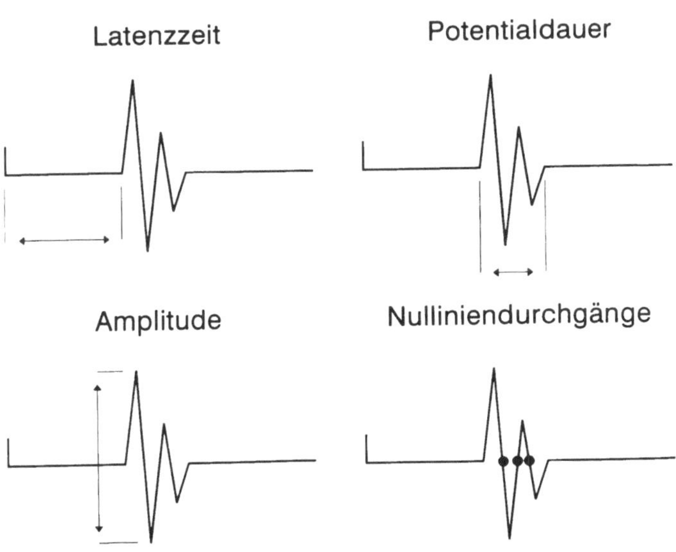

Abb. 5.9. Mögliches Vorgehen bei der Bestimmung verschiedener Parameter kortikal ausgelöster Muskel-Summenaktionspotentiale (weitere Erläuterungen im Text). Schematische Darstellung

zentralen Erregungsleitung auf, während bei demyelinisierenden Neuropathien eher die Dauer des Antwortpotentials verlängert ist.

Ähnlich wie die Konfiguration ist auch die *Potentialdauer* der kortikal ausgelösten Muskelantworten ein Maß für die Dispersion der zentralen und peripheren Erregungsleitung. Aus den gleichen praktischen Erwägungen empfiehlt sich wie bei der Amplitude auch hier eine Angabe in Relation zur Dauer der M-Antwort. Die Potentialdauer ist jedoch aufgrund von Unsicherheiten bei der Bestimmung des Potentialendes, das besonders stark von der gewählten Signalfilterung abhängt, als diagnostisches Kriterium weniger aussagekräftig als die Potentialkonfiguration.

Als ein weiterer Parameter zur Beurteilung des kortikospinalen Motorsystems kann nach jüngsten Ergebnissen möglicherweise auch die *Dauer der postexzitatorischen Inhibition* (PI) dienen. Dabei handelt es sich um eine Phase einer Hemmung willkürlich durchgeführter tonischer Muskelkontraktion von 10 bis zu 250 ms Dauer, die in der Regel einer kortikal ausgelösten Muskelantwort folgt, im Bereich der Reizschwelle jedoch auch unabhängig von der exzitatorischen Antwort auftreten kann. Die Dauer der postexzitatorischen Inhibition ist intraindividuell in homologen Muskeln der rechten und linken Körperhälfte recht konstant, so daß eine Beurteilung im Seitenvergleich empfohlen wird (Giesen et al. 1991). Auf eine mögliche diagnostische Relevanz einer Bestimmung der Dauer der PI weist hin, daß diese bei Patienten mit Läsionen im Bereich des primärmotorischen Kortex fehlte oder deutlich kürzer war, während sie bei Läsionen in dem primär motorischen Kortex benachbarten Arealen, des Parietallappens, des prämotorischen Kortex oder des Thalamus länger als auf der Gegenseite war (Giesen et al. 1991).

Zukünftige Untersuchungen der Veränderungen der Potentialdauer und -konfiguration und der postexzitatorischen Inhibition bei verschiedenen Krankheiten werden zu klären haben, ob die zusätzliche Beurteilung dieser Parameter die diagnostische Sensitivität der magnetischen Kortexstimulation erhöht bzw. Aufschluß über die Art und Lokalisation der Affektion der zentralmotorischen Bahnen (vorwiegend axonal, demyelinisierend, oder neurapraktisch; kortikal oder subkortikal) geben kann.

5.3 Magnetstimulation peripherer Nerven

Bei Berücksichtigung bestimmter Anwendungsprinzipien kann mit der Magnetstimulation mittels Einzelreizen eine Erregung peripherer Nerven an einem umschriebenen Reizort mit Auslösung maximaler Muskel-Summenaktionspotentiale (M-Antworten) und ohne Miterregung benachbarter Nerven erreicht werden. Dies setzt eine optimale Lage der Reizspule im Verhältnis zum Nerven voraus. Die Auslösung maximaler M-Antworten ist jedoch nur bei der Untersuchung oberflächlich gelegener Nerven und Einsatz der neuen Generation von Stimulatoren mit hoher Ausgangsleistung gewährleistet und kann dabei die elektrische Nervenstimulation teilweise ersetzen. Aufgrund der Eigenschaften, d.h. einer geringen Schmerzhaftigkeit und eines hohen Penetrationsvermögens durch elektrisch schlecht leitende Gewebe, bietet sich die Magnetstimulation auch für die Untersuchung tiefliegender Nerven und zur Bestimmung von Plexuslatenzzeiten an (z.B. proximale Abschnitte der Spinalnerven, s. 5.2.3; Plexus cervicobrachialis und lumbosacralis, Nerven im Bereich der Axilla, N. radialis, N. femoralis, und N. ischiadicus).

5.3.1 Vor- und Nachteile

Im Vergleich zur elektrischen Nervenreizung bietet die Magnetstimulation die Vorteile:
- besserer Gewebepenetration,
- höherer Eindringtiefe,
- geringerer Schmerzhaftigkeit und
- der Möglichkeit zur kontaktfreien Reizung.

Mit der Magnetstimulation werden in Geweben in Abhängigkeit von ihrer Leitfähigkeit elektrische Ströme induziert, die ihrerseits in Ladungsträgern, wie z.B. Nervenfasern, Ionenverschiebungen hervorrufen. Der wesentliche Vorteil der Magnetstimulation beruht darauf, daß Magnetfelder im Gegensatz zu elektrischen Feldern nicht von Geweben mit geringer elektrischer Leitfähigkeit wie z.B. Knochen zusätzlich abgeschwächt werden. Daraus lassen sich die bessere Penetration der Magnetfelder durch Gewebe, die zwischen der Reizspule und den zu erregenden Nerven liegen (wie z.B. dem Schädelknochen bei der proximalen Reizung des N. facialis), und die daraus resultierende größere Eindringtiefe (relevant z.B. für die Stimulation des N. ischiadicus) ableiten.

Die geringere Schmerzhaftigkeit der Magnetstimulation ist hauptsächlich auf die geringe elektrische Feldstärke im Bereich der Haut als dem Sitz der nozizeptiven Strukturen während des Stimulationsvorganges zurückzuführen. Zusätzlich diskutieren Barker et al. (1987) einen Einfluß der Richtung des Stromflusses durch die Haut. Bei der elektrischen Stimulation fließen die Ströme hauptsächlich in senkrechter Richtung durch die Haut, während sie bei der Magnetstimulation horizontal in der Haut ausgerichtet sind und beide Verfahren deshalb möglicherweise unterschiedliche kutane Rezeptoren erregen. Tatsächlich hat z.B. die durch eine Reizung in der Handfläche ausgelöste Sinneswahrnehmung bei der Magnetstimulation einen anderen Charakter. Während bei der elektrischen Stimulation ein unangenehmer heller, stechender Schmerz auftritt, erzeugt die Magnetreizung eine weniger unangenehme, kribbelnde Mißempfindung.

Die Magnetstimulation setzt keinen direkten Kontakt mit der Haut voraus. Im Gegensatz zur Elektrostimulation braucht die Haut nicht gereinigt und aufgerauht zu werden, die Reizung kann notfalls durch Kleidung oder Verbände hindurch erfolgen. Dies erleichtert die Stimulation in Wundbereichen mit Gewebedefekten und Infektionsgefahr. Elektrische Brückenbildungen zwischen den Elektroden bei feuchter Haut, die bei der Elektrostimulation eine erhebliche Fehlerquelle darstellen können, treten deshalb ebenfalls nicht auf. Da die Stärke des induzierten elektrischen Feldes mit zunehmendem Abstand zwischen Reizspule und Erregungsort abnimmt, sollte die Reizspule jedoch so nah wie möglich an den zu erregenden Nerv gebracht werden.

Als wesentliche *Nachteile* der Magnetstimulation gegenüber der Elektrostimulation wurden bisher angesehen (Chokroverty 1989; Cros et al. 1990b; Evans et al. 1988):
- schlecht definierter Reizort und
- submaximale M-Antworten.

Diese Nachteile gelten für die Untersuchungen mit Magnetstimulatoren und Stimulationsspulen mit niedriger Ausgangsleistung und geringer Fokalität. Bei exakter Positionierung der Magnetspule kann jedoch auch mit einer herkömmlichen runden Magnetspule von 9 cm Außendurchmesser eine fokale und maximale Erregung des peripheren Nerven erreicht werden (Amassian et al. 1989; Maccabee et al. 1988a; Olney et al. 1990), wie dies im folgenden ausführlicher erläutert wird (5.3.2).

5.3.2 *Elektrophysiologische Eigenschaften*

Ausführliche Untersuchungen zu den elektrophysiologischen Eigenschaften der Magnetstimulation peripherer Nerven liegen zum einen für die zirkuläre Spule des Cadwell-Stimulators vor (Amassian et al. 1989; Chokroverty 1989; Cros et al. 1990b; Maccabee et al. 1988a). Bei den dabei eingesetzten kreisförmigen Stimulationsspulen liegt das Maximum der magnetischen Flußdichte an der äußeren Spulenzirkumferenz. Dabei ist jedoch zu beachten, daß für die Depolarisation des peripheren Nerven nicht die Lage des magnetischen Feldes, sondern die des induzierten elektrischen Feldes von Bedeutung ist (Roth u. Besser 1990). Des weiteren liegen aber auch Untersuchungen zu den Reizeigenschaften des Novametrix-Stimulators bei Verwendung unterschiedlicher Spulentypen vor (Dressler et al. 1988; Olney et al. 1990; Bischoff, unveröffentlichte Daten).

5.3.2.1 *Spulenposition im Verhältnis zum elektrischen Leiter*

Die Größe der induzierten Spannung in einem Metalldraht und die Amplitude des Muskel-Summenaktionspotentials (MAP) in der Thenarmuskulatur nach Reizung des N. medianus auf Höhe des Handgelenkes wurden für verschiedene räumliche Beziehungen zwischen der flachen kreisförmigen

Cadwell-Magnetspule (Außendurchmesser 9,2 cm, Dicke 1,2 cm) und dem jeweiligen Leiter untersucht (Maccabee et al. 1988a). Im Metalldraht waren die induzierten Spannungen am größten, wenn die Spulenebene in Richtung der Achse des Drahtes lag, so daß die Spulenzirkumferenz den Draht tangential berührte und das induzierte elektrische Feld parallel zum Draht verlief. Bei der Reizung des Nerven wurden die größten Muskel-Summenpotentiale registriert, wenn die Spulenebene parallel zur Nervenachse verlief, die Spule jedoch um 45° nach radial gekippt war. Unter dieser Bedingung war der Abstand zwischen Nerv und Spule am geringsten, da dabei die äußere Spulenkante zwischen den Sehnen des M. flexor carpi radialis und des M. palmaris longus zu liegen kommt (*B* in Abb. 5.10). Ebenfalls gute Reizbedingungen lagen vor, wenn die Spule flach auf dem Unterarm auflag und die Spulenzirkumferenz tangential den Nervenverlauf überstrich (*A* in Abb. 5.10). In Übereinstimmung mit den Prinzipien der Elektroneurographie konnten nur sehr kleine Muskelantworten mit Spulenanordnungen ausgelöst werden, bei denen der induzierte Strom quer zur Achse des Axonbündels verlief (*E* in Abb. 5.10).

Eine Besonderheit der Reizbedingungen bei einer Stimulation mit einer senkrecht auf den Unterarm aufgesetzten Spule ist zu erwähnen. Bei einer solchen Spulenplazierung ist das im Gewebe induzierte elektrische Feld nicht nur stark gebündelt, sondern der im Gewebe induzierte Strom fließt auch in der gleichen Richtung wie in dem auf der Haut aufliegenden Spulensegment. Hingegen fließt bei einer flach auf der Haut aufgelegten Spule (wie in Abb. 5.10 *A*) der im Gewebe induzierte Strom in der entgegengesetzten Richtung zu dem induzierenden Spulenstrom.

Um die Spulenposition innerhalb eines dreidimensionalen Koordinatensystems mit beliebigen Kippungswinkeln einstellen und konstant halten zu können, wurde die in Abb. 5.11 dargestellte Spulenhalterung entwickelt (Werkstätten des Universitätsklinikums Göttingen, Herr Freckmann, 1987), die bei unseren eigenen Untersuchungen zur Anwendung kam.

5.3.2.2 Reizort im Verhältnis zur Magnetspule

Bei einer flach auf einem Körperteil aufliegenden Magnetspule kann die Nervenexzitation theoretisch unter allen Teilen der Spulenwindungen auftreten. Ein Reizort kann deshalb nicht exakt definiert werden. Dies verhält sich anders für eine senkrecht und tangential zum Nervenverlauf auf den Körper aufgesetzte Spule. Aus Vergleichen mit der bipolaren elektrischen Stimulation konnte für diese Bedingung als Reizort ein Punkt 0,2–1,5 cm distal des Kontaktpunktes der Spule auf der Haut festgestellt werden. Wenn man aus praktischen Erwägungen den Kontaktpunkt als Bezugsort der Stimulation definiert und eine Nervenleitgeschwindigkeit von 50 m/s annimmt, so ergibt sich für Leitungsstrecken von 5 cm, 25 cm, bzw. 50 cm eine maximale Überschätzung der Leitgeschwindigkeit von 30, 6 bzw. 3%. Daraus wird ersichtlich, daß ein interindividuell leicht variierender Reizort nur

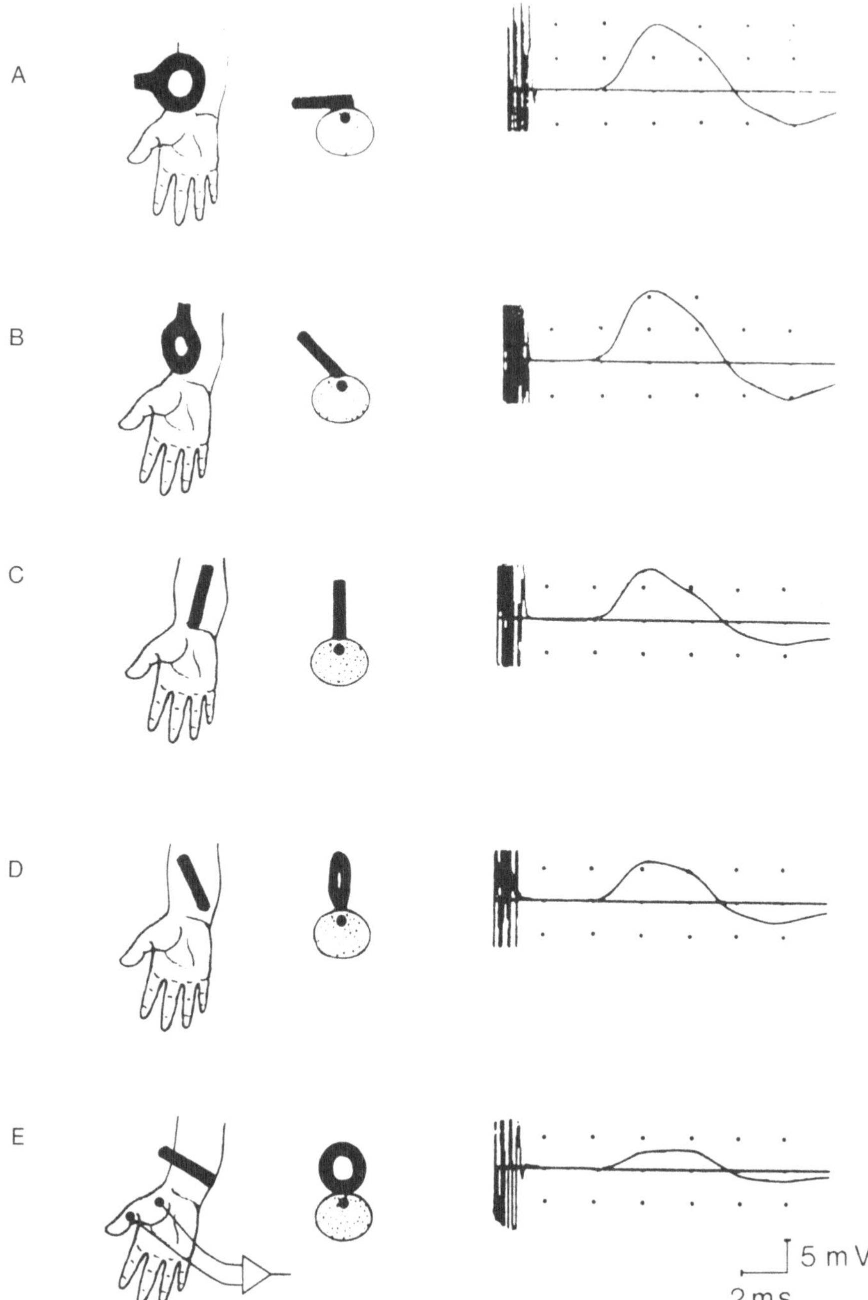

Abb. 5.10. Magnetische Nervenreizung. Veränderung der Amplitude des Muskelsummenpotentials bei Stimulation des N. medianus auf Höhe des Handgelenks in Abhängigkeit vom Winkel zwischen Stimulationsspule und Nervenverlauf. (Nach Maccabee et al. 1988a)

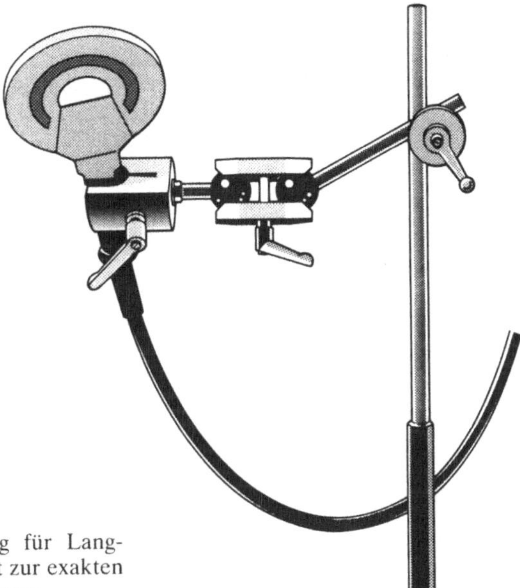

Abb. 5.11. Magnetspulenhalterung für Langzeituntersuchungen mit Möglichkeit zur exakten Plazierung im dreidimensionalen Raum

bei der Bestimmung distaler Überleitungszeiten zu einer praktisch relevanten Fehlerquelle werden könnte. Bei der Bestimmung der distalen motorischen Latenzzeit würde der tatsächliche Fehler jedoch dadurch kleiner, daß in diese Latenzzeit neben den Nervenleitungszeiten noch andere Faktoren wie die synaptische Übertragung oder die Muskelleitgeschwindigkeit eingehen. Die elektrisch ermittelten Werte der distal motorischen Latenzzeiten können für die Magnetstimulation nicht übernommen werden, sondern müssen für jede Spule eigens bestimmt werden.

In eigenen Untersuchungen der Novametrix-Spulen wurden die Stimulationspunkte dadurch ermittelt, daß die Spulenpositionen festgestellt wurden, an denen im Vergleich zur Elektrostimulation Muskelantwortpotentiale gleicher Amplitude und Latenzzeit ausgelöst werden konnten. Der Kathodenpunkt der elektrischen Stimulation wurde dann auf der Spulenoberfläche der zirkulären Spulen markiert. Dabei fand sich, daß die ermittelten Punkte in einem eng umschriebenen Bereich mit einem Durchmesser von etwa 2 cm im Bereich der äußeren Spulenwindungen in distaler Richtung lagen (Abb. 5.12). Die Erklärung dafür, daß es sich nicht um einen enger umschriebenen Punkt handelt, ist darin zu sehen, daß der Nervenverlauf bei der Magnetstimulation eine größere Rolle als bei der Elektrostimulation spielt und bereits kleinere Abweichungen aus der „Idealebene" zu Verschiebungen des Stimulationspunktes führen können. In Abb. 5.12 sind beispielhaft die Stimulationszonen für die Magstim-Spulen mit 14 und 8 cm Außendurchmesser dargestellt. Jeder der Punkte entspricht einem Stimulationsort, der im Vergleich zur elektrischen Reizung bei verschiedenen Per-

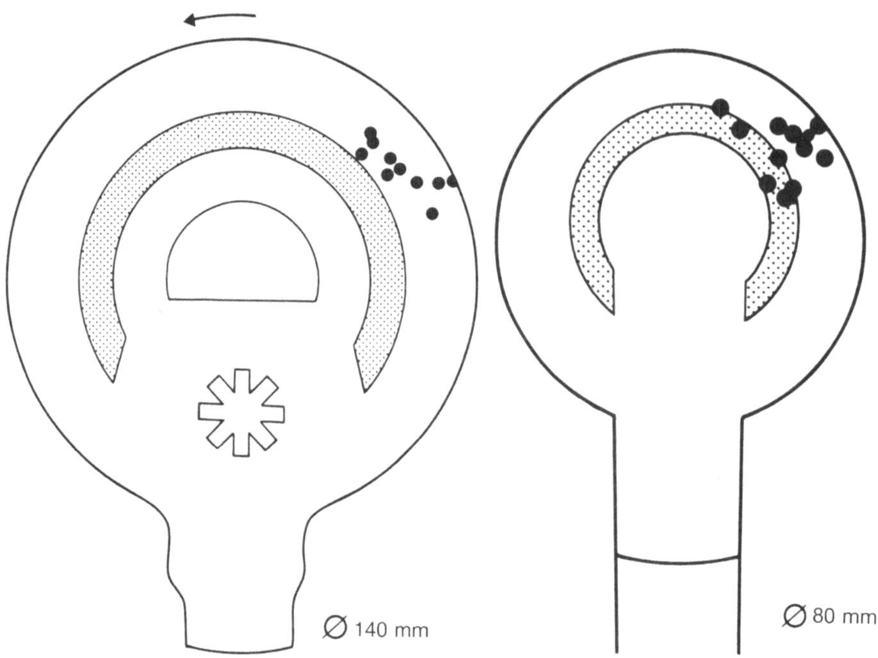

Abb. 5.12. Ort des elektrischen Kathodenpunktes bei verschiedenen Probanden in bezug auf die Spulenoberfläche der zirkulären Novametrix-Spulen (rechts 14 und links 8 cm Außendurchmesser einschließlich Spulenummantelung). Die Punkte repräsentieren die Lage der Kathode, bei der eine Muskelantwort von gleicher Latenzzeit und Amplitude wie bei der Magnetstimulation auftrat

sonen und an verschiedenen Stellen bestimmt wurde. Dieser Befund war für beide Spulen von der Reizstärke und vom Stimulationsort unabhängig. Daraus kann gefolgert werden, daß auch bei Einsatz der Magnetstimulation eine Berechnung der Nervenleitgeschwindigkeit möglich ist. Dabei ist es nicht notwendig, für jede Spule den virtuellen Kathodenpunkt zu bestimmen, da der Abstand dieses Punktes von einem frei auf der Spule zu wählenden Referenzpunkt immer etwa gleich ist.

Als Nachteil der Magnetstimulation wurde eine Längsverschiebung des Stimulationsortes nach distal bei höheren Stimulationsstärken angenommen (Cros et al. 1990b). In diesem Fall sollte bei Steigerung der Stimulationsstärke eine Verkürzung der Latenzzeit beobachtet werden. Im Einklang damit fanden wir für verschiedene Magnetspulen und Anwendung der elektrischen bipolaren Stimulation eine Verkürzung der Anfangslatenzzeiten bei steigenden Reizstärken. Eine Verkürzung der Anfangszeiten der Antwortpotentiale von 0,2 bis 1,5 ms trat bei Erhöhung der Stimulationsstärke vom motorischen Schwellenwert bis zum Maximalwert der M-Antwort auf; bei weiterer Steigerung der Stimulationsstärke auf deutlich supramaximale Stimulationsstärken trat bei etwa 2/3 der Probanden eine weitere Verkürzung der Anfangslatenzzeit um 0,1 bis maximal 0,4 ms auf. Dabei konnten keine signifikanten Unterschiede zwischen den verschiedenen Spulentypen und zwischen der Elektro- und Magnetstimulation beobachtet werden. Während die Verkürzung vom motorischen Schwellenbereich bis zu Antworten mit mittleren Amplituden unter anderem darauf zurückzuführen ist, daß bei unterschiedlichen Stimulationsstärken u. U. unterschiedlich schnelleitende Axone erregt werden, so kann eine weitere Verkürzung oberhalb der maximalen Antworten nur auf eine Distalverschiebung des Stimulationsortes zurückgeführt werden. Ähnliche Ergebnisse berichten Maccabee et al. (1988a) für die Cadwell-Spulen. Sie fanden bei einem Vergleich der elektrischen und magnetischen Reiztechniken eine reizstärkenabhängige Verkürzung der Latenzzeiten in der gleichen Größenordnung. Praktisch bedeutsame Veränderungen der Latenzzeit fanden sich nur im Bereich von Antwortamplituden von unter 50% der maximalen M-Antwort. Da keine signifikanten Unterschiede zur Elektrostimulation bestehen und somit eine Konstanz des Reizortes in Längsrichtung des Nerven vorausgesetzt werden kann, ist eine Anwendung der Magnetstimulation für die periphere Nervenstimulation zur Berechnung von Nervenleitgeschwindigkeiten prinzipiell möglich und zulässig.

Bei der Bestimmung von *F-Wellen-Latenzzeiten* mit der Magnetstimulation werden die Überlegungen zum Reizort dadurch kompliziert, daß die Erregung des Nerven bei tangential aufgelegter Spule an verschiedenen Orten ausgelöst werden kann. Insbesondere bei Spulen mit einem großen Durchmesser könnte der Nerv an zwei verschiedenen Stellen der Spulenzirkumferenz erregt werden. Zum einen läuft von der virtuellen Kathode eine Erregung nach distal, die zur Auslösung der M-Antwort führt, zum anderen wird die Erregung nach proximal fortgeleitet. Diese zentripetal laufende Erregung wird – eine simultane Erregung vorausgesetzt – von der proximal ausgelösten Erregungswelle, die nach distal geleitet wird, ausgelöscht, während der an dieser Stelle nach proximal fortgeleitete Impuls eine F-Welle auslöst. Somit läge der Ursprungspunkt für die F-Wellen-Auslösung proximal des Kontaktpunktes der Spule. Zwischen dem distalen (zur Bestimmung der distalen motorischen Latenz) und dem proximalen Reizort (zur Auslösung der F-Welle) können somit – je nach Spulendurchmesser – Abstände von mehreren Zentimetern liegen, die bei der Berechnung von Nervenleitgeschwindigkeiten mit der F-Wellen-Technik zu berücksichtigen wären.

Für eine verläßliche Neurographie und Beurteilung der Amplituden von Muskel-Summenaktionspotentialen ist darüber hinaus eine isolierte Exzitation des untersuchten Nerven zu fordern. Dies bedeutet, daß benachbarte Nerven nicht koaktiviert werden und keine über andere Nerven ausgelösten Muskelantworten zu den untersuchten Antwortpotentialen beitragen dürfen. Um eine Koaktivierung zu vermeiden, ist eine exakte Spulenposition erforderlich. Mit einer senkrecht in Längsrichtung zum Nervenverlauf aufgesetzten Magnetspule traten bei Reizung des N. medianus im Handge-

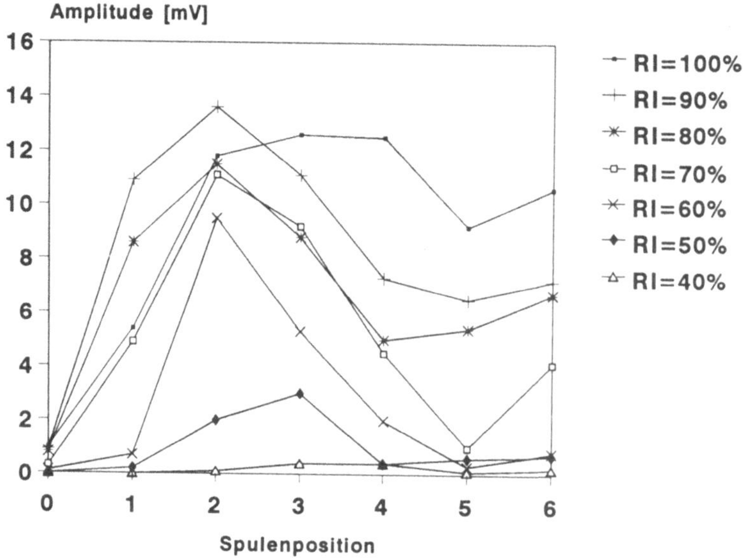

Abb. 5.13. Abhängigkeit der Größe ausgelöster Muskelantworten von der Spulenposition und der verwendeten Reizstärke *(RI)* bei Stimulation des N. medianus im Bereich des Ellbogens. Ableitung mit Oberflächenelektroden vom M. abductor pollicis brevis, Reizung mit der kleinen zirkulären Spule des Novametrix Stimulators (Spulenseite A nach unten). Verschiebung der Stimulationsspule von lateral (Position 0) nach medial (Position 6). Die „Position" gibt die Lage des äußeren Spulenrandes in Beziehung zum Nervenverlauf an. Maximale Antworten traten in Position 2 auf (s. Abb. 5.12), eine fokale Reizung war bei Reizstärken von 60–90% max. gewährleistet

lenksbereich nur Antworten auf, wenn die Spule direkt über dem Nerven lag. Bei einer seitlichen Verschiebung der Spule nach radial oder ulnar nahmen die Antwortamplituden des M. abductor pollicis brevis deutlich ab (Maccabee et al. 1988a). Ein entsprechendes Bild findet sich bei der Stimulation mit einer Spulenposition, bei der die Windungen tangential zum Nerven verlaufen. Dies ist am Beispiel der Stimulation des N. medianus im Bereich des Ellbogens in Abb. 5.13 dargestellt (Bischoff, unveröffentlichte Daten). Hierbei wurde die flach auf dem Arm aufgelegte Spule in 1 cm Schritten (Position auf der x-Achse) von lateral kommend nach medial verschoben. Bei einer Position, die dem virtuellen Kathodenpunkt (s. Abb. 5.12) entsprach, konnten Antworten mit maximalen Amplituden (die in ihrer Höhe der elektrischen M-Antwort entsprachen) ausgelöst werden. Bei geringer Seitwärtsverschiebung nahmen die Amplituden deutlich ab. Mit höheren Ausgangsleistungen nahmen bei Medialverschiebung die Amplituden langsamer ab. Bei gleichzeitiger Registrierung der Antworten in den von den Nn. medianus und ulnaris versorgten Muskeln traten bei der medialen Spulenlage im Gegensatz zu der radialen Stimulationsposition im gleichzeitig abgeleiteten M. abductor digiti quinti eindeutig abgrenzbare Muskelaktionspotentiale auf. Daraus kann gefolgert werden, daß in dieser Position eine Miterregung des N. ulnaris erfolgte. Ähnliche Befunde werden jedoch auch bei der Elektrostimulation mit höheren Reizstärken beobachtet, insbesondere wenn die Reizelektroden nicht exakt über dem Nerv positioniert werden. Insgesamt ließ sich zeigen, daß hinsichtlich der Fokalität des applizierten Reizes die bipolare elektrische und magnetische Nervenreizung unter Verwendung einer flachen zirkulären Spule gleichwertige Eigenschaften aufweisen.

5.3.2.3 Lage von virtueller Kathode und Anode

Durch Umdrehen der im Längsverlauf des Nerven auf der Haut aufgesetzten Magnetspule wird die Richtung des Spulenstromes umgekehrt. Nach der Lenzschen Regel wird damit gleichzeitig die Lage der virtuellen Kathode und Anode im Gewebe umgekehrt. Bei Ableitung einzelner motorischer Einheiten in den kleinen Handmuskeln und Reizung des N. medianus bzw. N. ulnaris im Bereich des Ellenbogens mit einer im Längsverlauf des Nerven senkrecht aufgesetzten Spule war die Latenzzeit um 0,1 ms kürzer, wenn die virtuelle Kathode distal lag (Amassian et al. 1989; Maccabee et al. 1988a). Daraus schließen die Autoren, daß die funktionelle Anode und Kathode weniger als 6 mm voneinander getrennt liegen und damit einen Abstand von einigen Internodien haben. Offenbar kommt es bei der Magnetstimulation im Gegensatz zu der bipolaren elektrischen Reizung zu keiner funktionell wirksamen Hyperpolarisation im Bereich der virtuellen Anode im Sinne eines partiellen Anodenblockes.

Wie im folgenden Abschnitt beschrieben wird, hat die Stromrichtung bei flach aufgesetzter Stimulationsspule einen entscheidenden Einfluß auf die Größe der Muskelantwort. Inwieweit es bei der Änderung der Stromrichtung in der Spule auch bei dieser Spulenposition zu einer Änderung der Lage der virtuellen Kathode und Anode und damit zu einer Latenzzeitverschiebung kommen kann, ist nicht mit Sicherheit zu bestimmen, da bei der Drehung die Spule von der Unterlage abgenommen werden muß und beim Wiederaufsetzen die vorherige Position nicht exakt wiedergefunden werden kann. Dies muß berücksichtigt werden, wenn man die Änderung der Latenzzeit bei Stromrichtungsänderung betrachtet, die für die 12-cm-Novametrix-Spule (mit Plastikummantelung 14 cm Außendurchmesser) zwischen 0,1 und 0,3 ms beträgt.

5.3.2.4 Amplituden magnetisch ausgelöster Muskelantworten

Von einigen Autoren wird als Haupteinwand gegen eine diagnostische Anwendung der Magnetstimulation angeführt, daß mit dieser Technik keine sicher maximalen *Antwortamplituden* ausgelöst werden können, wie dies für die konventionelle Neurographie gefordert wird und mit der elektrischen Stimulation fast immer gelingt (Chokroverty 1989; Evans et al. 1988). Jedoch konnten andere Autoren auch mit zirkulären Spulen oder fokalen Stimulationsspulen regelmäßig maximale Antwortamplituden auslösen (Maccabee et al. 1988a; Olney et al. 1990).

In einer eigenen Untersuchungsreihe haben wir die Amplituden nach elektrischer und magnetischer Stimulation mit verschiedenen Stimulationsspulen verglichen. Dabei konnten sowohl mit dem Cadwell- als auch mit dem Novametrix-Stimulator bei Reizung oberflächlich liegender Nerven (Nn. medianus und ulnaris auf der Höhe des Handgelenks, des Ellbogens und des Oberarms; Plexus brachialis am Erb-Punkt) immer maximale Antwortamplituden erhalten werden, wenn die Reizantwort nach Elektrostimulation als Bezugswert genommen wurde. Die reizstärkenabhängige Zunahme der Amplitude der Muskelsummenpotentiale war bei Magnetstimulation derjenigen bei Elektrostimulation vergleichbar, die Konfiguration der Antwortpotentiale zeigte keine Unterschiede. Das Verhalten der Amplitudenzunahme (Anstiegssteilheit der Kurven) war bei allen Stimulationsspulen ähnlich (Abb. 5.14). Voraussetzung für eine maximale Erregung motorischer Nervenfasern war jedoch, daß der induzierte Strom im peripheren Nerven nach distal floß, d.h. der Spulenstrom nach proximal gerichtet war. Bei umgekehrter Stromrichtung blieb die Antwortamplitude bei maximaler Stimulation bei etwa 30% der Untersuchten unter der der elektrisch ausgelösten Antwort. Als weiteres Kriterium muß bei der Magnetstimulation peripherer Nerven beachtet werden, daß der Kippungswinkel zwischen dem zu erregenden Nerven und der Spule in Längsrichtung möglichst klein sein sollte, da bei Verkippungen mitunter starke Amplitudenschwankungen auftreten.

Unerwarteterweise überschritten die Amplituden und Flächen der Antwortpotentiale nach magnetischer Nervenreizung in einigen Fällen diejenigen nach elektrischer Reizung. Nach Ausschluß der Möglichkeit einer simultanen Erregung benachbarter Nerven wurde als Ursache für dieses Phänomen diskutiert, daß möglicherweise aufgrund des in seinem zeitlichen Ablauf anders konfigurierten Reizes bei der Magnetstimulation die einzelnen Motoraxone synchroner erregt werden und dadurch eine geringere Phasenauslöschung innerhalb des Muskel-Summenaktionspotentials auftreten könnte (Maccabee et al. 1988a). Besonders häufig ist dieses Phänomen bei der Plexusstimulation zu beobachten. Dabei spielt neben der Möglichkeit einer gleichzeitigen Erregung verschiedener Nerven auch der Umstand eine Rolle, daß auch bei der elektrischen Stimulation bestimmte Plexusanteile mitunter nur inkomplett erregt werden und bei der Magnetstimulation aufgrund der größeren Tiefenwirkung möglicherweise andere Populationen von Nervenfasern als bei der elektrischen Reizung aktiviert werden.

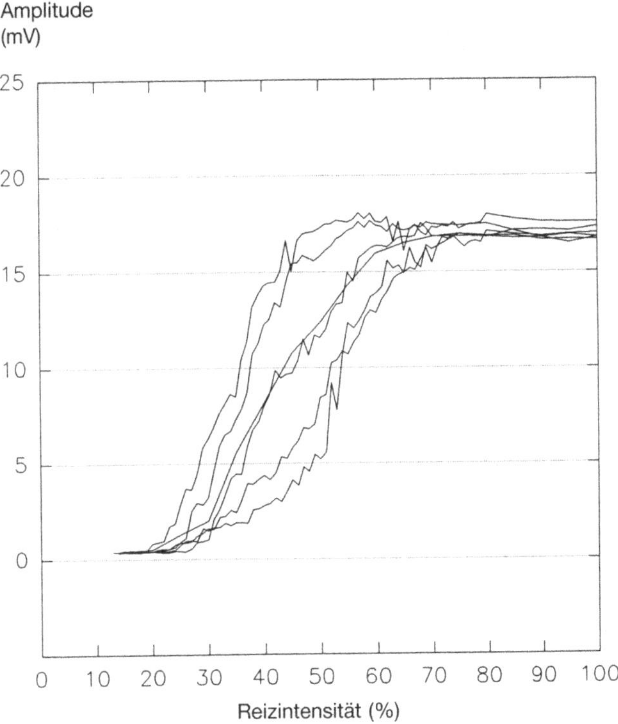

Abb. 5.14. Zunahme des Muskelsummenpotentials des M. abductor pollicis brevis nach Stimulation des rechten N. medianus im Bereich des Ellbogens bei Verwendung verschiedener Stimulationsspulen und verschiedener Richtungen des Spulenstromes. Kurvenverläufe: *Ganz links* kleine zirkuläre Reizspule, Novametrix, Spulenstrom von oben betrachtet im Uhrzeigersinn; *zweite von links:* große zirkuläre Spule, Novametrix, Spulenstrom im Uhrzeigersinn; *dritte von links:* große achtförmige Spule, Novametrix; *vierte von links:* „pointed coil", Cadwell; *zweite von rechts:* große zirkuläre Spule, Novametrix, Spulenstrom gegen den Uhrzeigersinn; *ganz rechts:* kleine zirkuläre Spule, Novametrix, Spulenstrom gegen den Uhrzeigersinn

5.3.2.5 Steigerung von Erregungseffekten durch Kombination verschiedener Reizverfahren

Für die kombinierte gleichzeitige magnetische und bipolare elektrische Reizung peripherer Nerven wurden multiplikative Erregungseffekte gefunden (Bickford et al. 1987). Bei der kombinierten magnetischen und elektrischen Stimulation mit Schwellenreizstärken traten elektromyographische Muskelantworten mit einer 2- bis 4fachen Amplitude der einzelnen Reizamplituden auf. Bei einem identischen Reizort (d. h. im Bereich des gleichen Internodiums) beider Stimulationsverfahren addieren sich die depolarisierenden Effekte und führen so zu einer Erregungssummation. Möglicherweise führte auch der polyphasische, über 20 ms abklingende Magnetfeldpuls durch Mehrfacherregung zu einer Steigerung der Amplitude. Als weitere Erklärungsmöglichkeit für den gesteigerten Erregungseffekt wurde von den Autoren der *Hall-Effekt* diskutiert. Der Hall-Effekt beschreibt, daß in einem Magnetfeld sich senkrecht zu den Feldlinien bewegende Ladungsträger abgelenkt werden. Dieser Effekt könnte für die kombinierte elektrische und magnetische Stimulation Bedeutung bekommen, wenn eine Reizanordnung gewählt wird, bei dem die bipolare elektrische Reizung einen Ladungsfluß in Längsrichtung des Nerven und die Magnetstimulation ein quer zur Nervenachse orientiertes Magnetfeld erzeugt. Als Folge werden auf molekularer Ebene möglicherweise bestimmte Ionenkanäle bevorzugt aktiviert (Bickford et al. 1987).

Die Möglichkeit durch die Kombination unterschwelliger elektrischer und magnetischer Reize eine Steigerung von Erregungseffekten zu erreichen, bietet den Vorteil, daß große Antwortamplituden mit geringen elektrischen Reizstärken (d. h. wenig schmerzhaft), bzw. mit geringen Magnetfeldstärken und damit höherer Repetitionsfrequenz des Magnetstimulators ausgelöst werden könnten, da eine schnellere Wiederaufladung der kapazitiven Elemente des Stimulators erfolgen kann. Diese Vorteile gelten vorwiegend für den von den Autoren (Bickford et al. 1987) verwendeten Prototypen eines Magnetstimulators, der im Vergleich zum Novametrix- und Cadwell-Stimulator nur schwache Magnetfeldpulse erzeugte. Der Vorteil einer höheren Stimulationsfrequenz wird durch die Entwicklung neuer Stimulatoren mit einer Entladungsfrequenz von bis zu 50 Hz relativiert.

5.3.3 Auslösung somatosensorisch evozierter Potentiale

Kortikale somatosensorisch evozierte Potentiale (SSEP) lassen sich nach einer magnetischen Reizung von Nervenwurzeln und peripheren Nerven ableiten. Sie unterscheiden sich in ihrer Morphologie und Latenzzeit nicht von SSEP nach elektrischer Reizung (Britton et al. 1989; Tsuji et al. 1988). Ein Vorteil der magnetischen SSEP-Diagnostik liegt darin, daß schmerzarm und nicht invasiv Nervenwurzeln erregt werden können. Eine vergleichbare Untersuchung mit einer direkten elektrischen Reizung der Cauda equina erfordert dagegen eine Lumbalpunktion (Lüders et al. 1982). Die Reizung im Nervenwurzelbereich ergab im Vergleich zur konventionellen elektrischen Reizung peripherer Nerven die folgenden Vorteile (Britton et al. 1989; Tsuji et al. 1988):

- Die gleichzeitig beidseitige magnetische Reizung von Nervenwurzeln (Thorakalbereich) bzw. größeren Plexusanteilen (Lumbalbereich) vergrößert den sensorischen Input, so daß mit weniger Reizen größere kortikale Antwortpotentiale ausgelöst werden können (Abb. 5.15).
- Eine Dispersion der sensiblen Afferenzen entlang des peripheren Nerven tritt nicht auf.

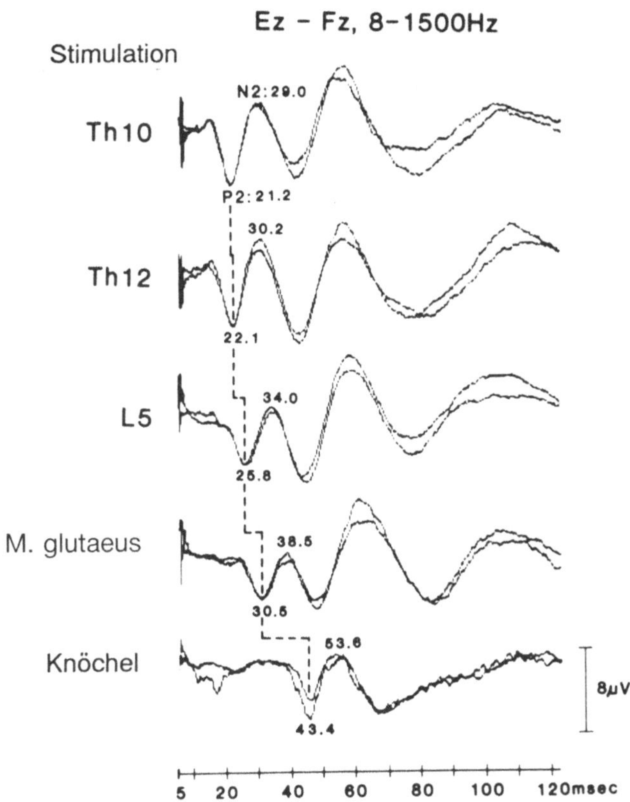

Abb. 5.15. Morphologie normaler mittels Magnetstimulation über verschiedenen Höhen (Th 10, Th 12, L5, linker M. glutaeus medius, linkes Sprunggelenk) ausgelöster somatosensorisch evozierter Potentiale. Averaging von 64 Reizen. (Nach Tsuji et al. 1988)

- Durch den proximalen Reizort reduzieren sich die Einflüsse einer veränderten Erregungsleitung entlang der peripheren Leitungsstrecke (z. B. bei Neuropathien).

Leider ist nach unserer Erfahrung aufgrund von Reizartefakten die Ableitung solcher magnetisch ausgelöster SSEP technisch schwierig, so daß sich erst noch zeigen muß, ob eine Beurteilung der zentralen Impulsleitung sensibler Afferenzen im Rahmen eines einfach durchzuführenden Untersuchungsganges möglich ist.

Die Untersuchungsbefunde von Tsuji et al. (1988) weisen darauf hin, daß bei einer über den thorakalen Dornfortsätzen zentrierten Magnetspule die Hinterwurzeln direkt erregt werden. Hierfür spricht auch, daß eine Sättigung der SSEP-Amplitude bei Reizstärken im Bereich der motorischen Schwelle auftrat und so bei zunehmenden Reizstärken durch Muskelzuckungen ausgelöste afferente Impulse nicht wesentlich an der SSEP-Generierung beteiligt sein können. Für Spulenpositionen über dem fünften Lendenwirbelkörper wurde eine Exzitation der Cauda equina postuliert (Tsuji et al. 1988). Aufgrund von Untersuchungen zur Magnetstimulation motorischer Spinalnerven im Lumbalbereich (Epstein et al. 1991), ist jedoch nach unserer Auffassung auch hier für die Erregung sensibler Nervenfasern eher ein Reizort im Bereich des Foramen intervertebrale bzw. im proximalen Abschnitt des Plexus lumbalis anzunehmen (Britton et al. 1990).

5.3.4 Untersuchung sensibler Nerven

Die Mehrzahl der bisher durchgeführten Untersuchungen bezieht sich auf die motorische Nervenleitung. Obwohl bei der Untersuchung gemischter Nerven mit steigenden Reizstärken vor Erreichen des motorischen Schwellenwertes sensible Sensationen (Kribbelparästhesien) im sensiblen Versorgungsgebiet auftreten können, war es uns in der Regel nicht möglich, sensible Antwortpotentiale mittels Oberflächenelektroden aufzuzeichnen. Zu einem ähnlichen Ergebnis kamen Olney et al. (1990) bei Verwendung der Novametrix-Spulen. Im Gegensatz dazu sahen sie aber bei Stimulation mit einer Cadwell-Doppelspule gut abgegrenzte sensible Nervenaktionspotentiale, die bei supramaximaler Stimulation mit den elektrisch ausgelösten Aktionspotentialen vergleichbar waren. Bei submaximalen Stimulationsstärken war die elektrische Stimulation der magnetischen hinsichtlich der Auslösung sensibler Potentiale überlegen. Diese Unterschiede in der Aktivierung sensibler Axone spielen bei der Neurographie keine Rolle, verhindern aber den Einsatz der Magnetstimulation zur Auslösung von H-Reflexen, was auch von anderen Arbeitsgruppen beobachtet wurde (eigene unveröffentlichte Daten; Panizza et al. 1988). Untersuchungen der sensiblen Nervenleitung mit Nadelelektrodenableitungen sind bisher noch nicht abgeschlossen.

5.3.5 Praktische Anwendung

Die Magnetstimulation peripherer Nerven kann zum jetzigen Zeitpunkt die konventionelle elektrische Nervenreizung nicht vollständig ersetzen. Sie erweitert jedoch die Diagnostik, indem sie tieferliegende Nerven einer Untersuchung zugänglich macht, so z. B. den N. ischiadicus im Bereich der Glutäalfalte, und neue Möglichkeiten einer Untersuchung proximaler Nervenabschnitte eröffnet. Dabei sind besonders die schon in 5.2.3 besprochene Reizung proximaler Plexusanteile und die Bestimmung von Plexuslatenzzeiten zu nennen.

Prinzipiell ist es möglich, periphere Nerven mittels Magnetstimulation an den gleichen Reizorten wie bei der elektrischen Reizung zu erregen, so daß bei dem Untersuchungsgang keine wesentlichen Abweichungen von den für die Elektroneurographie geltenden Regeln und Stimulationsorten bestehen,

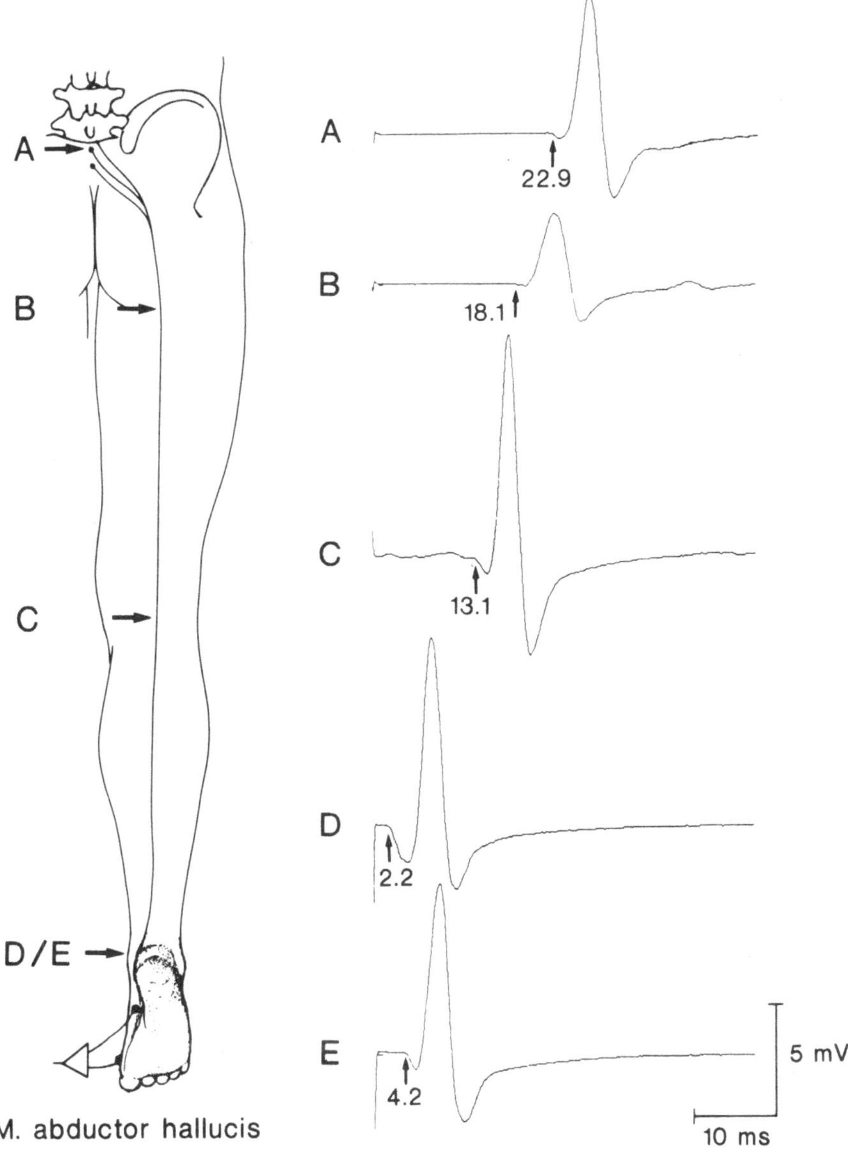

Abb. 5.16. Fraktionierte Untersuchung des N. tibialis mittels Magnetstimulation *(A–D)* (kleine zirkuläre Novametrix-Reizspule, maximale Reizstärke, Oberflächenelektroden). Antwort nach maximaler elektrischer Stimulation auf Höhe des Innenknöchels *(E)*

wie sie z. B. ausführlich bei Stöhr (1988) dargestellt sind. In Abb. 5.16 ist dies exemplarisch für eine fraktionierte Untersuchung des N. tibialis dargestellt.

Um mit der Magnetstimulation zur elektrischen Stimulation vergleichbare Ergebnisse zu erhalten, müssen bei der Anwendung der Magnetstimulation in der Routinediagnostik mehrere Voraussetzungen berücksichtigt werden:

- Die Magnetspule muß möglichst flach über der zu untersuchenden Region aufgelegt werden. Da die Amplituden der ausgelösten Muskelantwortpotentiale sehr stark von den räumlichen Beziehungen zwischen Stimulationsspule und dem zu erregenden Nerven abhängen, hat der Kippungswinkel der Spule einen entscheidenden Einfluß; im Idealfall sollte er 0° in der Längsrichtung des Nerven betragen.
- In bezug auf den untersuchten Nerven soll die Spule so positioniert werden, daß bei zirkulären Spulen die Spulenwindungen parallel zu der Längsachse des Nerven verlaufen und den Nerven tangential überlagern. Bei den achtförmigen Spulen liegt der Erregungsort genau unter dem Teil der Spule, an dem die beiden kreisförmigen Spulen aneinanderstoßen. Dieser Teil der Spule muß exakt über dem Nerven plaziert werden.
- Da die Stromrichtung für die Größe der Muskelantwort entscheidend ist, muß die Spule so aufgesetzt werden, daß die virtuelle Kathode distal liegt. Deshalb empfiehlt es sich, die Richtung des Spulenstromes auf der Spulenummantelung zu markieren. Dabei muß berücksichtigt werden, daß bei einer flach aufgelegten Spule die im Gewebe induzierten Ströme in entgegengesetzter Richtung zu den Spulenströmen verlaufen.
- Um eine gleichzeitige Erregung benachbarter Nerven zu vermeiden, sollte die Spule so gehalten werden, daß möglichst nur der zu untersuchende Nerv im Bereich der Stimulationsspule liegt; dies gilt insbesondere für Stellen, an denen enge topographische Beziehungen zwischen mehreren Nerven bestehen, wie z. B. im Bereich des Handgelenkes oder auf Höhe des Ellenbogens.
- An den Stellen, an denen die Nerven oberflächennah verlaufen, genügen meist Reizstärken im Bereich von 50–75 % der maximalen Leistung des Stimulators. Zur Sicherheit sollte nach Erreichen des Maximalwertes wie bei der Elektrostimulation die Reizstärke noch um 20 % erhöht werden, damit alle motorischen Fasern simultan erregt werden. Bei tieferliegenden Strukturen, wie den Nervenwurzeln oder dem N. ischiadicus im Bereich der Glutäalfalte, sollte mit maximaler Reizstärke stimuliert werden, da hier meist keine maximalen Antworten ausgelöst werden können. In diesen Fällen empfiehlt es sich, zusätzlich die Antworten im Seitenvergleich zu beurteilen.

Einen besonderen diagnostischen Anwendungswert hat die Magnetstimulation bei der Bestimmung von *Plexuslatenzzeiten,* d. h. von Leitungszeiten im Bereich von Plexus brachialis und Plexus lumbosacralis. Hierbei wird die Differenz der Latenzzeiten nach paravertebraler Stimulation der proximalen Plexusanteile und nach Reizung distal des Plexusabschnittes, d. h. in der Axilla bzw. auf Höhe der Glutäalfalte (N. ischiadicus) gebildet (z. B. *A* minus *B* in Abb. 5.16). Die diagnostische Bedeutung solcher Plexuslatenzzeiten liegt in der Lokalisationsmöglichkeit von proximalen Nervenläsionen,

z. B. bei der Differentialdiagnose Radikulopathie versus Plexopathie (s. auch 6.10). Normwerte zu Plexuslatenzzeiten (Bischoff, unveröffentlichte Daten 1991; Spire et al. 1987) finden sich in Tabelle 6.4 in Abschnitt 6.10 dieses Buches.

5.4 Untersuchung des Tractus corticonuclearis und der Hirnnerven

Mit der transkraniellen magnetischen Stimulation über einer Hemisphäre können in verschiedenen von Hirnnerven versorgten Muskeln ipsilaterale Antworten mit einer kurzen Latenzzeit von 3–6 ms und bilaterale Antworten mit längeren Latenzzeiten von 6–14 ms ausgelöst werden. Die ersteren sind auf eine direkte Erregung der Hirnnerven in ihrem proximalen Abschnitt zurückzuführen, die letzteren resultieren aus einer Erregung des motorischen Kortex. Die beiden verschiedenen Antwortarten können anhand der Veränderung ihrer Potentiale in Abhängigkeit von der Spulenposition auf dem Schädel, von der Reizstärke und von der Vorinnervation charakterisiert werden. Bei der magnetischen Hirnnervenreizung ist die Lokalisierung des Reizortes für die praktische diagnostische Anwendung von besonderer Bedeutung und wird deshalb ausführlich diskutiert. Die Prinzipien der praktischen Durchführung und die sich neu eröffnenden diagnostischen Möglichkeiten der Untersuchung von Antworten in den Zungen- und mimischen Gesichtsmuskeln und des mit der Magnetstimulation ausgelösten Blinkreflexes werden aufgezeigt.

5.4.1 Grundlagen

Mit einer über dem Schädeldach plazierten Magnetspule können kortikospinal vermittelte Muskelantworten in kleinen Handmuskeln ausgelöst werden, wenn die Spulenströme in einer zirkulären Reizspule von vorne nach hinten über dem entsprechenden kortikalen Repräsentationsareal fließen (Meyer et al. 1991b). Wird die Spule auf der Kalotte etwas weiter nach lateral verlagert, so treten Antworten in von Hirnnerven versorgten Muskeln auf. Dabei können zwei verschiedene Typen von Antworten unterschieden werden, die sich anhand der Parameter Latenz, Amplitude, Konfiguration und anhand ihres Verhaltens gegenüber fazilitierenden Manövern differenzieren lassen (Benecke et al. 1988c; Meyer et al. 1990). Die erste Art von Antworten tritt streng ipsilateral auf, weist eine kurze Latenzzeit von 3–6 ms auf und wird in ihrer Amplitude von bahnenden Maßnahmen nicht beeinflußt. Sie ist auf eine Erregung der Hirnnerven in ihrem proximalen Abschnitt zurückzuführen. Diese Antworten sollen im folgenden als *Antworten mit kurzer Latenzzeit* bezeichnet werden. Die anderen Antworten zeigen eine Amplitudenzunahme unter Fazilitierung, können bilateral auftreten und werden einer Erregung des kortikonukleären Systems zugeschrieben. Da diese Antworten eine längere Latenz von 6–14 ms aufweisen, sollen sie im folgenden als *Antworten mit langer Latenzzeit* bezeichnet werden.

Als weiteren Unterschied haben die Antworten mit kurzer und langer Latenzzeit ihre Amplitudenmaxima bei verschiedenen Spulenpositionen auf dem Schädeldach, wie dies in Abb. 5.17 veranschaulicht ist. Eine maximale Erregung des Tractus corticonuclearis trat in der Regel dann auf, wenn das Zentrum der Spule (Spule mit 11,6 cm Außendurchmesser) etwa 4 cm

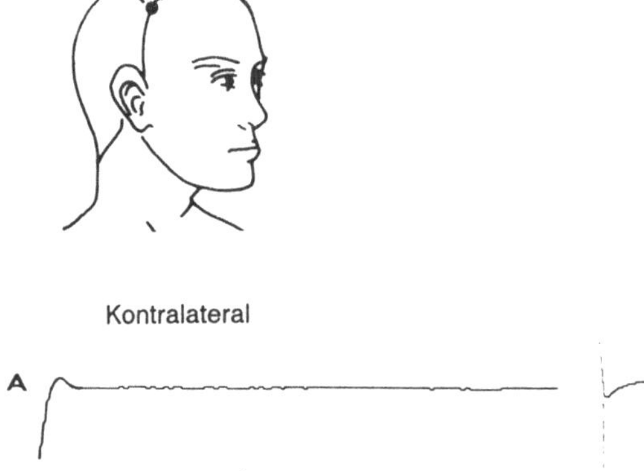

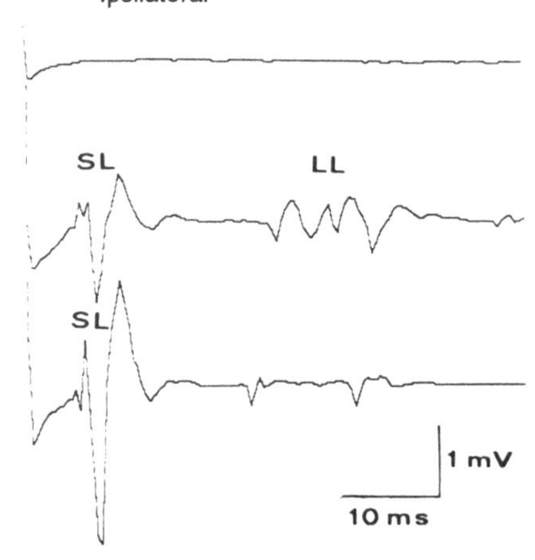

Abb. 5.17. Einfluß der Spulenposition auf dem Schädeldach auf die Größe von ipsi- und kontralateralen Antworten im M. orbicularis oris nach transkranieller Magnetstimulation. Die Reizung wurde über der rechten Hemisphäre mit einer über dem Vertex *(A)*, 4 cm *(B)* und 6 cm lateral des Vertex zentrierten Spule (Außendurchmesser 12 cm) und 60% der maximalen Reizstärke durchgeführt. Ableitung mit konzentrischen Nadelelektroden. Bei Reizung über dem Vertex traten keine Antworten auf. Eine Reizung mit dem Spulenzentrum über *(B)* rief bilaterale Antworten mit einer langen Latenzzeit *(LL)* und kleine ipsilaterale Antworten mit einer kurzen Latenzzeit *(SL)* hervor. Bei einer weiter lateralen Reizung *(C)* nahmen die Amplituden der kontralateralen Antworten mit langer Latenzzeit *(LL)* ab, die ipsilateralen Antworten mit kurzer Latenzzeit *(SL)* nahmen an Amplitude zu. Hierbei unterdrückte die ipsilaterale Antwort mit kurzer Latenzzeit die ipsilaterale Antwort mit langer Latenzzeit durch die antidrome Nervenerregung. Die Antworten mit langer Latenzzeit sind auf eine Aktivierung des kortikobulbären Systems, die Antworten mit kurzer Latenzzeit auf eine Erregung proximaler Abschnitte des N. facialis zurückzuführen

lateral des Vertex auf der Verbindungslinie zwischen Vertex und äußerem Gehörgang lag (*B* in Abb. 5.17). In dieser Position liegen die mittleren Spulenwindungen über den entsprechenden kortikalen Repräsentationsgebieten. Für eine direkte Reizung der Hirnnerven in ihrem proximalen Abschnitt lag die optimale Spulenposition ca. 2 cm weiter lateral (C in Abb. 5.17) als für die Erregung der motorischen Repräsentationsgebiete von Gesichtsmuskeln und 4–6 cm weiter seitlich als für die Erregung des handmuskelassoziierten Motorkortex.

5.4.1.1 Antworten mit kurzer Latenzzeit

Mit einer lateralen Spulenposition über der Kalotte können elektromyographische Antwortpotentiale mit kurzer Latenzzeit im M. masseter, in den vom N. facialis versorgten Gesichtsmuskeln, im M. sternocleidomastoideus und im M. trapezius ausgelöst werden (Benecke et al. 1988c; Cruccu et al. 1989; Rimpiläinen et al. 1991; Schmid et al. 1991c). Antworten in der Kehlkopfmuskulatur wurden von Amassian et al. (1988) mitgeteilt und sind möglicherweise auf eine direkte Erregung des N. vagus zurückzuführen. Dagegen traten keine Antworten in Zungenmuskeln und keine Augenbewegungen auf, die auf eine direkte Erregung der Hirnnerven III, IV, VI oder XII zurückzuführen wären (Benecke et al. 1988; Meyer et al. 1991b).

Für Antworten mit kurzer Latenzzeit ist ein postmotoneuronaler Erregungsort anzunehmen, da fazilitierende Maßnahmen, z. B. in Form einer willkürlichen tonischen Vorinnervation, nicht zu einer Steigerung der Antwortamplituden führen. Um den Reizort zu bestimmen, wurde zusätzlich eine supramaximale elektrische Reizung retromandibulär in der Nähe des Foramen stylomastoideum durchgeführt. Im Vergleich zu den Antworten nach magnetischer Stimulation hatten die elektrisch ausgelösten Antworten kürzere Latenzzeiten. Für den M. masseter waren die Latenzzeiten im Mittel um 0,5 ms (Standardabweichung: 0,2 ms, n = 24) kürzer, für den M. orbicularis oculi um 1,2 ms (0,2 ms, n = 24), den M. mentalis um 1,3 ms (0,1 ms, n = 14) und für den M. sternocleidomastoideus um 1,5 ms (0,3 ms, n = 12). Für weitere Normwerte sei auf die Tabellen 10 und 11 im Kap. 8 verwiesen.

Eine genauere Lokalisation des Reizortes bei der magnetischen Reizung der Hirnnerven wurde für den *N. facialis* auf zwei verschiedenen Wegen versucht: zum einen auf der Grundlage anatomischer Untersuchungen (Lang 1981) über die Länge der einzelnen Abschnitte dieses Nerven, zum anderen aufgrund des Vergleiches von Leitungszeiten nach intraoperativer direkter elektrischer Stimulationen des N. facialis in seinem proximalen Abschnitt und nach transkranieller magnetischer Reizung (Rösler et al. 1989b; Schmid et al. 1991c).

Aufgrund der *anatomischen Angaben* (Tabelle 5.1a) ist eine mittlere Nervenstrecke von 6,4 cm zwischen Hirnstamm und Ort der bipolaren elektrischen Oberflächenstimulation hinter der Mandibula anzunehmen, wenn die Entfernung zwischen dem Nervenaustritt am Foramen stylomastoideum und dem distalen Reizort auf 1,5 cm geschätzt wird. Wird für die Strecke zwischen Hirnstamm und Reizort hinter der Mandibula unter der Annahme einer motorischen Nervenleitgeschwindigkeit von 50 m/s die Leitungszeit berechnet, so erhält man 1,3 ms, was mit den gefundenen mittleren Latenzzeitdifferenzen in Tabelle 5.1b übereinstimmt. Aus solchen anatomischen Überlegungen wird für die magnetische Hirnnervenreizung auf einen intrazisternalen Reizort (Benecke et al. 1988c; Meyer et al. 1990) bzw. eine Reizung in der Austrittszone der Nervenwurzel aus dem Hirnstamm (Seki et al. 1990) geschlossen.

Aufgrund *neurophysiologischer Untersuchungen* wird für den N. facialis der Reizort im proximalen Abschnitt des Canalis facialis (meataler und labyrinthärer Abschnitt in Tabelle 5.1a) lokalisiert, da die Antworten nach transkranieller magnetischer Stimulation eine 0,3 bis 0,7 ms kürzere Latenzzeit als nach direkter elektrischer Reizung des Nerven in der Cisterna cerebellopontina aufwiesen (Rösler et al. 1989b). Mit der gleichen Vorgehensweise wurde für die transkranielle Magnetstimulation des N. trigeminus ein Reizort im Bereich des Cavum Meckeli festgestellt (Schmid et al. 1991c).

Die proximale Lokalisation des Reizortes bei der transkraniellen Magnetstimulation der Hirnnerven ist auf *induzierte Ströme im Liquor cerebrospinalis* (als einem guten elektrischen Leiter) oder auf eine *Fokussierung der induzierten Ströme im Bereich der Neuroforamina* (analog zu Stimulation

Tabelle 5.1. Längen der verschiedenen Nervensegmente des N. facialis zwischen dem Hirnstamm und seinem Austritt am Foramen stylomastoideum (nach Lang 1981) (**a**) und Latenzzeitdifferenzen (**b**) zwischen proximaler magnetischer und distaler elektrischer Reizung dieses Nerven am Kieferwinkel

a

Segment	anatomische Länge (mm)
Intrazisternal	15,5 (10,5–19,5)
Meatal	8,1 (4,0–11,0)
Labyrinthär	5,0–6,0
Tympanisch	8,0–11,0
Mastoidal	9,0–12,0

b

Muskel	Latenzzeitdifferenz (ms)	Autoren
M. orbicularis oris	1,3 (SA 0,1 ; n = 14)	Benecke et al. 1988c
	1,3 (SA 0,15; n = 16)	Schriefer et al. 1988
M. nasalis	1,2 (SA 0,18; n = 28)	Rösler et al. 1989b
	1,3 (SA 0,14; n = 20)	Seki et al. 1990
M. orbicularis oculi	1,2 (SA 0,2 ; n = 24)	Benecke et al. 1988c
	1,1 (n = 2)	Maccabee et al. 1988b

SA Standardabweichung

der Spinalnerven; Epstein et al. 1991) zurückzuführen. Für die erstere Annahme spricht, daß die Nn. V, VII, und XI mit der Magnetstimulation gut erregt werden können, nicht aber der N. XII, der nach einem sehr kurzen intrazisternalen Verlauf in den knöchernen Canalis nervi hypoglossi eintritt. Als weiteres Indiz für die Bedeutung des Liquor cerebrospinalis sind Befunde von Rösler et al. (1989b) zu werten. Diese Autoren fanden intraoperativ nach Entfernen des Liquors einen deutlichen Anstieg der für eine Exzitation des N. facialis erforderlichen magnetischen Reizstärke.

Darüberhinaus können mit der Magnetstimulation der N. facialis und N. accessorius auch an dem gleichen Reizort wie bei der konventionellen elektrischen Stimulation erregt werden (Kartush 1989; Kartush et al. 1989; Priori et al. 1991; Windmill et al. 1989).

5.4.1.2 Antworten mit langer Latenzzeit

Wird die Standardreizspule mit ihrem Zentrum ca. 4 cm lateral des Vertex auf der Interaurallinie plaziert, dann können Antworten mit einer längeren Latenzzeit von 6–14 ms in von Hirnnerven versorgten Muskeln ausgelöst werden. Mit einer vom Vertex aus in kleinen Schritten vorgenommenen Verlagerung von medial nach lateral läßt sich intraindividuell die somatotope Gliederung des primärmotorischen Kortex nachvollziehen (Meyer et al. 1991a). Im Gegensatz zu den streng kontralateralen Antworten in kleinen Handmuskeln konnten z. T. bilaterale Antworten in Muskeln registriert werden, die von N. trigeminus, N. facialis, N. accessorius und N. hypoglossus versorgt werden (Benecke et al. 1988c; Berardelli et al. 1991; Gandevia u. Applegate 1988; Meyer et al. 1992a, b; Pavesi et al. 1991). Die Bilateralität der Antworten konnte anhand von Ableitungen mit Nadelelektroden vom M. orbicularis oris und von der Zunge bei Patienten mit ausgedehnten, einseitigen akuten Hirninfarkten gesichert werden. Bei diesen Patienten waren nach Reizung über der intakten Hemisphäre bilaterale Antworten in den genannten Muskeln auszulösen, während nach Reizung über der infarzierten Hemisphäre weder ipsi- noch kontralaterale Antworten auftraten (Benecke et al. 1988b; Muellbacher et al. 1991). Eine andere Möglichkeit zur Untersuchung der Organisation kortikofugaler motorischer Bahnen, z. B. hinsichtlich der Bilateralität von Antworten, ist die Verwendung fokal reizender Spulen, die eine selektive Erregung einer Hemisphäre gewährleisten (Meyer et al. 1992a).

Zum Ausschluß einer Weiterleitung von kontralateraler Muskelaktivität nach ipsilateral über querverlaufende Muskelfasern in der Zunge wurde von uns ein Patient mit einer akuten iatrogenen Hypoglossusschädigung untersucht. Bei diesem traten auf der nicht geschädigten Seite nach Reizung über der kontra- bzw. ipsilateralen Hemisphäre ausschließlich Muskelantworten in der nicht denervierten Zungenhälfte auf (eigene unveröffentlichte Beobachtung). Ein entsprechender Befund konnte bei einem gesunden Probanden mit Nadelableitungen von beiden Zungenhälften und einer unilateralen elektrischen Reizung des N. hypoglossus erhoben werden.

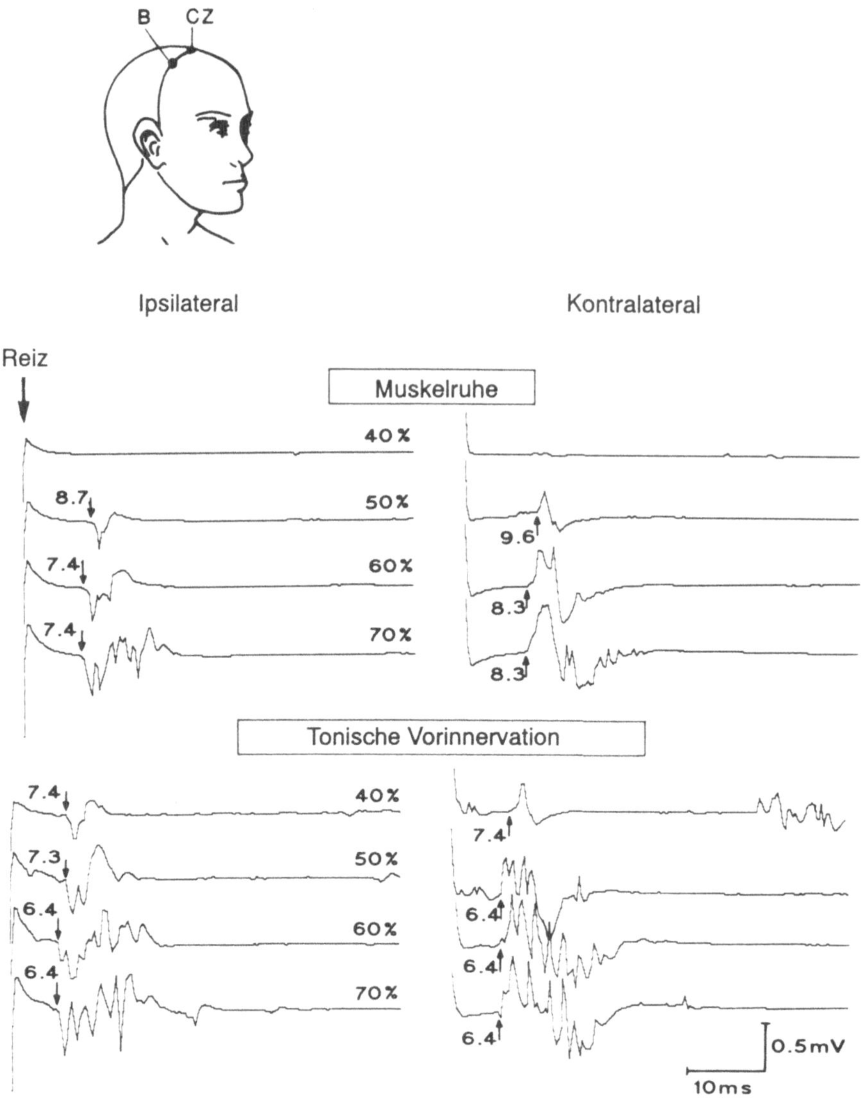

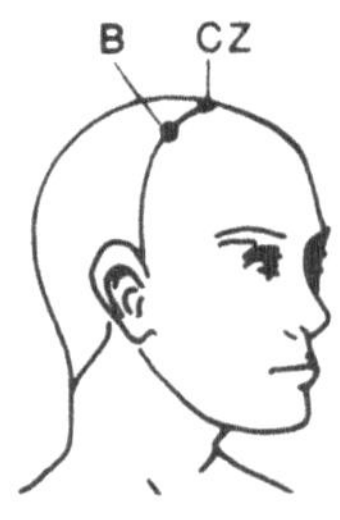

Abb. 5.18. Einfluß der Reizstärke auf mit der Magnetstimulation ausgelöste Antworten mit langer Latenzzeit im ipsi- und kontralateralen M. genioglossus eines gesunden Probanden. Ableitung mit konzentrischen Nadelelektroden in Muskelruhe und unter tonischer Muskelanspannung. Reizung mit dem Spulenzentrum über B. Man beachte, daß keine Antworten mit kurzer Latenzzeit auftreten. Die ipsi- und kontralateralen Antworten werden bei gleichen Reizstärken rekrutiert. Sowohl die Steigerung der Muskelanspannung als auch der Reizstärke führen zu einer Abnahme der Latenzzeit der Muskelantworten. Zusätzlich senkt die Muskelkontraktion die Reizschwelle der Antworten von 50% auf 40% der maximalen Reizstärke des Stimulators. Die Reizung wurde mit einer 4 cm lateral des Vertex auf der Interaurallinie zentrierten großen zirkulären Spule (Novametrix, Außendurchmesser 12 cm) durchgeführt (Meyer et al. 1990)

Die Antworten in den von Hirnnerven versorgten Muskeln verändern sich ebenso wie die der Extremitätenmuskeln in Abhängigkeit von der Reizstärke und dem Vorinnervationsgrad. Diese Beobachtung deutet neben den oben angesprochenen topographischen Einflüssen ebenfalls auf eine Aktivierung des motorischen Kortex hin. Wie in Abb. 5.18 für ipsi- und kontralaterale Antworten in der Zungenmuskulatur dargestellt, nehmen die Amplituden der kortikal ausgelösten Antworten mit steigender Reizstärke und unter Vorinnervation zu, gleichzeitig nehmen die Latenzzeiten der Antworten ab. Dieses Phänomen kann zum einen durch eine zunehmende zeitliche und räumliche Bahnung auf motoneuronaler Ebene erklärt werden (mit Auslösung multipler deszendierender Erregungen und Zunahme der Zahl kortikal aktivierter Motoneurone), zum anderen mit dem Hennemannschen Größenprinzip der Motoneuronrekrutierung, demzufolge mit zunehmendem spinalen Erregungsniveau größere und schneller leitende Motoneurone rekrutiert werden (Hennemann et al. 1965; Thompson et al. 1991). Für Einzelheiten der physiologischen Grundlagen sei auf 4.1 verwiesen.

Die Untersuchung der Rekrutierung der bilateral simultan abgeleiteten Antworten in *Zungenmuskeln* ergab, daß die Antworten auf beiden Seiten mit etwa gleicher Schwellenreizstärke auftreten (s. Abb. 5.18) (Meyer et al. 1990; Meyer et al. 1992a). Daraus ist auf eine bilaterale Projektion vom motorischen Kortex einer Hemisphäre zu den Motoneuronen des N. hypoglossus einer Seite zu schließen. Bilaterale Antworten waren bei allen gesunden Probanden abzuleiten. Im Unterschied hierzu sind die absteigenden Projektionen zu den motorischen Hirnnervenkernen von Muskeln der unteren Gesichtshälfte und des M. trapezius variabler und bei einigen Personen stärker zugunsten der kontralateralen Seite ausgebildet. Von 10 gesunden Probanden hatten 8 bilaterale Antworten im *M. orbicularis oris*. Die ipsilateralen Antworten unterschieden sich weder in Amplitude noch Latenzzeit signifikant von den kontralateralen Antworten (Meyer et al. 1992a). Im *M. trapezius* hatten nach Reizung einer Hemisphäre mit der fokalen achtförmigen Spule von 20 gesunden Probanden 6 bilaterale Antworten. Die ipsilateralen Antworten dieses Muskels hatten im Vergleich zu den kontralateralen Antworten eine längere Latenzzeit und eine geringere Amplitude, als Hinweis auf einen geringeren exzitatorischen Input zu den ipsilateralen Motoneuronen. Diese Untersuchungsergebnisse stehen im Gegensatz zu Befunden einer anderen Arbeitsgruppe die für den M. orbicularis oris und M. trapezius lediglich kontralaterale Antworten mit langer Latenzzeit nachweisen konnte (Cruccu et al. 1990; Berardelli et al. 1991). Nach mündlichen Mitteilungen fanden jedoch auch Hess und Mitarbeiter ipsilaterale Antworten im M. trapezius nach transkranieller Magnetstimulation einer Hemisphäre.

Eine genaue Beurteilung der ipsilateralen Antworten mit langer Latenzzeit in vom N. facialis versorgten Muskeln ist in manchen Fällen aufgrund von *Interferenzen* gleichzeitig auftretender ipsilateraler Antworten mit langer und kurzer Latenzzeit schwierig. Die durch die direkte Nervenreizung ausgelöste antidrome Erregung kollidiert mit den frühen Komponenten der durch die Kortexstimulation ausgelösten Erregungen und führt zu einer retrograden Depolarisierung einiger Motoneurone. Als Folge nimmt die Latenzzeit der kortikal ausgelösten Muskelantwort zu und deren Amplitude ab (vgl. *B* mit *C* in Abb. 5.17).

Weitere Interferenzen können in *Muskeln der oberen Gesichtshälfte* zwischen den Antworten mit langer Latenzzeit und der bilateral auftretenden R1-Komponente des *Blinkreflexes* entstehen. Durch die transkranielle Kortexstimulation werden in großen Arealen der Kopfhaut trigeminal geleitete sensorische Afferenzen hervorgerufen, welche zu einem Blinkreflex mit einer bilateralen R1-Komponente führen können. Dieser kann mit den kortikal ausgelösten Antworten im M. orbicularis oculi interferieren, da der Blinkreflex und die kortikal ausgelösten Antworten mit ca. 10 ms etwa gleiche Latenzzeiten haben. Solche zeitlichen Überlappungen schränken die diagnostische Aussagekraft von Antworten im M. orbicularis oculi ein.

Andererseits kann die Auslösung eines Blinkreflexes mittels magnetischer Reizung des N. supraorbitalis im Bereich der Stirn auch diagnostisch genutzt werden, wie dies im folgenden Abschnitt noch ausgeführt wird.

5.4.2 Diagnostische Anwendung

Die ersten diagnostischen Anwendungen der hier geschilderten Methode konzentrierten sich auf die Untersuchungen von mimischen Gesichts- (Cruccu et al. 1990; Kandler und Jarrat 1991; Laskawi et al. 1990; Meyer et al. 1989b, 1990; Rösler et al. 1989a; Roick et al. 1991; Schriefer et al. 1988; Westerink et al. 1991) und Zungenmuskeln (Benecke et al. 1988b; Meyer et al. 1989a; Muellbacher et al. 1991). Hauptgegenstand der Untersuchungen waren bislang zentrale und periphere faziale Paresen, der Hemispasmus facialis und ischämische Hemisphärenläsionen. Befunde bei diesen Krankheiten sind in 6.11 ausführlicher dargestellt.

Bei der idiopathischen Fazialisparese leiten sich besondere diagnostische Möglichkeiten der Magnetstimulation daraus ab, daß der Reizort bei der direkten Stimulation des N. facialis proximal des anzunehmenden Schädigungsortes liegt. Damit wird eine Frühdiagnostik schon zu einem Zeitpunkt möglich, zu dem weder die konventionelle elektrische Stimulation noch die Elektromyographie Informationen über den Schädigungsort liefern (Meyer et al. 1989b). Für die Untersuchung von mimischen Gesichtsmuskeln empfiehlt sich die Ableitung vom *M. orbicularis oris* oder vom *M. nasalis*. Der M. nasalis eignet sich etwas besser für die Beurteilung von peripheren Fazialisparesen, da für diesen Muskel keine Ausbildung seitenüberschreitender Anastomosen und kein Übersprechen elektromyographischer Aktivität zu erwarten sind. Ableitungen vom M. orbicularis oculi eignen sich nicht zur Beurteilung der kortikal ausgelösten Muskelantworten, da diese mit der bilateralen R1-Komponente des durch Reizung der Kopfhaut hervorgerufenen Blinkreflexes interferieren. Für die Beurteilung der kortikonukleären

Bahnen empfiehlt es sich, nur die jeweils kontralateral auftretenden Antworten mit langer Latenzzeit zur Auswertung heranzuziehen, da die Latenzzeit und Amplitude der kortikal evozierten ipsilateralen Antworten von der meist gleichzeitig auftretenden ipsilateralen Antwort nach proximaler Reizung der Hirnnerven beeinflußt werden. Die Registrierungen sollten mit *Nadelelektroden* erfolgen, um ein Übersprechen der elektromyographischen Aktivität anderer Muskeln auszuschließen (z.B. des M. masseter auf die Antworten im M. nasalis).

Die Untersuchung von kortikal evozierten Antworten in *Zungenmuskeln* bietet sich aus 2 Gründen besonders zur Beurteilung des Tractus corticonuclearis an:

- Die entsprechenden Hirnnervenkerne einer Seite haben eine symmetrisch bilaterale Versorgung und im Vergleich zu den anderen bislang untersuchten Kerngebieten den höchsten exzitatorischen Input (und die deshalb niedrigste Reizschwelle).
- Die kortikal evozierten Muskelantworten interferieren nicht mit anderen Antworten, insbesondere da die transkranielle magnetische Reizung zu keiner direkten Erregung des N. hypoglossus führt.

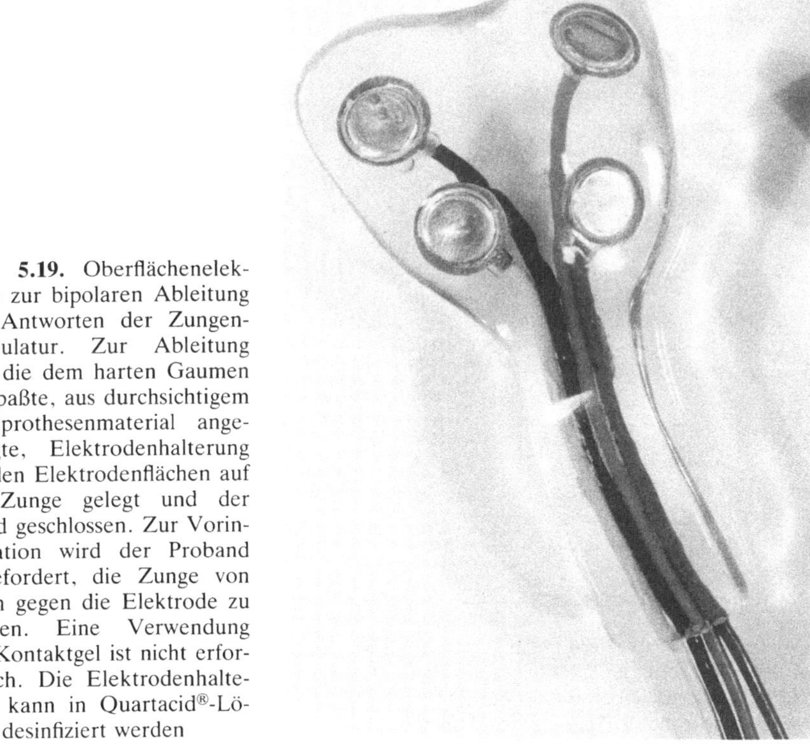

Abb. 5.19. Oberflächenelektrode zur bipolaren Ableitung von Antworten der Zungenmuskulatur. Zur Ableitung wird die dem harten Gaumen angepaßte, aus durchsichtigem Zahnprothesenmaterial angefertigte, Elektrodenhalterung mit den Elektrodenflächen auf die Zunge gelegt und der Mund geschlossen. Zur Vorinnervation wird der Proband aufgefordert, die Zunge von unten gegen die Elektrode zu pressen. Eine Verwendung von Kontaktgel ist nicht erforderlich. Die Elektrodenhalterung kann in Quartacid®-Lösung desinfiziert werden

Die Ableitung kann mit Nadel- oder speziellen Oberflächenelektroden (Muellbacher et al. 1991; Redmond u. Di Benedetto 1988; eigene Konstruktion in Zusammenarbeit mit Frau C. Fauth und Herrn R. Sojer: Abb. 5.19). erfolgen. Bei Verwendung von Oberflächenelektroden ist im Gegensatz zur Verwendung von Nadelelektroden jedoch ein Übersprechen der Antworten von der anderen Zungenhälfte nicht immer sicher ausgeschlossen.

Um in von Hirnnerven versorgten Muskeln kortikonukleär vermittelte Antworten zu untersuchen, sollte die Position der Reizspule unter leichter tonischer Vorinnervation des Zielmuskels individuell optimiert werden, indem die Position der Reizspule bei steigenden Reizstärken solange variiert wird, bis eine Antwort auftritt. In der Regel sind maximale Antworten dann auszulösen, wenn die Spulenwindungen über dem entsprechenden kortikalen Repräsentationsgebiet liegen. Eine direkte Erregung der proximalen Hirnnervenabschnitte erfolgt mit einer etwas weiter lateral über dem parietotemporalen Schädel plazierten Spule. Zu weit laterale Spulenpositionen (z. B. in der Nähe des Ohres) sollten jedoch vermieden werden, um ein Überspringen des Reizortes auf den extrakraniellen Nervenverlauf zu ver-

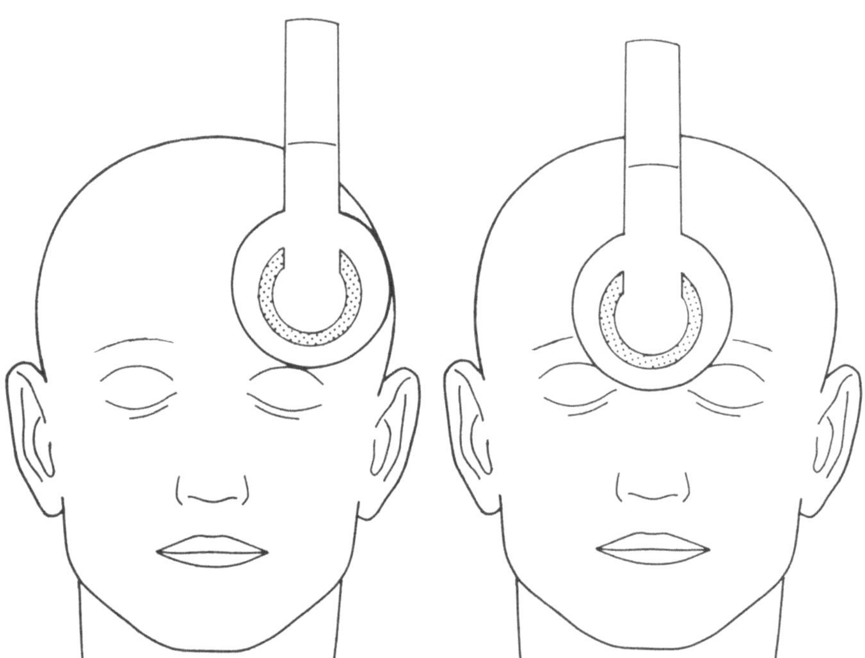

Abb. 5.20. Spulenplazierung zur Auslösung eines Blinkreflexes mit einer linksseitigen R1-Komponente analog zur konventionellen elektrischen Stimulation (links) bzw. eines Blinkreflexes mit einer bilateralen R2-Komponente *(rechts)*. Verwendung der kleinen zirkulären Novametrix-Reizspule (Außendurchmesser 8 cm)

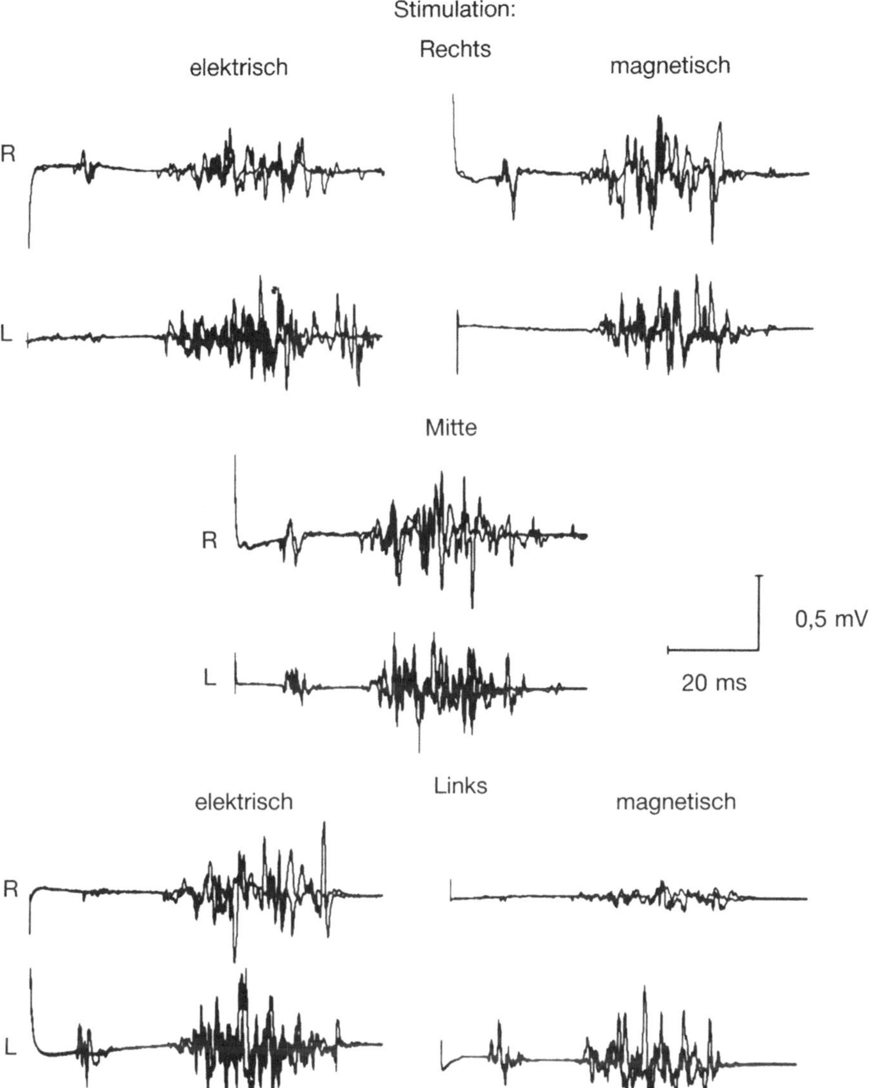

Abb. 5.21. Blinkreflexe, ausgelöst mit der Magnetstimulation im Vergleich zur elektrischen Stimulation. Die *oberen* und *unteren* Registrierungen stellen mittels Reizung über dem rechten und linken N. supraorbitalis ausgelöste Blinkreflexe mit jeweils ipsilateraler R1- und bilateraler R2-Komponente dar. Die dazu geeignete Plazierung der Magnetreizspule zur einseitigen Reizung des N. supraorbitalis ist in Abb. 5.20 links dargestellt. Mit einer über der Mitte der Stirn plazierten Magnetspule (s. Abb. 5.20 rechts) kann ein Blinkreflex mit einer bilateralen R1- und R2-Komponente ausgelöst werden (mittleres Paar von Registrierungen). Ableitung mit konzentrischen Nadelelektroden vom M. orbicularis oculi beiderseits, kleine zirkuläre Novametrix-Spule (Außendurchmesser 8 cm), Stimulation mit 25 % der maximalen Reizstärke

meiden. Um letzteres auszuschließen, sollte die Magnetstimulation der Hirnnerven immer mit der konventionellen elektrischen Nervenreizung kombiniert werden.

Unter Verwendung kleiner Magnetspulen (Außendurchmesser 7 cm) und Plazierung der Spule über der Stirn kann elegant und zuverlässig ein *Blinkreflex* ausgelöst werden (Abb. 5.20 und 5.21), der die gleichen Latenzzeiten und diagnostischen Eigenschaften wie ein elektrisch ausgelöster Blinkreflex aufweist. Als Vorteil ist die Untersuchung des Blinkreflexes mit der Magnetstimulation erheblich weniger unangenehm. Mit einer lateralen Spulenposition kann der N. supraorbitalis in der herkömmlichen Weise unilateral erregt werden, mit einer in der Mitte der Stirn plazierten Spule können gleichzeitig beide Nn. supraorbitales erregt werden (s. Abb. 5.20 und 5.21). Das letztere Vorgehen bietet sich besonders für Verlaufsuntersuchungen von Patienten mit peripheren Fazialisparesen an, bei denen die Untersuchung der R1-Komponente des Blinkreflexes ausreicht (Bischoff et al. 1992a; Siao et al. 1990).

Literatur

Amassian VE, Anziska BJ, Cracco JB, Cracco RQ, Maccabee PJ (1988) Focal magnetic coil excitation of frontal cortex activates laryngeal muscles in man. J Physiol 398:408P

Amassian VE, Maccabee PJ, Cracco RQ (1989) Focal stimulation of human peripheral nerves with the magnetic coil: a comparison with electrical stimulation. Exp Neurol 103:282–289

Ammon K, Gandevia SC (1990) Transcranial magnetic stimulation can influence the selection of motor programmes. J Neurol Neurosurg Psychiat 53:705–707

Benecke R, Meyer B-U, Göhmann M, Conrad B (1988a) Analysis of muscle responses elicited by transcranial stimulation of the cortico-spinal system in man. Electroencephalogr Clin Neurophysiol 69:412–422

Benecke R, Meyer B-U, Schönle P, Conrad B (1988b) Beurteilung motorischer Hirnnervenfunktionen mit Hilfe der transkraniellen magnetischen Stimulation. Z EEG EMG 19:228–233

Benecke R, Meyer B-U, Schönle P, Conrad B (1988c) Transcranial magnetic stimulation of the human brain: Responses in muscles supplied by cranial nerves. Exp Brain Res 71:623–632

Berardelli A, Priori A, Inghilleri M, Cruccu G, Mercuri B, Manfredi M (1991) Corticobulbar and corticospinal projections to neck muscles in man. A functional study with magnetic and electric transcranial brain stimulation. Exp Brain Res 87:402–406

Bickford RG, Guidi M, Fortesque P, Swenson M (1987) Magnetic stimulation of human peripheral nerve and brain: response enhancement by combined magnetoelectrical technique. Neurosurgery 20:110–116

Bischoff C, Liscic R, Meyer B-U, Machetanz J, Conrad B (1992a) Magnetically elicited blink reflex: an alternative to conventional electrical stimulation. Electromyogr Clin Neurophysiol (in press)

Bischoff C, Meyer B-U, Conrad B (1992b) Fraktionierte Magnetstimulation zur Untersuchung der proximalen Abschnitte des peripheren Nerven. In: Huffmann G, Braune HJ (Hrsg) Periphere Nervenläsionen. Einhorn, Reinbek, S 88–95

Britton TC, Meyer B-U, Herdmann J, Benecke R (1989) Magnetic stimulation of proximal nerve segments. Electroencephalogr Clin Neurophysiol 75:72

Britton TC, Meyer B-U, Herdmann J, Benecke R (1990) Clinical use of the magnetic stimulator in the investigation of peripheral conduction time. Muscle Nerve 13:396–406

Britton TC, Meyer B-U, Benecke R (1991) Variability of cortically evoked motor responses in multiple sclerosis. Electroencephalogr Clin Neurophysiol 81:186–194

Cadwell J (1990) Principles of magnetoelectric stimulation. In: Chokroverty S (ed) Magnetic stimulation in clinical neurophysiology. Butterworth, Boston, pp 13–32

Chiappa KH, Cros D, Cohen D (1991) Magnetic stimulation: determination of coil current flow direction. Neurology 41:1154–1155

Chokroverty S (1989) Magnetic stimulation of the human peripheral nerves. Electromyogr Clin Neurophysiol 29:409–419

Chu NS (1989) Motor evoked potentials with magnetic stimulation: correlations with height. Electroencephalogr Clin Neurophysiol 74:481–485

Claus D, Mills KR, Murray NMF (1988) The influence of vibration on the excitability of alpha motoneurons. Electroencephalogr Clin Neurophysiol 69:431–436

Claus D, Murray NMF, Spitzer A, Flügel D (1990) The influence of stimulus type on the magnetic excitation of nerve structures. Electroencephalogr Clin Neurophysiol 75:342–349

Cote L (1985) Aging of the brain and dementia. In: Kandel ER, Schwartz JH (eds) The principles of neural science. Elsevier, New York, pp 784–792

Cros D, Chiappa KH, Gromiak S, Fang J, Santamaria J, King PJ, Shahani BT (1990a) Cervical magnetic stimulation. Neurology 40:1751–1756

Cros D, Day TJ, Shahani BT (1990b) Spatial dispersion of magnetic stimulation in peripheral nerves. Muscle Nerve 13:1076–1082

Cruccu G, Berardelli A, Inghilleri M, Manfredi M (1989) Functional organization of the trigeminal motor system in man. A neurophysiological study. Brain 112:1333–1350

Cruccu G, Berardelli A, Inghilleri M, Manfredi M (1990) Corticobulbar projections to upper and lower facial motoneurons. A study by magnetic transcranial stimulation in man. Neurosc Lett 117:68–73

Day BL, Rothwell JC, Thompson PD, Dick JPR, Cowan JMA, Berardelli A, Marsden CD (1987) Motor cortex stimulation in intact man: 2. Multiple descending volleys. Brain 110:1191–1209

Day BL, Dressler D, Maertens de Noordhout A, Marsden CD, Nakashima K, Rothwell JC, Thompson PD (1989) Electric and magnetic stimulation of human motor cortex: surface emg and single motor unit responses. J Physiol 412:449–473

Day BL, Dressler D, Claus D, Hess CW, Maertens de Noordhout A, Marsden CD (1990) Erratum: Direction of coil current in magnetic stimulation coil used for percutaneous activation of brain, spinal cord, and peripheral nerve. J Physiol 430:617

Dressler D, Benecke R, Meyer B-U, Conrad B (1988) Die Rolle der Magnetstimulation in der Diagnostik des peripheren Nervensystems. Z EEG EMG 19:260–263

Dressler D, Schönle PW, Neubauer H (1990) Central motor conduction time to bulbocavernosus muscle: evaluation by magnetic brain stimulation and testing of the bulbocavernosus reflex. J Neurol 237:239–241

Eisen A, Shytbel W (1990) Clinical experience with transcranial magnetic stimulation. Muscle Nerve 13:995–1011

Eisen A, Shytbel W, Calne D (1990) Transcranial magnetic stimulation in aging and degerative disease of the nervous system. Electroencephalogr Clin Neurophysiol 75 (1):S38–39

Eisen A, Siejka S, Schulzer M, Calne D (1991) Age-dependent decline in motor evoked potential (MEP) amplitude: with a comment on changes in Parkinson's disease. Electroencephalogr Clin Neurophysiol 81:209–215

Epstein CM, Fernandez-Beer E, Weissman JD, Matsura S (1991) Cervical magnetic stimulation: the role of the neural foramen. Neurology 41:677–680

Evans BA, Litchy WJ, Daube JR (1988) The utility of magnetic stimulation for routine peripheral nerve conduction studies. Muscle Nerve 11:1074–1078

Evans BA, Daube JR, Litchy WJ (1990) A comparison of magnetic and electrical stimulation of spinal nerves. Muscle Nerve 13:414–420

Ferbert A, Rothwell JC, Caramia D, Priori A, Bertolasi L (1992) Kortikale Repräsentation der Rückenmuskulatur: Eine Studie mit fokaler Magnetstimulation. Z EEG EMG (im Druck)

Gandevia SC, Applegate C (1988) Activation of human neck muscles from the human motor cortex. Brain 111:801–813

Gandevia SC, Rothwell JC (1987) Activation of the human diaphragm from the motor cortex. J Physiol 384:109–118

Garassus P, Charles N, Mauguière F (1991) Determination by magnetic stimulation of central conduction time in motor pathways. Comparison of 2 calculation methods in normal subjects. Electroencephalogr Clin Neurophysiol 78:9P

Ghezzi A, Callea L, Zaffaroni M, Mantanini R, Tessera G (1991) Motor evoked potentials of bulbocavernosus muscle after transcranial and lumbar magnetic stimulation: comparative study with bulbocavernosus reflex and pudendal evoked potentials. J Neurol Neurosurg Psychiat 54:524–526

Giesen HG v, Roick H, Benecke R (1991) Pathophysiology of postexcitatory inhibition in hemispheric lesions. International symposium on magnetic brain stimulation, RWTH Aachen, December 1991

Gominak S, Cros D, Shahani B (1990) Magnetic stimulation F-responses. Electromyogr Clin Neurophysiol 30:491–494

Hennemann E, Somjen G, Carpenter DO (1965) Excitability and inhibitibility of motoneurons of different sizes. J Neurophysiol 28:599–620

Hess CW, Rösler K, Heckmann R, Ludin HP (1990) Magnetic stimulation of the human brain: influence of size and shape of the stimulating coil. In: Berardelli A, Benecke R, Manfredi M, Marsden CD (eds) Motor disturbances II. Academic Press, London, pp 31–42

Hess CW, Mills KR, Murray NMF (1986) Magnetic stimulation of the human brain: facilitation of motor responses by voluntary contraction of ipsilateral and contralateral muscles with additional observations on an amputee. Neurosci Lett 71:235–240

Jasper HH (1958) Report of committee on methods of clinical examination in electroencephalography. Electroencephalogr Clin Neurophysiol 10:370–375

Kandler RH, Jarrat JA (1991) Magnetic stimulation in Bell's palsy. J Neurol Neurosurg Psychiat 54:1022

Kartush JM (1989) Electroneurography and intraoperative facial monitoring in contemporary neurotology. Otolaryngol Head Neck Surg 101:496–503

Kartush JM, Bouchard KR, Graham MD, Linstrom CL (1989) Magnetic stimulation of the facial nerve. Am J Otol 10 (1):14–19

Kloten H, Meyer B-U, Britton TC, Benecke R (1992) Normwerte und altersabhängige Veränderungen magneto-elektrisch evozierter Muskel-Summenaktionspotentiale. Z EEG EMG (im Druck)

Lance JW, Drummond PD, Gandevia SC, Morris JGL (1988) Harlequin syndrome: the sudden onset of unilateral flushing and sweating. J Neurol Neurosurg Psychiat 51:635–642

Lang J (1981) Klinische Anatomie des Kopfes. Springer, Berlin Heidelberg New York, S 386–389

Laskawi R, Damenz W, Roggenkamper P, Schröder M, Brauneis J (1990) Magnetstimulation bei Patienten mit Hemispasmus facialis. Laryngorhinootologie 69:237–241

Lüders H, Hahn J, Gurd A et al. (1982) Surgical monitoring of spinal cord function: cauda equina stimulation technique. Neurosurgery 11:482–485

Maccabee PJ, Amassian VE, Cracco RQ, Cadwell JA (1988a) An analysis of peripheral motor nerve stimulation in humans using the magnetic coil. Electroencephalogr Clin Neurophysiol 70:524–533

Maccabee PJ, Amassian VE, Cracco RQ, Cracco JB, Anziska BJ (1988b) Intracranial stimulation of facial nerve in humans with the magnetic coil. Electroencephalogr Clin Neurophysiol 70:350–354

Merton PA, Hill DK, Morton HB, Marsden CD (1982) Scope of a new technique for electrical stimulation of the human brain, spinal cord, and muscle. Lancet II:597–600

Meyer B-U, Benecke R, Göhmann M, Zipper S, Conrad B (1987) Möglichkeiten und Grenzen bei der Bestimmung zentraler motorischer Leitungszeiten beim Menschen. Z EEG EMG 18:165–172

Meyer B-U, Benecke R, Dressler D, Haug B, Conrad B (1988) Fraktionierte Bestimmung zentraler motorischer Leitungszeiten mittels Reizung von Kortex, spinalen Bahnen und Spinalnervenwurzeln: Möglichkeiten und Grenzen. Z EEG EMG 19:234–240

Meyer B-U, Benecke R, Britton TC, Freund H-J (1989a) Kortikal evozierte Muskelantworten in Handmuskeln, paravertebralen und hirnnerven-versorgten Muskeln bei Schlaganfällen. Z EEG EMG 20:221

Meyer B-U, Britton TC, Benecke R (1989b) Investigation of unilateral facial weakness: magnetic stimulation of the face-associated motor cortex. J Neurol 236:102–107

Meyer B-U, Britton TC, Benecke R (1989c) Diagnostic use of magnetic stimulator. Muscle Nerve 12:953

Meyer B-U, Britton TC, Benecke R (1990) Magnetic stimulation of the corticonuclear system and of proximal cranial nerves in humans. In: Berardelli A, Benecke R, Manfredi M, Marsden CD (eds) Motor disturbances II. Academic Press, London, pp 235–249

Meyer B-U, Britton TC, Kloten H, Steinmetz H, Benecke R (1991a) Coil placement in magnetic brain stimulation related to skull and brain anatomy. Electroencephalogr Clin Neurophysiol 81:38–46

Meyer B-U, Diehl R, Steinmetz H, Britton TC, Benecke R (1991b) Magnetic stimuli applied over motor and visual cortex: influence of coil position and field polarity on motor responses, phosphenes and eye movements. In: Levy WJ, Cracco RQ, Barker AT, Rothwell JC (eds) Magnetic motor stimulation: basic principles and clinical experience. Elsevier, Amsterdam, pp 118–131

Meyer B-U, Fauth C, Liscic R, Bischoff C, Conrad B (1992a) Organisation of descending motor tracts to motoneurons of lower facial muscles, neck muscles, tongue muscles, and proximal and distal arm muscles in man. An analysis of motor responses elicited by transcranial magnetic stimulation. Mov Dis 7 [Suppl 1]:19

Meyer B-U, Liscic R, Conrad B (1992b) Single motor unit (SMU) responses in orofacial muscles following transcranial magnetic stimulation. Mov Dis 7 [Suppl 1]:153

Meyer B-U, Noth J, Lange HW et al. (1992c) Motor responses evoked by magnetic brain stimulation in Huntington's disease. Electroencephalogr Clin Neurophysiol 85:197–208

Mills KR, Murray NMF (1986) Electrical stimulation over the human vertebral column: which neural elements are excited? Electroencephalogr Clin Neurophysiol 63:582–589

Muellbacher W, Mathis J, Hess CW (1991) Die elektrophysiologische Untersuchung der zentralen und peripheren motorischen Bahnen zu den Zungenmuskeln. Z EEG EMG 21:130

Murray NMF, Claus D, Harding A, Hess CW, Mills KR, Thomas PK, Waddy H (1990) Central motor conduction studies in hereditary degenerative disorders: In: Berardelli A, Benecke R, Manfredi M, Marsden CD (eds) Motor disturbances II. Academic Press, London, pp 71–85

Olney RK, So YT, Goodin DS, Aminoff MJ (1990) A comparison of magnetic and electrical stimulation of peripheral nerves. Muscle Nerve 13:957–963

Opsomer RJ, Caramia MD, Zarola F, Pesce F, Rossini PM (1989) Neurophysiological evaluation of central-peripheral sensory and motor pudendal fibres. Electroencephalogr Clin Neurophysiol 74:260–270

Panizza M, Nilsson J, Hallett M (1988) Relevance of stimulus duration for activation of motor and sensory fibers: implications for the study of H-reflexes and magnetic stimulation. Muscle Nerve 11:996

Pavesi G, Macaluso GM, Tinchelli S, Medici D, Gemignani F, Manchia D (1991) Magnetic motor evoked potentials (MEPs) in masseter muscles. Electromyogr Clin Neurophysiol 31:303–309

Polson MJR, Barker AT, Freeston IL (1982) Stimulation of nerve trunks with time-varying magnetic fields. Med Biol Eng Comput 20:243–244

Priori A, Berardelli A, Inghilleri M, Cruccu G, Zaccagnini M, Manfredi M (1991) Electrical and magnetic stimulation of the accessory nerve at the base of the skull. Muscle Nerve 14:477–478

Ravnborg M, Blinkenberg M, Dahl K (1991) Standardization of facilitation of compound muscle action potentials evoked by magnetic stimulation of the cortex. Results in healthy volunteers and in patients with multiple sclerosis. Electroencephalogr Clin Neurophysiol 81:195–201

Redmond MD, Di Benedetto M (1988) Hypoglossal nerve conduction in normals. Muscle Nerve 11:447–452

Renshaw B (1941) Influence of discharge of motoneurons upon excitation of neighbouring motoneurons. J Neurophysiol 4:167–183

Rimpiläinen I, Eskola H, Häkkinben V, Karma P (1991) Transcranial facial nerve stimulation by magnetic stimulator in normal subjects. Electromyogr Clin Neurophysiol 31:259–263

Roick H, Benecke R (1991) Zum Einsatz der magneto-elektrischen Reizung beim Hemispasmus facialis. Z EEG EMG 21:124

Rösler KM, Hess CW, Schmid UD (1989a) Investigation of facial motor pathways by electrical and magnetic stimulation: sites and mechanisms of excitation. J Neurol Neurosurg Psychiat 52:1149–1156

Rösler KM, Schmid UD, Hess CW (1989b) Transcranial magnetic stimulation of the facial nerve: Where is the actual excitation site? International motor evoked potential symposium, Chicago, USA, 1989

Roth BJ, Besser PJ (1990) A model of the stimulation of a nerve fiber by electromagnetic induction. IEEE 37:588–596

Schmid UD, Date M, Schmid J, Hess CW (1991a) Facilitation of muscle responses to transcranial magnetic stimulation of the motor cortex by trains of afferent electrical impulses. In: Schramm J, Möller AR (eds) Intraoperative neurophysiological monitoring. Springer, Berlin Heidelberg New York Tokyo, pp 88–94

Schmid UD, Walker G, Schmidt-Sigron J, Hess CW (1991b) Transcutaneous magnetic and electrical stimulation over the cervical spine: excitation of plexus roots rather than spinal roots? In Levy WJ, Cracco RQ, Barker AT, Rothwell JC (eds) Magnetic motor stimulation: basic principles and clinical experience. Electroencephalogr Clin Neurophysiol (Suppl 43) pp 369–384

Schmid UD, Rösler KM, Hess CW, Reulen HJ (1991c) Transcranial magnetic and intraoperative electrical stimulation of the trigeminal and facial nerves: sites and mechanisms of excitation. In: Schramm J, Möller AR (eds) Intraoperative neurophysiological monitoring. Springer, Berlin Heidelberg New York Tokyo, pp 268–276

Schriefer TN, Mills KR, Murray NMF, Hess CW (1988) Evaluation of proximal facial nerve conduction by transcranial magnetic stimulation. J Neurol Neurosurg Psychiat 51:60–66

Seki Y, Krain L, Yamada T, Kimura J (1990) Transcranial magnetic stimulation of the facial nerve: recording technique and estimation of the stimulated site. Neurosurgery 26:286–290

Shahani BT (1990) Clinical uses of F-wave and other late responses. Electroencephalogr Clin Neurophysiol 75 (1):138–139

Siao P, Cros D, Shahani BT (1990) Blink reflex elicited by magnetic stimulation. Muscle Nerve 13:880

Similowski T, Fleury B, Launois S, Cathala HP, Bouche P, Derenne JP (1989) Cervical magnetic stimulation: a new painless method for bilateral phrenic nerve stimulation in conscious humans. J Appl Physiol 67:1311–1318

Similowski T, Catala M, Orcel B, Willer JC, Derenne JP (1991) Unilaterality of the motor cortical representation of the human diaphragm. J Physiol 438:37P

Spire JP, Maselli RA, McCaffrey M, Welsh D, O'Hira T (1987) Magnetic stimulation of the human peripheral nervous system. Muscle Nerve 10:643

Steinmetz H, Fürst G, Meyer B-U (1989) Craniocerebral topography within the international 10–20 system. Electroencephalogr Clin Neurophysiol 72:499–506

Stöhr M (1988) Atlas der klinischen Elektromyographie und Neurographie. Kohlhammer, Stuttgart

Taniguchi M, Schramm J, Strauss C, Romstock J (1989) Motor evoked potentials facilitated by H-reflex input. International motor evoked potential symposium, Chicago, USA

Thompson PD, Day BL, Rothwell J, Dressler D, Maertens de Noordhout A, Marsden CD (1991) Further observations on the facilitation of muscle responses to cortical stimulation by voluntary contraction. Electroencephalogr Clin Neurophysiol 81:397–402

Tsuji S, Murai Y (1991) Cortical somatosensory potentials evoked by magnetic stimulation: effect of body height, age, and stimulus intensity. Electroencephalogr Clin Neurophysiol 80:32–38

Tsuji S, Murai Y, Yarita M (1988) Somatosensory evoked potentials by magnetic stimulation of lumbar nerve roots, cauda equina, and leg nerves. Ann Neurol 24:568–573

Ueno S, Hiwaki O (1989) Localized stimulation of the spinal cord using a pair of opposing magnetic fields. International motor evoked potential symposium, Chicago

Ugawa Y, Rothwell JC, Day BL, Thompson PD, Marsden CD (1989) Magnetic stimulation over the spinal enlargements. J Neurol Neurosurg Psychiat 52:1025–1032

Ugawa Y, Rothwell JC, Day BL, Thompson PD, Marsden CD (1991) Percutaneous electrical stimulation of corticospinal pathways at the level of the pyramidal decussation in humans. Ann Neurol 29:418–427

Westerink M, van Woerkom CAM, Tavy DLJ (1991) Transcranial magnetic stimulation in peripheral facial nerve palsy of central origin. Clin Neurol Neurosurg 93:45–49

Windmill IM, Martinez SA, Shields CB, Palaheimo M (1989) Magnetically evoked facial nerve potential. Otolaryngol Head Neck Surg 100:345–347

Zhu Y, Starr A (1991) Magnetic stimulation of muscle evokes cerebral potentials. Muscle Nerve 14:721–732

6 *Befunde bei verschiedenen Krankheiten*

6.1 *Schlaganfälle und andere Hirnläsionen*

C. Fauth und B.-U. Meyer

Seit der Entwicklung der transkraniellen elektrischen Kortexstimulation durch Merton u. Morton im Jahr 1980 wurden mit dieser Methode verschiedene Untersuchungen an Patienten mit Schlaganfällen und anderen Läsionen des Gehirns durchgeführt. Die dabei gewonnenen Ergebnisse konnten in den letzten Jahren durch die Magnetstimulation ergänzt werden. Zunächst bemühte man sich, Befunde zu sammeln und zu beschreiben (Berardelli et al. 1987; Thompson et al. 1987). Im weiteren kristallisierten sich jedoch zwei vor allem für die rehabilitative Medizin wichtige Fragen heraus: Die eine betrifft die Möglichkeit einer prognostischen Aussage in der Frühphase nach einem Schlaganfall (Macdonnel et al. 1989; Dominikus et al. 1990). Die andere bezieht sich auf Reorganisationsvorgänge, die nach Hirnläsionen für die motorische Funktionswiederkehr von Bedeutung sein könnten (Benecke et al. 1991; Fries et al. 1991). Von besonderem Interesse ist dabei, ob nach Läsionen Veränderungen im Projektionsmuster motorischer Fasersysteme auftreten, wie z. B. Abweichungen von der normalerweise ausschließlich von der jeweils kontralateralen Hemisphäre ausgehenden Versorgung distaler Armmuskeln. Eine wichtige Voraussetzung solcher Aussagen ist die Verfügbarkeit eines Stimulationsverfahrens, mit dem eine Hemisphäre selektiv erregt werden kann. Gerade die Entwicklung sog. „fokaler" Spulen (es handelt sich dabei um achtförmig konfigurierte Doppelspulen, deren Stimulationsmaximum im Bereich der Spulentaille liegt) ermöglichte weitere Untersuchungen zu dieser Fragestellung (Claus et al. 1991).

Zunächst soll kurz auf die Mechanismen eingegangen werden, die an der Erholung motorischer Funktionen nach einem Schlaganfall beteiligt sein könnten (Macchi 1985; Dombovy u. Bach-y-Rita 1988). Vorab sei bemerkt, daß sich die im folgenden erwähnten Hypothesen aus Tierversuchen ableiten und nicht uneingeschränkt auf den Menschen übertragen werden können. Grundsätzlich sind drei Vorgänge voneinander zu unterscheiden:

- die Erholung vorübergehend in ihrer Funktion beeinträchtigter Nervenzellen; z. B. durch die Resorption von Ödemen und nekrotischem Gewebe, was vor allem in den ersten Monaten nach dem Infarkt von Bedeutung sein könnte;
- neuroplastische Vorgänge, wie regeneratives Aussprossen der Axone geschädigter Nervenzellen, ähnlich wie es nach Läsionen peripherer Ner-

B.-U. Meyer (Hrsg.)
Magnetstimulation des Nervensystems

ven beobachtet werden kann, oder kollaterales Aussprossen benachbarter, nicht geschädigter Nervenzellen, die die Funktion der zugrundegegangenen Zellen übernehmen;
- kompensatorische Funktionsübernahme durch ipsilaterale Bahnsysteme, wie z. B. den ungekreuzten Anteil der Pyramidenbahn oder den Tractus corticoreticulospinalis, die erst durch eine läsionsbedingte Enthemmung („Disinhibition") aktiviert werden.

Der Nachweis ipsilateraler Muskelantwortpotentiale bei Patienten nach Hemisphärektomie (Benecke et al. 1991) und Patienten mit kongenitalen Spiegelbewegungen (Cohen et al. 1991) zeigt, daß die transkranielle Stimulation Informationen über die Organisation deszendierender Bahnen liefern kann. Neben den Möglichkeiten sind jedoch auch die Grenzen transkranieller Reiztechniken zu bedenken. Sowohl die elektrische als auch die magnetische transkranielle Stimulation erfassen lediglich vereinfachend die funktionelle Integrität motorischer Bahnsysteme und nur indirekt die Funktionsfähigkeit der dem primär-motorischen Kortex in „motor loops" vorgeschalteten Gebiete, wie z. B. des Kleinhirns (Day et al. 1990) oder der Basalganglien (Meyer et al. 1992). Dieser wesentliche Aspekt muß im Auge behalten werden, wenn im folgenden die bisher zu dieser Thematik erschienenen Publikationen dargestellt werden.

Untersuchungsergebnisse

Ein mit der transkraniellen elektrischen Kortexstimulation an Patienten mit Schlaganfällen häufig erhobener Befund ist das Fehlen von Muskelantwortpotentialen in Muskeln der gelähmten Körperseite (Berardelli et al. 1987; Thompson et al. 1987). Hingegen soll die Magnetstimulation kortikale Zellen effektiver erregen können. So waren in einem Vergleich zwischen magnetischer und elektrischer transkranieller Kortexreizung (Berardelli et al. 1990) mit der Magnetstimulation in einem höheren Prozentsatz Antwortpotentiale in Muskeln der paretischen Körperhälfte auslösbar.

In fast allen zu diesem Thema erschienenen Arbeiten wurden Muskel-Summenaktionspotentiale registriert und beurteilt. Schubert et al. (1991) beschrieben erstmals das Entladungsverhalten einzelner motorischer Einheiten nach transkraniell applizierten Magnetfeldpulsen bei Patienten mit zerebralem Insult und multipler Sklerose. Ziel dieser Untersuchung war es, mehr Einblick in pathophysiologische Mechanismen zu gewinnen. Typische Befunde waren dabei u. a. Verlängerungen der Latenzzeit und das Fehlen von Reizantworten. Die möglichen Ursachen sind in einer Verlangsamung und Dispersion der Erregungsleitung in kortikospinalen Neuronen, sowie in einer gestörten Summation von exzitatorischen postsynaptischen Potentialen an α-Motoneuronen zu suchen. Auch eine kompensatorische Aktivierung anderer absteigender motorischer Bahnen wird diskutiert. Grundsätzliche Unterschiede im Reizantwortverhalten beider Patientengruppen ließen sich jedoch nicht feststellen. Eine Übereinstimmung zwischen dem Entladungsverhalten einzelner motorischer Einheiten und dem klinischen Erscheinungsbild der Patienten bestand nicht.

Im Vergleich dazu korrelierten Veränderungen kortikal ausgelöster Muskelsummenaktionspotentiale besser mit dem Ausmaß der motorischen Beeinträchtigung der Patienten (Hömberg et al. 1991; Abbruzzese et al. 1991). Bei Patienten mit lakunären Infarkten konnten in einigen Fällen sogar subklinische Läsionen der kortikospinalen Bahnen nachgewiesen werden (Abbruzzese et al. 1991). Dominikus et al. (1990) stellten bei der Untersuchung von Patienten in der Frühphase nach einem Schlaganfall eine prognostische Bedeutung der Auslösbarkeit von Muskelantwortpotentialen fest. Bei Patienten mit erhaltenen Muskelantwortpotentialen war eine Wiederkehr motorischer Funktionen zu beobachten. Fehlten hingegen kortikal auslösbare Antworten, so bestand eine schlechtere Aussicht auf Restitution (s. auch Macdonnel et al. 1989).

Eine andere Fragestellung, der seit der Entwicklung fokaler Reiztechniken (Meyer et al. 1990; Hess et al. 1990; Cohen et al. 1990) zunehmend Aufmerksamkeit geschenkt wird, bezieht sich auf das Erfassen von Reorganisationsprozessen im ZNS nach Hemisphärenläsionen. Die bislang in diesem Zusammenhang durchgeführten Untersuchungen konzentrierten sich auf die Verteilung der Projektionen motorischer Fasersysteme zu den Motoneuronen der Muskeln beider Körperhälften. Es ist dabei von Bedeutung, ob die Stimulation einer Hemisphäre neben kontralateralen Muskelantwortpotentialen auch ipsilaterale hervorruft. Benecke et al. (1991) fanden mit Hilfe der Magnetstimulation bei Patienten nach Hemisphärektomie und Patienten mit großen Insulten von der *nicht geschädigten Hemisphäre* ausgehende ipsilaterale Projektionen. Amplitude und Latenzzeit der ausgelösten Antworten standen dabei in engem Zusammenhang mit dem Lebensalter der Patienten zum Zeitpunkt der Läsion. Entsprechend ließen sich bei Patienten mit vor Abschluß der Hirnreifung eingetretener Schädigung nach Reizung der intakten Hemisphäre ipsi- und kontralaterale Antworten mit kurzer Latenz und großer Amplitude in Muskeln der oberen und unteren Extremitäten auslösen (Abb. 6.1). Bei Patienten mit Läsionen nach abgeschlossener Hirnreifung hingegen traten bei Stimulation der gesunden Hemisphäre ipsilaterale Muskelantwortpotentiale mit deutlich längerer Latenz als in der kontralateralen Körperhälfte auf (Abb. 6.2). In beiden Patientengruppen war ein sichtbarer Abfall der Amplitude der ausgelösten ipsilateralen Antworten von proximalen zu distalen Muskeln hin feststellbar, der grob mit der Abnahme der aktiven Bewegungsfähigkeit von proximal nach distal korrelierte.

Ipsilaterale Projektionen ausgehend von der *geschädigten Hemisphäre* beschrieben Fries et al. (1991) für 5 Patienten mit Läsionen im Bereich des hinteren Schenkels der Capsula interna. Alle Patienten wurden mit der elektrischen Kortexstimulation und ein Patient zusätzlich mit der „fokalen“ magnetischen Stimulation untersucht. Als Vermittler der ipsilateralen Muskelantwortpotentiale wird der Tractus corticoreticulospinalis diskutiert, ein

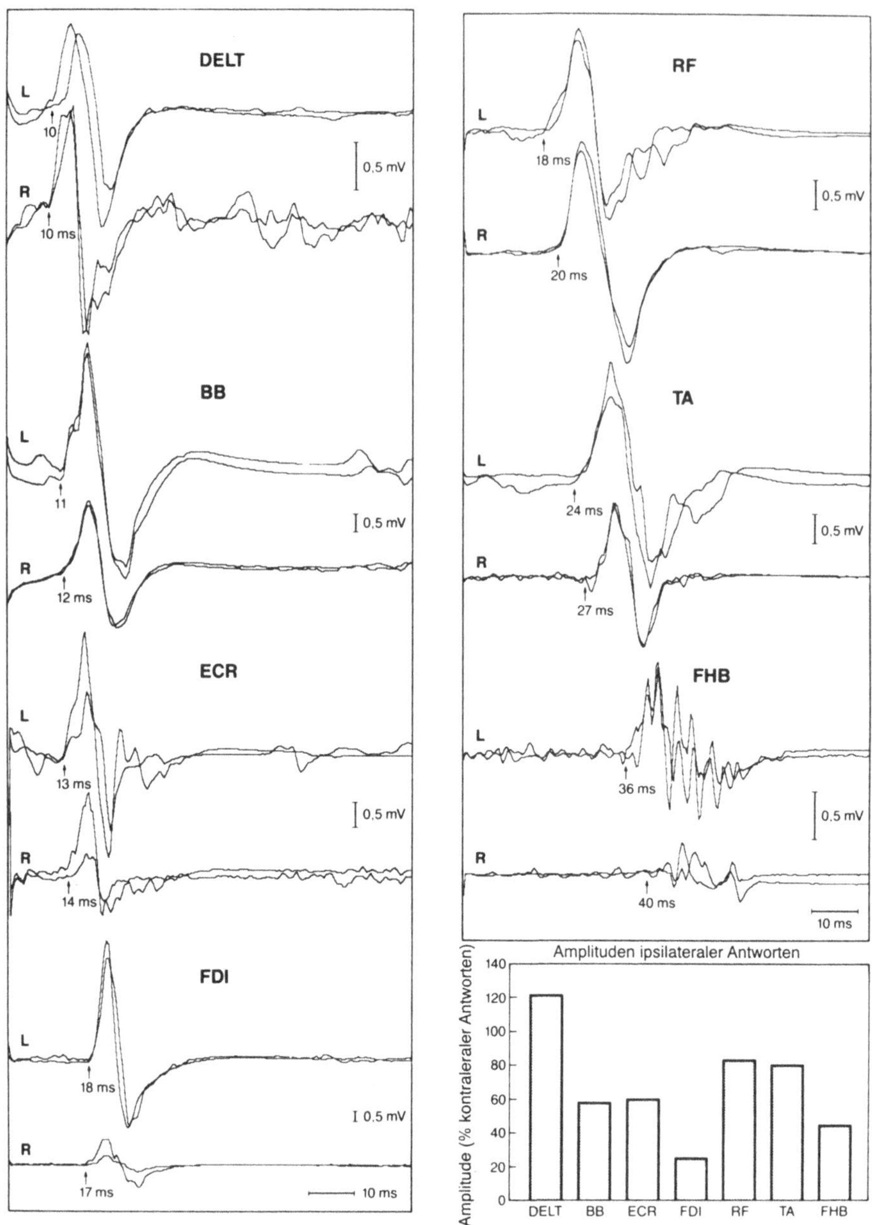

Abb. 6.1. Mittels transkranieller Magnetstimulation ausgelöste Summenaktionspotentiale in verschiedenen Muskeln der oberen und unteren Extremitäten bei einem 63jährigen Patienten 36 Jahre nach Durchführung einer linkshirnigen Hemisphärektomie. Der Eingriff war wegen nicht behandelbarer Anfälle im Zusammenhang mit einer ausgedehnten perinatal erworbenen Porenzephalie durchgeführt worden. Die Reizung der rechten Hemisphäre löste bilaterale Muskelantworten in Arm- und Beinmuskeln mit annäherend gleicher Gesamtlatenzzeit aus. Die Amplituden der ipsilateralen Antworten nahmen von proximal nach distal deutlich ab, wie aus den Säulendiagrammen ersichtlich wird. Die

bilateral, vorwiegend zu proximalen Muskelgruppen projizierendes Fasersystem, das seinen Ursprung im Bereich des prämotorischen Kortex hat (Freund et al. 1985). Dieses motorische Bahnsystem könnte auch an dem Auftreten erworbener spiegelbildlicher Bewegungen bei einigen dieser Patienten beteiligt sein (Fries et al. 1991). Ein weiteres Fasersystem, das ipsilaterale Projektionen unterhält und möglicherweise bei der Funktionswiederkehr nach Läsionen eine Rolle spielt, ist der ungekreuzte Anteil der Pyramidenbahn. Dieser könnte in der Phase noch nicht abgeschlossener Hirnentwicklung einen verstärkten exzitatorischen Einfluß auf spinale Motoneurone bekommen (Benecke et al. 1991).

In eigenen Untersuchungen konnten wir bei 3 Patienten, die ebenfalls eine Läsion im Bereich des hinteren Schenkels der Capsula interna als Folge eines Infarktes der A. choroidea anterior hatten, mit Hilfe der Magnetstimulation (fokale Spule) keine von der geschädigten Hemisphäre ausgehenden ipsilateralen Muskelantwortpotentiale auslösen (Abb. 6.3).

Weiterführende Untersuchungen werden zu klären haben, ob die hinsichtlich des Ursprungs und des Auftretens ipsilateraler Projektionen widersprüchlichen Befunde verschiedener Arbeitsgruppen auf die differierende Lokalisation und Ausdehnung der Läsion (große Hemisphärenläsion versus umschriebene Läsion in der Capsula interna) oder auf die unterschiedlichen Stimulationsverfahren (Magnetstimulation und transkranielle elektrische Kortexstimulation) zurückzuführen sind, da bei der transkraniellen elektrischen Kortexstimulation eine unbeabsichtigte Mitterregung der nicht geschädigten Hemisphäre „pseudoipsilaterale“ Antworten auslösen kann (Benecke et al. 1988).

Abschließend soll darauf hingewiesen werden, daß durch beide Stimulationsverfahren bei Patienten mit Schlaganfällen unter Umständen ein epileptischer Anfall ausgelöst werden könnte. Aus der Literatur sind 2 Beschreibungen von Patienten bekannt, die nach einem ischämischen Insult während der Kortexstimulation erstmals einen Krampfanfall entwickelten (King u. Chiappa 1989; Hömberg u. Netz 1989). Bei einem unserer Patienten (s. auch Fauth et al. 1992), der 10 Monate zuvor einen ausgedehnten Infarkt im Versorgungsgebiet der linken A. cerebri media erlitten hatte, trat unmittelbar im Anschluß an die transkranielle magnetische Kortexstimulation mit 51 Reizen über verschiedenen Abschnitten des motorischen und prämotorischen Kortex beider Hemisphären (fokale achtförmige Doppelspule, 70% der maximalen Reizstärke des Novametrix Magstim-200-Stimulators, 2-Tesla-Version) bei bislang anfallsfreier Anamnese ein epileptischer Anfall auf. Dieser begann als motorischer Jackson-Anfall distal im Bereich

---

Stimulation erfolgte mit einer zirkulären Spule (11,6 cm Außendurchmesser) des Magstim 200-Stimulators (1,5 Tesla-Version) mit 60% der maximalen Reizstärke und leichter tonischer Muskelanspannung.
Delt M. deltoideus, *BB* M. biceps brachii, *ECR* M. extensor carpi radialis, *FDI* M. interosseus dorsalis I, *RF* M. rectus femoris, *TA* M. tibialis anterior, *FHB* M. flexor hallucis brevis. (Aus Benecke et al. 1991)

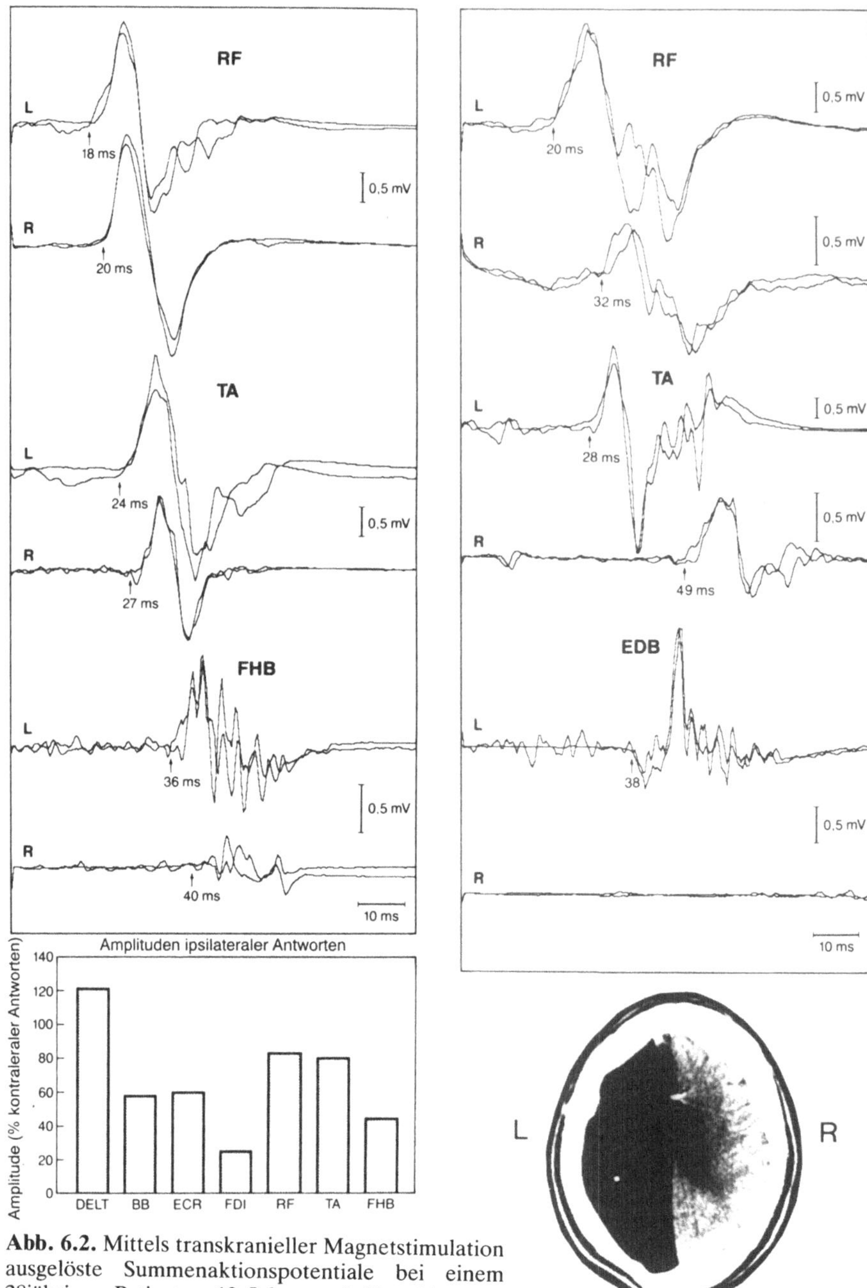

Abb. 6.2. Mittels transkranieller Magnetstimulation ausgelöste Summenaktionspotentiale bei einem 28jährigen Patienten 13 Jahre nach Durchführung einer linkshirnigen Hemisphärektomie, die wegen medikamentös nicht behandelbarer epileptischer Anfälle bei einem unklaren, mit einer Atrophie der linken Hemisphäre einhergehenden Prozeß erfolgte. Die motorische Entwicklung bis zum 8. Lebensjahr war normal verlaufen. Die Stimulation der rechten Hemisphäre löste mit Ausnahme der kleinen Hand- und Fußmuskeln bilaterale Antworten in den Extremitätenmuskeln aus. Die ipsilateralen Antworten wiesen dabei reduzierte Amplituden und eine deutlich längere Latenzzeit auf. Reizstärke 75 % des maximalen Stimulatoroutputs; im übrigen gleiche Reiz- und Ableitbedingungen wie in Abb. 6.1. (Aus Benecke et al. 1991)

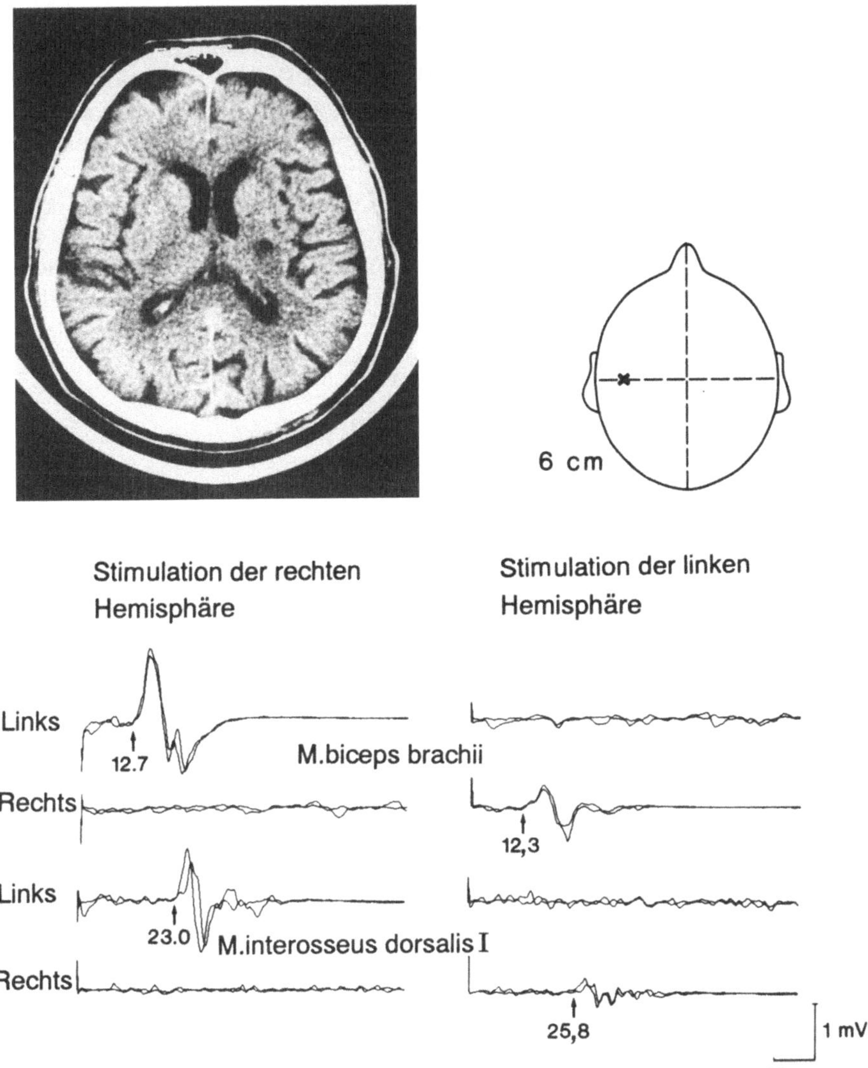

Abb. 6.3. Mittels fokaler Magnetstimulation ausgelöste Summenaktionspotentiale in Muskeln der oberen Extremität (M. interosseus dorsalis I, M. biceps brachii) bei einem 67jährigen Patienten 8 Monate nach einem Insult im Bereich des hinteren Schenkels der Capsula interna links. Am Tag der Untersuchung bestanden bei dem Patienten noch eine geringgradige Fingerfeinmotorikstörung sowie eine Steigerung der Muskeleigenreflexe rechts. Sowohl bei Stimulation der rechten als auch bei Stimulation der linken Hemisphäre waren jeweils nur in den Muskeln des kontralateralen Armes Antwortpotentiale ableitbar. Die Antworten in den Muskeln des rechten Armes wiesen eine verminderte Amplitude bzw. eine verlängerte Latenzzeit auf. Die Stimulation erfolgte mit der achtförmigen Doppelspule (je 9,5 cm Außendurchmesser) mit 85 % der maximalen Reizstärke eines Stimulators des Typs Magstim 200 (2 Tesla-Version) unter leichter tonischer Vorinnervation beidseits. Der Stimulationspunkt lag je 6 cm lateral des Vertex; Spulengriff von okzipital mit technischer Stromflußrichtung in Richtung des Spulengriffs

der paretischen rechten Hand, dehnte sich schließlich auf die gesamte rechte Körperhälfte aus, um dann sekundär in ein Grand mal zu münden. Ein 6 Tage zuvor angefertigtes EEG hatte keinen Hinweis auf eine erhöhte Anfallsbereitschaft erbracht. Der Patient hatte im Anschluß an den Anfall eine Todd-Parese des rechten Armes, die sich innerhalb von 4 Tagen komplett zurückbildete.

Gemessen an der Gesamtzahl der in dieser Patientengruppe bislang durchgeführten Untersuchungen ist das Anfallsrisiko bei anfallsfreier Anamnese sicherlich als gering einzustufen. Jedoch sollte in Anbetracht dieser möglichen Nebenwirkung eine strenge Indikationsstellung für den jeweiligen Patienten erfolgen, zumal die Magnetstimulation in vielen Fällen keine therapeutischen Konsequenzen nach sich zieht.

Literatur

Abbruzzese G, Morena M, Dall'Agata D, Abbruzzese M, Favale E (1991) Motor evoked potentials (MEP) in lacunar syndromes. Electroencephalogr Clin Neurophysiol 81:202–208

Benecke R, Meyer B-U, Freund H-J (1991) Reorganisation of descending motor pathways in patients after hemispherectomy and severe hemispheric lesions demonstrated by magnetic brain stimulation. Exp Brain Res 83:419–426

Benecke R, Meyer B-U, Göhmann M, Conrad B (1988) Analysis of muscle responses elicited by transcranial stimulation of the cortico-spinal system in man. Electroencephalogr Clin Neurophysiol 69:412–422

Berardelli A, Inghilleri M, Manfredi M, Zamponi A, Cecconi V, Dolce G (1987) Cortical and cervical stimulation after hemispheric infarction. J Neurol Neurosurg Psychiat 50:861–865

Berardelli A, Inghilleri M, Cruccu G, Mercuri B, Manfredi M (1990) Transcranial stimulation (TCS) in hemiplegia. Electroencephalogr Clin Neurophysiol 75:S11

Claus D, Spitzer A (1991) Magnetische Stimulation mit Doppelspulen – Methodik und Normalbefunde. Z EEG EMG 22:21–27

Cohen LG, Roth BJ, Nilsson J et al. (1990) Effects of coil design on delivery of focal magnetic stimulation. Technical considerations. Electroencephalogr Clin Neurophysiol 75:350–357

Cohen LG, Meer J, Tarkka I et al. (1991) Congenital mirror movements. Abnormal organization of motor pathways in two patients. Brain 114:381–403

Day BL, Ugawa Y, Rothwell JC, Thompson PD, Marsden CD (1990) Suppression of the motor cortex by an electrical stimulus over the cerebellum in intact man. Movement disorders [Suppl 1] 5:5P

Dombovy ML, Bach-y-Rita P (1988) Clinical observations on recovery from stroke. In: Waxman SG (ed) Advances in neurology, vol 47: Functional recovery in neurological disease. Raven Press, New York, pp 256–276

Dominikus M, Grisold W, Jelinek V (1990) Transcranial electrical motor evoked potentials as a prognostic indicator for motor recovery in stroke patients. J Neurol Neurosurg Psychiat 53:745–748

Fauth C, Meyer B-U, Prosiegel M, Zihl J, Conrad B (1992) Seizure induction and magnetic brain stimulation after stroke. Lancet 339:362

Freund H-J, Hummelsheim H (1985) Lesions of premotor cortex in man. Brain 108:697–733

Fries W, Danek A, Bauer WM, Witt TN, Leinsinger C (1990) Hemiplegia after lacunar stroke with pyramidal degeneration shown in vivo. In: von Wild K, Janzik HH (Hrsg)

Neurologische Frührehabilitation. Zuckerschwerdt, München Bern Wien San Francisco, S 11–17

Fries W, Danek A, Witt TN (1991) Motor responses after transcranial electrical stimulation of cerebral hemispheres with a degenerated pyramidal tract. Ann Neurol 29:646–650

Hess CW, Rösler K, Heckmann R, Ludin HP (1990) Magnetic stimulation of the human brain: influence of size and shape of the stimulating coil. In: Berardelli A, Benecke R, Manfredi M, Marsden CD (eds) Motor disturbances II. Academic Press, London, pp 31–42

Hömberg V, Netz J (1989) Generalized seizures induced by transcranial magnetic stimulation of motor cortex. Lancet II:1223

Hömberg V, Stephan KM, Netz J (1991) Transcranial stimulation of motor cortex in upper motor neurone syndrome: its relation to the motor deficit. Electroencephalogr Clin Neurophysiol 81:377–388

King PJ, Chiappa KH (1989) Motor evoked potentials. Safety issues. In: KH Chiappa (ed) Evoked potentials in clinical medicine. Raven Press, New York, pp 514–517

Macchi G (1985) Regeneration and plasticity in human CNS: Anatomical-clinical approaches. In: Bignami A, Bloom FG, Bolis CL, Adeloye A (eds) Central nervous system plasticity and repair. Raven Press, New York, pp 107–114

Macdonnel RAL, Donnan GA, Bladin PF (1989) A comparison of somatosensory evoked and motor evoked potentials in stroke. Ann Neurol 25:68–73

Meyer B-U, Kloten H, Britton CT, Benecke R (1990) Technical approaches to hemisphere-selective transcranial magnetic brain stimulation. Electromyogr Clin Neurophysiol 30:311–318

Meyer B-U, Noth J, Lange HW et al. (1992) Motor responses evoked by magnetic brain stimulation in Huntington's disease. Electroencephalogr Clin neurophysiol 85:197–208

Schubert M, Mills KR, Boniface SJ, Konstanzer A, Dengler R (1991) Veränderungen der Reizantworten motorischer Einheiten auf transkranielle Magnetstimulation bei Patienten mit multipler Sklerose und zerebralem Insult. Z EEG EMG 22:28–36

Thompson PD, Day BL, Rothwell JC et al. (1987) The interpretation of electromyographic responses to electrical stimulation of the motor cortex in diseases of the upper motor neurone. J Neurol Sci 80:91–110

6.2 Umorganisation des motorischen Kortex bei Amputierten

B.-U. Meyer

Bei Patienten mit Armamputationen konnten mit der transkraniellen Stimulation Bewegungsgefühle in der fehlenden Extremität ausgelöst und damit nachgewiesen werden, daß eine sensomotorische Repräsentation des deafferenzierten Kortexareals über Jahre nach dem Trauma erhalten bleibt. Die Kartierung reizeffektiver Spulenpositionen zur Auslösung von Antworten in Muskeln proximal des Amputationsstumpfes ergab Hinweise für eine *Ausdehnung des kortikalen Repräsentationsgebietes* dieser Muskeln bzw. eine mögliche *Umorganisation der Endigungsgebiete* entsprechender kortikospinaler Bahnen. Anhand der Befunde wird gezeigt, daß mit der Magnetstimulation neben einer „Leitungsbahndiagnostik" auch eine Erfassung topographischer und zeitlicher Aspekte von Umorganisationsprozessen möglich ist.

Mit der transkraniellen Magnetstimulation können im Bereich des motorischen und visuellen Kortex Reizeffekte kartiert werden, d.h. eine bestimmte Position der Reizspule auf dem Schädeldach wird anhand des Reizeffektes einer Erregung des darunterliegenden Kortexareals zugeordnet (Prinzip s. Meyer et al. 1991a, b). Die Entwicklung „fokal" reizender achtförmiger Spulen mit einem punktförmigen Reizort verbesserte die Kartierung von Reizeffekten (Cohen et al. 1990; Wassermann et al. 1992; Brasil-Neto et al. 1992) im Vergleich zu den konventionellen zirkulären Reizspulen mit weniger exakt lokalisierbarem ringförmigem Reizort (Meyer et al. 1991a, b). Die fokale Stimulationstechnik anwendend, wurde die Lokalisation reizeffektiver Spulenpositionen über der rechten und linken Hemisphäre von 7 Patienten mit einseitigen Armamputationen und einem Patienten mit einem kongenital fehlenden Unterarm untersucht (Cohen et al. 1991). Die Reizung erfolgte mit einer achtförmigen Spule über verschiedenen Punkten eines über die Zentralregion gelegten Rasters von Reizorten. Die Reizorte lagen in koronarer und sagittaler Richtung 1–2,5 cm auseinander. Dabei wurden ausgelöste subjektive Wahrnehmungen und elektromyographisch abgeleitete Muskelantworten in proximalen Armmuskeln untersucht.

Bei allen Patienten mit Amputationen erzeugte die Magnetstimulation ein Bewegungsgefühl in der fehlenden Hand (Cohen et al. 1991; Hess et al. 1986). Aus dieser Beoachtung wurde im wesentlichen der Schluß gezogen, daß nach Amputationen wenigstens eine gering ausgeprägte sensomotorische kortikale Repräsentation über Jahre erhalten bleibt. Bei dem

B.-U. Meyer (Hrsg.)
Magnetstimulation des Nervensystems

Patienten mit kongenital fehlendem Unterarm konnten hingegen keine Bewegungsperzepte ausgelöst werden, möglicherweise als Hinweis auf ein Fehlen einer entsprechenden sensomotorischen kortikalen Repräsentation.

Die Kartierung kortikal ausgelöster Antworten im M. biceps brachii und M. deltoideus auf der amputierten Seite proximal des Amputationsstumpfes ergab eine flächenmäßig größere Ausdehnung von reizeffektiven Spulenpositionen (sowohl im Seitenvergleich als auch im Vergleich zu gesunden Probanden) für die Hemisphäre kontralateral zur amputierten Seite. Daneben wiesen die Antworten der proximalen Muskeln des amputierten Armes eine niedrigere Reizschwelle und eine kürzere Gesamtlatenzzeit nach Kortexreizung auf (Cohen et al. 1991). Aufgrund physiologischer Überlegungen könnte die niedrigere Reizschwelle die größere Ausdehnung reizeffektiver Spulenpositionen und die kürzeren Latenzzeiten der Muskelantworten erklären. Die kürzere Latenzzeit der transkraniell ausgelösten Muskelantworten könnte daraus resultieren, daß bei niedrigeren Reizschwellen der motorisch kompetenten Areale der kontralateral zur Amputation liegenden Hemisphäre in spinalen Motoneuronen größere postsynaptische exzitatorische Potentiale ausgelöst werden, mit der Folge einer früheren Aktivierung von α-Motoneuronen. Als mögliche Ursache der ausgedehnteren Fläche reizeffektiver Spulenpositionen von Muskeln proximal der Amputation werden eine *Demaskierung* von existierenden, aber zuvor inaktiven Verbindungen und eine *Aussprossung und Entwicklung neuer synaptischer Kontakte* diskutiert (s. ausführliche Diskussion der verschiedenen Hypothesen bei Cohen et al. 1991). Auch wenn die zugrundeliegenden Pathomechanismen mit der Magnetstimulation nicht identifiziert werden können, stehen die Befunde im Einklang mit tierexperimentellen Ergebnissen, die nach Deafferenzierung durch Amputation ebenfalls eine Vergrößerung der entsprechenden motorischen Repräsentationsgebiete und eine Verringerung kortikaler Reizschwellen ergeben haben (Literatur bei Cohen et al. 1991).

Wie die geschilderten Ergebnisse zeigen, können auch topographische Aspekte und der Verlauf kortikospinaler Umorganisationsprozesse mit der Magnetstimulation erfaßt werden. Dabei muß jedoch betont werden, daß Veränderungen reizeffektiver Spulenpositionen über einer Hemisphäre nicht unbedingt einen Umbau kortikaler Repräsentationsareale widerspiegeln müssen, sondern daß sie theoretisch auch auf eine Umorganisation kortikospinaler Verbindungen allein auf spinaler Ebene zurückzuführen sein könnten, da einzelne kortikospinale Neurone (möglicherweise zuvor maskierte) Kontakte zu Motoneuronen verschiedener Rückenmarkssegmente haben können (Literatur s. Cohen et al. 1991). Daß Umorganisationsprozesse oberhalb des segmentalen spinalen Niveaus ablaufen, konnte kürzlich an Patienten mit einseitigen Beinamputationen gezeigt werden (Fuhr et al. 1992). Wie auch bei den zuvor geschilderten Patienten mit Armamputationen konnten im Vergleich zur Gegenseite Antworten in Muskeln proximal der Unterschenkel- oder distalen Oberschenkelamputation mit der „fokalen“ transkraniellen Magnetstimulation von einer größeren Zahl von Reizorten auf dem Schädeldach ausgelöst werden. Seitengleiche Amplituden der H-Reflexe (H-Reflex-Amplitude in Relation zur M-Antwort) als Zeichen einer nicht veränderten spinalen Erregbarkeit weisen nach Auffassung der Autoren auf eine erhöhte kortikale Erregbarkeit (evtl. aufgrund einer reduzierten Inhibition) als Korrelat der kortikalen Umorganisationsprozesse nach Amputation hin.

Ähnliche Veränderungen der „kortikalen Repräsentationen" fanden sich mit der fokalen Magnetstimulation für die Muskelantworten von schrägen Bauchmuskeln bei 4 Patienten mit 2–5 Jahre zurückliegenden tiefthorakalen traumatischen *Rückenmarksschädigungen.* Das Schädigungsniveau lag jeweils unterhalb der segmentalen Versorgung der abgeleiteten Muskelportionen. Im Vergleich zu 5 Normalpersonen fanden sich für die oberhalb der Läsion gelegenen Muskeln vergrößerte Muskelantworten, erniedrigte Reizschwellen und eine erhöhte Zahl reizeffektiver Spulenpositionen über der Kalotte (Topka et al. 1990). Vergleichbare Befunde wurden auch nach traumatischen Quadriplegien erhoben (Levy et al. 1990).

Literatur

Brasil-Neto JP, McShane LM, Fuhr P et al. (1992) Topographic mapping of the motor cortex with magnetic stimulation: factors affecting accuracy and reproducibility. Electroencephalogr Clin Neurophysiol 85:9–16

Cohen LG, Roth BJ, Nilsson J et al. (1990a) Effects of coil design on delivery of focal magnetic stimulaton. Technical considerations. Electroencephalogr Clin Neurophysiol 75:350–357

Cohen LG, Bandinelli S, Finley RW, Hallett M (1991) Motor reorganization after upper limb amputation in man. Brain 114:615–627

Fuhr P, Cohen LG, Dang N et al. (1992) Physiological analysis of motor reorganization following lower limb amputation. Electroencephalogr Clin Neurophysiol 85:53–60

Hess CW, Mills KR, Murray NMF (1986) Magnetic stimulation of the human brain: facilitation of motor responses by voluntary contraction of ipsilateral and contralateral muscles with additional observations on an amputee. Neurosci Lett 71:235–240

Levy WJ, Amassian VE, Traad M, Cadwell J (1990) Focal magnetic coil stimulation reveals motor cortical system reorganized after traumatic quadriplegia. Brain Res 510:130–134

Meyer B-U, Britton TC, Kloten H, Steinmetz H, Benecke R (1991a) Coil placement in magnetic brain stimulation related to skull and brain anatomy. Electroencephalogr Clin Neurophysiol 81:38–46

Meyer B-U, Diehl R, Steinmetz H, Britton TC, Benecke R (1991b) Magnetic stimuli applied over motor and visual cortex: influence of coil position and field polarity on motor responses, phosphenes, and eye movements. In: Levy WJ, Cracco RQ, Barker AT, Rothwell JC (eds) Magnetic motor stimulation: basic principles and clinical experience. Electroenceph Clin Neurophysiol [Suppl 43]:121–134

Topka HR, Cole R, Hallett M, Cohen LG (1990) Reorganization in the map of outputs of human motor cortex in adults following low thoracic traumatic spinal cord injury. Neurology [Suppl 1] 40:214

Wassermann EM, McShane LM, Hallett M, Cohen LG (1992) Noninvasive mapping of muscle representations in human motor cortex. Electroencephalogr Clin Neurophysiol 85:1–8

6.3 Spiegelbewegungen

B.-U. Meyer

Bei den sog. „Spiegelbewegungen" („mirror movements") handelt es sich um eine unwillkürliche bilaterale Aktivierung bevorzugt von distalen Muskeln der oberen Extremitäten, die bei Willkürbewegungen nur einer Seite auftreten (Zülch u. Müller 1969; Myrianthopoulos 1982). Spiegelbewegungen können bei Kindern im 1. Lebensjahrzehnt auftreten, bilden sich jedoch normalerweise parallel zur Myelinisierung des Corpus callosum zurück (Nass 1985). Im Erwachsenenalter werden persistierende Spiegelbewegungen als „kongenitale Spiegelbewegungen" bezeichnet. Dabei sind jedoch kongenitale Spiegelbewegungen (besser: konnatale Spiegelbewegungen) bei Patienten ohne klinisch oder mit bildgebenden Verfahren erfaßbarem Korrelat einer perinatalen Hirnschädigung (mit oder ohne anamnestischen Hinweisen einer Vererbung) von kongenitalen Spiegelbewegungen bei Patienten mit Zeichen einer perinatal abgelaufenen Hirnschädigung oder mit Entwicklungsstörungen zu unterscheiden. Entwicklungsstörungen mit begleitenden Spiegelbewegungen sind das Klippel-Feil-Syndrom (Avery u. Rentfro 1936; Gunderson u. Solitaire 1968), die Arnold-Chiari-Malformation (Schott u. Wyke 1981), das Kallmann-Syndrom (Conrad et al. 1978) und andere, seltenere Syndrome. Spiegelbewegungen können auch nach im späteren Leben erworbenen Hirn- und Rückenmarkläsionen auftreten (Zülch u. Müller 1969, Myrianthopoulos 1982). Insgesamt sind Spiegelbewegungen ein stereotypes Phänomen mit einem breiten Spektrum verschiedener Ursachen.

In einigen Fällen können mit elektrophysiologischen Methoden, insbesondere mit der polygraphischen Elektromyographie, erworbene von kongenitalen Spiegelbewegungen unterschieden werden (Forget et al. 1986; Hopf et al. 1974). Zur weiteren Erforschung der pathophysiologischen Grundlagen von Spiegelbewegungen bietet sich die transkranielle magnetische oder elektrische Kortexreizung an. Mit ihr steht ein Instrument zur Verfügung, mit dem die Organisation der motorischen Repräsentationsgebiete, die funktionelle Integrität der schnelleitenden kortikospinalen Bahnen und deren Projektionsgebiete (kontra- und ipsilaterale spinale Motoneurone) erfaßt werden können. Die Funktion der absteigenden motorischen Bahnen (hinsichtlich läsionsbedingter Spiegelbewegungen) kann aufgrund der vielfältigen und für verschiedene Untersuchungsbedingungen vorliegenden Normwerte (s. Kap. 8) am besten mit der standardisierten Magnetstimulation mit

B.-U. Meyer (Hrsg.)
Magnetstimulation des Nervensystems

großen zirkulären Reizspulen untersucht werden (Britton et al. 1991). Zur Kartierung der Ausdehnung von motorischen Repräsentationsgebieten, zur Zuordnung von Muskelantworten der Erregung einer bestimmten Hemisphäre und zur Darstellung von ispi- und kontralateralen kortikospinalen Projektionen sind hingegen „fokale" Reizverfahren besser geeignet. Als solche stehen die bipolare anodische elektrische Kortexreizung (Benecke et al. 1989; Cohen et al. 1991) und die Stimulation mit speziellen, z. B. achtförmigen, „fokalen" Magnetspulen (Cohen u. Hallett 1990; Brasil-Neto et al. 1992; Wassermann et al. 1992) zur Verfügung.

Diese „fokale" Stimulation eignet sich aus theoretischen Überlegungen am besten für die Untersuchung von Patienten mit Spiegelbewegungen, da sie die genaueste Zuordnung von kortikalem Reizort und Muskelantwort gewährleistet. Eingeschränkt wird die Anwendung der „fokalen" Stimulation jedoch durch die oft höheren Reizschwellen und häufig fehlende Auslösbarkeit von Muskelantworten. Auch mit der konventionellen Magnetstimulation kann unter Verwendung von zirkulären Reizspulen eine Kartierung von Reizeffekten durchgeführt werden, doch ist diese Vorgehensweise aufwendiger und weniger exakt (Britton et al. 1991; Meyer et al. 1991). Bei der Verwendung zirkulärer Reizspulen wird die Eigenschaft genutzt, daß (bei Verwendung z. B. des Novametrix-Stimulators) zur optimalen Erregung des motorischen Kortex einer Hirnhälfte die in der Reizspule während der Stimulation fließenden Ströme in einer bestimmten räumlichen Beziehung zum primären motorischen Kortex stehen müssen (Meyer et al. 1991). Daraus folgt, daß selbst dann, wenn die Reizspule über dem Vertex zentriert wird und die Spulenwindungen symmetrisch über beiden Hemisphären liegen, in Abhängigkeit von der Richtung des Spulenstromes jeweils die motorischen Repräsentationsgebiete einer Hemisphäre präferentiell (d. h. mit niedrigerer Reizschwelle und mit Antworten kürzerer kortikospinaler Überleitungszeit) erregt werden. Bei präferentieller Stimulation einer Hemisphäre konnten aus der reizstärkenabhängigen Rekrutierung kontra- und ipsilateraler Antworten in Armmuskeln auch bei Verwendung der konventionellen nicht-fokalen Magnetstimulation bei Patienten mit Spiegelbewegungen im Vergleich zu gesunden Probanden andere Verhältnisse festgestellt werden (Britton et al. 1991). Im folgenden sollen erste Befunde der transkraniellen Stimulation für ätiologisch klassifizierte Patientengruppen mit Spiegelbewegungen darstellt und interpretiert werden. Die Darstellung der Ergebnisse beschränkt sich auf Antworten in Armmuskeln, da nur für diese aufgrund der Verhältnisse der kortikalen motorischen Repräsentation eine vorwiegend unihemisphärische Stimulation gewährleistet ist. Dies ist eine Voraussetzung für eine Zuordnung von Antworten zur Erregung einer Hemisphäre.

Patienten mit Spiegelbewegungen seit Kindheit, positiver Familienanamnese, ohne endokrine Störungen und ohne Korrelat einer perinatalen Hirnschädigung

Ein solcher Patient wurde mit der bipolaren elektrischen und der „fokalen" magnetischen Kortexstimulation untersucht (Cohen u. Hallett 1990; Cohen et al. 1991). Im Gegensatz zu Normalpersonen mit streng kontralateral auftretenden Antworten fanden sich bei diesem Patienten jeweils bilaterale Antworten in den Thenarmuskeln nach transkranieller Stimulation einer Hemisphäre. Die Latenzzeiten dieser Antworten lagen beidseits jeweils im Normbereich und unterschieden sich nicht signifikant. Die kartierten motorischen Repräsentationsgebiete für die Handantworten lagen dabei in der Nähe der Punkte C3 und C4 (nach dem 10-20-System der Elektrodenplazierung). Eine Stimulation über dem Vertex ergab wie bei gesunden Normalpersonen keinerlei Muskelantworten.

Patienten mit Spiegelbewegungen seit Kindheit, positiver Familienanamnese, hypothalamischem Hypogonadismus und Hyposmie

Drei Brüder mit Kallmann-Syndrom und ausgeprägten Spiegelbewegungen sowie 2 weibliche Genträger der gleichen Familie ohne Spiegelbewegungen wurden mit der „fokalen" transkraniellen Magnetstimulation untersucht (Danek et al. 1991). Bei den 3 Patienten traten nach Reizung über dem motorischen Handrepräsentationsgebiet einer Hemisphäre jeweils bilaterale Antworten in der Thenarmuskulatur auf, die keine signifikante Latenzzeit- und Amplitudendifferenz aufwiesen. Dagegen fanden sich bei den asymptomatischen Genträgern in gleicher Weise wie bei Normalpersonen ausschließlich kontralaterale Antworten in der Handmuskulatur nach Reizung einer Hemisphäre. Daraus wird geschlossen, daß sowohl die Spiegelbewegungen als auch das Auftreten bilateraler Handmuskelantworten nach Kortexreizung einer x-chromosomal rezessiven Vererbung folgen. Als Ursachen der Spiegelbewegungen beim Kallmann-Syndrom werden eine gestörte Aussprossung inhibitorischer kallosaler Fasern (Danek et al. 1991) und eine Fusionsstörung auf Hirnstammniveau (Conrad et al. 1978) diskutiert.

Patienten mit Spiegelbewegungen seit Kindheit, negativer Familienanamnese und ohne sichere Hinweise für eine perinatale Hirnschädigung

Für einen Patienten (Patient 1) liegen Befunde mit der transkraniellen „fokalen" elektrischen und magnetischen Kortexstimulation (Cohen u. Hallett 1990; Cohen et al. 1991) und für 2 andere Patienten mit der konventionellen Magnetstimulation vor (Patienten 2 und 3; Britton et al. 1991). Beim ersten Patienten traten nach Reizung einer Hemisphäre jeweils bilaterale Antworten in Thenarmuskeln auf, deren Latenzzeiten und Amplituden im

Normbereich lagen und sich im Seitenvergleich nicht signifikant unterschieden. Auffällig war jedoch, daß auch bei Reizung über der Mittellinie Antworten ausgelöst werden konnten, was als Ausdruck einer Vergrößerung des motorischen Repräsentationsgebietes der Hand mit Ausdehnung auf die Schulter-, Rumpf- und möglicherweise Beinrepräsentation gedeutet wurde (Cohen et al. 1991). Auch bei den Patienten 2 und 3 (Britton et al. 1991)

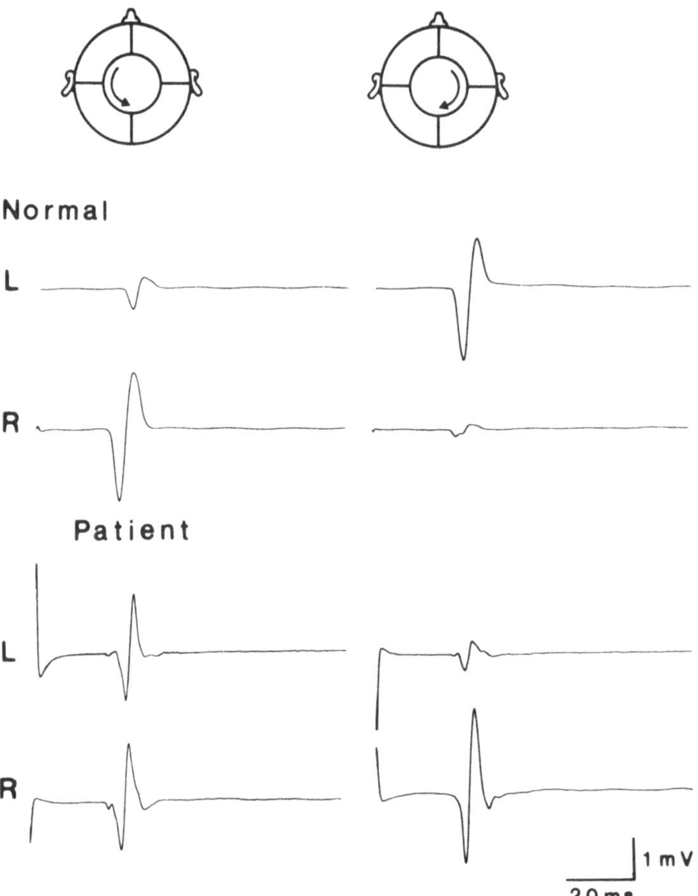

Abb. 6.4. Mittels transkranieller Magnetstimulation ausgelöste EMG-Antworten im linken (*L*) und rechten (*R*) M. interosseus dorsalis I einer gesunden Normalperson (*oben*) und eines 51jährigen Patienten mit seit Kindheit bestehenden Spiegelbewegungen (*unten*) (s. Text). Reizung mit 75% (Normalperson) und 90% (Patient) der gerätebedingt maximalen Reizstärke. Die zirkuläre Reizspule wurde jeweils über dem Vertex zentriert. Bei dem gesunden Probanden riefen gegen den Uhrzeigersinn gerichtete Spulenströme (präferentielle Reizung der linken Hemisphäre) größere rechtsseitige Antworten und Spulenströme im Uhrzeigersinn (präferentielle Reizung der rechten Hemisphäre) größere linksseitige Antworten hervor. Im Gegensatz dazu lösten bei dem Patienten Spulenströme gegen den Uhrzeigersinn gleichgroße Antworten auf beiden Seiten und Spulenströme im Uhrzeigersinn größere rechtsseitige Antworten aus. (Aus Britton et al. 1991)

wiesen die kortikal ausgelösten Muskelantworten normale Latenzzeiten und Amplituden auf. Jedoch fanden sich nur bei einem der beiden Patienten Hinweise für von einer Hemisphäre ausgehende bilaterale kortikospinale Projektionen (Abb. 6.4).
Weiter wurde ein Patient mit seit Kindheit bestehenden bimanuellen Spiegelbewegungen und einem möglicherweise hereditären *Diabetes insipidus* mit der nicht-fokalen Magnetstimulation untersucht (Konagaya et al. 1990). Bei lateraler Spulenplazierung (Zentrum der Spule mit 15 cm Außendurchmesser 6 cm lateral des Vertex) und Reizung einer Hemisphäre traten in kleinen Handmuskeln bilaterale Antworten mit gleicher Latenzzeit, aber ipsilateral (zur gereizten Hemisphäre) größeren Amplituden auf. Aus den Ergebnissen wird abgeleitet, daß bei diesem Patienten die meisten der pyramidalen Fasern nicht zur Gegenseite kreuzen und daß die motorischen Kommandos von einer Hemisphäre zu den Motoneuronen auf beiden Seiten geleitet werden (Konagaya et al. 1990).

Patienten mit Spiegelbewegungen seit Kindheit, negativer Familienanamnese und computertomographisch morphologischem Korrelat einer perinatalen Hirnschädigung

Aus der eigenen Arbeitsgruppe liegen mit der konventionellen Magnetstimulation erhobene Befunde für 3 Patienten mit einer perinatal erworbenen Halbseitensymptomatik vor: für einen Patienten mit einer Hemiatrophie der linken Hirnhälfte (Britton et al. 1991), für eine Patientin (Abb. 6.5) und einen Patienten mit einer rechtshirnigen *Porenzephalie*. Alle Patienten wiesen asymmetrisch ausgebildete Spiegelbewegungen auf. Die Mitbewegungen der Hand waren ausgeprägter, wenn die motorisch gestörte Hand Bewegungen ausführen sollte. Bei dem ersten Patienten fanden sich Hinweise für von beiden Hemisphären ausgehende jeweils bilaterale kortikospinale Projektionen, bei den beiden Patienten mit Porenzephalie traten nach Reizung der intakten Hemisphäre in Armmuskeln bilaterale Antworten, nach Reizung der geschädigten Hemisphäre jedoch keine Antworten auf (s. Abb. 6.5, eigene unveröffentlichte Beobachtungen). Ein gleiches Befundmuster wurde für 2 Kleinkinder mit unilateraler perinataler Hirnschädigung mitgeteilt (Farmer et al. 1991). Die Latenzzeiten und Amplituden der ausgelösten Muskelantworten lagen bei allen Patienten innerhalb des für gesunde Probanden unter Muskelanspannung bestimmten Normbereiches.

Weitere Befunde liegen für eine Patientin mit Spiegelbewegungen bei einer *Agenesie des Corpus callosum* und einer linksseitigen geburtstraumatischen Schädigung des Zervikalmarkes vor (Rothwell et al. 1991). Nach Reizung der linken Hemisphäre traten bilaterale Antworten mit seitengleich normaler zentraler motorischer Latenzzeit auf, nach Reizung der rechten Hemisphäre traten jedoch keine Antworten auf. Die bei Normalpersonen nach Magnetstimulation des motorischen Kortex einer Hirnhälfte auftre-

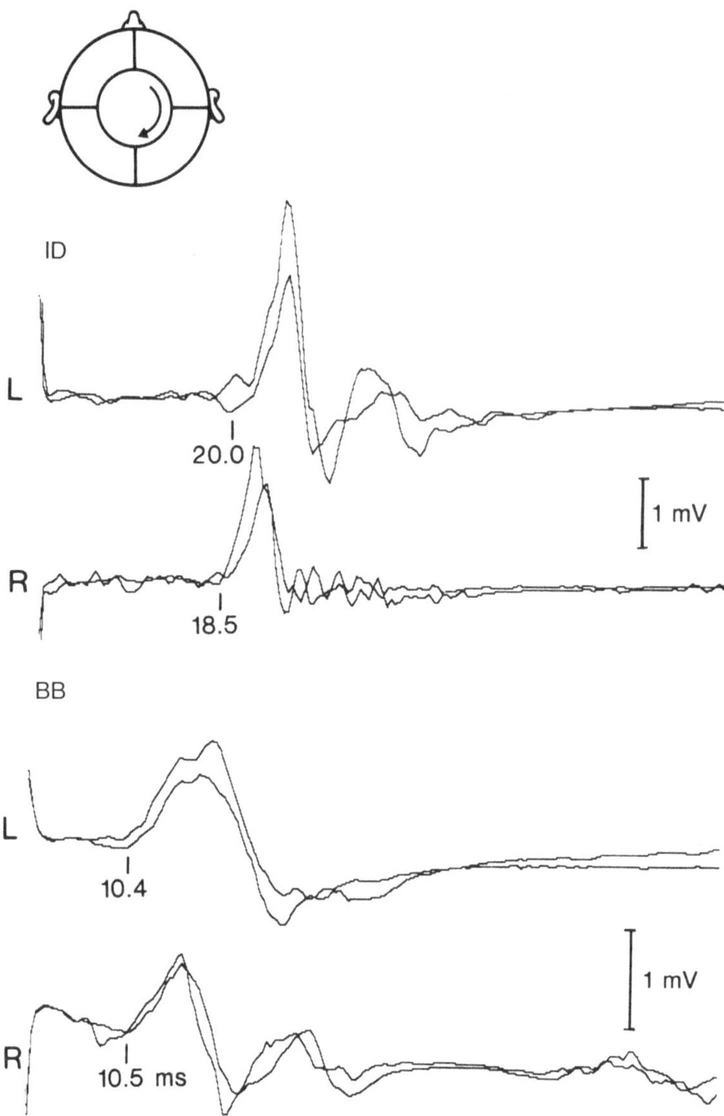

Abb. 6.5. Mittels transkranieller Magnetstimulation ausgelöste EMG-Antworten im linken (*L*) und rechten (*R*) M. interosseus dorsalis I (*ID*) und M. biceps brachii (*BB*) bei einer Patientin mit einer ausgedehnten links-hemisphärischen Porenzephalie (s. Text). Reizung unter beiseitiger tonischer Muskelanspannung mit einer 2 cm rechts des Vertex plazierten Spule und 80 % der gerätebedingt maximalen Reizstärke mit Spulenströmen im Uhrzeigersinn (Erregung der rechten Hemisphäre). Unter diesen Bedingungen traten bilaterale Antworten in den distalen und proximalen Armmuskeln auf. Die Antworten wiesen keine signifikanten Amplituden- oder Latenzunterschiede auf. Bei Spulenströmen gegen den Uhrzeigersinn (der linken Hemisphäre) und einer über der geschädigten Hemisphäre 2 cm links vom Vertex zentrierten Spule traten keine Antworten in Muskeln der oberen Extremitäten auf

tende transkallosale Inhibition des kontralateralen motorischen Kortex ließ sich bei dieser Patientin nicht nachweisen.

Patienten mit nach der Kindheit erworbenen Spiegelbewegungen

Es liegen Befunde mit der konventionellen Magnetstimulation für einen Patienten nach einer Blutung in die linke innere Kapsel vor (Britton et al. 1991). Bei diesem Patienten traten Mitbewegungen der linken Hand auf, wenn er die rechte Hand bewegte. Bei Bewegungen der linken Hand traten jedoch keine Mitbewegungen der rechten Hand auf. Wie bei Gesunden fanden sich nach bevorzugter Erregung einer Hemisphäre die größten Antworten jeweils in den kontralateralen Handmuskeln. Die Amplituden der Antworten waren in den paretischen rechtsseitigen Handmuskeln reduziert, die Latenzzeiten der Antworten lagen im Normbereich. Bei diesem Patienten ergab die Magnetstimulation lediglich Hinweise auf eine Störung der von der geschädigten Hemisphäre zu den kontralateralen Motoneuronen der paretischen Muskeln projizierenden Bahnen.

Bei einem anderen Patienten wurden nach einer links frontotemporalen Hirnkontusion typische Spiegelbewegungen beobachtet. Die Ausprägung der Spiegelbewegungen war bei diesem Patienten ebenfalls asymmetrisch, d.h. stärker ausgeprägt bei Aktivierung der rechten Unterarmmuskeln. Paresen, Reflexanomalien oder Veränderungen des Muskeltonus bestanden nicht. Bei diesem Patienten fanden sich sowohl mit der konventionellen als auch mit der „fokalen" Magnetstimulation Verhältnisse wie bei gesunden Probanden (eigene unveröffentlichte Beobachtung).

Pathophysiologie

Zusammenfassend ist festzustellen, daß unabhängig von der Ursache bei 13 von 14 hier aus der Literatur zusammengetragenen Patienten mit seit früher Kindheit oder Geburt bestehenden Spiegelbewegungen jeweils bilaterale Antworten nach Reizung einer Hemisphäre auftraten. Dies schließt 4 Patienten mit unilateraler Hirnschädigung und einen Patienten mit einer einseitigen zervikalen Rückenmarksläsion ein, bei denen bilaterale Antworten nur mittels Reizung der nicht geschädigten Hemisphäre bzw. der nicht geschädigten kortikospinalen Bahnen auszulösen waren. Die ipsilateral auftretenden Muskelantworten unterschieden sich dabei weder in Latenzzeit noch Amplitude signifikant von den kontralateralen Antworten, so daß ein Vorhandensein von physiologisch wenigstens gleichwertigen bilateralen Projektionen angenommen werden muß. Bei einem Patienten waren auffälligerweise die ipsilateralen Muskelantworten deutlich größer als die von der gleichen Hemisphäre ausgelösten kontralateralen Antworten.

Hinsichtlich des anatomischen Korrelates ipsilateraler Antworten bleibt offen, ob es sich um kortikospinale Axone handelt, die sich aufzweigen und zu den α-Motoneuronen auf beiden Seiten führen (Farmer et al. 1991), oder ob es sich um unterschiedliche Populationen kortikospinaler Neurone mit Kontakt entweder zu den ipsilateralen oder zu den kontralateralen spinalen Motoneuronen handelt. Eine transkallosale Erregung der anderen Hirnhälfte und somit Aktivierung der motorischen Repräsentationsareale beider Hemisphären als Ursache der bilateralen Antworten scheidet aus, da Spiegelbewegungen auch bei Patienten mit Agenesie des Corpus callosum auftreten können (Rothwell et al. 1991) und die transkallosale Erregungsleitung ca. 10 ms in Anspruch nimmt. Interhemisphärische Leitungszeiten dieser Größenordnung waren mittels elektrischer Reizung einer Hirnhälfte und Ableitung einer kallosal vermittelten Antwort über der anderen Hemisphäre bestimmt worden (Amassian u. Cracco 1987). Als weitere Ursache für das Auftreten von Spiegelbewegungen wird eine fehlende transkallosale Inhibition diskutiert (Danek et al. 1991; Nass 1985). Dieses setzte voraus, daß bei von Normalpersonen durchgeführten unilateralen Handbewegung von einem höheren Zentrum aus die Motorkortizes beider Hemisphären symmetrisch aktiviert werden, die Beschränkung der Ausführung des Motorprogrammes auf eine Seite jedoch durch Inhibition der jeweils anderen Hemisphäre gesteuert wird.

Hinweise für ausschließlich kontralaterale Projektionen zu Handmuskeln (wie bei Normalpersonen) fanden sich bei einem Patienten mit seit der Kindheit bestehenden Spiegelbewegungen und bei 2 Patienten mit im späteren Leben erworbenen Hirnläsionen und Spiegelbewegungen. Diese Befunde weisen darauf hin, daß es entweder mehr als eine pathophysiologische Ursache von Spiegelbewegungen gibt oder daß die bei einem Großteil der Patienten beobachtete bilaterale Aktivierung von Motoneuronen bei Reizung einer Hemisphäre nicht die Ursache der Spiegelbewegungen, sondern lediglich ein begleitender Befund ist.

Nach den bisherigen Beobachtungen ist jedoch der Nachweis funktionell symmetrischer bilateraler kortikospinaler Projektionen zu Motoneuronen von Handmuskeln als typisch für eine kongenitale Genese von Spiegelbewegungen zu betrachten, im Gegensatz zu dem Nachweis kontralateraler (z. T. funktionell beeinträchtigter) Projektionen bei Patienten mit im späteren Leben aufgetretenen läsionsbedingten Spiegelbewegungen.

Literatur

Amassian VE, Cracco RQ (1987) Human cerebral cortical responses to contralateral transcranial stimulation. Neurosurgery 20:148–155

Avery LN, Rentfro CC (1936) The Klippel-Feil syndrome: a pathologic report. Arch Neurol Psychiat 36:1068–1076

Brasil-Neto JP, McShane LM, Fuhr P et al. (1992) Topographic mapping of the human motor cortex with magnetic stimulation: factors affecting accuracy and reproducibility. Electroencephalogr Clin Neurophysol 85:9–16

Benecke R, Meyer B-U, Göhmann M, Conrad B (1988) Analysis of muscle responses elicited by transcranial cortex stimulation in man. Electroencephalogr Clin Neurophysiol 69:412–422

Britton TC, Meyer B-U, Benecke R (1991) Central motor pathways in patients with mirror movements. J Neurol Neurosurg Psychiat 54:505–510

Cohen LG, Hallett M (1990) Mapping of hand motor representation areas with magnetic stimulation in patients with congenital mirror movements. In: Berardelli A, Benecke R, Manfredi M, Marsden CD (eds) Motor disturbances II. Academic Press, London, pp 63–70

Cohen LG, Meer J, Tarkka I et al. (1991) Congenital mirror movements. Abnormal organisation of motor pathways in two patients. Brain 114:381–403

Conrad B, Kriebel J, Hetzel WD (1978) Hereditary bimanual synkineses combined with hypogonadotropic hypo-gonadism and anosmia in four brothers. J Neurol 218:263–274

Danek A, Heye B, Schroedter R (1991) Cortically evoked motor responses in patients with Xp22.3 linked Kallmann's syndrome and female gene carriers. Ann Neurol 31:299–304

Farmer SF, Harrison LM, Ingram DA, Stephens JA (1991) Plasticity of central motor pathways in children with hemiplegie cerebral palsy. Neurology 41:1505–1510

Forget R, Boghen D, Attig E, Lamarre Y (1986) Electromyographic studies of congenital mirror movements. Neurology 36:1316–1322

Gunderson CH, Solitaire GB (1968) Mirror movements in patients with the Klippel-Feil syndrome. Arch Neurol 18:675–679

Hopf HC, Schlegel HJ, Lowitsch K (1974) Irradiation of voluntary activity to the contralateral side in movements of normal subjects and patients with central motor disturbances. Eur Neurol 12:142–147

Konagaya Y, Mano Y, Konagaya M (1990) Magnetic stimulation study in mirror movements. J Neurol 237:107–109

Meyer B-U, Britton TC, Kloten H, Steinmetz H, Benecke R (1991) Coil placement in magnetic brain stimulation related to skull and brain anatomy. Electroencephalogy Clin Neurophys 81:38–46

Myrianthopoulos NC (1982) Mirror movements. In: Vinken PJ, Bruyn GW (eds) Handbook of clinical neurology, vol 42. North Holland, Amsterdam, pp 233–234

Nass R (1985) Mirror movement asymmetries in congenital hemiparesis: the inhibition hypothesis revisited. Neurology 35:1059–1062

Rothwell JC, Colebatch J, Britton TC, Priori A, Thompson PD, Day BL, Marsden CD (1991) Physiological studies in a patient with mirror movements and agenesis of the corpus callosum J Physiol 438:34P

Schott GD, Wyke MA (1981) Congenital mirror movements. J Neurol Neurosurg Psychiat 44:586–599

Wassermann EM, McShane LM, Hallett M, Cohen LG (1992) Noninvasive mapping of muscle representations in human motor cortex. Electroencephalogr Clin Neurophysiol 85:1–8

Zülch KJ, Müller N (1969) Associated movements in man. In: Vinken PJ, Bruyn GW (eds) Handbook of clinical neurology, vol 1. North Holland, Amsterdam, pp 404–426

6.4 *Pyramidale und extrapyramidale Läsionen im Kindesalter*

K. Müller und V. Hömberg

In diesem Beitrag sollen erste Erfahrungen mit der transkraniellen magnetoelektrischen Stimulation des motorischen Kortex bei Kindern mit Bewegungsstörungen zusammengefaßt werden. Dieses Stimulationsverfahren hat sich als eine sichere nichtinvasive Technik zum Nachweis pathologischer Verzögerungen der Leitung der schnellsten kortikospinalen Verbindungen bei einer Vielzahl pathologischer Bedingungen erwiesen. Abgesehen von einem Fall mit einer großen hemisphärischen Infarktnarbe (Hömberg u. Netz 1989), bei dem durch die transkranielle Magnetstimulation ein erster generalisierter Krampfanfall ausgelöst wurde, wurden keine negativen Begleiteffekte dieses Untersuchungsverfahrens beobachtet so daß die transkranielle Magnetstimulation ohne das Risiko struktureller Läsionen eingesetzt werden kann (z. B. Eyre et al. 1989; s. auch Kap. 3).

Bei der Interpretation klinischer Meßwerte von Kindern spielt das Problem der Fazilitierung eine noch ausgeprägtere Rolle als bei Erwachsenen: Aus Studien an Erwachsenen ist bekannt, daß durch Hintergrundwillkürmotorik im untersuchten Muskel sowohl eine Schwellenerniedrigung als auch eine Latenzverkürzung verursacht werden (Day et al. 1986; Hess et al. 1986; Rothwell et al. 1987 s. auch Kap. 4.1). Es wurde gezeigt (Müller et al. 1991; s. auch 4.3), daß bei gesunden Kindern unter muskulärer Entspannung durch Magnetstimulation evozierte Muskelantworten in der oberen Extremität nicht vor Beginn des 2. Lebensjahres und in der unteren Extremität erst um das 4.–5. Lebensjahr ableitbar sind. Eine definierte Fazilitierung, z. B. ausgedrückt in Prozent der maximalen Willkürkraft, ist im Kindesalter nicht reproduzierbar möglich. Untersuchungsansätze, die nicht sicher definierbare Vorinnervationsniveaus im Kindesalter einführen, nehmen daher eine erhebliche Varianzquelle in Kauf. Dies muß bei der Interpretation der Daten berücksichtigt werden.

Abbildung 6.6 illustriert dies am Beispiel eines dreijährigen psychomotorisch retardierten Kindes mit einem klinisch als ausgeprägte „spastische" Tetraparese imponierenden Syndrom. Dieses Kind war nicht in der Lage, der Instruktion, möglichst ruhig und entspannt zu liegen, zu folgen, und bewegte während der Untersuchung ständig die Arme. Die Abbildung dokumentiert, wie in Abhängigkeit von dem Ausmaß der Hintergrundaktivität transkraniell magnetisch ausgelöste Antworten mit 4 verschiedenen Latenzzeiten resultieren, wobei die Schwankungsbreite der Latenzzeiten bis

B.-U. Meyer (Hrsg.)
Magnetstimulation des Nervensystems

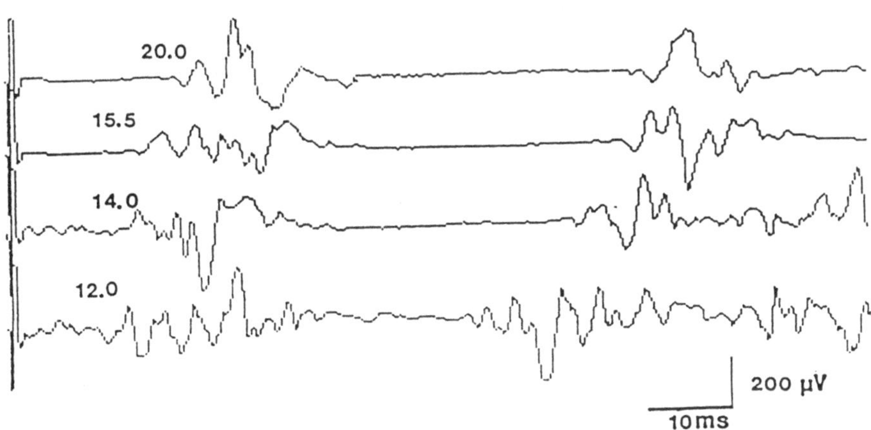

Abb. 6.6. Vier Muskelantworten unterschiedlicher Latenzzeit eines dreijährigen psychomotorisch retardierten Kindes mit ausgeprägter Tetraspastik. Die Latenzdifferenzen sind durch fluktuierende Vorinnervationsgrade erklärbar

zu 8 ms beträgt. Das durchschnittliche Reifungsprofil der zentralen Leitungszeiten weist vom 2. Lebensjahr bis zum Erwachsenenalter unter standardisierten Ableitbedingungen (d. h. entspannter Ruhezustand) etwa eine Schwankungsbreite von 5 ms auf. Daher können verschiedene Präinnervationsniveaus die gesamte „Reifungscharakteristik" ausgleichen. Die Entscheidung, ob eine zentrale Leitungszeit als pathologisch zu beurteilen ist oder nicht, ist unter solchen Ableitbedingungen nicht möglich.

Die bisherigen Erfahrungen mit der transkraniellen Magnetstimulation bei Kindern mit Bewegungsstörungen (Müller et al. 1989, 1992) belegen, daß bei extrapyramidalmotorischen Störungen (z. B. benigner hereditärer Chorea, doparesponsiver Dystonie, Gilles-de-la-Tourette-Syndrom, sekundären Dystonien) die zentralen Leitungszeiten nach transkranieller Magnetstimulation normal sind. Dies entspricht Befunden bei degenerativen Basalganglienerkrankungen im Erwachsenenalter, wie bei Morbus Parkinson (Dick et al. 1984) oder Morbus Huntington (Hömberg u. Lange 1990).

Komplexer stellt sich die Situation bei Halbseitensymptomatik aufgrund von Läsionen des oberen motorischen Neurons dar: Im Gegensatz zu der bei solchen Läsionen im Erwachsenenalter bestehenden guten Korrelation zwischen Daten aus der Magnetstimulation und dem klinischem Bild (Hömberg et al. 1991) treten im Kindesalter deutliche Dissoziationen zwischen beiden auf.

In einer Population von 20 Kindern mit einer klinisch apparenten Hemiparese verschiedenen Schweregrades zeigte sich bei 13 von 20 Patienten eine absolute oder im Seitenvergleich relative Latenzzeitverlängerung zur betroffenen hemiparetischen Extremität. Eine korrespondierende kortikale oder subkortikale Läsion ließ sich mit bildgebenden Verfahren bei 7 dieser Pa-

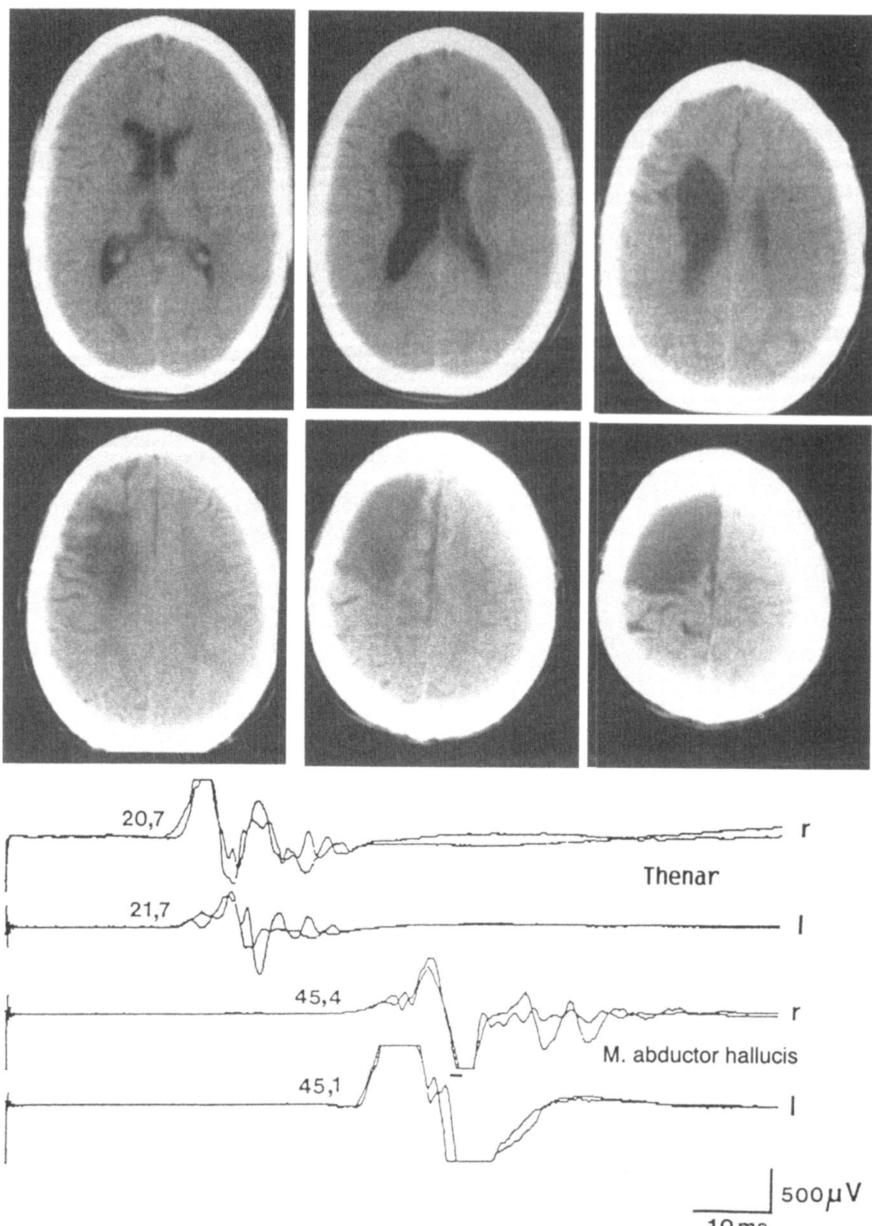

Abb. 6.7. *Oben* Kranielle Computertomographie eines 15 Jahre alten Jungen mit einer angeborenen Hemiparese auf der rechten Seite. Frontopräzentral links findet sich eine die Areae 4, 6 und die supplementär motorische Area betreffende Läsion, die sich bis ins tiefe Marklager und die Basalganglien (Nucleus caudatus und Thalamus) ausdehnt. *Unten* Originalregistrierungen kortikal mittels Magnetstimulation ausgelöster Muskelantworten im Handballen (Thenar) und kleinen Fußmuskeln (M. abductor hallucis). Die Gesamtleitungszeiten zu den rechten und linken Muskeln der oberen und unteren Extremität sind beiderseits normal

tienten nachweisen. Bei den übrigen 6 Patienten dieser Untergruppe zeigten sich nur unspezifische Veränderungen im kraniellen Computer- oder Kernspintogramm. Bei weiteren 7 der 20 Patienten fanden sich normale Latenzzeiten nach transkranieller Magnetstimulation, obwohl bei 4 dieser Patienten in der bildgebenden Diagnostik z. T. ausgeprägte Läsionen im Bereich des Tractus corticospinalis auf kortikalem oder subkortikalem Niveau nachweisbar waren. Ein solches Beispiel ist in Abb. 6.7 dargestellt. Drei zeigten trotz klinisch apparenter Hemiparese sowohl normale kranielle Computertomogramme als auch normale Antworten nach transkranieller Magnetstimulation. Diese Daten belegen, daß es auch im Kindesalter oft deutliche Korrelationen von der Klinik und von mit der Magnetstimulation und mit der Bildgebung erhobenen Befunden bei Läsionen des oberen motorischen Neurons gibt. Andererseits können aber auch deutliche Dissoziationen zwischen Klinik und Ergebnissen der Magnetstimulation auftreten.

Ramesh et al. 1990 verglichen hemiparetische und tetraparetische Kinder. Bei den Hemiparetikern fanden sich pathologische Leitungszeiten zur oberen Extremität der betroffenen Seite, während die Tetraparetiker normale Leitungszeiten aufwiesen. Ähnliche interessante Dissoziationen zwischen ausgeprägtem klinischen Defizit und normalen kortikospinalen Leitungsverhältnissen sind auch bei erwachsenen Tetraparetikern beschrieben worden (Netz u. Hömberg 1991). Dies könnte damit zusammenhängen, daß viele oberflächlich klinisch als „tetraspastisch“ eingestufte Kinder keine bilaterale Schädigung der kortikospinalen Efferenzen aufweisen, sondern im wesentlichen extrapyramidale Läsionen. Die transkranielle Magnetstimulation eröffnet dabei die Möglichkeit, bisher diffus als „zerebralparetisch“ eingestufte Phänomene hinsichtlich ihrer Pathophysiologie besser vorwiegend „pyramidalen“ bzw. „extrapyramidalen“ Läsionsschwerpunkten zuzuordnen.

Ein weiteres Problem der transkraniellen Magnetstimulation ergibt sich bei Stoffwechsel- und neurodegenerativen Erkrankungen. Bei diesen Patienten liegt im Vergleich zum Normalkollektiv oft eine deutliche Erhöhung der Reizschwelle vor, so daß bei älteren Kindern häufig keine Muskelantworten unter unseren Ableitebedingungen ableitbar waren. Ebenso erhöht nach unserer Erfahrung eine antikonvulsive Medikation die Stimulationsschwellen zusätzlich. Dies wurde auch in einer Studie an Erwachsenen belegt (Hufnagel et al. 1990).

Unserer Meinung nach erlauben die bisherigen Ergebnisse der transkraniellen Magnetstimulation im Kindesalter noch keine endgültige Beurteilung der diagnostischen Aussagekraft dieser Methode. Weitere Erfahrungen sind notwendig, um die klinische Anwendbarkeit dieser Methode bei motorischen Störungen im Kindesalter zu validieren.

Literatur

Day BL, Dick JPR, Marsden CD, Thompson PD (1986) Differences between electrical and magnetic stimulation of the human brain. J Physiol 378:36P

Dick JPR, Cowan MA, Day BL, Beradelli A, Kachi T, Rothwell JC, Marsden CD (1984) The corticomotoneuronal connection is normal in Parkinson's disease. Nature 310:407–409

Eyre JA, O'Sullivan MC, Miller S, Ramesh V (1989) Differential CSP function in children with spastic hemiplegia studied with electromagnetic stimulation of the brain. International motor evoked potential symposium, Chicago 1989

Eyre JA, Flecknell PA, Kenyon BR, Koh THHG, Miller S (1990) Acute effects of electromagnetic stimulation of the brain on cortical activity, cortical blood flow, blood pressure and heart rate in the cat: an evaluation of safety. J Neurol Neurosurg Psychiat 53:507–513

Hess CW, Mills KR, Murray NMF (1986) Magnetic stimulation of the human brain: the effects of voluntary muscle activity. J Physiol 378:37P

Hömberg V, Lange HW (1990) Central motor conduction to hand and leg muscles in Huntington's disease. Movement Disorders 5:214–218

Hömberg V, Netz J (1989) Generalized seizures induced by transcranial magnetic stimulation of motor cortex. Lancet II:1223

Hömberg V, Stephan KM, Netz J (1991) Transcranial stimulation of motor cortex in upper motor neuron syndrome: its relation to the motor deficit. Electroencephalogr Clin Neurophysiol 81:377–388

Hufnagel A, Elger CE, Marx W (1990) Magnetic motor-evoked potentials in epilepsy: effects of the disease and of anticonvulsant medication. Ann Neurol 28:680–686

Müller K, Hömberg V, Lenard HG (1989) Motor control in juvenile dopa-responsive-dystonia (Segawa Syndrom). Neuropediatrics 20:185–191

Müller K, Hömberg V, Lenard HG (1991) Magnetoelectric stimulation of motor cortex and nerve roots in children. Electroencephalogr Clin Neurophysiol 81:63–70

Müller K, Hömberg V, Aulich A, Lenard HG (1992) Magnetoelectrical stimulation of motor cortex in children with motor disturbances. Electroencephalogr Clin Neurophysiol 85:86–94

Netz J, Hömberg V (1991) Normal responses after stimulation of motor cortex in patients with severe spasticity after supratentoric lesions. In: Anderson PA, Hobarth DJ, Dahoff JV (eds) Electromyographical kinesiology. Elsevier, Amsterdam, pp 397–399

Ramesh V, Eyre JA, Gibson M, Miller S, O'Sullivan MC (1990) Differential corticospinal function in children with spastic quadriparesis and with spastic hemiplegia. Eur J Neurosci [Suppl 3]: 1305

Rothwell JC, Thompson PD, Day BL, Dick JPR, Kachi T, Cowan JMA, Marsden CD (1987) Motor cortex stimulation in intact man. I. General characteristics of EMG responses in different muscles. Brain 110:1173–1190

6.5 Erkrankungen der Basalganglien

B.-U. MEYER

Die theoretische Rechtfertigung dafür, Funktionsstörungen der Basalganglien mit der transkraniellen Kortexstimulation zu untersuchen, leitet sich aus der wechselseitigen Verschaltung und ausgeprägten Kooperation von Kortex und Basalganglien bei der Initiation und Kontrolle der Durchführung von Bewegungen ab. Die Basalganglien haben nur indirekte motorische Wirkungen, da zwischen Basalganglien und Rückenmark keine direkten deszendierenden Verbindungen bestehen. Die Efferenzen der Basalganglien projizieren über thalamokortikale Bahnen zum präfrontalen, prämotorischen, supplementär motorischen und motorischen Kortex und beeinflussen so kortikobulbäre und kortikospinale Systeme (DeLong u. Georgopoulus 1981). Erregbarkeit und Leitfunktion dieser absteigenden motorischen Systeme können mit der transkraniellen Magnetstimulation erfaßt werden.

Da die *transkranielle elektrische Stimulation* des motorischen Kortex die kortikospinalen Fasern bevorzugt direkt erregt (s. 4.1.3) (Rothwell et al. 1991), kann mit diesem Verfahren vor allem die *kortikospinale Erregungsleitung* untersucht werden. Mit dieser Reiztechnik fand sich eine normale Leitfunktion der Pyramidenbahnfasern bei Patienten mit Morbus Parkinson, Morbus Huntington, Dystonien und essentiellem Tremor. Dies wurde als weiterer Hinweis dafür gewertet, daß bei diesen Krankheiten die Bewegungsstörungen aus veränderten Bewegungskommandos zum motorischen und prämotorischen Kortex herrühren, die „stromaufwärts" vom motorischen Kortex generiert werden (Thompson et al. 1986).

Die *transkranielle magnetische Kortexstimulation* mit ihrer überwiegend transsynaptischen Erregung von Zellen des Motorkortex eröffnet darüber hinaus die Möglichkeit, das kortikale Erregungsniveau zu quantifizieren, das aus der Integration von exzitatorischen und inhibitorischen Zuflüssen zu den Zellen des motorischen Kortex resultiert. Diese Möglichkeit verspricht neue Einblicke in Funktion und Dysfunktion der Basalganglien, die möglicherweise an der selektiven Fazilitierung und Suppression bestimmter Bewegungen und an der Initierung intern generierter Bewegungen beteiligt sind. Die folgende Übersicht der mit der transkraniellen Stimulation bisher erhobenen Untersuchungsbefunde zeigt, daß sowohl Degenerationen von kortikospinalen Neuronen (z. B. bei der supranukleären Blickparese) als auch aus Funktionsstörungen der Basalganglien resultierende Veränderungen der

B.-U. Meyer (Hrsg.)
Magnetstimulation des Nervensystems

Kortexerregbarkeit (z. B. bei Morbus Parkinson, Morbus Huntington, Morbus Wilson und Dystonien) beobachtet werden können.

6.5.1 Morbus Parkinson

Die Bradykinese von Patienten mit Parkinson-Krankheit resultiert wahrscheinlich aus einer Veränderung der von den Basalganglien zum motorischen und prämotorischen Kortex gesandten motorischen Kommandos. Die Funktion von motorischem Kortex und Pyramidenbahn, die die motorischen Kommandos ausführen, scheinen bei diesen Patienten hingegen intakt zu sein. Im Einklang damit fanden sich mit der *transkraniellen elektrischen Stimulation* normale Reizschwellen und normale zentrale motorische Leitungszeiten. Dieser Befund war unabhängig davon ob die Patienten unter Einnahme von L-Dopa mobil oder ohne Medikamentenwirkung schwer bradykinetisch waren (Dick et al. 1984; Berardelli et al. 1984; Thompson et al. 1986). Mit der *transkraniellen magnetischen Kortexstimulation* fanden sich jedoch erhöhte Reizschwellen für die Aktivierung von einzelnen motorischen Einheiten (Davey et al. 1991) und herabgesetzte Reizschwellen für ausgelöste Summenaktionspotentiale der Muskelantworten (Cantello et al. 1991; Ikoma et al. 1992; Maertens de Noordhout et al. 1992). Diese für die Magnetstimulation unterschiedlichen Befunde sind wahrscheinlich auf die unterschiedlichen klinischen Charakteristika der Patientenkollektive zurückzuführen. Die Unterschiede der mit der transkraniellen magnetischen und elektrischen Stimulation erhobenen Befunde lassen sich mit den oben und in Kap. 4.1.3 erläuterten unterschiedlichen kortikalen Erregungsmechanismen erklären.

Bei Patienten mit asymmetrischer Manifestation der Parkinson-Krankheit und klinisch dominierender Rigidität waren im Vergleich zu gesunden Probanden und zur klinisch geringer betroffenen Extremität die Reizschwellen für Muskelantworten auf der rigiden Seite niedriger und die Antwortamplituden größer. Dies galt für die transkranielle Magnetstimulation sowohl in Muskelruhe als auch unter tonischer Kontraktion der abgeleiteten Muskeln (Cantello et al. 1991). Während tonischer Vorinnervation war die postexzitatorische „silent period“ bei solchen Patienten kürzer als bei Kontrollpersonen (Cantello et al. 1991; Haug et al. 1992; Priori et al. 1992), während die „silent period“ nach Stimulation des N. ulnaris auf Höhe des Handgelenkes verlängert war (Cantello et al. 1991). Darüber hinaus ergaben Untersuchungen mit F-Wellen Hinweise für eine gesteigerte Erregbarkeit der spinalen Motoneurone. Da die postexzitatorische „silent period“ vorwiegend kortikalen Inhibitionsmechanismen zugeordnet wird (s. 4.1.6), könnte die mit der Magnetstimulation festgestellte gesteigerte Erregbarkeit des kortikospinalen Systems wenigstens teilweise auf eine verminderte kortikale Inhibition zurückzuführen sein, die selbst aus einem herabgesetzten dopaminergen inhibitorischen Input von den Basalganglien zum motorischen Kortex resultieren könnte (Priori et al. 1992). Die Zunahme der transkraniell magnetisch ausgelösten Antwortamplituden bei Patienten mit Morbus Parkinson wird durch die Ergebnisse anderer Autoren bestätigt (Bojakowski u. Friedmann 1992; Eisen et al. 1991; Ikoma et al. 1992; Kandler et al. 1990; Maertens de Noordhout et al. 1992). Trotz der Versuche, die gefundenen Veränderungen der Erregbarkeit einer bestimmten Ebene im kortikospinalen System zuzuordnen (Cantello et al. 1991), kann aus den gesteigerten Antwortamplituden und manchmal verkürzten zentralen motorischen Latenzzeiten nur geschlossen werden, daß frühere Komponenten der deszendierenden Erregungssalve eine überschwellige Erregung einer größeren Zahl spinaler Motoneuronen bewirken. Verallgemeinernd ist bei den Patienten das Gleichgewicht zwischen Exzitation und Inhibition innerhalb des untersuchten Systems in Richtung gesteigerter Exzitation verschoben.

Andere Untersuchungen zielten auf ein besseres Verständnis des *Pathomechanismus der verlängerten Reaktionszeiten* bei Patienten mit Morbus Parkinson ab. Dazu wurden im Reaktionszeitexperiment mit der transkraniellen Magnetstimulation Reize in verschiedenen Phasen der Vorbereitung komplexer Bewegungen appliziert. Im Vergleich zu Normalpersonen fand sich bei Patienten mit verlängerten Reaktionszeiten ein langsamerer und geringerer Anstieg der Amplitude kortikal ausgelöster Muskelantworten in der präparatorischen Phase der Bewegung (s. die physiologischen Grundlagen unter 4.1.5.1). Dies wurde dahingehend gedeutet, daß es bei den Patienten länger dauert, bis ein ausreichendes Exzitationsniveau zur Ausführung der motorischen „Kommandos“ in Form von Willkürbewegungen erreicht ist (Biermer et al. 1989; Hallett et al. 1991).

Darüber hinaus wurde gezeigt, daß mit der transkraniellen Magnetstimulation der *Tremor* von Patienten mit Parkinson-Krankheit beeinflußt werden kann (Britton et al. 1991b; Ikoma et al. 1992; Pascual-Leone et al. 1992). Das „resetting“ des Armtremors war ausgeprägter, wenn der motorische Kortex mit der transkraniellen Magnetstimulation gereizt wurde, als wenn Dehnungsreflexe durch phasische Handgelenkexkursionen ausgelöst wurden (Britton et al. 1991b). Hingegen hatten weder eine Magnetstimulation über frontalen Kortexarealen oder von Spinalnerven noch eine transkranielle elektrische Stimulation des motorischen Kortex einen Effekt auf den Tremor (Pascual-Leone et al. 1992). Diese Ergebnisse können mit den Hypothesen in Einklang gebracht werden, daß zentrale „Oszillatoren“ bei der Generierung des Parkinson-Tremors eine größere Rolle spielen als periphere Reflexschleifen (Britton et al. 1991b) und daß die Tremorgeneratoren mit dem motorischen Kortex interagieren und vorübergehend durch eine intrakortikale durch die Magnetstimulation hervorgerufene Inhibition blockiert werden können (Pascual-Leone et al. 1992).

Der klinisch-diagnostische Anwendungswert der Magnetstimulation bei Patienten mit Morbus Parkinson kann noch nicht abschließend eingeschätzt werden. Die beim Morbus Parkinson in der Regel normalen zentralen motorischen Latenzzeiten erlauben jedoch manchmal eine differentialdiagnostische Abgrenzung gegenüber multisystemdegenerativen Erkrankungen, bei denen sich neurophysiologische Hinweise für eine Degeneration der kortikospinalen Nervenfasern finden können.

6.5.2 Supranukleäre Blickparese

Mit der elektrischen Kortexstimulation gewonnene Ergebnisse liegen für die supranukleäre Blickparese (Richardson-Steele-Olszewski-Syndrom) vor (Abbruzzese et al. 1991). Mit Oberflächenelektroden wurden bei 12 Patienten Summenaktionspotentiale vom M. biceps brachii, kleinen Handmuskeln und M. tibialis anterior abgeleitet. Als diagnostisches Kriterium wurde lediglich die zentrale motorische Latenzzeit beurteilt. Diese war ein- oder beidseitig bei 2 Patienten zu den Motoneuronen vom M. biceps brachii, bei 3 Patienten zu denen des M. tibialis anterior und bei 4 Patienten zu denen der Thenarmuskeln verlängert. Bei einem Patienten konnten unilateral im M. biceps brachii und der Thenarmuskulatur und bilateral im M. tibialis anterior keine Antworten ausgelöst werden. Wenn eine Verlängerung der zentralen motorischen Latenzzeit oder die Nichtauslösbarkeit einer Antwort in einem der 6 untersuchten Muskeln als pathologisch betrachtet wird, so fanden sich bei 5 der 12 Patienten Veränderungen. Patienten mit pathologischen Antworten wiesen in der Regel eine Krankheitsdauer von über 4 Jahren und klinische Zeichen einer Pyramidenbahnschädigung auf. Bei 3 solcher Patienten fanden sich gesteigerte Muskeleigenreflexe und bei einem Patienten ein positives Babinski-Zeichen. Insgesamt kann die transkranielle Kortexstimulation nach diesen Befunden keinen Beitrag zur Frühdiagnostik dieser Krankheit leisten, möglicherweise können jedoch pathologische Antworten zur differentialdiagnostischen Abgrenzung vom Morbus Parkinson beitragen.

6.5.3 Dystonien

Es gibt einige Hinweise dafür, daß Störungen der Basalganglienfunktion zu Dystonien führen können (Calne u. Lang 1988). Da in der Regel klinisch keine Zeichen einer Schädigung der Pyramidenbahn vorliegen, scheinen sich veränderte Inputs von den Basalganglien zum motorischen Kortex in dystonen Bewegungen zu äußern (s. Übersicht bei Jankovic u. Fahn 1988). Diese Annahme hat uns bewogen, 19 Patienten mit unilateralen fokalen oder segmentalen Dystonien der oberen Extremitäten zu untersuchen (Meyer et al. 1993). Das einseitige Auftreten der Dystonie ermöglichte es, die mit der transkraniellen Magnetstimulation ausgelösten Antworten der Handmuskeln der betroffenen Seite mit denen der nicht betroffenen Seite zu vergleichen. Untersucht wurden 7 Patienten mit einfachem oder dystonem Schreibkrampf (nach der Definition von Sheehy et al. 1988), 4 Patienten mit Progression vom Schreibkrampf zu einer segmentalen Dystonie mit Tortikollis und spasmodischer Dysphonie, 5 Patienten mit idiopathischer Dystonie, die in Ruhe eine spontan auftretende dystone Stellung der Hand aufwiesen, und 3 Patienten mit sekundärer Dystonie nach vermuteten Hirnläsionen.

Die zentralen motorischen Latenzzeiten zu den Motoneuronen der tonisch kontrahierten Handmuskeln lagen bei 16 Patienten mit idiopathischen fokalen oder segmentalen Dystonien und bei einem Patienten mit einer sekundären Dystonie innerhalb des Normbereiches. Es bestand kein signifikanter Seitenunterschied für die zentralen motorischen Latenzzeiten und die Antwortamplituden. Diese Ergebnisse bestätigen eine normale Funktion der erfaßten schnelleitenden Komponente der kortikospinalen Fasern bei diesen Patienten und stehen im Einklang mit zuvor mittels transkranieller elektrischer Kortexstimulation erhobenen Befunden (Thompson et al. 1986).

Wurden diese Patienten jedoch aufgefordert, die abgeleiteten Muskeln so gut wie möglich zu entspannen, so fanden sich auf der dystonen Seite im Mittel herabgesetzte Reizschwellen, größere Antwortamplituden und kürzere zentrale motorische Latenzzeiten. Diese Befunde weisen auf eine unterschwellige Fazilitierung der Motoneurone der dystonen Extremität im Ruhezustand hin. Im Gegensatz dazu fanden sich bei 2 der 3 Patienten mit sekundären Dystonien auf der dystonen Seite erhöhte Reizschwellen, verlängerte zentrale motorische Latenzzeiten und herabgesetzte Antwortamplituden. Der letztere Befund könnte als Korrelat einer im Rahmen der Hirnschädigung erfolgten Läsion der absteigenden motorischen Bahnen interpretiert werden. Andererseits könnte er Ausdruck reduzierter exzitatorischer Inputs von den Basalganglien zum motorischen Kortex sein, wie dies in ähnlicher Weise für Patienten mit Chorea Huntington gefunden wurde, bei denen trotz der Hyperkinesen ebenfalls erhöhte Reizschwellen und reduzierte Antwortamplituden auftreten können (Meyer et al. 1992). Weitere Untersuchungen werden zu klären haben, ob die Magnetstimulation dazu beitragen kann, symptomatische von idiopathischen Dystonien zu unterscheiden.

6.5.4 Morbus Huntington

Patienten mit dieser Krankheit wurden mit der transkraniellen elektrischen (Thompson et al. 1986; Thompson et al. 1988a; Berardelli et al. 1988; Caramia et al. 1988b) und magnetischen Kortexstimulationen (Eisen et al. 1989; Hömberg u. Lange 1990; Meyer et al. 1990; Meyer et al. 1992) untersucht.

In einer eigenen Arbeit wurden mit der Magnetstimulation 34 manifest erkrankte Patienten mit Morbus Huntington und 21 klinisch unauffällige Nachkommen ersten Grades solcher Patienten standardisiert untersucht (entsprechend den in 5.2 dargestellten Richtlinien). Dabei wurden zentrale und periphere motorische Latenzzeit, Amplitude und Latenzzeitvariabilität konsekutiv ausgelöster Muskelantworten in Muskeln des Armes und Beines ausgewertet (Meyer et al. 1992). Zusätzlich wurden in einer Untergruppe von Patienten die somatosensorisch evozierten Potentiale nach Reizung des N. medianus und elektrisch ausgelöste „long-loop"-Reflexe in kleinen Handmuskeln untersucht. Dabei korrelierten pathologische „long-loop"-Reflexe besser mit veränderten somatosensorisch evozierten Potentialen als mit veränderten kortikal in kleinen Handmuskeln ausgelösten Muskelantworten. Veränderte „long-loop"-Reflexe sind somit eher Ausdruck einer gestörten somatosensorischen Afferenz zum motorischen Kortex als einer Funktionsstörung des kortikospinalen Systems.

Bei 10% der *Patienten mit einem Erkrankungsrisiko* fanden sich erhöhte Schwellen (außerhalb eines Bereiches von 2,5 Standardabweichungen) für die kortikale Auslösung von Muskelantworten, während die zentralen motorischen Latenzzeiten, die Variabilität der Latenzzeiten und die Amplituden unauffällig waren. Hingegen fanden sich bei 33% dieser Personen veränderte somatosensorisch evozierte Potentiale.

Bei *manifest erkrankten Patienten* mit Morbus Huntington wiesen die transkraniell ausgelösten Muskelantworten in 72% pathologische Veränderungen auf, wenn alle verfügbaren Antwortparameter berücksichtigt wurden. Die Veränderungen korrelierten mit der Bestehensdauer und dem Ausprägungsgrad von motorischen Symptomen. Wenn die Befunde sowohl der ausgelösten Muskelantworten als auch der somatosensorisch evozierten Potentiale berücksichtigt wurden, so fanden sich bei 91% der Patienten Veränderungen (Meyer et al. 1992). Repräsentative Originalregistrierungen eines Patienten sind in Abb. 6.8 dargestellt.

Der hohe Prozentsatz pathologischer Muskelantworten könnte z. T. aus der Vorgehensweise bei der transkraniellen Stimulation resultieren, die zur Untersuchung von Patienten mit Multipler Sklerose und anderen Erkrankungen mit Beteiligung absteigender motorischer Bahnen entwickelt worden war. Dabei wird die kürzeste Gesamtlatenzzeit und größte Antwortamplitude von 5 konsekutiv ausgelösten Muskelantworten zur Bestimmung der zentralen Leitungszeiten und zur Quantifizierung der Erregungseffekte verwendet. Da bei Patienten mit Morbus Huntington die Latenzzeiten und Antwortamplituden erheblich variieren können (Abb. 6.9), ist die Zahl von 5 ausgelösten Muskelantworten zu gering, um über die maximal möglichen Erregungseffekte und die kürzesten Leitungszeiten Aufschluß geben zu können. Diese Annahme wird dadurch gestützt, daß der Prozentsatz der Veränderungen um etwa 1/4 gesenkt werden konnte, wenn 20 konsekutive Muskelantworten ausgewertet wurden (Meyer et al. 1992b). Deshalb empfiehlt es sich bei Patienten mit ausgeprägten Hyperkinesen und fluktuierenden Antworten, die Zahl der ausgewerteten Antworten zu erhöhen.

Es erhebt sich die Frage, welche Strukturen des kortikospinalen Systems bzw. andere Strukturen mit Einfluß auf die Erregbarkeit der kortikalen und spinalen Motoneurone beim Morbus Huntington gestört sind und zu den

Abb. 6.8. Antworten im M. interosseus dorsalis I der Hand (*ID*) und im M. tibialis anterior (*TA*) nach magnetoelektrischer Kortex (*C*) und Nervenwurzelstimulation (*W*) bei einer Normalperson und einer Patientin mit Chorea Huntington (*Chorea H.*). Die 36jährige Patientin hatte seit 10 Jahren bestehende Hyperkinesen und stand unter einer

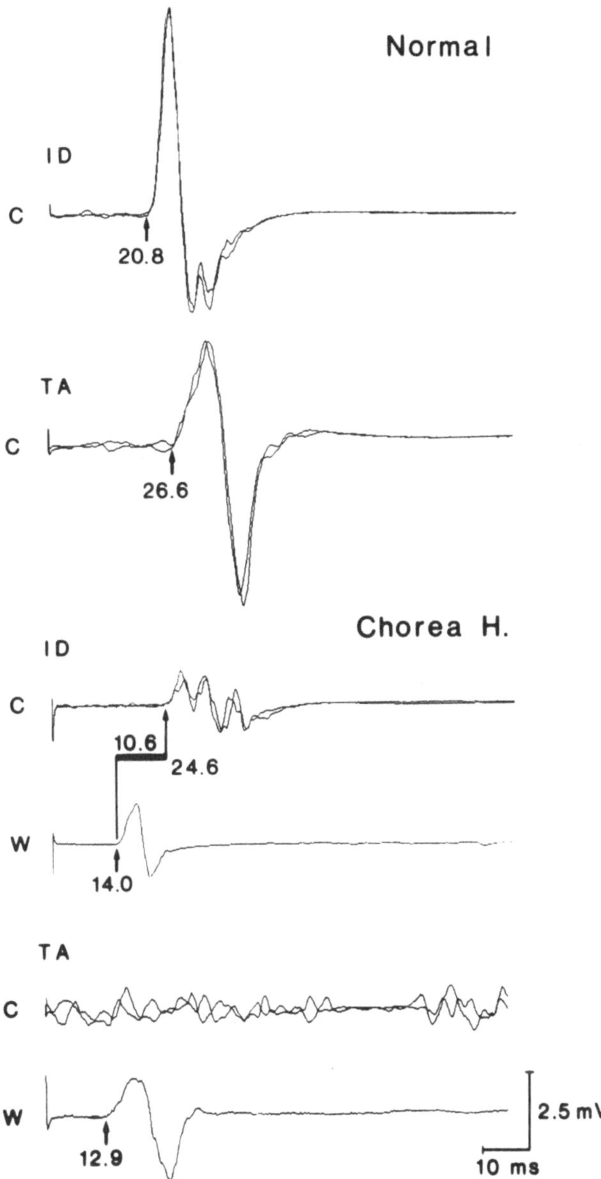

Medikation mit Haldol® und Tiapridex®. Standardisierte Kortexstimulation mit 70% (Normalperson) und 90% (*Chorea H.*) der maximalen Reizstärke (große zirkuläre Reizspule, Magstim 200, Novametrix). Ableitung mit Oberflächenelektroden. Superposition von jeweils 2 Registrierungen. Bei der Patientin war die zentrale motorische Latenzzeit und die Gesamtlatenzzeit der Handmuskelantworten (*ID*) leicht verlängert und die Amplitude der Antworten reduziert. Im M. tibialis anterior waren trotz Fazilitierung durch isometrische Muskelanspannung keine exzitatorischen Antworten auslösbar, es fand sich jedoch eine „silent period" zwischen 60 und 75 ms nach dem Kortexreiz. Die Antworten nach Wurzelreizung waren bei der Patientin normal

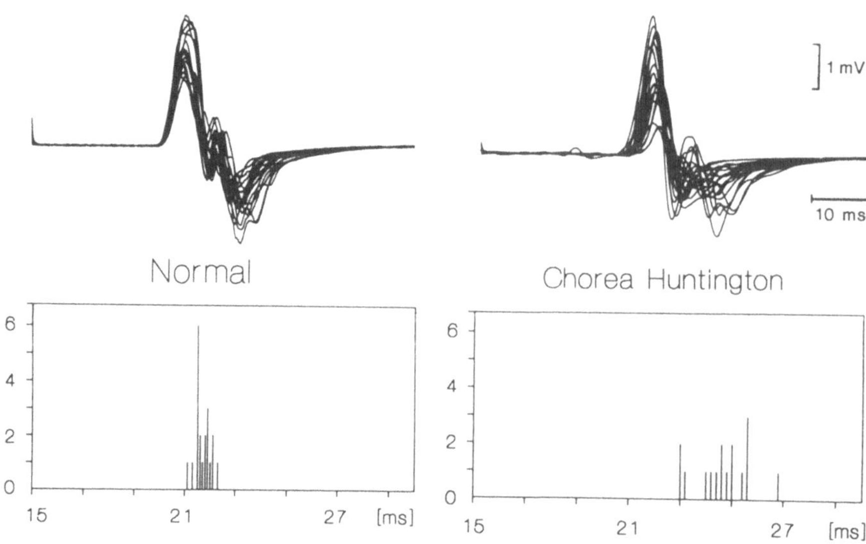

Abb. 6.9. Variabilität von transkraniell mit der Magnetstimulation ausgelösten Antworten in Handmuskeln einer Normalperson und eines Patienten mit Morbus Huntington. Ableitung nach Aufforderung, die Muskeln zu entspannen. Stimulation mit 70% der maximalen Reizstärke (große zirkuläre Reizspule, Magstim 200, Novametrix). *Oben* Superponierung von 20 konsekutiv mit einer Frequenz von ca. 0,3 Hz ausgelösten Antworten im M. interosseus dorsalis I, *unten* Poststimulus-Intervall-Histogramm der obigen Registrierungen. Bei dem schwer choreatischen Patienten besteht eine deutlich erhöhte Variabilität der Latenzzeit mit Streuung innerhalb eines Bereiches von 4 ms

Veränderungen der transkraniell ausgelösten Antworten führen. Die oben geschilderten unspezifischen Veränderungen der Muskelantworten erlauben keine Identifizierung der beeinträchtigten Strukturen. Dennoch kann eine höhergradige Demyelinisierung der absteigenden motorischen Bahnen, wie sie z. B. bei der Encephalomyelitis disseminata auftritt (Britton et al. 1991a; Ingram et al. 1988) aufgrund der nur geringen Verlängerungen der Latenzzeiten als ausgeschlossen gelten. Ebenso sind diffuse Faserdegenerationen innerhalb des Rückenmarkes, wie sie in einigen Fällen von Morbus Huntington festgestellt worden sind (Hallervorden et al. 1957) als Ursache der Veränderungen wenig wahrscheinlich, da Zeichen einer Pyramidenbahnschädigung bei dieser Krankheit klinisch nur selten zu beobachten sind. Weiter ist eine anterograde Degeneration kortikospinaler Fasern kaum als Ursache anzunehmen, da nach morphometrischen Untersuchungen der primärmotorische Kortex (Area gigantopyramidalis, Area 4 nach Brodmann) von dem kortikalen Degenerationsprozeß ausgespart sein soll (Lange et al. 1976, Lange 1981). Auch auf spinaler Ebene fanden sich keine Untergänge von Motoneuronen (Spielmeyer 1926). Dies steht mit den von uns als normal gemessenen peripheren motorischen Leitungszeiten (Meyer et al.

1992a) und den normalen mechanisch oder elektrisch ausgelösten monosynaptischen Reflexen (Deuschl et al. 1989; Noth et al. 1985) im Einklang. Aufgrund dieser Ergebnisse und Überlegungen könnte postuliert werden, daß die gefundenen Veränderungen der Muskelantworten eher auf eine Funktionsstörung als auf eine strukturelle Läsion zurückzuführen sind und daß pathophysiologisch eine veränderte Erregbarkeit auf der Ebene des motorischen Kortex eine Rolle spielen könnte. Letztere könnte eine indirekte Folge der Funktionsstörung der Basalganglien oder von verringerten fazilitierenden Einflüssen auf den motorischen Kortex sein, wie sie z. B. über somatosensensorische Afferenzen vermittelt werden und beim Morbus Huntington bekanntermaßen gestört sind (Bollen et al. 1985; Noth et al. 1984).

Wie könnte eine Dysfunktion der Basalganglien die erhöhten Reizschwellen, die reduzierten Amplituden und die leicht verlängerten Latenzzeiten kortikal ausgelöster Muskelantworten erklären? Wie schon angesprochen, sind die Basalganglien in kybernetischer Sicht in ein System von Regelschleifen (Kortex – Basalganglien – Kortex) integriert, die die Aktivität des motorischen und primärmotorischen Kortex steuern (z. B. Delong u. Georgopoulos 1979). In diese Schleifen sind Striatum, Pallidum, Substantia nigra, Nucleus subthalamicus und Thalamus eingebunden, die beim Morbus Huntington alle beeinträchtigt sein können (Dom u. Malfroid 1976; Lange et al. 1976; Roos 1976).

In einem Modell für die Dysfunktion der Basalganglien (Albin et al. 1989) bewirkte die durch eine Degeneration stratiofugaler Neurone verursachte Disinhibition von Neuronen des lateralen Globus pallidus eine herabgesetzte Aktivität im Nucleus subthalamicus. Wie für den Hemiballismus bekannt, hat dies eine Disinhibition exzitatorischer thalamokortikaler Projektionen zum motorischen und prämotorischen Kortex zur Folge. Als Nettoeffekt dieser Veränderungen kommt es zu einer Fazilitierung kortikospinaler Neurone, was z. B. beim Morbus Huntington Hyperkinesen auslöst. Dies sollte auf den ersten Blick zu einer erhöhten und nicht zu einer herabgesetzten Erregbarkeit des motorischen Kortex durch transkraniell applizierte Reize führen. Eine alleinige Veränderung der Fazilitierung kortikospinaler Neurone könnte aber nicht die neben den Hyperkinesen zu beobachtende Verlangsamung von Bewegungen beim Morbus Huntington erklären (Hefter et al. 1987; Thompson et al. 1988). Entsprechend ist eine unterschiedlich ausgeprägte Funktionsstörung von Gruppen von Motoneuronen anzunehmen, die bei verschiedenen motorischen Aufgaben und Abläufen (wie z. B. tonischer Kontraktion, unwillkürlichen Hyperkinesen, einfachen ballistischen Bewegungen, komplexen Bewegungen) aktiviert werden. Darauf weist auch die Tatsache hin, daß die Veränderungen der kortikal ausgelösten Muskelantworten eine Korrelation mit der Schwere der klinisch erfaßbaren Hyperkinesen, nicht jedoch mit verschiedenen Parametern (Reaktionszeit, Bewegungszeit, Geschwindigkeit von Klopfbewegungen, Abweichung vom vorgegebenen Ziel) von Handbewegungen in „trakking"-Experimenten aufwiesen (Machetanz et al. 1992). Möglicherweise trägt auch eine Zunahme von Hemmechanismen zu der verringerten kortikalen Erregbarkeit bei Patienten mit Morbus Huntington bei, da kürzlich bei diesen Patienten eine Verlängerung der sog. postexzitatorischen Inhibition (d. h. der der kortikal ausgelösten Muskelantwort folgenden „silent period") festgestellt wurde (Roick et al. 1992).

Zusätzlich zu den Veränderungen von Reizschwellen, Latenzzeiten und Antwortamplituden fand sich bei etwa der Hälfte der untersuchten Patienten eine erhöhte Variabilität der Latenzzeit konsekutiv ausgelöster Muskelantworten. Diese ist wenigstens z. T. auf die bei den Patienten ablaufenden Hyperkinesen zurückzuführen, da bei Normalpersonen eine Imitation choreatiformer Hyperkinesen ebenfalls zu einer deutlichen Steigerung der Fluktuation der Latenzzeiten führte. Eine gesteigerte Variabilität war jedoch auch manchmal bei solchen Patienten zu beobachten, bei denen weder elektromyographisch noch klinisch Hyperkinesen bestanden, was möglicherweise als Korrelat einer unterschwelligen oder in Untersuchungen des Entladungsverhaltens einzelner motorischer Einheiten festgestellten „Mikrochorea" zu deuten ist (Petajan et al. 1979). Demzufolge könnte die Untersuchung der Latenzzeitvariabilität (insbesondere mit neuen Stimulatoren mit höherer Reizfrequenz) möglicherweise als Instrument dienen, die Störung der motorischen Kontrolle (in Muskelruhe und bei tonischer Kontraktion) frühzeitig und in Abwesenheit erfaßbarer Hyerkinesen zu quantifizieren.

Es erhebt sich weiterhin die Frage, ob *Medikamentenwirkungen* die Veränderungen kortikal ausgelöster Muskelantworten bewirkt haben könnten, da viele der von uns untersuchten Patienten D2-Rezeptor-Antagonisten eingenommen hatten. Aus diesem Grund wurde die Wirkung von Tiapridex® bei 5 Patienten mit Morbus Huntington und 4 gesunden Probanden untersucht (Bischoff et al. 1992; Meyer et al. 1992b). Drei der Patienten wiesen schon vor der Medikamenteneinnahme Veränderungen der transkraniell ausgelösten Antworten auf. Unter Einnahme von 600 mg Tiapridex® pro Tag nahmen die Hyperkinesen klinisch ab, gleichzeitig verringerte sich die Variabilität der Latenzzeit bei drei Patienten. Bei 4 Patienten nahm unter der Medikation die zentrale motorische Latenzzeit zu und die Amplitude ab. Dieses Ergebnis könnte dahingehend interpretiert werden, daß die Medikation den schon reduzierten exzitatorischen Input von den Basalganglien zum motorischen Kortex parallel zur Abnahme der Hyperkinesen weiter reduziert. Eine medikamentenbedingte direkte Suppression der kortikalen Erregbarkeit ist für Patienten und gesunde Probanden nicht anzunehmen, da für die gleiche Medikation bei den Probanden keine Veränderung der transkraniell mit der Magnetstimulation ausgelösten Antworten festzustellen war.

Zusammenfassend erweitert die Auswertung kortikal ausgelöster Muskelantworten das bisherige Spektrum verfügbarer neurophysiologischer Techniken zum Nachweis pathologischer Veränderungen beim Morbus Huntington. Dies wird daraus ersichtlich, daß die kombinierte Untersuchung somatosensorisch evozierter Potentiale und kortikal ausgelöster Muskelantworten bei 91 % der Patienten pathologische Veränderungen ergab, während die einzelne Anwendung der Verfahren Veränderungen in 83% bzw. 72% (letzteres jedoch nur bei Auswertung sämtlicher verfügbarer Parameter) erbrachte (Meyer et al. 1992a). Die Untersuchung von Patienten mit einem Erkrankungsrisiko mit der transkraniellen Magnetstimulation liefert aufgrund der bisher verfügbaren Daten hingegen keine hinsichtlich einer etwaigen späteren Krankheitsmanifestation verwertbaren Aussagen.

6.5.5 Morbus Wilson

Für den Morbus Wilson (hepatolentikuläre Degeneration) liegen mit der transkraniellen elektrischen (Berardelli et al. 1990; Caramia et al. 1988a) und magnetischen Stimulation (Meyer et al. 1991a, b) erhobene Befunde vor.

Bei einem von 3 Patienten (Berardelli et al. 1990) und 6 von 9 Patienten (Meyer et al. 1991b) fanden sich pathologische Muskelantworten nach transkranieller Kortexstimulation. In beiden Arbeiten wurden Summenaktionspotentiale vom M. interosseus dorsalis I und M. tibialis anterior abgeleitet und die zentralen motorischen Latenzzeiten berechnet, während die Antwortamplituden nur in der zweiten Arbeit berücksichtigt wurden. Bei einem mit der transkraniellen elektrischen Stimulation untersuchten Patienten mit pathologischen Veränderungen waren die zentralen motorischen Latenzzeiten zu allen abgeleiteten Muskeln leicht verlängert und mit klinischen Zeichen einer Schädigung der Pyramidenbahn korreliert. Aus diesem Grund nahmen die Autoren für diesen Patienten eine axonale Schädigung der kortikospinalen Fasern an (Berardelli et al. 1990). Im Gegensatz dazu wies keiner der mit der Magnetstimulation untersuchten 6 Patienten mit pathologischen Antworten klinische Zeichen einer Pyramidenbahnschädigung auf. Von 17 Muskeln mit pathologischen Antworten war für 9 Muskeln sowohl die zentrale motorische Latenzzeit verlängert als auch die Antwortamplitude reduziert, in 3 Muskeln (sämtlich Beinmuskeln) waren keine Antworten auszulösen, und zu 5 Muskeln war allein die zentrale motorische Latenzzeit verlängert. Bei einem unbehandelten, neu diagnostizierten Patienten normalisierten sich die anfänglich pathologischen Muskelantworten unter der Therapie mit Penicillamin (Meyer et al. 1991a, b) (Abb. 6.10).

Welches ist der Pathomechanismus der bei diesen Patienten mit der Magnetstimulation erhobenen pathologischen Befunde? Eine Demyelinisierung oder axonale Degeneration der absteigenden motorischen Bahnen, wie sie von Berardelli (1990) angenommen wurde könnte weder die in einem Fall beobachtete Reversibilität der Veränderungen (Meyer et al. 1991a) noch die meist nur geringe Zunahme der zentralen motorischen Latenzzeit bei häufig unveränderten Antwortamplituden erklären. Möglich wäre eine zumindest teilweise reversible axonale Dysfunktion kortikospinaler Fasern infolge der toxischen Wirkung des Kupfers (Walshe 1986). Am ehesten könnte, wie dies für die Chorea Huntington ausführlich diskutiert worden

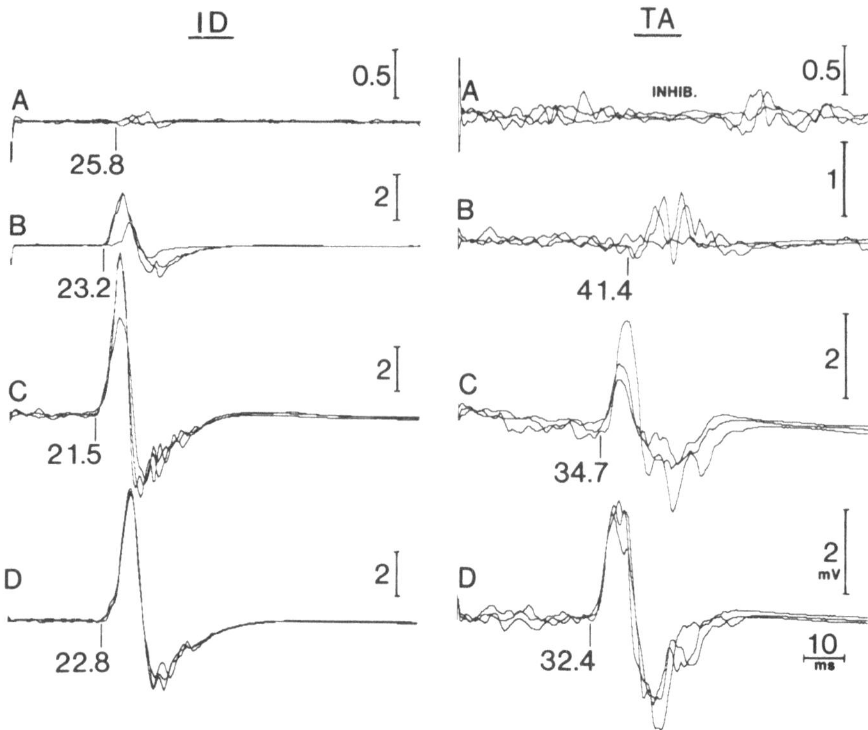

Abb. 6.10. Mittels transkranieller Magnetstimulation (große zirkuläre Reizspule, Magstim 200, Novametrix) ausgelöste Antworten im linken M. interosseus dorsalis I (*ID*) und rechten M. tibialis anterior (*TA*) bei einem 18jährigen Patienten mit Morbus Wilson. Stimulation über der jeweils kontralateralen Hemisphäre. Ableitung der Antworten vor Beginn (*A*) und nach 4 Monaten (*B*), 8 Monaten (*C*) und 10 Monaten (*D*) einer kontinuierlichen Behandlung mit Penicillamin. Die anfänglich in beiden Muskeln pathologischen exzitatorischen Antworten normalisierten sich unter der Therapie mit den kupferbindenden Chelatbildnern. (Nach Meyer et al. 1991a)

ist, auch beim Morbus Wilson eine Funktionsstörung der Basalganglien die Erregbarkeit des kortikospinalen Systems herabsetzen und so zu den beobachteten Veränderungen der evozierten Muskelantworten geführt haben.

Zusammenfassend können beim Morbus Wilson mit der transkraniellen Kortexreizung neben den bekannten Veränderungen somatosensorisch, akustisch und visuell evozierter Potentiale (Chu 1986; Lüders et al. 1969; Roach et al. 1985) jetzt in einem Bahnsystem Funktionsstörungen nachgewiesen werden, die bislang nicht objektivierbar waren.

Literatur

Abbruzzese G, Tabaton M, Morena M, Dall'Agata D, Favale E (1991) Motor and sensory evoked potentials in progressive supranuclear palsy. Mov Dis 6:49–54

Albin RL, Young AB, Penney JB (1989) The functional anatomy of basal ganglia disorders. Trends Neurosci 12:366–375

Berardelli A, Cowan J, Day BL, Dick JPR, Marsden CD (1984) Motor cortical excitability in Parkinson's disease. J Physiol 353:33P

Berardelli A, Inghilleri M, Priori A, Accornero A, Manfredi M (1988) Electrical stimulation of motor cortex in patients with motor disturbances. In: Rossini PM, Marsden CD (eds) Non-invasive stimulation of brain and spinal cord: fundamentals and clinical applications. Liss, New York, pp 219–230

Berardelli A, Inghilleri M, Priori A, Thompson PD, Fabri S, Fieschi C, Manfredi M (1990) Involvement of corticospinal tract in Wilson's disease. Mov Dis 5:334–337

Biermer SM, Cohen LG, Hallett M (1989) Mechanism of prolongation of reaction time in Parkinson's disease. Muscle Nerve 12:749–750

Bischoff C, Meyer B-U, Machetanz J, Riescher H, Conrad B (1992) Effects of tiapride on motor and autonomic functions in normal subjects. Mov Dis [Suppl 1] 7:179

Bollen EL, Arts RJ, Roos RA, Van der Velde EA, Buruma OJ (1985): Somatosensory evoked potentials in Huntington's chorea. Electroencephalogr Clin Neurophysiol 62:235–240

Bojakowski J, Friedman A (1992) Motoneuron excitability assessment in hemiparkinsonism. Mov Dis [Suppl 1] 7:110

Britton TC, Meyer B-U, Benecke R (1991a) Variability of cortically evoked motor responses in multiple sclerosis. Electroencephalogr Clin Neurophysiol 81:186–194

Britton TC, Day BL, Findley LJ, Marsden CD, Rothwell JD, Thompson PD (1991b) Effects of magnetic brain stimulation on wrist tremor in patients with Parkinson's disease. J Physiol 438:214P

Calne DB, Lang AE (1988): Secondary dystonia. In: Fahn S (ed) Advances in neurology, vol 2, Dystonia 2. Raven Press, New York, pp 9–33

Cantello R, Gianelli M, Bettucci D, De Angelis S, Mutani R (1991) Parkinson's disease rigidity: magnetic motor evoked potentials in a small hand muscle. Neurology 41:1149–1456

Caramia MD, Bernadi G, Zarola F, Rossini P (1988a) Neurophysiological evaluation of the central nervous impulse propagation in patients with sensorimotor disturbances. Electroencephalogr Clin Neurophysiol 70:16–25

Caramia MD, Zarola F, Spadaro M, Pardal AM, Bernadi G (1988b) Neurophysiologic testing of the central impulse propagation characteristics in patients with sensorimotor disorders. In: Rossini PM, Marsden CD (eds) Non-invasive stimulation of brain and spinal cord: fundamentals and clinical applications. Liss, New York, pp 193–206

Chu N-C (1986) Sensory evoked potentials in Wilson's disease. Brain 109:491–507

Davey NJ, Dick JPR, Ellaway PH, Maskill DW (1991) Raised motor cortical threshold associated with bradykinesia as revealed by transcranial magnetic stimulation in normal man and Parkinson's disease. J Physiol 438:35P

Delong MR, Georgopoulos AP (1979) Physiology of the basal ganglia – a brief overview. Adv Neurol 23:137–154

Deuschl G, Lücking CH, Schenk E (1989) Hand muscle reflexes following electrical stimulation in choreatic movement disorders. J Neurol Neurosurg Psychiat 52:755–762

Dick JPR, Cowan JMA, Day BL, Berardelli A, Kachi T, Rothwell JC, Marsden CD (1984) The corticomotoneurone connection is normal in Parkinson's disease. Nature 310:407–407

Dom R, Malfroid M (1976) Neuropathology of Huntington's chorea. Neurology 26:64–68

Eisen A, Bohlega S, Bloch M, and Hayden M (1989) Silent periods, long-latency reflexes and cortical MEPs in Huntington's disease and at risk relatives. Electroencephalogr Clin Neurophysiol 74:444–449

Eisen A, Shytbel W, Murphy K, Hoirch M (1990) Cortical magnetic stimulation in amyotrophic lateral sclerosis. Muscle Nerve 13:146–151

Eisen A, Siejka S, Schulzer M, Calne D (1991) Age-dependent decline in motor evoked potential (MEP) amplitude: with a comment on changes in Parkinson's disease. Electroencephalogr Clin Neurophysiol 81:209–215

Hallervorden J (1957) Huntingtonsche Chorea (Chorea chronica progressiva hereditaria). In: Scholz W (Hrsg), Handbuch der speziellen pathologischen Anatomie und Histologie, Bd. 13. Springer Berlin Göttingen Heidelberg pp793–822

Hallett M, Cohen LG, Bierner SM (1991) Studies on sensory and motor cortex physiology: with observations on akinesia in Parkinson's disease. In: Levy WJ, Cracco RQ, Barker AT, Rothwell JC (eds) Magnetic motor stimulation: basic principles and clinical experience. Electroenceph Clin Neurophysiol [Suppl 43] :76–85

Haug BA, Schönle PW, Knobloch C, Köhne M (1992) Silent period measurement revives as a valuable diagnostic tool with transcranial magnetic stimulation. Electroencephalogr Clin Neurophysiol 85:158–160

Hefter H, Hömberg V, Lange HW, Freund H-J (1987) Impairment of rapid movement in Huntington's disease. Brain 110: 585–612

Hömberg V, Lange HW (1990) Central motor conduction to hand and leg muscles in Huntington's disease. Mov Dis 5:214–218

Ikoma K, Mano Y, Takayanagi T (1992) Pulsed magnetic stimulation in patients with Parkinson's disease. Mov Dis [Suppl 1] 7:111

Jankovic J, Fahn S (1988) Dystonic syndromes. In: Jankovic J, Tolosa E (eds) Parkinson's disease and movement disorders. Urban & Schwarzenberg, Baltimore München, pp283–314

Kandler RH, Jarratt JA, Sagar HJ (1990) Abnormalities of central motor conduction in Parkinson's disease. J Neurol Sci 100:94–97

Lange HW, Thörner G, Hopf A, Schröder KF (1976) Morphometric studies of the neuropathological changes in choreatic diseases. J Neurol Sci 28:401–425

Lange HW (1981) Quantitative changes of telencephalon, diencephalon, and mesencephalon in Huntington's chorea, postencephalitic, and idiopathic parkinsonism. Verh Anat Ges 75:923–925

Lüders H, Kato M, Kuroiwa Y (1969) Cortical evoked potentials in hepatolenticular degeneration. Electroencephalogr Clin Neurophysiol 27:425–428

Machetanz J, Meyer B-U, Bischoff C, Weindl A, Conrad B (1992) Characteristics of hand movements in Huntington's disease. Mov Dis [Suppl 1] 7:172

Maertens de Noordhout A, Pepin JL, Delwaide PJ (1992) Motor cortex hyperexcitability in Parkinson's disease. Mov Dis [Suppl 1] 7:111

Meyer B-U, Lange HW, Benecke R (1990) Chorea Huntington: abnormalities of motor responses evoked by magnetic brain stimulation: Mov Dis 5 [Suppl 1]:99

Meyer B-U, Britton TC, Benecke R (1991a) Wilson's disease: normalisation of cortically evoked motor responses with treatment. J Neurol 238:327–330

Meyer B-U, Britton TC, Bischoff C, Machetanz J, Benecke R, Conrad B (1991b): Abnormal conduction in corticospinal pathways in Wilson's disease: investigation of nine cases with magnetic stimulation. Mov Dis 6:320–323

Meyer B-U, Noth J, Lange H et al. (1992a) Motor responses evoked by magnetic brain stimulation in Huntington's disease. Electroencephalogr Clin Neurophysiol 85:197–208

Meyer B-U, Machetanz J, Bischoff C, Weindl A, Conrad B (1992b) Abnormalities of motor responses evoked by transcranial magnetic brain stimulation in Huntingtons disease with a comment on drug effects. Mov Dis [Suppl 1] 7:171

Meyer B-U, Bischoff C, Machetanz J, Conrad B (1993) Writers cramp and other idiopathic unilateral dystonias of the upper limb: Conduction and excitability of the corticospinal system. Electroencephalogr Clin Neurophysiol (in press)

Noth J, Engel L, Friedemann HH, Lange HW (1984) Evoked potentials in patients with Huntington's disease and their offspring. I. Somatosensory evoked potentials. Electroencephalogr Clin Neurophysiol 59:134–141

Noth J, Podoll K, Friedemann HH (1985) Long-loop reflexes in small hand muscles studied in normal subjects and patients with Huntington's disease. Brain 108:65–80

Pascual-Leone A, Valls-Sole J, Brasil-Neto J, Wassermann E, Hallett M (1992) Effect of transcranial motor cortex stimulation on parkinsonian tremor and essential tremor. Mov Dis [Suppl 1] 7:48

Petajan JH, Jarcho LW, Thurmann DJ (1979) Motor unit control in Huntington's disease: a possible presymptomatic test. Adv Neurol 23:163–176

Priori A, Berardelli A, Inghilleri M, De Pandis F, Manfredi M (1992) Motor cortex inhibitory mechanisms during on-off fluctuations in Parkinson's disease. Mov Dis [Suppl 1] 7:111

Roach ES, Ford CS, Spudis EY, Riela AR, McLean WT, Gilliam J, Ball MR (1985) Wilson's disease: evoked potentials and computed tomography. J Neurol 232:20–23

Roick H, Giesen HJ v, Lange HW, Benecke R (1992) Postexcitatory inhibition in Huntington's disease. Mov Dis [Suppl 1] 7:27

Roos RAC (1986) Neuropathology of Huntington's chorea. In: Vinken PJ, Bruyn GW, Klawans HL (eds) Handbook of clinical neurology, vol 49. Elsevier, Amsterdam, pp 315–326

Rothwell JC, Thompson PD, Day BL, Boyd S, Marsden CD (1991) Stimulation of the human motor cortex through the scalp. Exp Physiol 76:159–200

Sheehy MP, Rothwell JC, Marsden CD (1988) Writer's cramp. In: Fahn S (ed). Advances in neurology, vol 2, Dystonia 2. Raven Press, New York, pp 457–472

Spielmeyer W (1926) Die anatomische Krankheitsforschung am Beispiel einer Huntingtonschen Chorea mit Wilsonschem Symptomenbild. Z Neurol 101:701–728

Thompson PD, Dick JPR, Day BL, Rothwell JC, Berardelli A, Kachi T, Marsden CD (1986) Electrophysiology of the corticomotoneuronal pathways in patients with movement disorders. Mov Dis 1:113–117

Thompson PD, Berardelli A, Rothwell JC, Day BL, Dick JPR, Benecke R, Marsden CD (1988a) Pathophysiology of tics and chorea. In: Benecke R, Conrad B, Marsden CD (eds) Motor disturbances I. Academic press, New York, pp 213–230

Thompson PD, Berardelli A, Rothwell JC, Day BL, Dick JPR, Benecke R, Marsden CD (1988b) The coexistence of bradykinesia and chorea in Huntington's disease and its implications for theories of basal ganglia control of movement. Brain 111:223–244

Walshe JM (1986) Wilson's disease (hepatolenticular degeneration). In: Vinken PJ, Bruyn GW, Klawans HL (eds) Handbook of clinical neurology, vol 49. Elsevier, Amsterdam, pp 223–238

6.6 Psychogene Lähmungen

B.-U. Meyer

Der funktionelle Charakter von psychogenen Lähmungen kann in der Regel klinisch festgestellt werden. Wo Zweifel am funktionellen Charakter einer Lähmung bestehen bleiben, kann eine Reihe apparativer Untersuchungen hinzugezogen werden, um eine organische Ursache auszuschließen (Diagnostik mit bildgebenden Verfahren, elektrophysiologische Untersuchungen, Labortests). Im Bereich neurophysiologischer Verfahren können Elektromyographie und Elektroneuographie helfen, eine peripher neurogene Läsion auszuschließen (Solzi u. Lotem 1990). Eine unvollständige Aktivierung motorischer Nervenfasern trotz angeblicher maximaler willkürlicher Muskelkontraktion kann durch die Untersuchung von Muskelzuckungen nach supramaximaler elektrischer Reizung peripherer Nerven nachgewiesen werden (McComas et al. 1983).

Unter der Vorstellung, daß normale Muskelantworten nach transkranieller magnetischer Kortexreizung auf eine funktionelle Integrität der Nervenbahnen zwischen Motorkortex und Muskeln hinweisen, scheint sich dieses Verfahren auf den ersten Blick ganz besonders zur Untersuchung von Patienten mit psychogenen Lähmungen anzubieten (Mayr et al. 1989; Müllges et al. 1991). Entsprechend fanden sich bei 15 Patienten mit psychogenen Lähmungen unterschiedlichen Grades einer oder mehrerer Extremitäten normale Antworten nach transkranieller magnetischer Kortexreizung in den paretischen Muskeln (Meyer et al. 1992). Lediglich bei einem Patienten mit einer psychogenen Plegie eines Beines fanden sich reduzierte Amplituden der Antworten im M. tibialis anterior, wobei die Latenzzeiten noch innerhalb des Normbereiches lagen. Normale Muskelantworten nach transkranieller Magnetstimulation in der „gelähmten" Extremität sind demnach als der typische Befund bei psychogenen Lähmungen zu betrachten (Meyer et al. 1992; Müllges et al. 1991). Umgekehrt machen pathologische Muskelantworten, insbesondere in Handmuskeln, die Diagnose einer psychogenen Lähmung unwahrscheinlich und sollten Anlaß für weitere diagnostische Maßnahmen sein.

Für Antworten in Handmuskeln von Patienten mit einseitigen psychogenen Armlähmungen fand sich als bemerkenswerter Befund, daß in einigen Fällen die kortikal ausgelösten Muskelantworten der gelähmten Extremität höhere Amplituden als auf der nicht gelähmten Seite aufwiesen. Dieses könnte z. B. durch eine unterschwellige Fazilitierung (d. h. ohne ableitbare

B.-U. Meyer (Hrsg.)
Magnetstimulation des Nervensystems

EMG-Aktivität in diesem Muskel) der Motoneurone des entsprechenden Muskels erklärt werden, möglicherweise durch eine auf diesen Arm fokussierte Aufmerksamkeit. Andererseits könnten fazilitierende Einflüsse von entfernter gelegenen aktivierten Muskeln auf die Motoneuronen des elektromyographisch stummen Muskels (Benecke et al. 1988) eine Amplitudenzunahme der Antworten in diesem bewirken. Eine solche Situation könnte auftreten, wenn Antworten von kleinen Handmuskeln abgeleitet werden und gleichzeitig Unterarmmuskeln kokontrahiert werden, um Bewegungen (auch durch die Stimulation verursachte Bewegungen) im Handgelenk zu unterdrücken.

Im Gegensatz dazu waren kortikal ausgelöste Antworten im M. tibialis anterior in der psychogen gelähmten Extremität tendenziell kleiner als in der unbeeinträchtigten Extremität. Dieses könnte damit zu erklären sein, daß in Beinmuskeln Antworten grundsätzlich schwerer auszulösen sind und ihr Auftreten im Vergleich zu Antworten in Handmuskeln stärker von einer Fazilitierung durch willkürliche Muskelkontraktion abhängt.

Auch wenn normale Muskelantworten nach magnetischer Kortexreizung als typischer Befund bei Patienten mit psychogener Lähmung zu werten sind, kann aufgrund dieser Tatsache jedoch nicht mit letzter Sicherheit zwischen psychogenen und organisch bedingten Lähmungen unterschieden werden. Dies zeigte die Untersuchung einer größeren Zahl von Patienten mit Paresen aufgrund gesicherter zerebraler und spinaler Läsionen (s. Tabelle 6.1). Besonders bei Läsionen oberhalb des Hirnstammes, von dem verschiedene motorische Bahnen zu spinalen Motoneuronen ihren Ursprung nehmen (z. B. Tractus reticulospinalis und Tractus vestibulospinalis) traten

Tabelle 6.1. Veränderungen transkraniell mittels Magnetstimulation ausgelöster Antworten in paretischen und nicht gelähmten Muskeln von Patienten mit psychogener Lähmung, zerebralen und spinalen Läsionen sowie Encephalomyelitis disseminata. Standardisierte Untersuchungen von 4 Muskeln pro Patient (M. interosseus dorsalis I und M. tibialis anterior jeweils beidseits). (Aus Meyer et al. 1992)

	Psychogene Lähmung	Organisch bedingte Lähmung aufgrund		Encephalomyelitis disseminata
		zerebraler Läsionen	spinaler Läsionen	
Zahl der				
Patienten	15	12	18	20
untersuchten Muskeln	60	48	72	80
gelähmten Extremitäten	22	19	46	54
Pathologische Antworten				
in gelähmten Muskeln	1 (5%)	13 (68%)	35 (76%)	50 (93%)
in nicht gelähmten Muskeln	0	1 (3%)	2 (8%)	19 (73%)
Gesamtzahl	1	14	37	69
mit erhöhter Latenz	0	5	26	50
mit reduzierter Amplitude	1	3	8	22
fehlende Antwort	0	9	11	19

in klinisch paretischen Muskeln in einigen Fällen normale Antworten nach Kortexstimulation auf (Meyer et al. 1992). Es ist jedoch hervorzuheben, daß bei organisch bedingten hochgradigen Paresen oder Plegien nach Kortexreizung niemals normale Antworten auftraten. Daraus ergibt sich die Frage, inwieweit die mit der transkraniellen Magnetstimulation erfaßten deszendierenden Bahnen für die Gesamtheit der motorischen Bahnen repräsentativ sind. Dies gilt insbesondere im Hinblick auf diejenigen Bahnen, die an der Erzeugung von Kraft in einem bestimmten Muskel beteiligt sind. Um dieses Problem zu beleuchten, sollen hier einige Anmerkungen zur funktionellen Anatomie eingeschoben werden.

Nach der derzeitigen Lehrmeinung sind beim Menschen hauptsächlich der Tractus corticospinalis und Tractus corticoreticulospinalis an Willkürbewegungen beteiligt (Rothwell 1987; Rothwell et al. 1987). Der Tractus rubrospinalis scheint beim Menschen nicht vorzukommen, der Tractus vestibulospinalis erhält möglicherweise keine direkten Afferenzen vom Kortex (Nathan u. Smith 1982). Mittels transkranieller Magnetstimulation hervorgerufene Muskelantworten werden einer Aktivierung von schnelleitenden kortikospinalen Fasern mit großem Durchmesser zugeordnet, die nur 5–10% aller kortikospinalen Neurone ausmachen. Trotz dieses nur kleinen prozentualen Anteils erreichen die Amplituden der Muskelantworten nach Kortexstimulation bis zu 70% der Amplitude der M-Antworten nach supramaximaler elektrischer Reizung des entsprechenden peripheren Nerven. Dieses weist auf einen starken exzitatorischen Einfluß der untersuchten kortikospinalen Bahnen auf die spinale Motoneurone hin, der auf die ausgeprägte Divergenz kortikospinaler Neurone (ein kortikospinales Neuron hat Kontakt zu mehreren spinalen Motoneuronen) (Wiesendanger 1990) zurückzuführen ist. Bei einer Aktivierung von bilateral oder ipsilateral organisierten kortikospinalen Bahnen können bei gesunden Probanden Antworten in proximalen ipsilateralen Extremitätenmuskeln (Colebatch et al. 1990; Wassermann et al. 1991) auftreten. Gleiches gilt für Patienten, bei denen nach Läsionen Reorganisationsprozesse abgelaufen sind (Benecke et al. 1991). Eine Erregung von solchen Bahnverbindungen könnte zu normalen Antworten in paretischen Muskeln von Patienten mit unilateralen zerebralen Läsionen oberhalb des Hirnstamms führen.

Auf der Grundlage dieser anatomischen Überlegungen können normale Muskelantworten in klinisch paretischen Muskeln auf folgende Weise interpretiert werden:

- Intakte kortikospinale Bahnen bei Läsion anderer absteigender Faserverbindungen (z.B. Tractus corticoreticulospinalis). In tierexperimentellen Läsionsexperimenten mit ähnlichen Bedingungen fand sich bei Affen vorwiegend eine Bewegungsstörung in proximalen Extremitäten-, Schulter- und Beckenmuskeln (Lawrence u. Kuypers 1968).
- Intakte schnelleitende kortikospinale Neurone mit großem Kaliber (durch Magnetstimulation aktivierbar) bei Schädigung von kleinkalibrigen kortikospinalen Neuronen (nicht durch Magnetstimulation erfaßbar). Dies

könnte möglicherweise in einer Lähmung von distalen Extremitätenmuskeln resultieren.

- Geschädigte schnelleitende kortikospinale Bahnen zu kontralateralen Extremitätenmuskeln bei Aktivierbarkeit ipsilateraler kortikospinaler (und evtl. kortikoretikulospinaler) Bahnen mit der Magnetstimulation. Dieses war bei Patienten nach Hemisphärektomie nachzuweisen, bei denen Antworten mittels Kortexstimulation in Muskeln ausgelöst werden konnten, die willkürlich kaum aktivierbar waren (Benecke et al. 1991).
- Intakte deszendierende motorische Bahnen bei Plegie oder reduzierten Willkürbewegungen, wie es bei psychogenen Lähmungen auftreten kann.

Zusammenfassend ist festzustellen, daß normale Muskelantworten nach transkranieller Magnetstimulation bei psychogenen Lähmungen zwar Hinweise für intakte kortikospinale Bahnen liefern, jedoch aufgrund der oben angeführten Überlegungen die Diagnose bei nur leichten Paresen nicht mit letzter Sicherheit bestätigen. Eine Plegie mit Ableitung normaler kortikal evozierter Muskelantworten war jedoch in keinem Fall mit einer alleinigen organischen Ursache zu vereinbaren (s. auch Müllges et al. 1991). Dennoch sollten die Befunde der Magnetstimulation bei vermuteten psychogenen Lähmungen immer nur unter Berücksichtigung von Informationen aus der klinischen und weiteren apparativen Diagnostik beurteilt werden.

Literatur

Benecke R, Meyer B-U, Göhman M, Conrad B (1988) Analysis of muscle responses elicited by transcranial stimulation of the corticospinal system in man. Electroencephalogr Clin Neurophysiol 69:412–422

Benecke R, Meyer B-U, Freund H-J (1991) Reorganisation of descending motor pathways in patients after hemispherectomy and severe hemispheric lesions demonstrated by magnetic brain stimulation. Exp Brain Res 83:419–426

Colebatch JG, Rothwell JC, Day BL, Thompson PD, Marsden CD (1990) Cortical outflow to proximal arm muscles in man. Brain 113:1843–1856

Lawrence DG, Kuypers HGJM (1968) The functional organisation of the motor system in the monkey, parts I and II. Brain 91:1–36

Mayr N, Zeiler K, Auff E, Zeitlhofer J, Deecke L (1989) Die kortikale Magnetstimulation als Nachweismethode des nicht-organischen Charakters angegebener Lähmungen. Aktuel Neurol 16:125–128

McComas AJ, Kereshi S, Quinlan J (1983) A method for detecting functional weakness. J Neurol Neurosurg Psychiat 46:280–282

Meyer B-U, Britton TC, Benecke R, Bischoff C, Machetanz J, Conrad B (1992) Motor responses evoked by magnetic brain stimulation in psychogenic limb weakness: diagnostic value and limitations. J Neurol 239:251–255

Müllges W, Ferbert A, Buchner H (1991) Transkranielle Magnetstimulation bei psychogenen Paresen. Nervenarzt 62:349–353

Nathan PW, Smith MC (1982) The rubrospinal and central tegmental tracts in man. Brain 78:248–303

Rothwell JC (1987) Control of human voluntary movement. Croom Helm, London

Rothwell JC, Thompson PD, Day BL, Dick JPR, Kachi T, Cowan JMA, Marsden CD (1987) Motor cortical stimulation in man. I. General characteristics of EMG responses in different muscles. Brain 110:1173–1190

Solzi P, Lotem M (1990) Malingering detected by electromyography. Electroencephalogr Clin Neurophysiol 75:P142

Wassermann EM, Fuhr P, Cohen LG, Hallete M (1991) Effects of transcranial magnetic stimulation on ipsilateral muscles. Neurolgy 41:1795–1799

Wiesendanger M (1990) Weakness and the upper motoneurone syndrome: a critical pathophysiological appraisal. In: Berardelli A, Benecke R, Manfredi M, Marsden CD (eds) Motor disturbances II. Academic Press, London, pp 319–331

6.7 Encephalomyelitis disseminata

R. BENECKE und R. KNUR

Pathologisch-anatomisch kommt es bei der Encephalomyelitis disseminata mit herdförmiger Verteilung zu einem selektiven, diskontinuierlichen Abbau der Markscheiden, der zu einer verlangsamten Erregungsleitung in den meist erhalten gebliebenen Axonen führt. Die weiße Substanz des zentralen Nervensystems ist ödematös aufgelockert und besonders in den perivaskulär gelegenen Entmarkungsherden entzündlich durch Lymphozyten, Plasmazellen, Monozyten und Makrophagen infiltriert (Lumsden 1970; Prineas 1986). Im Randgebiet zur normalen, nicht geschädigten weißen Substanz finden sich in unterschiedlichem Ausmaß im Verhältnis zur Axondicke abnorm dünne Markscheiden, verkürzte Myelininternodien sowie verbreiterte Ranvier-Schnürringe. Diese dünn bemarkten Fasern werden als Ausdruck einer früh einsetzenden, jedoch meist unvollständigen Remyelinisierung aufgefaßt (Adams 1977; Prineas 1979). Die Entmarkungsherde sind unsystematisch in der weißen Substanz verteilt, bevorzugen jedoch das periventrikuläre Marklager, den N. opticus, das Kleinhirnmarklager und die Seitenstränge des Rückenmarks (Fog 1965; Lumsden 1970; Oppenheimer 1978). Im peripheren Nervensystem finden sich keine entzündlichen Entmarkungsherde. Die Vielzahl der Herde, ihre unterschiedliche Lokalisation und Größe sowie das Nebeneinander von frischen und alten Entmarkungsherden erklären die Buntheit des klinischen Erscheinungsbildes und die mannigfaltigen Verlaufsformen der Erkrankung. Spastische Extremitätenparesen, gesteigerte Muskeleigenreflexe, Koordinations-, Sensibilitäts-, Augenmotilitäts- und vegetative Regulationsstörungen, Visusminderungen, Dysarthrie und psychische Auffälligkeiten sind häufige klinische Symptome, die, wenn sie kombiniert auftreten, eine klinische Diagnose möglich machen. Aus diesem Grunde sind in der Vergangenheit von verschiedenen Autoren diagnostische Kriterien erarbeitet worden (McAlpine 1972; McDonald 1975; Schuhmacher et al. 1965), die ausschließlich klinische Daten aus Anamnese und Befund im Verlauf der Erkrankung berücksichtigen. Die Wahrscheinlichkeit der Diagnose wurde von klinisch „sicher" über „wahrscheinlich" bis „möglich" abgestuft. Erste Krankheitsschübe sowie die Phase der ersten 6 Monate bei chronisch progredientem Krankheitsverlauf oder Ausfälle, die klinisch auf eine einzelne Läsion im ZNS (z. B. isolierte Optikusneuritis) zurückgeführt werden können, bereiten besondere diagnostische Schwierigkeiten. Auch rein spinale Verlaufsformen lassen sich anhand der vereinbar-

B.-U. Meyer (Hrsg.)
Magnetstimulation des Nervensystems

ten Diagnosekriterien häufig nicht als sichere Manifestation belegen. Eine höhere Diagnosesicherheit wird durch die liquordiagnostischen und neuroradiologischen Untersuchungsverfahren erreicht. Durch die Integration der Liquordiagnostik konnte die Diagnosesicherheit auf über 95% gesteigert werden (Tourtelotte u. Walsh 1984). Ausmaß und Lokalisation von Entmarkungsherden bei Encephalomyelitis disseminata lassen sich mit Hilfe der Magnetresonanztomographie sichtbar machen. In einer Untersuchung von 200 Encephalomyelitis disseminata Patienten konnte der disseminierte ZNS-Befall durch den Nachweis multipler signalintensiver Entmarkungsherde bei 197 Patienten gesichert werden (Polytopienachweis) (Ormerod et al. 1987). Jedoch kann die diagnostische Zuordnung schwierig sein, da auch bei anderen entzündlichen oder vaskulären Erkrankungen des ZNS disseminierte, periventrikuläre Läsionen des Marklagers vorkommen.

6.7.1 Bedeutung neurophysiologischer Untersuchungsverfahren

Ergänzende diagnostische Entscheidungshilfen bieten neurophysiologische Untersuchungsverfahren. Ihre Durchführung ist besonders dann sinnvoll, wenn die Diagnose einer Encephalomyelitis disseminata durch die Anamnese, den neurologischen Untersuchungsbefund und die Liquordiagnostik nicht gesichert werden kann. Auch zur Verlaufsuntersuchung haben sich neurophysiologische Untersuchungsverfahren bewährt. In den letzten Jahren hat sich eine Auswahl von Standarduntersuchungen herauskristallisiert, die klinisch stumme Läsionen aufdecken und so einen Polytopienachweis erbringen können. In der täglichen Routinediagnostik haben sich besonders die visuell, somatosensibel und akustisch evozierten Hirnstammpotentiale (VEP, SEP, AEP), verschiedene Untersuchungen von Hirnstammreflexen, (Blinkreflex, Stapediusreflex) und die Elektrookulographie (EOG) durchgesetzt. Die höchste diagnostische Aussagekraft haben VEP. Pathologische VEP treten bei Patienten mit gesicherter Encephalomyelitis disseminata als Hinweis einer mutmaßlich durchgemachten Neuritis nervi optici in 80–95% der Fälle auf (Asselmann et al. 1975; Chiappa 1980; Regan et al. 1976). Auch ohne pathologischen ophthalmologischen Befund haben 42% der Patienten pathologische VEP. Die Häufigkeit pathologischer SEP- und AEP-Befunde bei Encephalomyelitis disseminata wird in der Literatur mit etwa 50% angegeben (Chiappa 1980; Robinson u. Rudge 1977; Sedwick 1983; Small et al. 1978).

Mit den genannten Untersuchungstechniken ist es möglich, neben klinisch apparenten auch inapparente Affektionen der verschiedenen Bahnsysteme nachzuweisen und so einen Polytopienachweis zu führen. Bisher war eine Leitungsdiagnostik der absteigenden motorischen Systeme mit Hilfe von elektrodiagnostischen Verfahren nicht möglich, obwohl gerade Symptome der gestörten Motorik oft am Anfang der Erkrankung stehen und im späteren Verlauf das Krankheitsbild dominieren können. Diese diagnostische Lücke schließt die transkranielle magnetische Kortexreizung mit Auswertung der ausgelösten Muskelantworten. Auf Untersuchungen mit der transkraniellen elektrischen Kortexreizung bei Encephalomyelitis disseminata (z. B. Meyer et al. 1988; Witt et al. 1988) soll hier nicht näher eingegangen werden, da diese Technik aufgrund ihrer Schmerzhaftigkeit in der klinischen Routinediagnostik keinen Stellenwert mehr hat. Prinzipiell sind die mit der Elektrostimulation erhobenen Befunde mit denen der Magnetstimulation vergleichbar und ähnlich aussagekräftig (Berardelli et al. 1988; Meyer et al. 1988; Mills u. Murray 1985; Rossini et al. 1985; Witt et al. 1988).

6.7.2 Befunde mit der Magnetstimulation

Im Rahmen einer systematischen Studie wurde gezeigt, daß bei Encephalomyelitis disseminata häufig eine Verlängerung zentraler motorischer Leitungszeiten (ZML) innerhalb absteigender motorischer Bahnen zu beobachten ist (Hess et al. 1986). Zwei andere Studien (Rossini et al. 1989; Smith et al. 1989) haben sich insbesondere mit der Frage auseinandergesetzt, welchen Stellenwert transkraniell ausgelöste Muskelantworten innerhalb der elektrophysiologischen Diagnostik der Encephalomyelitis disseminata haben. Smith et al. (1989) untersuchten 18 Patienten mit Encephalomyelitis disseminata, wobei 18 von 23 klinisch beeinträchtigten Extremitäten und 5 von 13 klinisch unauffälligen Extremitäten Verlängerungen der ZML aufwiesen. Rossini et al. (1989) untersuchten die verschiedenen evozierten Potentiale bei 41 Patienten, zusätzlich wurden kernspintomographische Untersuchungen des ZNS durchgeführt. Dabei zeigte sich, daß innerhalb der evozierten Potentiale die transkraniell ausgelösten Muskelantworten den höchsten Prozentsatz pathologischer Befunde ergaben (74 % der Patienten). Veränderungen in der Kernspintomographie, wie sie bei Patienten mit Encephalomyelitis disseminata beobachtet werden, konnten in 78 % der Fälle beobachtet werden. Pathologische klinische Befunde korrelierten weitaus besser mit pathologischen elektrophysiologischen Meßdaten als mit Auffälligkeiten in der Kernspintomographie. In beiden Untersuchungen wurden nur einzelne Muskeln untersucht, so daß nur ein kleiner Teil der absteigenden motorischen Systeme erfaßt wurde. Hess et al. (1987) haben bereits darauf hingewiesen, daß die Trefferquote für den Nachweis von demyelinisierenden Herden in der Pyramidenbahn sicher erhöht werden könnte, wenn eine größere Zahl von Muskeln untersucht wird und damit entsprechend größere Anteile der Pyramidenbahn erfaßt werden.

Eigene Untersuchungen wurden nach den in Kap. 5.2 beschriebenen Anwendungsprinzipien mit dem Magstim-200-Reizgerät (Novametrix) durchgeführt. Die Kortexstimulation erfolgte unter Vorinnervation des Zielmuskels mit der 1,5fachen in Muskelruhe bestimmten Reizschwelle. Muskelantworten wurden mit Oberflächenelektroden vom M. biceps brachii, M. flexor carpi radialis, M. interosseus dorsalis I der oberen und vom M. tibialis anterior, M. extensor digitorum brevis und M. abductor hallucis brevis der unteren Extremität abgeleitet.

Die *zentrale motorische Latenzzeit* wurde nach den in Kap. 5 beschriebenen Prinzipien bestimmt. Die *Amplituden* der evozierten Muskelantwortpotentiale wurden als maximale negativ-positive Signalausschläge in Prozent der maximalen M-Antwort bestimmt. Die *Dauer* des Muskel-Summenaktionspotentials wurde vom Beginn der ersten reproduzierbaren Deflektion von der Grundlinie oder der Hintergrundaktivität bis zur Rückkehr zur Grundlinie gemessen. Die *Konfiguration* der Muskel-Summenaktionspotentiale wurde durch die Zahl der Grundliniendurchgänge beschrieben. Es wurden Potentialkomponenten mit einer Mindestamplitude von 10% der Maximalamplitude berücksichtigt.

6.7.2.1 Zentrale motorische Leitungszeiten

Im Vergleich zu den Meßwerten einer gesunden Kontrollgruppe zeigten die Ableitungen der transkraniell ausgelösten Muskelantworten bei einem

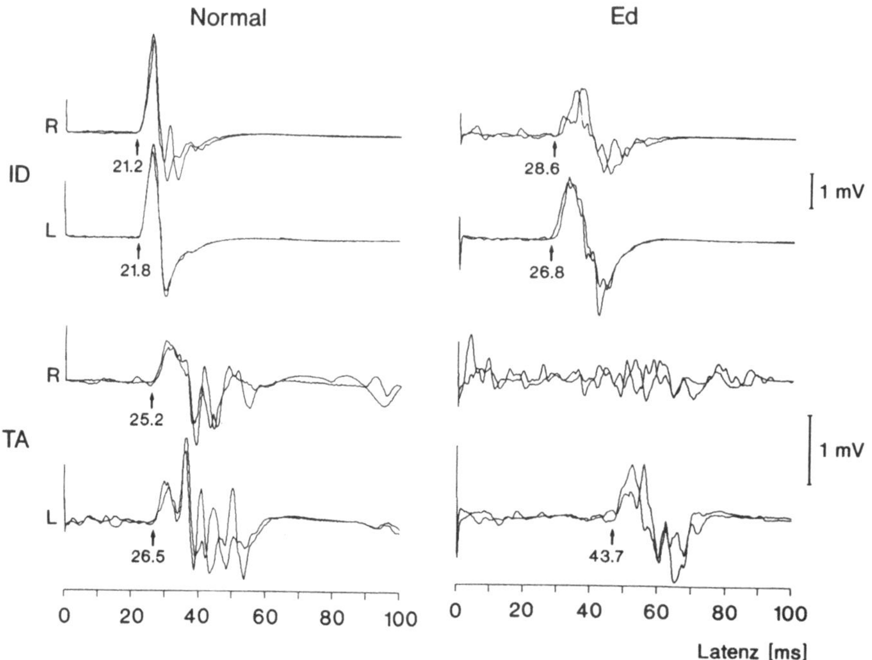

Abb. 6.11. Transkranielle magnetische Kortexstimulation mit Registrierung von Antworten repräsentativer Muskeln der oberen (M. interosseus dorsalis I, *ID*) und unteren Extremität (M. tibialis anterior, *TA*) bei einer gesunden Versuchsperson und einem Patienten mit einer gesicherten Encephalomyelitis disseminata (*ED*). Die Antworten wurden durch Stimulation des kontralateralen motorischen Kortex mit der 1,5fachen Schwellenreizstärke unter Vorinnervation ausgelöst. Bei dem Patienten mit Ed finden sich verlängerte Gesamtlatenzen in ID beiderseits und TA links. Vom rechten TA lassen sich trotz stärkerer Vorinnervation keine sicher abgrenzbaren Antworten auslösen (Ableitungen in Zusammenarbeit mit B.-U. Meyer)

Großteil der Patienten mit gesicherter Encephalomyelitis disseminata deutliche Verlängerungen der Gesamtlatenzzeit bzw. der ZML (Gesamtlatenzzeit minus Latenzzeit nach Wurzelstimulation). Darüber hinaus wurde bei schwer erkrankten Patienten ein Ausfall der Antworten in einzelnen Muskeln beobachtet. In Abb. 6.11 sind beispielhaft Originalregistrierungen von Muskel-Summenantwortpotentialen einer gesunden Versuchsperson und eines Patienten mit gesicherter Encephalomyelitis disseminata gegenübergestellt. Die magnetische Kortexstimulation ergab bei diesem Patienten Muskelantworten mit beidseits verlängerten Latenzzeiten zum M. interosseus dorsalis I der Hand und linken M. tibialis anterior bei nicht identifizierbarer Antwort im rechten M. tibialis anterior.

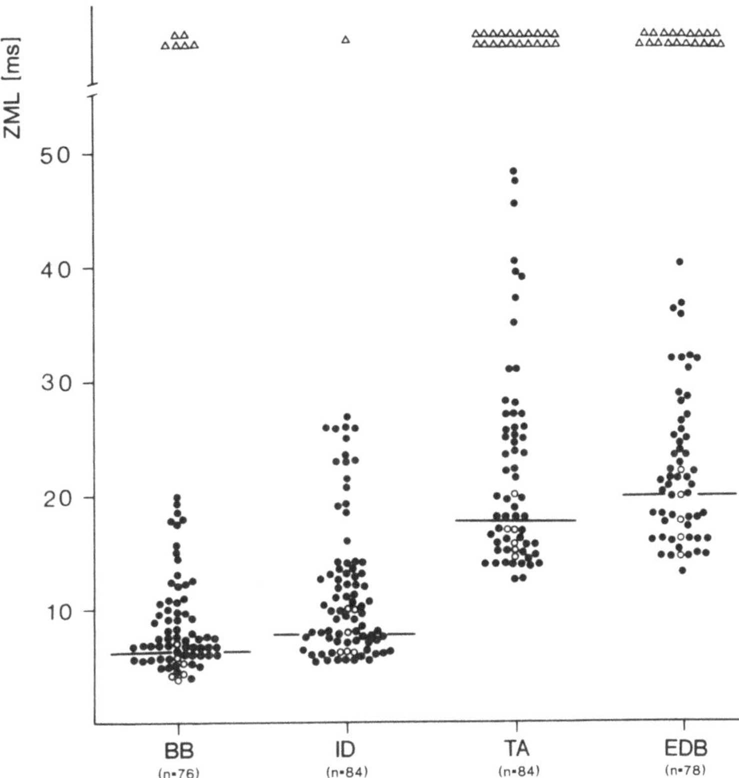

Abb. 6.12. Zentrale motorische Latenzzeiten (*ZML*) transkraniell ausgelöster Antworten in exemplarisch untersuchten Muskeln der oberen und unteren Extremität von Patienten mit Encephalomyelitis disseminata (*ED*). Ableitung vom M. biceps brachii (*BB*), M. interosseus dorsalis I (*ID*), M. tibialis anterior (*TA*) und M. extensor digitorum brevis (*EDB*). Jedes Symbol entspricht einem Latenzwert, wobei *Kreise* Meßergebnisse von Patienten mit klinisch und/oder laborunterstützt gesicherter ED und *Punkte* Meßwerte von Patienten mit klinisch und/oder laborunterstützt wahrscheinlicher Encephalomyelitis disseminata darstellen. Fehlende Antworten sind im oberen Bildabschnitt als *Dreiecke* gekennzeichnet. Die *Querbalken* entsprechen der mittleren Latenz zuzüglich der zweifachen Standardabweichung eines Normalkollektivs (gleich obere Normgrenze) (Altersgruppe zwischen 29 und 59 Jahren)

Die ZML der Patientengruppe mit gesicherter Encephalomyelitis disseminata (Abb. 6.12) waren signifikant verlängert ($p < 0{,}0005$) (siehe auch Tabelle 1). Dagegen unterschieden sich die peripheren motorischen Leitungszeiten von Patienten mit gesicherter Encephalomyelitis disseminata nicht von denen gesunder Kontrollpersonen ($p > 0{,}05$).

6.7.2.2 Amplitude und Konfiguration

Die Form der kortikal ausgelösten Muskelantworten wurde anhand der Amplitude, der Potentialdauer und der Zahl der Nulliniendurchgänge erfaßt.

Die Abb. 6.13 zeigt die Antwortamplituden bei Patienten mit gesicherter Encephalomyelitis disseminata als Prozentwert der maximalen M-Antwor-

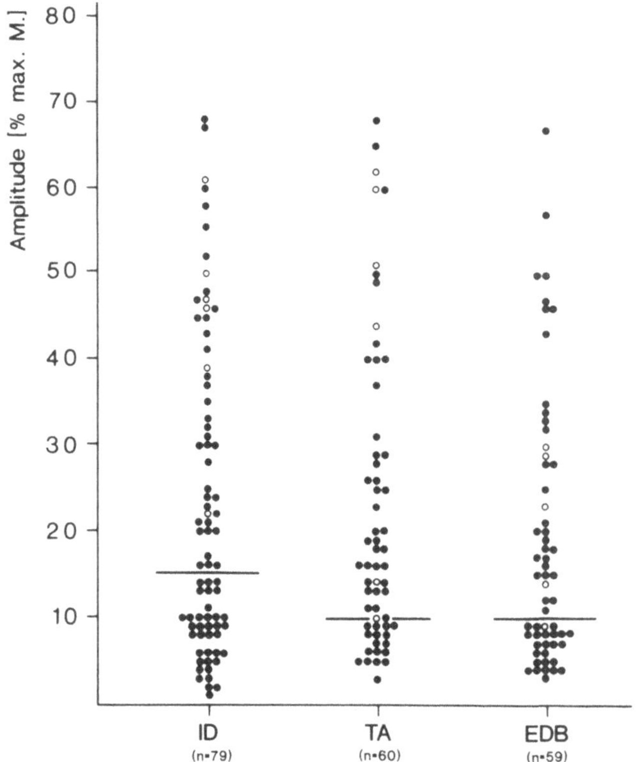

Abb. 6.13. Amplituden von Antworten im ID, TA und EDB (Abkürzungen s. Abb. 7.12) angegeben in Prozent der maximalen M-Antwort. Jedes Symbol entspricht einem Amplitudenwert, wobei Kreise Meßergebnisse von Patienten mit klinisch und/oder laborunterstützt gesicherter ED und Punkte Meßwerte von Patienten mit klinisch und/oder laborunterstützt wahrscheinlicher Encephalomyelitis disseminata darstellen. Die Amplituden wurden als pathologisch bewertet, wenn sie kleiner als 15% (ID) bzw. kleiner als 10% (TA, EDB) waren

ten. Obwohl eine erhebliche Streuung der Meßwerte erkennbar ist, sind die Amplituden der Patientengruppe im Vergleich zu einem Normalkollektiv signifikant vermindert ($p < 0{,}0005$). Auch die Dauer der Muskelantworten war bei Patienten mit Encephalomyelitis disseminata signifikant verlängert.

6.7.2.3 Pathologische Befunde unter Berücksichtigung aller Parameter

Bei einer Auswertung von 56 Patienten mit gesicherter Encephalomyelitis disseminata zeigten sich unter Berücksichtigung der Leitungszeiten, der Amplituden und der Konfigurationen bei Ableitung von 8 Muskeln einseitig pathologische Muskelantworten in 7%, beidseitig pathologische Antworten in 82% und normale Antworten in 11% der Fälle. Antworten wurden dabei als pathologisch gewertet, wenn einer der oben beschriebenen Parameter außerhalb des 95%-Vertrauensbereiches lag (Mittelwert + 2 SA). Im Vergleich zu den anderen untersuchten Muskeln konnten prozentual am häufigsten pathologische Antworten von kleinen Fußmuskeln abgeleitet werden (70%). Am zweithäufigsten waren pathologische Antworten von kleinen Handmuskeln abzuleiten (59%), gefolgt vom M. tibialis anterior (57%) und M. biceps brachii (52%). Dies ist möglicherweise damit zu erklären, daß der Verlauf der Pyramidenbahnfasern zu den distalen Beinmuskeln am längsten ist und damit die Wahrscheinlichkeit, eine Affektion zu erfassen, steigt.

Insgesamt erwies sich eine verlängerte ZML im Vergleich zur reduzierten Amplitude und zur pathologisch polyphasischen Potentialkonfiguration als der am häufigsten veränderte Parameter (50% gegenüber 33 bzw. 32% der Muskelantworten). Bei Betrachtung der Ergebnisse einzelner Muskeln fiel auf, daß im M. extensor digitorum brevis häufiger eine erhöhte Zahl der Durchgänge durch die Potentialgrundlinie als Kennzeichen einer polyphasischen Potentialkonfiguration auftrat als eine Verlängerung der ZML oder eine Reduktion der Amplitude (44% gegenüber 41 bzw. 32% der Muskelantworten). Dagegen waren die Muskelantworten im M. biceps brachii deutlich seltener polyphasisch konfiguriert (13% der untersuchten Muskeln). Fehlende Muskelantworten als Ausdruck einer ausgeprägten Affektion der Pyramidenbahnfasern traten häufiger im Bereich der unteren als der oberen Extremitäten auf.

Eine Verlängerung der ZML war häufiger in Kombination mit Veränderungen anderer Parameter als isoliert zu beobachten. Am häufigsten ging sie mit einer Amplitudenminderung und einer polyphasischen Potentialkonfiguration einher. Eine isolierte Verlängerung der ZML trat jedoch häufiger auf als eine isolierte Amplitudenminderung und/oder eine polyphasische Potentialkonfiguration (Abb. 6.14).

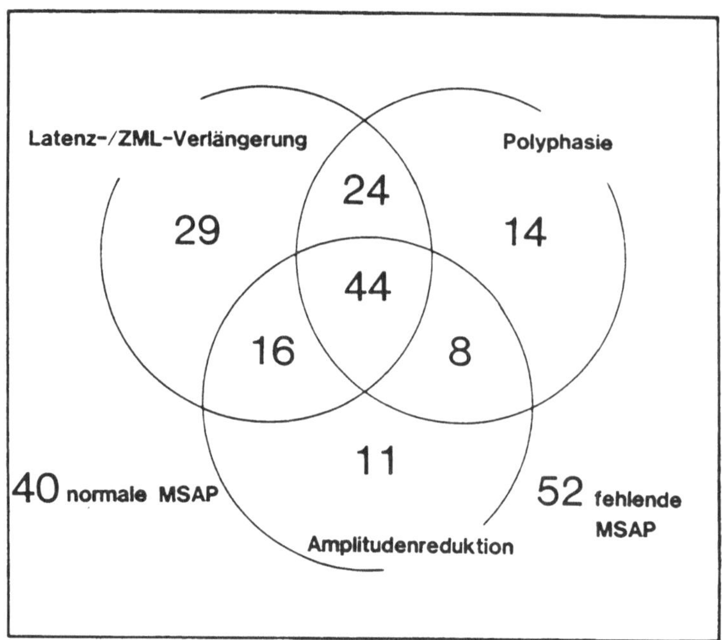

Abb. 6.14. Häufigkeit pathologischer Befunde bei Beurteilung einzelner Parameter und verschiedener Parameterkombinationen kortikal ausgelöster Muskelantworten. Ausgewertet wurden 238 abgeleitete Muskelantworten bei 40 Patienten mit Encephalomyelitis disseminata (80 Antworten im ID, 80 im TA und 78 im EDB). (*MSAP* Muskel-Summenaktionspotential)

6.7.2.4 Korrelation mit der klinisch-motorischen Störung

Mit zunehmendem Schweregrad der Parese eines Muskels stieg der Prozentsatz kortikal ausgelöster Muskelantworten mit verlängerter ZML, reduzierter Amplitude, pathologischer Potentialkonfiguration oder Ausfall des Potentials an.

Andererseits fand sich in 33% aller untersuchten Muskeln einer klinisch motorisch unauffälligen Extremität eine verlängerte ZML, in 23% eine verminderte Amplitude und in 10% eine polyphasische Potentialkonfiguration. Die quantitative Auswertung der Veränderungen der Parameter ergab, daß mit steigendem Schweregrad der motorischen Beeinträchtigung nicht nur die Häufigkeit des Auftretens, sondern auch der Grad der Parameterveränderung zunahm.

Zusammenfassend zeigte sich insbesondere für den M. interosseus dorsalis I und den M. tibialis anterior ein signifikanter Anstieg der ZML in Abhängigkeit von der motorischen Störung.

Um festzustellen, ob eine Beziehung zwischen Veränderungen bestimmter Parameter wie der ZML, Amplitude und der Zahl der Grundliniendurchgänge der Muskelantworten und einzelnen klinischen Symptomen besteht, wurde die Häufigkeit bestimmter Symptome und bestimmter Parameterveränderungen der Muskelantworten verglichen. Ergebnisse für den M. interosseus dorsalis I zeigt exemplarisch die Abb. 6.15.

Eine Verlängerung der ZML zum M. interosseus dorsalis I der Hand korrelierte mit einer Fingerfeinmotorikstörung und dem Auftreten pathologisch gesteigerter Fingerbeugerreflexe (Trömner-Reflex) ($p < 0{,}001$). Eine geringe Korrelation fand sich zwischen einer Verlängerung der ZML und gesteigerten Armeigenreflexen ($p < 0{,}05$), keine Korrelation bestand zu einem pathologisch gesteigerten Muskeltonus und einer Parese ($p > 0{,}05$).

Eine Reduktion der Antwortamplitude korrelierte mit einer Fingerfeinmotorikstörung ($p < 0{,}001$) und einer spastischen Muskeltonussteigerung ($p < 0{,}01$). Die Amplitude korrelierte weder mit pathologischen Fingerbeugerreflexen noch mit der Muskelkraft ($p > 0{,}05$). Eine polyphasische Potentialkonfiguration zeigte eine hochsignifikante Korrelation mit einer Fingerfeinmotorikstörung und spastischen Muskeltonuserhöhung ($p < 0{,}001$) und

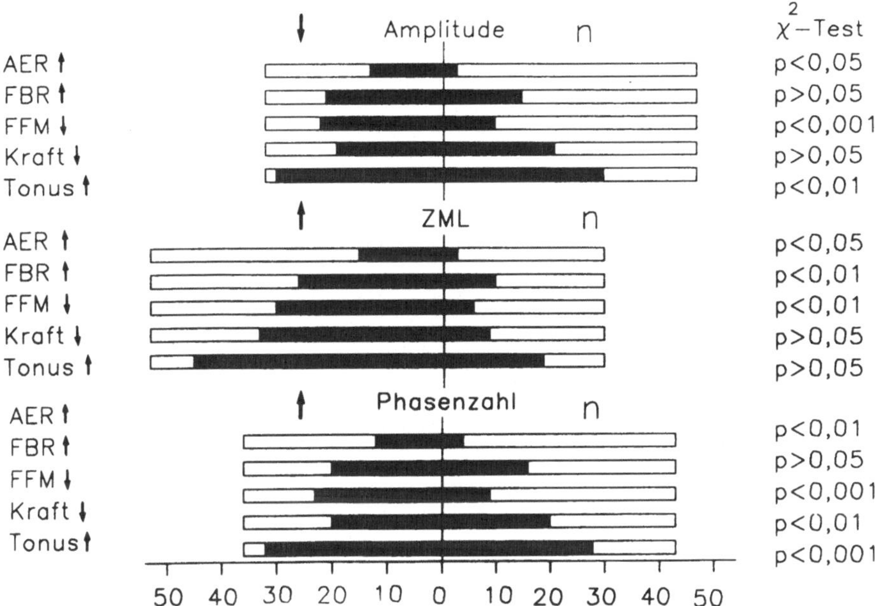

Abb. 6.15. Korrelationen einzelner klinischer Symptome mit Veränderungen der Parameter transkraniell evozierter Muskelantworten wie Amplitude, ZML und Potentialkonfiguration bei Ableitung vom ID bei Patienten mit Encephalomyelitis disseminata. Die Anzahl der Extremitäten mit einem bestimmten klinischen Zeichen (*horizontale Leerbalken*) und einer bestimmten Parameterveränderung (*schwarzer Balken links* der vertikalen Linie) wurde mit der Anzahl der Extremitäten mit demselben Symptom und normalen Antwortparametern verglichen (*schwarzer Balken rechts* der vertikalen Linie). Eine Einschränkung der Feinmotorik der Finger korrelierte mit einer Veränderung aller drei Antwortparameter (χ^2-4-Felder-Test). (*AER* Armeigenreflexe, *FBR* Fingerbeugerreflex, *FFM* Fingerfeinmotorik, *n* normal)

eine signifikante Korrelation mit gesteigerten Armeigenreflexen und herabgesetzter Muskelkraft ($p < 0{,}01$).

Bei Ableitung der transkraniell ausgelösten Antworten vom M. tibialis anterior korrelierten Verlängerungen der ZML ($p < 0{,}001$) und vermehrte Grundliniendurchgänge ($p < 0{,}01$) mit dem Auftreten pathologischer Reflexe aus der Babinski-Gruppe, mit einer Muskelkraftminderung und mit einer Erhöhung des Muskeltonus. Gesteigerte Beineigenreflexe korrelierten nur gering mit einer verlängerten ZML und einer polyphasischen Potentialkonfiguration ($p < 0{,}05$). Dagegen korrelierte eine Amplitudenreduktion signifikant mit einer spastischen Tonussteigerung ($p < 0{,}01$) und nur schwach signifikant mit pathologischen Babinski-Reflexen ($p < 0{,}05$). Es bestand keine Korrelation zwischen der Amplitude der Muskelantworten und den Beineigenreflexen bzw. der Muskelkraft ($p > 0{,}05$).

Ingram et al. (1988) fanden ebenfalls eine enge Korrelation zwischen Veränderungen der ZML und motorischen Funktionsdefiziten, wobei keine enge Korrelation zum klinischen Paresegrad bestand. Bei Patienten ohne oder nur mit geringen klinischen Paresen fand sich jedoch eine Beziehung zwischen der phasischen Maximalkraft der Thenarmuskeln (Zuckungskraft mittels Kortexstimulation ausgelöster Antworten) und der ZML (van der Kamp et al. 1991).

6.7.2.5 Vergleich mit Ergebnissen anderer neurophysiologischer Untersuchungen

Insgesamt zeigten 89 % aller Patienten mit gesicherter Encephalomyelitis disseminata pathologische transkraniell ausgelöste Muskelantworten. Demgegenüber waren bei 75 % der Patienten die VEP sowie die Tibialis-SEP pathologisch, bei 49 % die Medianus-SEP und lediglich bei 33 % die akustisch evozierten Hirnstammpotentiale pathologisch verändert. Die kombinierte Untersuchung visuell, akustisch und sensibel evozierter Potentiale ergab pathologische Befunde in 92 % der Fälle. Nur 8 % der Patienten wiesen lediglich in diesen neurophysiologischen Untersuchungen, nicht jedoch nach transkranieller magnetischer Kortexstimulation pathologische Befunde auf. Demgegenüber ließen sich pathologische Muskelantworten nach Kortexstimulation als einziger neurophysiologischer Hinweis auf eine Läsion im ZNS in 5 % feststellen. Jedoch zeigte der Vergleich jedes der einzelnen neurophysiologischen Verfahren mit der transkraniellen Magnetstimulation, daß sich mit der letzteren Technik jeweils häufiger pathologische Befunde erheben ließen.

6.7.2.6 Diagnostische Höherklassifizierung durch Magnetstimulation

Ohne Berücksichtigung der kernspintomographischen und der konventionell-neurophysiologischen Untersuchungsbefunde (VEP, AEP, SEP) war bei dem Gesamtkollektiv der untersuchten Patienten die Diagnose einer

Encephalomyelitis disseminata bei 38 Patienten klinisch und bei 13 Patienten labordiagnostisch unterstützt gesichert. Bei 2 Patienten war sie klinisch und bei 3 Patienten laborunterstützt wahrscheinlich. Eine fragliche Encephalomyelitis disseminata lag bei 4 Patienten vor. Nach Durchführung der transkraniellen magnetischen Kortexstimulation war bei 11 Patienten (18%) aufgrund der Ableitung pathologisch veränderter Muskelantworten eine Umgruppierung in eine Kategorie höherer diagnostischer Wahrscheinlichkeit möglich. Von 9 Patienten, bei denen die Diagnose einer Encephalomyelitis disseminata möglich bis wahrscheinlich war, hatten 7 Patienten pathologische Muskelantworten nach transkranieller magnetischer Hirnreizung. Zusammenfassend konnte also bei 6 Patienten die Diagnose paraklinisch gesichert werden (Abb. 6.16).

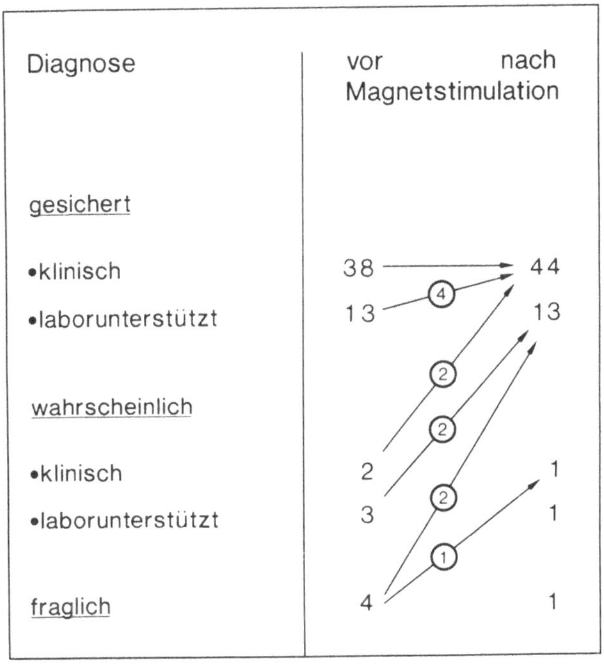

Diagnose	vor Magnetstimulation	nach Magnetstimulation
gesichert		
•klinisch	38	44
•laborunterstützt	13	13
wahrscheinlich		
•klinisch	2	1
•laborunterstützt	3	1
fraglich	4	1

Abb. 6.16. Erhöhung der Sicherheit der Diagnose einer Encephalomyelitis disseminata (ED) durch den Einsatz der transkraniellen Magnetstimulation des motorischen Kortex. Die Zahlen geben an, wie häufig die Diagnose einer ED mit unterschiedlicher Wahrscheinlichkeit ohne Zusatzdiagnostik vor und nach Magnetstimulation gestellt werden konnte. Bei 11 Patienten konnte durch die Magnetstimulation die Diagnosewahrscheinlichkeit erhöht werden, bei 6 Patienten war sogar eine Sicherung der Diagnose möglich (nach den Kriterien von Poser et al. 1984)

6.7.2.7 Spezielle Untersuchungen

In einer eigenen Studie wurde ein weiterer Parameter beschrieben, der demyelinisierende Veränderungen der Pyramidenbahn empfindlich erfaßt (Britton et al. 1991). Es konnte gezeigt werden, daß bei einigen Patienten mit gesicherter Encephalomyelitis disseminata eine abnorm ausgeprägte Variabilität der zentralen Leitungszeiten konsekutiv mittels Kortexreizung ausgelöster Muskelantworten auftrat. Die Variabilität der Latenzzeiten wurde anhand der mittleren konsekutiven Differenz erfaßt. Bei 3 von 21 Patienten mit Encephalomyelitis disseminata war eine erhöhte mittlere konsekutive Differenz der einzige pathologische Parameter. Das Phänomen der erhöhten Variabilität der Latenzzeiten ist in Abb. 6.17 dargestellt.

Eine weitere Möglichkeit, die beeinträchtigte Erregungsleitung entlang der Pyramidenbahn darzustellen, ist die Ableitung einzelner motorischer Einheiten und die Darstellung der Entladung in Form von Poststimulus-Intervall-Histogrammen (s. hierzu auch 4.1.2). Während bei gesunden Versuchspersonen die Entladungswahrscheinlichkeit in einem schmalen zeitlichen Bereich gipfelförmig erhöht ist, wurden bei Patienten mit Encephalomyelitis disseminata breitbasige Erhöhungen der Entladungswahrscheinlichkeit beobachtet (Röricht et al. 1991). Auch mit dieser Methode gelang

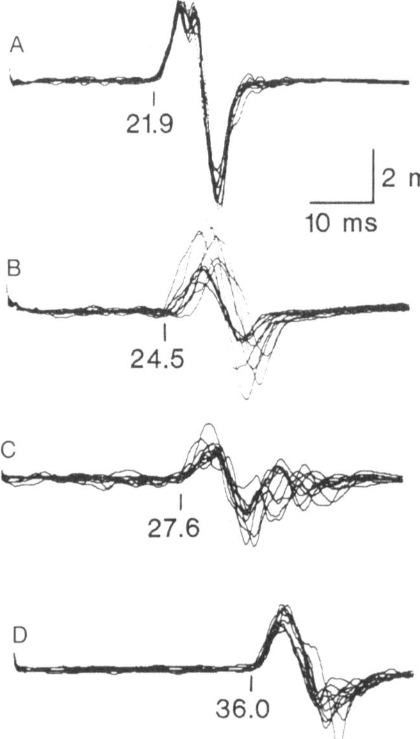

Abb. 6.17. Zehn superponierte transkraniell evozierte Antworten im ID bei einer gesunden Versuchsperson (*A*) und bei 3 Patienten (*B, C, D*) mit Encephalomyelitis disseminata. Die Antworten bei der gesunden Versuchsperson zeigten nur eine geringfügige Variabilität. Ein Patient hat eine deutlich gesteigerte Latenzzeitvariabilität (*B*). Das Phänomen der erhöhten Latenzzeitvariabilität war jedoch kein regelhafter Befund, im Einzelfall konnte trotz verlängerter Gesamtlatenzzeit eine Antwort mit konstanter Latenzzeit beobachtet werden (*D*). (Aus Britton et al. 1991)

es in Einzelfällen, ein pathologisches Entladungsverhalten zu erfassen, ohne daß der entsprechende Muskel klinisch betroffen war und ohne daß die zentrale Leitungszeit pathologisch verlängert war.

Während die Bestimmung der Latenzzeitvariabilität durchaus Eingang in die klinische Routinediagnostik finden könnte, ist die Erstellung und Auswertung von Poststimulus-Intervall-Histogrammen zu aufwendig, um derzeit in der klinisch-neurophysiologischen Diagnostik praktische Relevanz zu haben.

6.7.3 Pathophysiologie und diagnostische Relevanz

Die vorangehend dargestellten Ergebnisse illustrieren den diagnostischen Wert der transkraniellen magnetoelektrischen Kortexstimulation für die Beurteilung von Störungen der Erregungsleitfunktion der kortikospinalen Bahnen bei Patienten mit Encephalomyelitis disseminata. Es wird deutlich, daß eine Auswertung der ausgelösten Muskelantworten unter Einbeziehung nicht nur der Leitungszeiten, sondern auch der Analyse von Potentialgröße und -form einen hohen Prozentsatz pathologischer Befunde ergibt. Dies gilt auch für subklinische Affektionen. Eine Grundvoraussetzung für die Erfassung pathologischer Befunde ist die Auswertung der kortikal evozierten Muskelantworten in verschiedenen Muskeln der oberen und unteren Extremitäten, die Verfügbarkeit verläßlicher Normwerte und ein standardisierter Untersuchungsgang bezüglich der Reiz- und Ableitbedingungen. Pathologische Befunde bei Encephalomyelitis disseminata können in Latenzverlängerung, Amplitudenreduktion oder fehlender Auslösbarkeit von Antworten, in pathologisch polyphasischer Potentialkonfiguration und Verlängerung der Potentialdauer bestehen. Ausgangspunkt dieser Veränderungen ist eine Verlangsamung der zentralen Leitgeschwindigkeit in demyelinisierten und remyelinisierten kortikomotoneuronalen Nervenfasern. Anstelle der raschen saltatorischen Erregungsleitung, die durch die Myelinisierung der Axone ermöglicht wird, findet sich eine langsame kontinuierliche Depolarisierung im Bereich der geschädigten Internodien, die durch das Auftreten von Leckströmen und kapazitiven Verlusten beeinträchtigt wird. Bei einer ausgeprägten langstreckigen Demyelinisierung wird die Erregungsschwelle nicht mehr überschritten und die Nervenleitung unterbrochen (Halliday et al. 1977).

Die unterschiedlich stark herabgesetzten Leitgeschwindigkeiten entlang inhomogen demyelinisierter und remyelinisierter kortikomotoneuronaler Axone führen zur Desynchronisation der mittels transkranieller magnetischer Kortexstimulation generierten repetitiven deszendierenden Erregungswellen (D- und I-Wellen). Auf spinaler Ebene erzeugen diese beeinträchtigten Erregungswellen exzitatorische postsynaptische Potentiale, die aufgrund des höheren Bedarfs an räumlicher und zeitlicher Bahnung verspätet und desynchronisiert die α-Motoneurone erregen. Eine weitere Eigenschaft demyelinisierter Nervenfasern ist die Verlängerung der Refraktärperiode, die die Fähigkeit der Übertragung relativ hochfrequenter Erregungssalven beeinträchtigt (McDonald u. Sears 1970). Weiter könnte eine verlängerte zentrale Leitungszeit auch Ausdruck einer Erregungsleitung entlang vorwiegend dünn myelinisierter langsamer Neurone des Tractus corticospinalis nach vorzugsweisem Untergang eines größeren Anteils der schnelleitenden Faserkomponente sein. Auch kortikospinale Neurone mit polysynaptischer Verbindung zu Motoneuronen (z.B. rubro-, retikulo-, vestibulospinale Bahnen) könnten theoretisch an der Erregungsübermittlung nach Kortexstimulation bei Encephalomyelitis disseminata teilhaben und so zu verlängerten zentralen Leitungszeiten führen (Rossini et al. 1987; Snooks u. Swash 1985; Thompson et al. 1987).

Verlängerte zentrale motorische Leitungszeiten und insbesondere die Amplitudenreduktion oder der Ausfall der kortikal ausgelösten Muskelantworten könnten bei Encephalomyelitis disseminata auch Folge axonaler Faserdegenerationen (Adams 1977; Prineas 1986) sein. Die dadurch beeinträchtigte Fortleitung von D- und I-Wellen könnte zu einer überschwelligen Erregung von Populationen nur noch kleiner Motoneurone führen oder dazu, daß die D-Welle und frühe I-Wellen nicht mehr ausreichen, um die spinalen α-Motoneurone überschwellig zu erregen. Im letzteren Falle könnte es dann durch den erhöhten Bedarf an zeitlicher Summation konsekutiv eintreffender Erregungswellen am Motoneuron zu einer verspäteten Erregung kommen. Hochgradige Verlängerungen der ZML können hierdurch jedoch nicht erklärt werden.

Auch die vermehrte Polyphasie der transkraniell ausgelösten Muskelantworten und die verlängerte Dauer sind Folge der oben skizzierten pathophysiologischen Mechanismen. Die Desynchronisation entlang der Pyramidenbahn laufender D- und I-Wellen und auch axonale Faserdegenerationen führen zu einer desynchronisierten α-Motoneuronerregung und zu einer verzögerten Erregung einzelner motorischer Einheiten (Zunahme der Potentialdauer, gesteigerte Polyphasie). Die verzögerte Erregungsleitung und die Desynchronisierung der absteigenden Erregungswellen läßt sich auch anhand von Poststimulus-Intervall-Histogrammen der Entladung einzelner motorischer Einheiten nach Kortexreizung darstellen (Boniface et al. 1991; Röricht et al. 1991).

Der Auswertung kortikal ausgelöster Muskelantworten kommt bei der Diagnosestellung der Encephalomyelitis disseminata ein hoher Stellenwert zu, da sie es erlaubt, in Ergänzung zu den evozierten Potentialen des afferenten Systems auch im zentralen efferenten System klinisch apparente und inapparente Läsionen nachzuweisen, zu quantifizieren und in ihrem Verlauf zu beurteilen. In Übereinstimmung mit den Ergebnissen anderer Autoren ist die Sensitivität der kortikal ausgelösten Muskelantworten höher als die der VEP, SEP oder AEP. Durch Kombination mit den afferent evozierten Potentialen läßt sich die Sensitivität der neurophysiologischen Zusatzdiagnostik bei Encephalomyelitis disseminata auf über 95% steigern. Die Ableitung transkraniell ausgelöster Muskelantworten im Rahmen der Diagnostik der Encephalomyelitis disseminata stellt eine sinnvolle Erweiterung neurophysiologischer Untersuchungsmethoden im Hinblick auf die Funktionsbeurteilung zentraler motorischer Systeme dar und kann die Sicherheit bei der diagnostischen Klassifizierung von Patienten mit Encephalomyelitis disseminata durch Hinweise auf ein polytopes Geschehen erhöhen.

Im Vergleich zu den diagnostisch ebenfalls sensitiven VEP und SEP nach Reizung des N. tibialis ist die transkranielle Magnetstimulation einfacher durchführbar und weniger zeitaufwendig.

Literatur

Adams CWM (1977) Pathology of multiple sclerosis: progression of the lesion. Brit Med Bull 33:15–20

Asselmann P, Chadwick DW, Marsden CD (1975) Visual evoked responses in the diagnosis and management of patients suspected of multiple sclerosis. Brain 98:261–282

Berardelli A, Inghilleri M, Cruccu G, Fornarelli M, Accornero N, Manfredi M (1988) Stimulation of motor tracts in multiple sclerosis. J Neurol Neurosurg Psychiat 51:677–683

Boniface SJ, Mills KR, Schubert M (1991) Responses of single spinal motoneurons to magnetic brain stimulation in healthy subjects and patients with multiple sclerosis. Brain 114:643–662

Britton TC, Meyer B-U, Benecke R (1991) Variability of cortically elicited motor responses in multiple sclerosis. Electroencephalogr Clin Neurophysiol 81:186–194

Chiappa KH (1980) Pattern shift visual brainstem auditory and short latency somatosensory evoked potentials in multiple sclerosis. Neurology 30:110–130

Fog T (1965) The topography of plaques in multiple sclerosis with special reference to cerebral plaques. Acta Neurol Scand 41 [Suppl 15]:1–161

Halliday AM, McDonald WI (1977) Pathophysiology of demyelinating disease. Brit Med Bull 33:21–27

Hess CW, Mills KR, Murray NMF (1986) Measurement of central motor conduction in multiple sclerosis by magnetic brain stimulation. Lancet II:355–358

Hess CW, Mills KR, Murray NMF (1987) Responses in small hand muscles from magnetic stimulation of the human brain. J Physiol 388:397–419

Ingram DA, Thompson AJ, Swash M (1988) Central motor conduction in multiple sclerosis: evaluation of abnormalities revealed by transcutaneous magnetic stimulation of the brain. J Neurol Neurosurg Psychiat 51:487–494

Lumsden CW (1970) The neuropathology of multiple sclerosis. In: Vinken PJ, Bruyn GW (eds) Handbook of clinical neurology, vol. 9. Elsevier, New York, pp 217–309

McAlpine D (1972) Multiple sclerosis: a reappraisal. Churchill Livingstone, London

McDonald WI (1975) What is multiple sclerosis? Clinical criteria for diagnosis. In: Davison AN, Humphrey JH, Liversedge AL, McDonald WI, Porterfield JS (eds) Multiple sclerosis research. HMSO, London, pp 1–8

McDonald WI, Sears TA (1970) The effects of experimental demyelination on conduction in the central nervous system. Brain 93:583–589

Meyer B-U, Zipper S, Benecke R, Conrad B (1988) Veränderungen multilokal abgeleiteter Muskelantworten nach Kortexstimulation bei Patienten mit Multipler Sklerose. Z EEG EMG 19:241–246

Mills KR, Murray NMF (1985) Corticospinal tract conduction time in multiple sclerosis. Ann Neurol 18:601–605

Oppenheimer DR (1978) The cervical cord in multiple sclerosis. Neuropathol Appl Neurobiol 4:151–162

Ormerod IEC, Miller DH, McDonald WI et al. (1987) The role of NMR imaging in the assessment of multiple sclerosis and isolated neurological lesions: a quantitative study. Brain 110:1597–1616

Poser CM, Paty DW, Scheinberg LC, McDonald WI, Ebers GC (eds) (1984) The diagnosis of multiple sclerosis. Thieme & Stratton, New York

Prineas JW (1986) The neuropathology of multiple sclerosis. In: Koetsier JC (ed) Handbook of clinical neurology, vol 3. Elsevier, New York, pp 157–213

Prineas JW, Connel F (1979) Remyelination in multiple sclerosis. Ann Neurol 6:22–31

Regan D, Miller BA, Heron JR (1976) Delayed visual perception and delayed visual evoked potentials in the spinal form of multiple sclerosis and in retrobulbar neuritis. Brain 99:43–63

Robinson K, Rudge P (1977) Abnormalities of the auditory evoked potentials in patients with multiple sclerosis. Brain 100:19–40

Röricht S, Meyer B-U, Kunesch E, Benecke R (1991) Transkranielle magnetische Kortexreizung: Das Entladungsverhalten einzelner motorischer Einheiten bei Normalpersonen und Patienten mit Multipler Sklerose. Z EEG EMG 21:122

Rossini PM, di Stefano E, Boatta M, Basciani M (1985) Evaluation of sensory-motor "central" conduction in normal subjects and in patients with multiple sclerosis. In: Morocutti C, Rizzo PA (eds) Evoked potentials. Neurophysiological and clinical aspects. Elsevier, Amsterdam, pp 115–130

Rossini PM, Caramia MD, Zarola F (1987) Mechanisms of nervous propagation along central motor pathways: non-invasive evaluation in healthy subjects and in patients with neurological disease. Neurosurgery 20:183–191

Rossini PM, Zarola F, Floris R et al. (1989) Sensory (VEP, BAEP, SEP) and motor-evoked potentials, liquoral and magnetic resonance findings in multiple sclerosis. Eur Neurol 29:41–47

Schuhmacher GA, Beebe G, Kebler RF et al. (1965) Problems of experimental trials of therapy of multiple sclerosis. Ann NY Acad Sci 122:552–568

Sedwick EM (1983) Pathophysiology and evoked potentials in multiple sclerosis. In: Hallpike JF, Adams CWA, Tourtelotte WW (eds) Multiple sclerosis. Chapmann & Hall, London

Small DG, Mathews WB, Small M (1978) The cervical somatosensory evoked potential (SEP) in the diagnosis of multiple sclerosis. J Neurol Sci 35:211–224

Smith SJM, Claus D, Hess CW, Mills KR, Murray NMF, Schriefer T (1989) F responses and central motor conduction in multiple sclerosis. Electroencephalogr Clin Neurophysiol 74:438–443

Snooks SJ, Swash M (1985) Motor conduction velocity in the human spinal cord: slowed conduction in multiple sclerosis and radiation myelopathy. J Neurol Neurosurg Psychiat 48:1135–1139

Thompson PD, Day BL, Rothwell JC et al. (1987) The interpretation of electromyographic responses to electrical stimulation of the motor cortex in diseases of the upper motor neurone. J Neurol Sci 80:91–110

Tourtelotte WW, Walsh MJ (1984) Cerebrospinal fluid profile in multiple sclerosis. In: Poser CM, Paty DW, Scheinberg LC, McDonald WI, Ebers GC (eds) The diagnosis of multiple sclerosis. Thieme & Stratton, New York, 165–178

van der Kamp W, Maertens de Noordhout A, Thompson PD, Rothwell JD, Day BL, Marsden CD (1991) Correlation of phasic muscle strength and corticomotoneurone conduction time in multiple sclerosis. Ann Neurol 29:6–12

Witt TN, Garner CG, Oechsner M (1988) Zentrale motorische Leitungszeit bei Multipler Sklerose: Ein Vergleich mit visuell und somatosensorisch evozierten Potentialen in Abhängigkeit vom Verlaufstyp. Z EEG EMG 19:247–254

6.8 Motorische Systemerkrankungen

G. KÜTHER und A. LUDOLPH

Eine Degeneration zentraler und peripherer Motoneurone ist Merkmal verschiedener Formen motorischer Systemerkrankungen. Klinisch und pathologisch sind aufgrund der Lokalisation der Läsionen 4 Hauptformen zu unterscheiden: die *spinalen Muskelatrophien* und die *progressive Bulbärparalyse* mit Degeneration ausschließlich peripherer Motoneurone im Rückenmark bzw. Hirnstamm, die *spastische Spinalparalyse* mit isoliertem Ausfall zentraler Motoneurone und ihrer absteigenden Neuriten sowie die *amyotrophische Lateralsklerose (ALS)*, bei der generalisiert sowohl zentrale als auch periphere Motoneurone degenerieren. Eine weitere Differenzierung der Erkrankungen erfolgt klinisch unter Berücksichtigung ihres sporadischen oder familiären Auftretens, des Manifestationsalters und möglicher systemübergreifender Läsionen in anderen Hirn- und Rückenmarksregionen (Rowland 1982). Abzugrenzen sind diese Systemdegenerationen von exogen ausgelösten pyramidalmotorischen Erkrankungen, wie dem *Lathyrismus* oder der *tropischen spastischen Paraparese (TSP)*.

Wegen des Fehlens krankheitsspezifischer Laborparameter muß sich die Diagnostik nach wie vor ausschließlich auf klinische und elektrophysiologische Befunde stützen. Insbesondere im Hinblick auf eine Differenzierung von der ALS als schwerster Form motorischer Systemerkrankungen ist dabei der Nachweis einer Läsion zentraler Motoneurone von besonderer Bedeutung. Während sich eine Vorderhornschädigung mit großer Sensitivität elektromyographisch nachweisen läßt, mußte die Beteiligung zentraler Motoneurone bisher ausschließlich aus klinischen Befunden (Reflexsteigerung, pathologische Reflexe, Spastik) abgeleitet werden. Mit der Einführung der elektrischen und magnetischen Kortexstimulation stehen erstmals Verfahren zur Verfügung, mit denen sich auch zentrale Motoneuronläsionen verläßlich objektivieren lassen. Die bisher erhobenen Befunde zeigen dabei in Abhängigkeit vom Erkrankungstyp mit unterschiedlicher Ausprägung pathologisch veränderte Antwortpotentiale und verzögerte zentralmotorische Latenzzeiten (ZML).

6.8.1 Amyotrophische Lateralsklerose (ALS)

In einer Reihe von Untersuchungen wurden bei ALS-Patienten nach elektrischer und magnetischer transkranieller Stimulation motorisch evozierte

B.-U. Meyer (Hrsg.)
Magnetstimulation des Nervensystems

Potentiale (MEP) von oberen und unteren Extremitäten abgeleitet (Barker et al. 1986; Berardelli et al. 1987; Hugon et al. 1987; Ingram u. Swash 1987; Ludolph et al. 1987a; Thompson et al. 1987; Caramia et al. 1988; Schriefer et al. 1989; Eisen et al. 1990; Zanette et al. 1990b). In Übereinstimmung mit pathologischen Vorstellungen, nach denen es bei der ALS zu einer primär neuronalen bzw. axonalen Degeneration mit sekundärer Myelinbeteiligung kommt, fanden sich in der Regel grenzwertig normale bis mäßig verlängerte zentrale Überleitungszeiten. Abnorme Seitendifferenzen, die bei ca. 50% aller ALS-Patienten vorgefunden wurden, können in Frühstadien erste Hinweise für eine zentrale Beteiligung liefern. Die Verzögerungen der ZML waren meist von Amplitudenminderung sowie Aufsplitterung und Verkürzung der Potentiale begleitet. Selten fand sich eine reine Amplitudenerniedrigung ohne Leitungsverzögerung; in Einzelfällen sind in leicht atrophischen Muskeln auch überhöhte Antwortpotentiale mit Amplituden um 12 mV nachgewiesen worden (Caramia et al. 1988). Die Verlängerung der ZML scheint bei der ALS mit einer Amplitudenminderung des Antwortpotentials korreliert zu sein (Abb. 6.18). Ausgeprägte Leitungsverzögerungen über das 3fache der Norm, wie sie bei der multiplen Sklerose beobachtet werden, fanden sich nur bei einzelnen Patienten, bei denen dann auch eine massive Amplitudenminderung vorlag (Tabelle 6.2). Deutliche Leitungsverzögerungen ohne wesentliche Amplitudenminderung gehören nicht zum Bild einer ALS und sollten grundsätzlich an demyelinisierende Erkrankungen denken lassen.

Bei einer Reihe von Patienten war sowohl bei elektrischer als auch magnetischer transkranieller Stimulation ein- oder beidseitig kein Antwortpo-

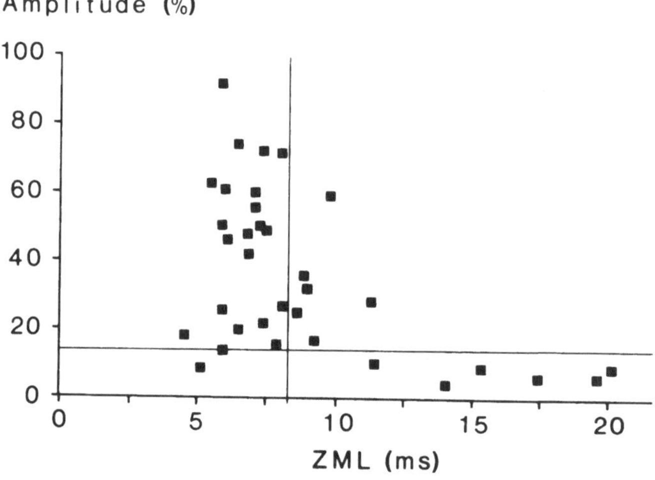

Abb. 6.18. Beziehung der Amplituden der Muskelantwortpotentiale (M. abductor digiti minimi) und der zentralen Überleitungszeit bei elektrischer Kortexstimulation bei ALS-Patienten. Die Normgrenzen sind im Diagramm durch die horizontale und vertikale Linie dargestellt. Mit zunehmender Leitungsverzögerung findet sich eine Abnahme der Amplituden der Muskelantworten. (Aus Schriefer et al. 1989)

Tabelle 6.2. Ergebnisse der transkraniellen Stimulation bei ALS

Maximale Gesamtlatenzzeiten (Kortex – Muskel)			
M. biceps brachii	18,4 ms	(9,4 ms + 1,7)	(Eisen et al. 1990)
M. abductor pollicis	41,6 ms	(18,6 ms + 0,8)	(Hugon et al. 1987)
M. tibialis anterior	58,4 ms	(26,2 ms + 1,1)	(Hugon et al. 1987)
Maximale ZML			
M. abductor digiti V	20,0 ms	(6,2 ms + 0,8)	(Schriefer et al. 1989)
M. tibialis anterior	36,4 ms	(19,3 ms + 0,8)	(Hugon et al. 1987)
Maximale spinale Latenz			
C6-Th12	42,0 ms	(5,9 ms + 1,8)	(Ingram und Swash 1987)

In Klammern: mittlere Normwerte + Standardabweichung

tential zu erhalten. Häufig konnte dann noch bei Wurzelreizung eine Muskelantwort ausgelöst werden. In der Regel zeigten die entsprechenden Muskeln ausgeprägte Paresen. Auffallend ist in einigen Untersuchungen der hohe Anteil fehlender Antworten bei Patienten mit einer Bulbär- bzw. Pseudobulbärparalyse, der zwischen 66 und 100% der Untersuchten lag (Eisen et al. 1990; Zanette et al. 1990b).

Die bei Wurzelreizung ermittelten peripheren Leitungszeiten lagen in der Regel nicht über 20% der Norm (Ludolph et al. 1988). Häufiger als bei der F-Wellen-Bestimmung ließen sich mit der elektrischen Wurzelreizung verwertbare Antwortpotentiale auslösen. Die Antwortpotentiale waren dabei in Abhängigkeit von der Schwere des Vorderhornbefalls verkleinert und aufgesplittert.

Der Prozentsatz pathologischer MEP-Befunde weist in den verschiedenen Studien große Schwankungen auf. In einzelnen kleinen Kollektiven konnten bei keinem der Untersuchten pathologische Befunde nachgewiesen werden (Barker et al. 1986; Thompson et al. 1987). In anderen Untersuchungen wiesen bis zu 100% aller ALS Patienten Zeichen einer zentralen Überleitungsverzögerung auf (Hugon et al. 1987). Unterschiedliche Krankheitsstadien mit entsprechend variablem Schweregrad sowie verschiedene regionale Verteilungen der degenerativen Veränderungen sind sicherlich eine Ursache für diese große Streubreite. Weiter scheint die Wahl der untersuchten Muskelregion für die Ausbeute pathologischer Befunde bedeutsam zu sein: An der Beinmuskulatur wurden häufiger als an den Armen pathologische Verzögerungen der Antwortpotentiale nachgewiesen. Dies wird im Zusammenhang mit histopathologischen Befunden gesehen, nach denen die kortikospinalen Bahnen häufig in kaudalen Rückenmarksabschnitten am stärksten geschädigt sind (Brownell et al. 1970). Daneben waren – in Analogie zum klinischen Befund meist distal betonter atrophischer Paresen – die Überleitungszeiten häufiger zu distalen als zu proximalen Muskeln verzögert. So fanden Eisen et al. (1990) bei bis zu 77,8% der distalen Handmuskeln pathologische Werte, während nur 44,4% der Bizepsmuskeln Latenzverlängerungen aufwiesen. Als Hinweis für einen selektiven Befall einzelner Faserbündel zeigten nicht immer alle Muskeln derselben Region einheitlich pathologische Werte. Durch die kombinierte Untersuchung mehrerer Armmuskeln ließ sich daher der Prozentsatz pathologischer Befunde deutlich erhöhen.

Widersprüchlich sind bisher die Angaben über eine Beziehung zwischen klinischem Befund und dem Ausmaß pathologischer MEP-Veränderungen. Schriefer et al. (1989) fanden an oberen Extremitäten nur eine schwache Korrelation zwischen dem Ausmaß der Leitungsverzögerung und dem Grad der Reflexsteigerung. Keine Beziehung bestand zwischen dem Ausmaß der Leitungsverzögerung und der manuell geprüften Muskelkraft, Einschränkungen der Feinbeweglichkeit oder dem Grad der Spastik. Demgegenüber konnten Ingram u. Swash (1987) bei allen Patienten mit positivem Babinski-Zeichen verzögerte spinale Überleitungszeiten zu den unteren Extremitäten nachweisen; umgekehrt wiesen alle ALS-Patienten mit negativem Zeichen nach Babinski Normalbefunde auf. Bei einem Patienten mit halbseitig begrenzter Symptomatik (sog. Mill-Variante der ALS) fanden Berardelli et al. (1987) pathologische Antworten nur auf der betroffenen Seite.

Im Hinblick auf diese Widersprüche ist darauf hinzuweisen, daß nach neueren Untersuchungen an Patienten mit multipler Sklerose eine eindeutige Korrelation nur zwischen ZML und der maximalen Amplitude und Anstiegssteilheit der *phasischen* Muskelkontraktion erkennbar war, jedoch keine Korrelation mit der klinisch geprüften isometrischen Kraft, dem Reflexniveau oder dem Grad der Spastik bestand (van der Kamp et al. 1991). Als Erklärung dieser Befunde wird angenommen, daß die mit der Kortexstimulation geprüften schnelleitenden kortikospinalen Fasern vor allem für die phasische Kontraktion distaler Muskeln verantwortlich sind.

Eine weitere Erklärung für die Diskrepanzen dürfte sein, daß die transkranielle Stimulation gegenüber der klinischen Untersuchung eine größere Sensitivität besitzt. So sind in nahezu allen Untersuchungen Patienten beschrieben, bei denen trotz fehlender klinischer Zeichen einer zentralen Läsion pathologische Überleitungszeiten zu den entsprechenden Muskelgruppen nachweisbar waren. Bei anderen Patienten waren aufgrund einer weit fortgeschrittenen Vorderhornläsion keine pathologischen Reflexzeichen mehr nachweisbar; mit Hilfe der transkraniellen Stimulation konnte jedoch bei einigen Patienten eindeutig eine zentrale Motoneuronläsion belegt werden. Diese Ergebnisse begründen den differentialdiagnostischen Wert der Kortexstimulation zum Nachweis zentraler Läsionen insbesondere bei frühen und weit fortgeschrittenen Stadien der ALS.

Aus verschiedenen Untersuchungen ist bekannt, daß bei bis zu 60% aller ALS-Patienten pathologisch verzögerte somatosensible Potentiale (SEP) nachweisbar sind, ohne daß entsprechende klinische Hinweise für eine Hinterstrangbeteiligung vorliegen (Matheson et al. 1986; Radtke et al. 1986; Ludolph et al. 1987a). Ebenso wie bei der multiplen Sklerose wurde daher auch bei der ALS geprüft, ob eine Beziehung zwischen SEP und motorischen Antwortpotentialen besteht. Im Gegensatz zur multiplen Sklerose konnte bei der ALS keine Beziehung zwischen den Ergebnissen beider Untersuchungen gefunden werden (Ludolph u. Wenning, unveröffentlichte Befunde). Interessant sind aber Befunde von Zanette et al. (1990a), die zusätzlich zu den parietal abgeleiteten SEP frontale und präzentrale Ableitungen durchführten. Die entsprechenden kortikalen Potentiale (P_{20} frontal, P_{22} präzentral) zeigten bei bis zu 60% der untersuchten Patienten mit ALS bzw. Bulbärparese pathologische Veränderungen, wobei eine enge Beziehung zu pathologischen Überleitungsverlängerungen der motorischen Antworten bestand.

Eine eindeutige pathophysiologische Erklärung der erhobenen Befunde der transkraniellen Stimulation ist aufgrund der komplexen Mechanismen, die an der Entstehung der kortikal evozierten Muskelantworten beteiligt sind, bei der ALS ebenso wie bei anderen zentralmotorischen Erkrankungen derzeit nicht möglich. Erschwert wird die Interpretation bei der ALS noch dadurch, daß es zusätzlich zur zentralen Läsion mit wechselnder Ausprägung zu einer peripheren Beteiligung kommt, wobei der periphere Befall ebenso wie das Verhältnis zentraler zu peripherer Schädigung weiten interindividuellen Schwankungen unterliegt.

Die in der Regel leichtgradigen zentralen Leitungsverzögerungen sind am ehesten dadurch zu erklären, daß nach Ausfall absteigender Fasern die Summation exzitatorischer postsynaptischer Potentiale an den Vorderhornzellen verringert und verlangsamt wird. Alleine durch diesen Mechanismus lassen sich Verzögerungen von bis zu 8,5 ms erklären (Thompson et al. 1987). Ein bevorzugter Befall der am schnellsten leitenden dickkalibrigen absteigenden Fasern kann im Einzelfall zu einer weiteren (wenn auch nur geringen) Leitungsverzögerung führen. Unklar ist gegenwärtig, ob darüber hinaus auch eine verzögerte Erregung kortikaler und spinaler Motoneurone in Betracht zu ziehen ist. Histologisch liegen Hinweise vor, daß eine Rarefizierung der Dendriten der Motoneurone eine der frühesten zellulären Veränderungen bei der ALS ist (Carpenter et al. 1988). Es ist daher vorstellbar, daß die bei der Magnetstimulation angenommene indirekte Erregung der Pyramidenzellen über Interneurone ebenso wie die sich anschließende Aktivierung der Vorderhornzellen verzögert sein können. Beide Effekte würden zu einer Verlängerung der zentralen Überleitungszeit beitragen.

Bei den selten registrierten deutlichen Leitungsverzögerungen wird angenommen, daß eine stärkere Ausprägung der begleitenden Demyelinisierung zu einer entsprechenden Reduktion der Leitgeschwindigkeit führt. Weiter wird diskutiert, daß bei komplettem Ausfall des Tractus corticospinalis die Fortleitung der Erregung über langsamere polysynaptische Verbindungen – z. B. den Tractus corticoreticulospinalis – erfolgen könnte (Ingram u. Swash 1987).

Ein kompletter Ausfall der Muskelantworten nach transkranieller Reizung kann einerseits durch einen vollständigen Verlust kortikaler Motoneurone oder einen vollständigen Leitungsblock aller absteigenden Neuriten erklärt werden. Andererseits kann aber auch schon eine partielle zentrale Leitungsunterbrechung verhindern, daß es aufgrund einer Dispersion der deszendierenden Erregungen an den Vorderhornzellen zu einer überschwelligen Erregung kommt.

Auch die bei Wurzelreizung beschriebenen Verzögerungen der peripheren Antworten lassen sich durch unterschiedliche Mechanismen erklären: Eine reduzierte Erregbarkeit geschädigter Vorderwurzeln sowie eine periphere, bis proximal reichende segmentale Demyelinisierung mit der Folge einer Leitungsverzögerung sind in Betracht zu ziehen. Morphometrische Untersuchungen am Rückenmark lassen darüber hinaus vermuten, daß insbesondere zu Beginn der ALS bevorzugt die großen Motoneurone mit ihren schnell leitenden Axonen degenerieren, so daß es zu einer Reduktion der maximalen peripheren Leitgeschwindigkeit kommen kann (Tsukagoshi et al. 1979).

Die für die ALS typische Amplitudenminderung und Verkürzung der Antwortpotentiale hat sowohl zentrale als auch periphere Ursachen. Der Ausfall zentraler Neurone und die daraus resultierende verminderte Aktivierung peripherer Motoneurone sowie die oben angeführten Leitungsverzögerungen mit Dispersion der Erregung erklären die zentrale Komponente dieser Veränderungen. Zusätzlich kommt es in individuell variabler Ausprägung infolge des Ausfalls peripherer Motoneurone zur Denervierung des Muskels, die eine auch aus der Neurographie bekannte Reduktion der Amplitude des Antwortpotentials zur Folge hat.

Die Degeneration peripherer Motoneurone und der Ausfall der Erregungsleitung bewirken ebenfalls (in Abhängigkeit vom Ausmaß der Reinnervation durch erhaltene motorische Einheiten) eine Verkleinerung des Antwortpotentials.

6.8.2 Spinale und neurale Muskelatrophien

Wenige Untersuchungen liegen bisher zur transkraniellen Stimulation bei Patienten mit spinalen Muskelatrophien vor (Claus 1989; Schriefer et al. 1989; Claus u. Flügel 1990; Zanette et al. 1990b). Entsprechend der histopathologisch nachweisbaren Begrenzung der Zelldegeneration auf die peripheren Motoneurone konnten bei den hereditären Formen keine pathologischen Veränderungen der zentralen Überleitungszeit gefunden werden. Demgegenüber fanden Claus u. Flügel (1990) bei der sporadischen Form der spinalen Muskelatrophie mit proximalem Paresenschwerpunkt, die in der älteren deutschen Literatur als *Vulpian-Bernhardt-Typ* klassifiziert wurde, in einem hohen Prozentsatz mäßige pathologische Verzögerungen der zentralen Überleitung als Hinweis für eine Beteiligung zentraler Neurone. Diese Befunde rücken diese Form der Motoneurondegeneration in die Nähe der ALS und stützen die Annahme, daß ein Großteil dieser Erkrankungen letztlich als eine proximal und nukleär beginnende ALS mit entsprechend ungünstiger Prognose anzusehen ist.

Bei den hereditären motorischen und sensorischen Neuropathien vom demyelinisierenden (HMSN I) und axonalen Typ (HMSN II) fanden Hess et al. (1987) sowie Claus et al. (1990) keine verzögerten zentralen Überleitungszeiten. Demgegenüber waren bei Patienten, die eine seltene Kombination der hereditären Neuropathie mit Pyramidenzeichen aufwiesen (sog. HMSN I+ und HMSN II+, früher auch als HMSN V klassifiziert) die zentralen Überleitungszeiten zu den Handmuskeln verzögert, wobei die größeren Latenzzeiten bei dem demyelinisierenden Typ HMSN II+ registriert wurden. Die maximale Überleitungszeit betrug hier zu Handmuskeln 21,6 ms, während sie bei Patienten mit HMSN I+ bei 12,0 ms lag. Unklar sind Befunde von Lubeau et al. (1987), die auch bei HMSN I und HMSN II Patienten mäßige Verzögerungen beschrieben. Nicht auszuschließen ist, daß zumindest bei einem Teil dieser Patienten eine zentrale Symptomatik im Sinne einer HMSN I+ und HMSN II+ durch ausgeprägte periphere Ausfälle maskiert wurde.

6.8.3 Spastische Spinalparalyse

Bei den wenigen bisher untersuchten Patienten mit familiärer spastischer Spinalparalyse wurden trotz deutlicher Spastik normale oder nur leichtgradig verzögerte Überleitungszeiten zu den unteren Extremitäten gefunden (Thompson et al. 1987; Claus u. Flügel 1990). Auch an den oberen Extremitäten waren bei den meisten Patienten die Überleitungszeiten normal, allenfalls fanden sich leichtgradige Verzögerungen bis zu einem Maximum von 10,4 ms, die auf eine geringfügige Erniedrigung der Leitgeschwindigkeit hindeuten (Mills et al. 1987; Claus et al. 1988, 1990). Analog zu einer histologisch nachweisbaren Betonung der Strangdegeneration in den unteren Rückenmarksegmenten waren die Befunde an den Beinen häufiger pathologisch als an den Armen (Claus u. Flügel 1990). Die peripheren Leitgeschwindigkeiten waren ebenso normal wie die Amplituden der Muskelantwortpotentiale. Angesichts der meist normal konfigurierten Muskelantworten scheint nur eine geringe Dispersion der kortikospinalen Erregung vorzuliegen. Eine Beziehung zwischen der Ausprägung der Spastik und den MEP-Veränderungen ist, ebenso wie bei demyelinisierenden Erkrankungen, nicht erkennbar (Thompson et al. 1987; van der Kamp et al. 1991).

6.8.4 Lathyrismus und tropische spastische Paraparese

Der menschliche *Neurolathyrismus* ist eine toxisch induzierte motorische Systemerkrankung, die nach Verzehr großer Mengen der Kichererbse (Lathyrus sativus) auftritt. Klinisch kommt es akut oder subakut zu einer spastischen Paraparese ohne Vorderhornbeteiligung (Ludolph et al. 1987b). Die wenigen vorliegenden histopathologischen Befunde belegen eine nahezu symmetrische axonale Degeneration des Tractus corticospinalis in den unteren Abschnitten des Lumbal- und Sakralmarks (Streifler et al. 1977). Aufgrund tierexperimenteller Untersuchungen wird vermutet, daß

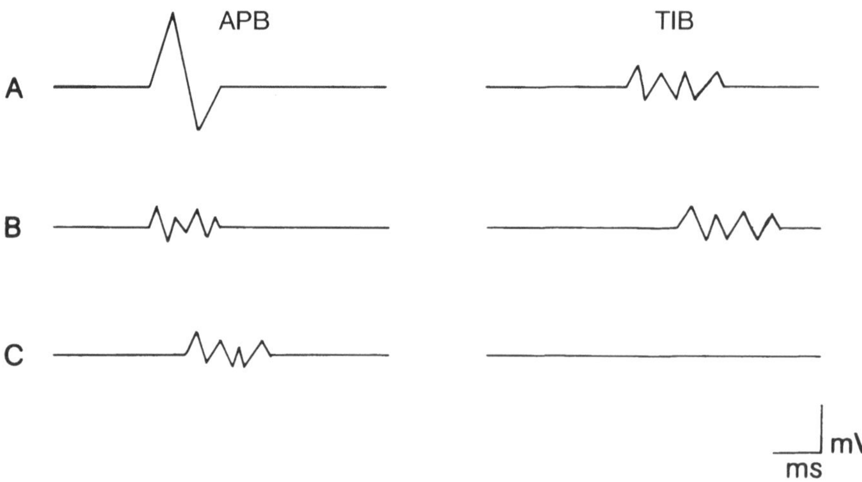

Abb. 6.19. Schematische Darstellung der Veränderungen kortikal ausgelöster Muskelantworten in unterschiedlichen Stadien der kortikospinalen Läsion beim Lathyrismus. Leichtgradige (*A*), mäßige (*B*) und schwere (*C*) klinische Behinderung. Ableitungen vom M. abductor pollicis brevis (*APB*) und M. tibialis anterior (*TIB*). (Nach Hugon et al. 1990)

die Degeneration durch eine in der Kichererbse enthaltene glutamatanaloge Aminosäure (β-N-Oxalylamino-L-Alanin, BOAA), induziert wird (Hugon et al. 1988).

Patienten mit Neurolathyrismus zeigten eine enge Beziehung zwischen Ausprägung des klinischen Bildes und zentral-motorischen Leitungsdefiziten (Abb. 6.19). Bei Erkrankten mit leichtgradiger Behinderung fanden sich an den unteren Extremitäten kleine, dispergierte Potentiale, während an den oberen Extremitäten Normalbefunde erhoben werden konnten. Bei mittelgradiger Behinderung waren die Potentiale an den oberen Extremitäten in ihrer Latenzzeit noch normal, in ihrer Konfiguration aber verändert. An den unteren Extremitäten waren die Potentiale sowohl verändert als auch verzögert. Bei massiver Symptomatik waren die Potentiale der oberen Extremitäten verzögert und verändert, während an den unteren Extremitäten keine Antworten mehr auslösbar waren.

Bei der *tropischen spastischen Paraparese* (TSP) handelt es sich um eine chronisch progrediente Myelopathie, die endemisch in verschiedenen tropischen Regionen auftritt. Klinisch kommt es bei dieser Erkrankung zu einer langsam progredienten Paraspastik. Histologisch findet sich im Rückenmark eine chronische Meningomyelitis mit Degeneration der kortikospinalen Bahnen und der Hinterstränge. Zahlreiche neuere Untersuchungen deuten auf einen Zusammenhang der TSP mit einer HTLV-1-Infektion hin (Rodgers-Johnson et al. 1985). Hugon et al. (1989) fanden als Hinweis für eine ausgeprägte Demyelinisierung teilweise massiv verlängerte kortikospinale Überleitungszeiten zum M. tibialis anterior von bis zu 100 ms. Untersuchungen japanischer Patienten bestätigten diese Befunde (Tomita et al. 1989). Daneben waren bei mehr als der Hälfte aller Patienten mit TSP pathologische SEP, bei 1/3 auch leichte Verzögerungen der peripheren Nervenleitgeschwindigkeit nachweisbar (Hugon et al. 1989).

Literatur

Barker AT, Freeston IL, Jalinous R, Jarratt JA (1986) Clinical evaluation of conduction time measurements in central motor pathways using magnetic stimulation of human brain. Lancet I:1325–1326

Berardelli A, Inghilleri M, Formisano R, Accornero N, Manfredi M (1987) Stimulation of motor tracts in motor neuron disease. J Neurol Neurosurg Psychiat 50:732–737

Brownell B, Oppenheimer DR, Hughes JT (1970) The central nervous system in motor neurone disease. J Neurol Neurosurg Psychiat 33:338–357

Caramia MD, Bernardi G, Zarola F, Rossini PM (1988) Neurophysiological evaluation of the central nervous impulse propagation in patients with sensorimotor disturbances. Electroencephalogr Clin Neurophysiol 70:16–25

Carpenter S, Karpati G, Durham H (1988) Dendritic attrition precedes motor neuron death in amyotrophic lateral sclerosis (ALS). Neurology 38 [Suppl]:252

Claus D, Harding AE, Hess CW, Mills KR, Murray NMF, Thomas PK (1988) Central motor conduction in degenerative ataxic disorders. A magnetic stimulation study. J Neurol Neurosurg Psychiat 51:790–795

Claus D, Waddy HM, Harding AE, Murray NMF, Thomas PK (1990) Hereditary motor and sensory neuropathies and hereditary spastic paraplegia: a magnetic stimulation study. Ann Neurol 28:43–49

Claus D, Flügel D (1990) Zur Untersuchung der kortikospinalen Erregungsleitung bei degenerativen Krankheiten des motorischen Systems. Z EEG-EMG 21:174P

Eisen A, Shytbel W, Murphy K, Hoirch M (1990) Cortical magnetic stimulation in amyotrophic lateral sclerosis. Muscle Nerve 13:146–151

Hess CW, Mills KR, Murray NMF (1987) Central motor conduction in hereditary motor and sensory neuropathy (HMSN). Electroencephalogr Clin Neurophysiol 66:S46

Hugon J, Lubeau M, Tabaraud F, Chazot F, Vallat JM, Dumas M (1987) Central motor conduction in motor neuron disease. Ann Neurol 22:544–546

Hugon J, Ludolph A, Roy DN (1988) Studies on the etiology and pathogenesis of motor neuron diseases II. Clinical and electrophysiological features of pyramidal dysfunction in macaques fed Lathyrus sativus and IDPN. Neurology 38:435–442

Hugon J, Giordano C, Dumas M et al. (1989) Evoked motor potentials in patients with tropical spastic paraplegia. In: Roman GC, Vernant JC, Osame M (eds) HTLV I and the nervous system. Liss, New York, pp 233–238

Hugon J, Ludolph AC, Gimenez-Roldan S, Hague A, Spencer PS (1990) Electrophysiological evaluation of human lathyrism – results in Bangladesh and Spain. In: Rose FC, Norris FH (eds) ALS. New advances in toxicology and epidemiology. Smith & Gordon, pp 49–56

Ingram DA, Swash M (1987) Central motor conduction is abnormal in motor neuron disease. J Neurol Neurosurg Psychiat 50:159–166

van der Kamp W, de Noordhout M, Thompson PD, Rothwell JC, Day BL, Marsden CD (1991) Correlation of phasic muscle strength and corticomotoneuron conduction time in multiple sclerosis. Ann Neurol 29:6–12

Lubeau M, Hugon J, Tabaraud F, Chazot F, Vallat JM, Dumas M (1987) Central motor conduction time in patients with hereditary motor and sensory neuropathy (HMSN). Electroencephalogr Clin Neurophysiol 66:S62

Ludolph A, Elger CE, Gößling JH, Brune GG (1987a) Die Untersuchung der langen spinalen Bahnen bei der amyotrophen Lateralsklerose. Nervenarzt 58:543–548

Ludolph A, Hugon J, Dwivedi MP, Schaumburg HH, Spencer PS (1987b) Studies on the etiology and pathogenesis of motor neuron diseases. I. Clinical findings in established cases of lathyrism. Brain 110:149–165

Ludolph A, Spille M, Masur H, Elger CE (1988) Befunde im peripher-motorischen System nach Stimulation der motorischen Wurzeln: Polyradikulitis, amyotrophe Lateralsklerose und Polyneuropathie. Z EEG EMG 19:255–259

Matheson JK, Harrington HJ, Hallett M (1986) Abnormalities of multimodality evoked potentials in amyotrophic lateral sclerosis. Arch Neurol 43:338–340

Mills KR, Murray NMF, Hess CW (1987) Magnetic and electrical transcranial brain stimulation: physiological mechanisms and clinical application. Neurosurgery 20:164–168

Radtke RA, Erwin A, Erwin CW (1986) Abnormal sensory evoked potentials in amyotrophic lateral sclerosis. Neurology 36:796–801

Rodgers-Johnson P, Gajdusek DC, Morgan OSC, Zaninovic V, Sarin PS, Graham DS (1985) HTLV-I and HTLV-III antibodies and tropical spastic paraparesis. Lancet II:1247–1248

Rowland LP (1982) Diverse forms of motor neuron diseases. In: Rowland LP (ed) Human motor neuron diseases. Raven Press, New York, pp 1–11

Schriefer TN, Hess CW, Mills KR, Murray NMF (1989) Central motor conduction studies in motor neurone disease using magnetic brain stimulation. Electroencephalogr Clin Neurophysiol 74:431–437

Streifler M, Cohn DF, Hirano A, Schujmann E (1977) The central nervous system in a case of neurolathyrism. Neurology 27:1176–1178

Thompson PD, Day BL, Rothwell JC et al. (1987) The interpretation of electromyographic response to electrical stimulation of the motor cortex in diseases of the upper motor neurone. J Neurol Sci 80:91–110

Tomita I, Motomura M, Nagasato K, Shibayama K, Tsujihata M, Nagataki S (1989) Central motor conduction time (CCT) in patients with human T-lymphotropic virus type I-associated myelopathy (HAM). In: Roman GC, Vernant HJC, Osame M (eds) HTLV I and the nervous system. Liss, New York, pp 239–244

Tsukagoshi H, Yanagisawa N, Oguchi K, Nagashima K, Murakami T (1979) Morphometric quantification of the cervical limb motor cells in controls and in amyotrophic lateral sclerosis. J Neurol Sci 41:287–297

Zanette G, Polo A, Gasperini M, Bertolasi L, De Grandis D (1990a) Far field and cortical somatosensory evoked potentials in motor neuron disease. Muscle Nerve 13:47–55

Zanette G, Polo A, Gasperini M, Bertolasi L, De Grandis D (1990b) Somatosensory evoked potentials and magnetic brain stimulation in motoneuron disease. In: Berardelli A, Benecke R, Manfredi M, Marsden CD (eds) Motor disturbances II. Academic Press, London New York, pp 403–414

6.9 Myelopathien

C. Bischoff und B.-U. Meyer

Die Einführung der transkraniellen Stimulation mit Ableitung von Muskeln verschiedener Myotome an den oberen und unteren Extremitäten machte es erstmals möglich, Funktionsstörungen deszendierender Bahnen des Myelons zu objektivieren. Bisher konnten mittels der somatosensibel evozierten Potentiale (SEP) nur Läsionen der aszendierenden sensiblen Bahnen erfaßt werden. Medulläre Funktionsstörungen treten akut im Rahmen traumatischer oder ischämischer Myelopathien, aber auch subakut bzw. langsam progredient bei zervikalen Myelopathien im Rahmen degenerativer Wirbelsäulenprozesse mit einem engen Spinalkanal auf. Pathologische Befunde transkraniell magnetisch ausgelöster Muskelantworten sind von der Ursache der Myelopathie unabhängig und zeigen Verlängerungen der zentralen motorischen Latenzzeit (ZML), kleine polyphasische Muskelantwortpotentiale und auffällige Seitenunterschiede bei halbseitigen Prozessen (Abb. 6.20).

Bei Patienten mit einem *engen zervikalen Spinalkanal* konnten die Ergebnisse der transkraniellen Elektrostimulation (Thompson et al. 1987; Abbruzzese et al. 1988; Masur et al. 1988; Masur et al. 1989) in mehreren Studien mit magnetischer Stimulation (Jaskolski et al. 1989; Maertens de Noordhout et al. 1991) bestätigt werden. Eine pathologisch verlängerte Latenzzeit nach transkranieller Hirnstimulation und eine Verlängerung der ZML war in diesen Untersuchungen bei mehr als 90% der Patienten nachweisbar, die klinisch Zeichen einer zervikalen Myelopathie (Pyramidenbahnzeichen, Paraspastik, Reflexsteigerungen und/oder Ataxie) aufwiesen. Bei Patienten, die zusätzlich radikuläre Symptome hatten, konnte mitunter auch eine Verlängerung der PML nachgewiesen werden (Abbruzzese et al. 1988, Masur et al. 1989). Eine gute Korrelation bestand zwischen der Häufigkeit pathologischer Befunde nach Magnetstimulation und dem radiologischen Nachweis einer Einengung des Spinalkanals unter 13 mm (Masur et al. 1988; Masur et al. 1989) und/oder einer Kompression des Rückenmarks (Maertens de Noordhout et al. 1991). Die Beobachtung, daß auch subklinische Läsionen erfaßt werden können (Masur et al. 1989) zeigt die Empfindlichkeit des Untersuchungsverfahrens; so konnten in einer Untersuchung (Maertens de Noordhout et al. 1991) bei 5 von 44 Patienten mit radiologischen Zeichen einer Rückenmarkskompression, bei denen klinisch keine Schädigungszeichen der langen Bahnen vorlagen, pathologische ZML be-

B.-U. Meyer (Hrsg.)
Magnetstimulation des Nervensystems

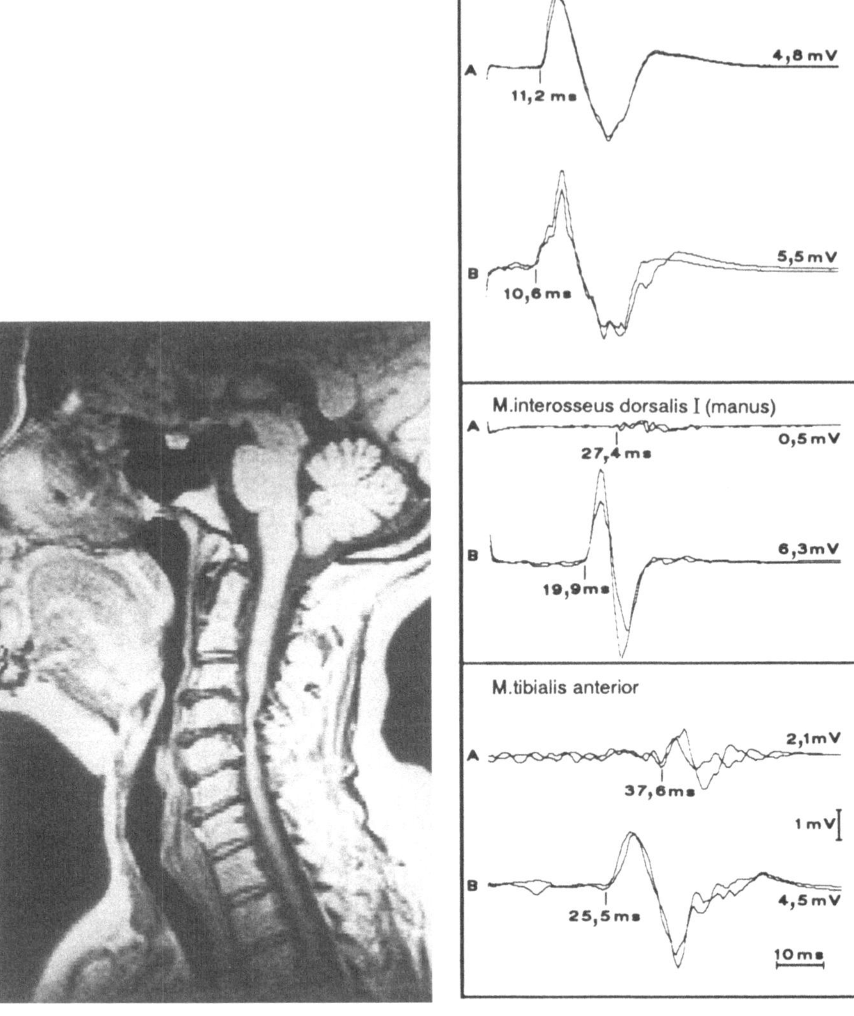

Abb. 6.20. Zervikale Myelopathie. MR-Befund (T1-gewichtetes Bild). Muskelantworten rechts (*A*) und links (*B*) nach transkranieller Stimulation. Deutliche Amplitudenreduktion und Verlängerung der Gesamtlatenzzeiten rechtsseitig unterhalb des Segmentes C6

stimmt werden. Eine Korrelation des Schweregrads der klinischen Befunde mit den Veränderungen nach Magnetstimulation bestand nicht. Auch wenn mittels der transkraniellen Hirnstimulation häufiger pathologische Befunde als mit der SEP-Untersuchung erhoben werden konnten (Thompson et al. 1987; Abbruzzese et al. 1988), ist die Kombination der magnetischen Stimulation mit einer SEP-Untersuchung bei zervikaler Myelopathie sinnvoll, da beide Systeme unterschiedlich betroffen sein können. Durch den Nachweis subklinischer Schädigungen langer Bahnen kann das Verfahren ein weiteres

Kriterium zur Indikationsstellung einer Operation bei einem engen zervikalen Spinalkanal liefern.

Im Rahmen einer Nachuntersuchung von 10 Patienten 3 Monate nach einer Dekompressionsoperation konnte keine Übereinstimmung der in einigen Fällen eingetretenen klinischen Besserung mit den Leitungszeiten nach Magnetstimulation gefunden werden (Maertens de Noordhout et al. 1991).

Auch bei Patienten mit einer Schädigung der Pyramidenbahnen bei *Syringomyelie* wurden pathologisch verlängerte ZML beobachtet (Pardal et al. 1990).

Als Folge *spinaler Traumen* werden nach transkranieller Magnetstimulation entweder extreme Verlängerungen der Leitungszeiten mit polyphasischen und amplitudenreduzierten Potentialen beobachtet, oder es können keine Muskelantworten mehr ausgelöst werden (Thompson et al. 1988; Dimitrijevic et al. 1988; Booth et al. 1990; Landi et al. 1990).

Bei einem Patienten mit einer *radiogenen Myelopathie* konnte ebenfalls eine Verlangsamung der spinalen Leitgeschwindigkeit mittels fraktionierter Elektrostimulation festgestellt werden (Snooks et al. 1985).

Bei Patienten mit *Diabetes mellitus* gibt es erste Hinweise darauf, daß in einigen Fällen zusätzlich zur Polyneuropathie eine Myelopathie vorliegt, da eine Verlängerung der ZML festgestellt wurde (Comi et al. 1990; Zandrini et al. 1990). In diesen Berichten wurden nur unzureichende Angaben über die technische Durchführung der Untersuchung gemacht, so daß eine abschließende Stellungnahme noch nicht möglich ist. Bei diabetischen Neuropathien muß bei der Beurteilung der ZML berücksichtigt werden, daß bei einer Demyelinisierung des peripheren Nerven auch die proximalen Abschnitte des Nerven betroffen sein können (Lelli et al. 1990), so daß eine Verlängerung der ZML bei gleichzeitig verlangsamter Nervenleitgeschwindigkeit nur nach Durchführung einer entsprechenden Korrektur des Wertes als Hinweis für eine Myelopathie gewertet werden kann. Daß ein solches Vorgehen erforderlich sein kann, wurde für hereditäre sensomotorische Neuropathien gezeigt (Claus et al. 1990).

Bei Patienten mit einer *HTLV-assoziierten Myelopathie* und bei Patienten mit einer Myelopathie in Rahmen einer *zerebrotendinösen Xanthomatose* konnten ebenfalls deutliche Verlängerungen der ZML festgestellt werden (Ugawa et al. 1988; Mondelli et al. 1992). Dabei kann die ZML zu den Motoneuronen von Muskeln der oberen Extremität noch im Normbereich liegen, während die Leitungszeiten zu den Motoneuronen der Beinmuskeln schon deutlich pathologisch sein können.

Einen differentialdiagnostisch richtungsweisenden Befund ergibt die fraktionierte Magnetstimulation bei Patienten mit einer *Adrenomyeloleukodystrophie*. Bei diesen Patienten werden mitunter hochgradige Verzögerungen der ZML beobachtet, wie sie ansonsten nur bei Patienten mit Encephalomyelitis disseminata beobachtet werden. Im Unterschied dazu kommt es jedoch bei Patienten mit einer Adrenomyeloleukodystrophie zusätzlich zu einer deutlichen Verlängerung der peripheren motorischen Latenzzeit, die bei anderen ausschließlich leukodystrophischen Prozessen nicht beobachtet wird (Ugawa et al. 1988, Machetanz et al. 1991).

Literatur

Abbruzzese G, Dall'Agata D, Morena M et al. (1988) Electrical stimulation of the motor tracts in cervical spondylosis. J Neurol Neurosurg Psychiat 51:796–802

Booth KR, Streletz LJ, Herbison GJ, Hwang M, Cohen ME (1990) Motor evoked potentials as a predictor of motor recovery after spinal cord injury. Neurology 40 [Suppl 1]:285

Claus D, Waddy HM, Harding AE, Murray NMF, Thomas PK (1990) Hereditary motor and sensory neuropathies and hereditary spastic paraplegia: a magnetic stimulation study. Ann Neurol 28:43–49

Comi G, Galardi G, Amadio S, Fornara C, Meraviglia M, Canal N (1990) Magnetic stimulation of central motor pathways in diabetes mellitus. Mov Dis 5 [Suppl 1]:34

Dimitrijevic MR, Eaton WJ, Sherwood AM, van der Linden C (1988) Assessment of corticospinal tract integrity in human chronic spinal cord injury. Non-invasive stimulation of brain and spinal cord: fundamentals and clinical applications. Liss, New York, pp 243–245

Jaskolski DJ, Jarratt JA, Jakubowski J (1989) Clinical evaluation of magnetic stimulation in cervical spondylosis. Br J Neurosurg 3:541–548

Landi A, Faggionato O, Bruno R, Curri D, Volpin L, Benedetti A (1990) Motor evoked potentials upon magnetic stimulation in post-traumatic myelic dysfunction. Electroencephalogr Clin Neurophysiol 75:S79

Lelli S, Bax G, Majellaro V, Fedele D, Nagrin P (1990) Sensory and root evoked potentials (SEPs-MEPs) in type I diabetic population. Mov Dis 5 (Suppl 1):36

Machetanz J, Bischoff C, Klingelhöfer J (1991) Adrenomyeloleukodystrophie – diagnostisch wegweisende elektrophysiologische und kernspintomographische Befunde. In: Firnhaber W, Dworschak K, Lauer K, Nichtweiß M (Hrsg) Verhandlungen der deutschen Gesellschaft für Neurologie, Band 6. Springer, Berlin Heidelberg New York, S 781–782

Maertens de Noordhout A, Remacke JP, Pepin JL, Born JD, Delwaide PJ (1991) Magnetic stimulation of the motor cortex in cervical spondylosis. Neurology 41:75–80

Masur H, Elger CE, Render K, Fahrendorf G, Ludolph AC (1988) Funktion der langen Rückenmarksbahnen bei engen Zervikalkanal – eine elektrophysiologische Untersuchung. Z EEG EMG 19:264–266

Masur H, Elger EC, Render K, Fahrendorf G, Ludolph AC (1989) Functional deficits of central sensory and motor pathways in patients with cervical spinal stenosis: a study of SEPs and EMG responses to non-invasive brain stimulation. Electroencephalogr Clin Neurophysiol 74:450–457

Mondelli M, Rossi A, Scarpini C, Dotti MT, Frederico A (1992) Evoked potentials in cerebrotendinous xanthomatosis and effect induced by chenodeoxycholic acid. Arch Neurol 49:469–475

Pardal AM, Nogués MA, Miguel MA (1990) SEPs and CNS magnetic stimulation in syringomyelia. Electroencephalogr Clin Neurophysiol 75:S114

Snooks SJ, Swash M (1985) Motor conduction velocity in the human spinal cord: slowed conduction in multiple sclerosis and radiation myelopathy. J Neurol Neurosurg Psychiat 48:1135–1139

Thompson PD, Dick JPR, Asselman P et al. (1987) Examination of motor function in lesions of the spinal cord by stimulation of the motor cortex. Ann Neurol 21:389–396

Ugawa Y, Kohara N, Shimpo T, Mannen T (1988) Central motor and sensory conduction in adrenoleukomyeloneuropathy, cerebrotendinous xanthomatosis, HTLV-1-associated myelopathy and tabes dorsalis. J Neurol Neurosurg Psychiat 51:1069–1074

Zandrini C, Ciano C, Lorini R, Alfonsi E, D'Annunzio G, Moglia A (1990) Electrophysiological investigation of central and peripheral nervous system in diabetic children and adolescents. Mov Dis 5 [Suppl 1]:36

6.10 Erkrankungen mit überwiegender Beteiligung peripherer Nerven

C. Bischoff und B.-U. Meyer

Das hohe Penetrationsvermögen der Magnetstimulation ermöglicht eine nur wenig schmerzhafte Untersuchung auch tief im Gewebe gelegener Abschnitte des peripheren Nerven. Deshalb kommt die fraktionierte Magnetstimulation vor allem bei der Untersuchung der proximalen Abschnitte der Nerven zur Anwendung, die der elektrischen Stimulation nur schwer zugänglich sind. Bei der Untersuchung von Radikulopathien können aufgrund typischer Befundkonstellationen Angaben zur Lokalisation des komprimierenden Prozesses (lateral oder medial im Foramen intervertebrale) gemacht werden. Durch die Möglichkeit, den Nerven magnetisch auch an ungünstigen Stellen zu stimulieren, wie z. B. im Bereich der Glutäalfalte, ist ein Einsatz auch bei traumatischen Läsionen des Plexus bzw. proximaler Nervenabschnitte möglich. Da der Stimulationsort nicht exakt zu bestimmen ist, können jedoch nur Latenzzeiten angegeben und keine Nervenleitgeschwindigkeiten berechnet werden. Auch bei entzündlichen Plexusprozessen (neuralgische Myatrophie) und Radikulitiden (Guillain-Barré-Syndrom) kann die Magnetstimulation hilfreich sein, besonders dann, wenn bei entzündlichen Veränderungen mit der herkömmlichen Neurographie keine F-Wellen mehr ausgelöst werden können. Bei anderen Erkrankungen des peripheren Nervensystems (z. B. hereditär-sensomotorischen Neuropathien) oder Störungen mit Beteiligung des peripheren Nervensystems (hereditäre Ataxien), kann die transkranielle und paravertebrale Magnetstimulation zur Klassifizierung des Krankheitsgeschehens beitragen.

Mit den zur Zeit zur Verfügung stehenden Standardspulen ist der Stimulationspunkt bei der Magnetstimulation nicht exakt bestimmbar, und dadurch ist die Berechnung von Nervenleitgeschwindigkeiten und die Reproduzierbarkeit von Untersuchungsbefunden eingeschränkt. Die periphere Magnetstimulation kann aus diesem Grund die elektrische Messung der Nervenleitgeschwindigkeiten noch nicht ersetzen. Mit neueren Spulenkonfigurationen sind jedoch gut reproduzierbare und den elektrischen Untersuchungen vergleichbare Messungen möglich (Olney et al. 1990). Weitere Verbesserungen der technischen Voraussetzungen werden dazu führen, daß die Magnetstimulation auch bei der Untersuchung peripherer Nerven einen höheren Stellenwert erhalten wird, insbesondere da das Verfahren für den Patienten weniger schmerzhaft ist als die herkömmliche Elektrostimulation. Bei der Untersuchung proximaler und schwer zugänglicher Nerven ist die fraktio-

B.-U. Meyer (Hrsg.)
Magnetstimulation des Nervensystems

nierte Magnetstimulation der elektrischen Stimulation zumindest gleichwertig und bereits jetzt das Untersuchungsverfahren der Wahl.

Im folgenden werden erste Ergebnisse der klinischen Anwendung der Magnetstimulation bei Erkrankungen im proximalen Abschnitt peripherer Nerven oder mit Hauptmanifestation im Bereich peripherer Nerven dargestellt. Die Untersuchungen erfolgen dabei nach den in 5.2 beschriebenen Anwendungsprinzipien.

6.10.1 Radikulopathien

6.10.1.1 Besonderheiten der Untersuchungstechnik

Die elektromyographische Untersuchung der Extremitäten- sowie der Paravertebralmuskulatur ist z. Z. das gebräuchlichste Untersuchungsverfahren in Ergänzung zur bildgebenden Diagnostik bei Radikulopathien. Die herkömmlichen elektroneurographischen Methoden liefern hingegen keinen wesentlichen Beitrag zur Diagnosefindung und -sicherung. Eine Ausnahme stellt lediglich die aufwendige H-Reflex-Untersuchung dar, die im Seitenvergleich einen Hinweis auf eine Kompression der Nervenwurzel S1 geben kann.

Eine weitere indirekte Möglichkeit, die Erregungsleitung in den proximalen Abschnitten des peripheren Nerven zu beurteilen, ist die Bestimmung der kürzesten F-Wellen-Latenzzeiten. Aber auch diese Methode liefert bei Radikulopathien nur inkonstant pathologische Befunde, da zum einen nur ein geringer Teil der α-Motoneurone retrograd erregt wird und zum anderen sich der Nerv am peripheren Stimulationsort aus Anteilen verschiedener Nervenwurzeln zusammensetzt.

Aussagekräftiger für die Diagnostik radikulärer Prozesse wäre somit eine möglichst proximale Stimulation, bei der im günstigsten Falle alle motorischen Anteile einer Nervenwurzel erregt werden. Diese Möglichkeit einer Funktionsdiagnostik von Nervenwurzeln besteht seit einigen Jahren, nachdem festgestellt werden konnte, daß mittels *elektrischer paravertebraler Stimulation* gut abgrenzbare motorische Antwortpotentiale von der Extremitätenmuskulatur abgeleitet werden können (Mills u. Murray 1986; Maertens de Noordhout et al. 1988). Beide Arbeitsgruppen kamen aufgrund von Vergleichen mit F-Wellen-Untersuchungen zu dem Schluß, daß die motorische Antwort nicht durch eine direkte elektrische Erregung der α-Motoneurone ausgelöst wird, sondern daß der periphere Nerv beim Austritt aus dem Foramen intervertebrale stimuliert wird. Bei der elektrischen Stimulation in Höhe Th 11 bis L1 war es zusätzlich möglich, die motorischen Axone nahe ihres Austrittes aus dem Conus medullaris (Maertens de Noordhout et al. 1988) zu erregen.

Klinisch bediente man sich der elektrischen paravertebralen Stimulation zum Nachweis einer Verlangsamung der lumbalen motorischen Nervenleitgeschwindigkeiten bei Patienten mit Läsionen im Bereich der Cauda equina (Swash u. Snooks 1986).

Die Einführung der *magnetischen Stimulation* durch Barker et al. (1985) ermöglichte eine im Vergleich zur Hochvoltstimulation wesentlich angenehmere Untersuchung der zentralen und peripheren nervalen Strukturen (Smith et al. 1986; Chokroverty et al. 1988a, 1989a; Santamaria et al. 1988), so daß die magnetische Stimulation zur Untersuchung der motorischen Nervenwurzelanteile eine weite Verbreitung fand. In den letzten Jahren konnten mehrere Arbeitsgruppen zeigen, daß nach paravertebraler magnetischer wie nach elektrischer Wurzelstimulation von den entsprechenden Extremitätenmuskeln motorische Antwortpotentiale abgeleitet werden können (Maccabee et al. 1987, 1988; Cros et al. 1990a; Ugawa et al. 1989; Chokroverty 1989; Britton et al. 1990; Evans et al. 1990). Dabei wurde festgestellt, daß die Latenzzeiten nach magnetischer paravertebraler Stimulation zu den Muskeln der oberen und unteren Extremität im Vergleich zur elektrischen paravertebralen Stimulation keine statistisch signifikanten Unterschiede aufwiesen.

In allen Untersuchungen (Ugawa et al. 1989; Chokroverty 1989; Britton et al. 1990; Evans et al. 1990) waren die kürzesten Latenzzeiten nach paravertebraler magnetischer Stimulation konstant, ohne daß eine Abhängigkeit von der Reizstärke und dem Reizort, der über mehrere Segmente variieren konnte, bestand. Daraus wurde der Schluß gezogen, daß der Nerv bei paravertebraler Reizung immer am gleichen Ort erregt wird.

In eigenen Untersuchungen fanden wir jedoch Änderungen der *Latenzzeiten* in Abhängigkeit vom Stimulationsort bei paravertebraler magnetischer Reizung. So kam es bei einer Spulenposition 2 cm oberhalb der Punkte, an denen die Antworten des M. interosseus dorsalis manus I bzw. M. biceps brachii die höchsten Amplituden aufwiesen, zu einer Zunahme der Latenzzeiten um 0,3 ms. Ähnliche Verlängerungen traten auch bei Ableitung vom M. abductor hallucis (0,2 ms) und M. vastus medialis (0,4 ms) auf. Bei Verschiebung der Spule von mehr als 2 cm seitlich der Mittellinie und tangentialer Überlagerung des austretenden Nerven kam es ipsilateral zu einer Verkürzung der Latenzzeiten, da an diesen Stellen nicht mehr die Nervenwurzeln, sondern bereits die oberen Plexusabschnitte erregt werden.

Im Gegensatz zu den Latenzzeiten der Antwortpotentiale nach Magnetreizung variieren die *Amplituden* erheblich. Hierbei hängt die Größe der Amplitude von verschiedenen Parametern ab, von der Position der Spule in Beziehung zur Nervenwurzel, der Stärke und räumlichen Verteilung des Magnetfeldes und damit von der Stärke und der Flußrichtung des Stimulationsstroms sowie der Spulengeometrie und Konfiguration des Magnetfeldpulses (Olney et al. 1990; Claus et al. 1990a). Im Vergleich zu den distal elektrisch ausgelösten M-Antworten erreichten die Amplituden der magnetisch ausgelösten Muskelantworten nach paravertebraler Stimulation Werte zwischen 15% und 100% (Evans et al. 1990; Ugawa et al.1989; Britton et al. 1990; Cros et al. 1990a).

6.10.1.2 Befunde

Bei Radikulopathien ist zu erwarten, daß bei einer höhergradigen lokalen Funktionsbeeinträchtigung der Nervenwurzeln eine Leitungsverzögerung mittels der paravertebralen Magnetstimulation festgestellt werden kann, da die Erregung der Nervenwurzel in dem geschädigten Abschnitt erfolgt.

Entsprechend wird eine gute Übereinstimmung klinischer, konventionell elektromyographischer, radiologischer und operativer Ergebnisse bei 5 Patienten mit lumbalen (L5 und S1) Wurzelkompressionssyndromen berichtet (Chokroverty et al. 1989a). Die Latenzzeiten zu den betroffenen Kennmuskeln waren in allen Fällen signifikant verlängert, zusätzlich wurden in einigen Fällen erhebliche Amplitudenminderungen auf der betroffenen Seite registriert.

In einer eigenen prospektiven Untersuchung wurden 42 Patienten im Alter von 21 bis 75 Jahren mit klinischen Zeichen einer Radikulopathie mittels der fraktionierten Magnetstimulation untersucht (Bischoff et al. 1992). Dabei konnten 5 verschiedene Befundkonstellationen nach transkranieller und paravertebraler Stimulation erhoben werden (Tabelle 6.3). Elf Patienten hatten klinisch eine radikuläre Wurzelreiz- und/oder Wurzelausfallssymptomatik im Bereich der oberen und 31 Patienten im Bereich der unteren Extremitäten. Die Untersuchung umfaßte in allen Fällen eine fraktionierte Magnetstimulation mit Reizung kortikal und paravertebral bei bilateraler symmetrischer Ableitung von den entsprechenden Kennmuskeln, eine nadelelektromyographische Untersuchung der Kennmuskeln sowie eine bildgebende Diagnostik mit Computertomographie und ggf. zusätzlich Myelographie bzw. Kernspintomographie.

Tabelle 6.3. Korrelation der Befunde nach transkranieller (*ZML* zentral motorische Latenzzeit) und paravertebraler Magnetstimulation (*PML* peripher motorische Latenzzeit) mit den radiologisch nachweisbaren Veränderungen bei Patienten mit Wurzelkompressionssyndromen (Ø keine Antwort auslösbar)

	n	PML: verlängert ZML: normal	PML: verlängert ZML: verlängert	PML: normal ZML: verlängert	PML: Ø ZML: Ø	PML: normal ZML: normal
Radiologischer Befund						
Laterale Wurzelkompression	12	6	1	1	2	2
Mediolaterale oder mediale Wurzelkompression	20	1	3	13	2	1
Keine Wurzelkompression nachweisbar	10	0	0	0	0	10

Aufgrund der Befunde in den bildgebenden Verfahren konnten die Patienten 3 Gruppen (unauffälliger Befund, mediolateraler oder lateraler Bandscheibenvorfall) zugeordnet werden. Die Mehrzahl der Patienten einer jeder dieser Gruppen zeigten bei der fraktionierten Magnetstimulation eine charakteristische Befundkonstellation (s. Tabelle 6.3).

Gruppe 1 umfaßte 10 Patienten, bei denen mit den bildgebenden Verfahren weder Bandscheibenprotrusionen noch osteophytäre Veränderungen nachweisbar waren. Sieben Patienten wiesen Wurzelreizsyndrome und sensible Wurzelausfallserscheinungen auf, bei einem Patienten bestand 18 Monate nach einer Foraminotomie L5/S1 und bei einer weiteren Patientin 2 Jahre nach einer Hemilaminektomie in Höhe L4/L5 weiterhin eine Schmerzsymptomatik in dem entsprechenden Dermatom, ohne daß darüber hinausgehend klinische Ausfälle gefunden werden konnten. Die bildgebenden Verfahren ergaben bei beiden Patienten keinen Anhalt für einen Rezidivprolaps oder eine Kompression der Nervenwurzel durch Narbengewebe. Bei der fraktionierten Magnetstimulation lagen in allen Fällen sowohl die Gesamtlatenzzeiten als auch die PML und die ZML im Normbereich. Auch in der konventionellen nadelelektromyographischen Untersuchung der Kennmuskeln war bei keinem Patienten dieser Gruppe ein pathologischer Befund nachweisbar.

In *Gruppe 2* wurden 12 Patienten mit radikulären Schmerzsyndromen und sensiblen und/oder motorischen Ausfällen zusammengefaßt, bei denen mittels bildgebender Verfahren laterale Bandscheibenvorfälle oder intraforaminale knöcherne Veränderungen gesichert werden konnten. Bei 10 Patienten war elektromyographisch pathologische Spontanaktivität in den Kennmuskeln und/oder der paravertebralen Muskulatur nachweisbar.

Bei 6 Patienten war sowohl absolut als auch im Seitenvergleich die PML und entsprechend die Gesamtlatenzzeit nach kortikaler Stimulation verlängert und die Amplitude im Seitenvergleich um mehr als 50% reduziert (Abb. 6.21). Eine zusätzliche Verzögerung der ZML fand sich bei diesen Patienten nicht. Solche Befunde sind zu erwarten, wenn bei paravertebraler Stimulation der Ort der Leitungsverzögerung distal des Reizortes liegt und durch die Bestimmung der PML erfaßt wird. Dies weist jedoch darauf hin, daß der Stimulationsort nicht außerhalb des Foramen intervertebrale liegen kann, wie Evans et al. (1990) und Schmid et al. (1991) aufgrund ihrer Berechnungen annehmen. Vielmehr muß der Erregungspunkt intrakanalikulär angenommen werden, damit ein lateral gelegener Bandscheibenvorfall zu einer Leitungsverzögerung nach paravertebraler Stimulation führen kann.

Bei 2 anderen Patienten mit hochgradigen Paresen und einer myelographisch nachweisbaren *Amputation der Wurzeltasche* war weder bei kortikaler noch bei paravertebraler Stimulation eine Antwort von den entsprechenden Kennmuskeln des Segments ableitbar.

Eine zusätzliche Verzögerung der ZML als Hinweis auf eine proximal des Stimulationsortes gelegenen Wurzelkompression war nur bei einem Patienten festzustellen; bei einer weiteren Patientin war lediglich die ZML verlängert, ohne daß eine Verlängerung der PML nachweisbar war.

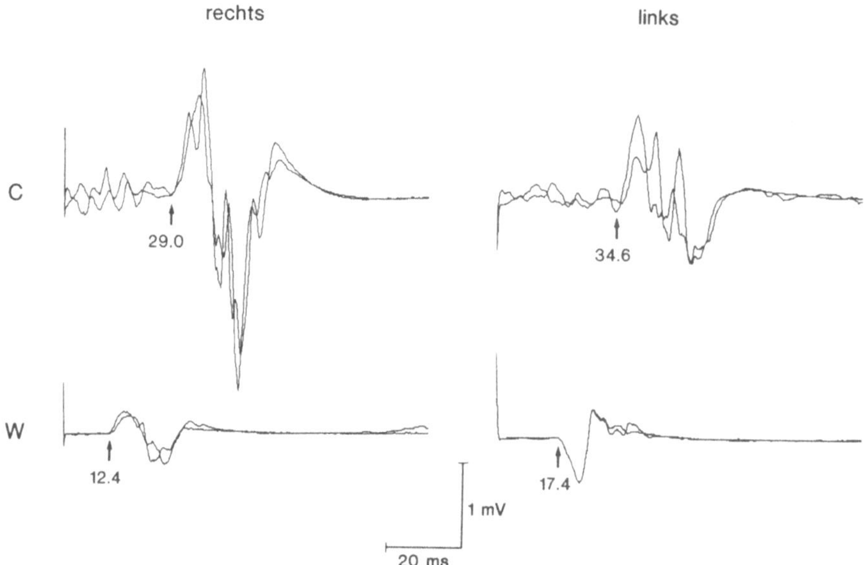

Abb. 6.21. Befund der Magnetstimulation bei einem Patienten mit lateralem Bandscheibenvorfall L5 links. Deutliche Verlängerung der Latenzzeit nach paravertebraler magnetischer Stimulation (*W*) zum Kennmuskel (M. tibialis anterior links) ohne Veränderung der ZML (C Antwort nach Kortexstimulation). Klinisch bestanden eine linksseitige Fuß- und Zehenheberschwäche vom Kraftgrad III/V sowie eine Sensibilitätsstörung im Dermatom L5. In den Mm. tibialis anterior, extensor hallucis longus und extensor digitorum brevis fand sich elektromyographisch pathologische Spontanaktivität

Gruppe 3 umfaßte 20 Patienten mit radiologisch nachweisbaren medialen (n=6) bzw. mediolateralen (n=14) Bandscheibenvorfällen. Bei diesen Raumforderungen kommt es im Zervikalbereich zu einer Kompression der langen Bahnen des Rückenmarkes bzw. der intraspinal verlaufenden Anteile der Nervenwurzeln direkt nach dem Austritt aus dem Rückenmark bzw. an der Eintrittsstelle der Radix anterior nervi spinalis in das Foramen intervertebrale. Im Lumbalbereich werden Anteile der Cauda equina bzw. ebenfalls der Vorderwurzeln an ihrer Eintrittsstelle in das Foramen intervertebrale komprimiert. Wie oben beschrieben, werden proximale Vorderwurzelläsionen von der ZML erfaßt, so daß bei diesen Prozessen eine Verlängerung der ZML bei normaler PML zu erwarten ist. Diese theoretische Überlegung wurde durch entsprechende Befunde bei 13 der 20 Patienten bestätigt. Bei diesen Patienten kam es zu einer Verlängerung der ZML zu den Muskeln, die von Nervenwurzeln versorgt werden, die kaudal des komprimierenden Prozesses austreten (z. B. dem M. abductor hallucis bei medialem Prolaps in Höhe L5). Dabei war bei medialen Bandscheibenvorfällen eine bilaterale Verlängerung der ZML zu finden, während bei mediolateralen Kompressionen die Verlängerung der ZML einseitig war (Abb. 6.22).

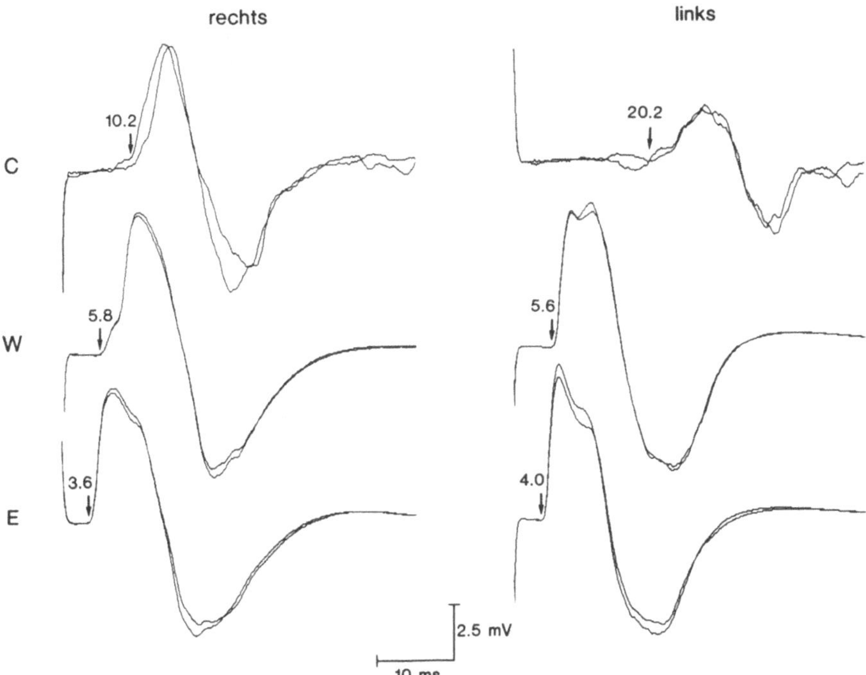

Abb. 6.22. Befund der Magnetstimulation bei einem Patienten mit mediolateralem Bandscheibenvorfall C6 links. Deutliche Verzögerung der ZML bei normaler (seitengleicher) Latenzzeit nach paravertebraler magnetischer Stimulation. (Ableitung vom M. biceps brachii links). (Magnetstimulation: *C* kortikal, *W* Wurzel, *E* Erb-Punkt)

Da sich die mediolaterale Raumbeschränkung mitunter weit in das Foramen intervertebrale hinein erstreckt, kann bei derartigen Prozessen zusätzlich auch auf Höhe der Kompression eine Verlängerung der PML zu dem entsprechenden Kennmuskel bestehen, wie dies bei überwiegend lateralen Bandscheibenvorfällen (s. oben) beobachtet wurde (n=3). Die ZML war in diesen Fällen aber ebenfalls zu den Kennmuskeln weiter kaudal austretender Nervenwurzeln verlängert.

Ähnliche Befunde mit einer Verlängerung der ZML und zusätzlichen Verlängerungen der PML zu einzelnen Muskeln haben wir auch bei Patienten mit Cauda-equina-Läsionen anderer Genese, z. B. bei intraspinalem Epidermoid oder intraspinalen Neurinomen bei Morbus Recklinghausen, gesehen.

Bei 2 weiteren Patienten mit einem hochgradigen motorischen Defizit war weder nach kortikaler noch nach paravertebraler Stimulation ein Antwortpotential erhältlich.

Bei einer 29jährigen Patientin mit einem computertomographisch gesicherten mediolateralen Bandscheibenvorfall und einer akut aufgetretenen

Schmerzsymptomatik im Dermatom C6 rechtsseitig (ohne Paresen, Reflexdifferenzen oder Sensibilitätsstörungen) war der Befund nach fraktionierter Magnetstimulation am 4. Tag nach Beginn der Symptomatik ebenso unauffällig wie die elektromyographische Untersuchung.

Eine Verlängerung der PML bei normaler ZML lag bei einem Patienten vor. Bei diesem Patienten mit radiologisch gesichertem mediolateralem Bandscheibenvorfall überwog die laterale Ausdehnung der Raumforderung.

Zusammenfassend läßt sich aus unseren Befunden folgern, daß die fraktionierte Magnetstimulation bei Patienten mit radikulären Beschwerden eine diagnostisch wertvolle Untersuchungsmethode darstellt. Bei allen Patienten mit motorischen Defiziten konnten pathologische Veränderungen gefunden werden; hingegen waren die Befunde bei Patienten mit Wurzelreizerscheinungen und überwiegend sensiblen Ausfällen unauffällig.

Ein für Radikulopathien spezifisches Muster ist bei Anwendung dieses Verfahrens nicht zu erwarten und konnte auch nicht gefunden werden. Eine Beschränkung der Untersuchung auf eine paravertebrale Stimulation (Chokroverty et al. 1989) ist bei dieser Fragestellung nicht ausreichend, da medial gelegene Prozesse am Eintritt der Vorderwurzel in das Foramen intervertebrale mit einer ausschließlich paravertebralen Reizung nicht erfaßt werden können. Nach den bisherigen Ergebnissen bietet die fraktionierte Magnetstimulation gegenüber den anderen neurophysiologischen Verfahren den Vorteil, daß sie zusätzlich eine Lokalisation des Schädigungsortes im Bereich der Spinalnervenvorderwurzel ermöglicht.

6.10.2 Traumatische Plexusläsionen und Läsionen peripherer Nerven

Aufgrund des hohen Penetrationsvermögens des magnetischen Feldes ist es gut möglich, anatomisch unter anderen Strukturen (Muskeln, Sehnen, Knochen) gelegene Nervenabschnitte zu erregen. So können mit der fraktionierten Magnetstimulation technisch einfach die proximalen Abschnitte der peripheren Nerven im Bereich des Plexus brachialis und lumbosacralis untersucht werden. Zu diesem Zweck wird neben der kortikalen und der paravertebralen Magnetstimulation der periphere Nerv zusätzlich im Bereich des Plexusabschnittes und/oder distal der Plexusstrecke erregt. Dabei können die Nerven mit der Magnetstimulation sowohl an Orten untersucht werden, die bei der herkömmlichen Elektrostimulation z. T. nur schwer erreichbar sind, wie z. B. der N. ischiadicus auf Höhe der Glutäalfalte (Dressler et al. 1988), als auch an der elektrischen Stimulation leichter zugänglichen Stellen wie im Bereich der Armnerven, am Erb-Punkt oder auf Höhe der Leiste der N. femoralis.

Zusätzliche Untersuchungen können an den herkömmlichen Stimulationsorten durchgeführt werden. So ist es z. B. möglich, bei Paresen der vom N. ischiadicus versorgten Muskulatur in der Folge von kombinierten Traumen im Becken- und Oberschenkelbereich den Läsionsort einzugrenzen und damit festzustellen, ob die Schädigung im proximalen Oberschenkelabschnitt des Nerven oder im Plexusabschnitt liegt.

Aus der Differenz der Latenzzeit nach paravertebraler und peripherer magnetischer Stimulation wird wie bei der elektrischen Neurographie die Überleitungszeit bestimmt. Auf die Angabe einer Nervenleitgeschwindigkeit entlang des untersuchten proximalen Abschnittes sollte verzichtet werden, da die exakte Messung der Nervenstrecken im Plexusabschnitt entlang der Körperoberfläche mit einem zu großen Meßfehler behaftet ist und zudem der Stimulationsort bei der Magnetstimulation nicht exakt ermittelt werden kann.

Theoretisch ist es möglich, zu jedem mit Oberflächenelektroden ableitbaren Muskel eine fraktionierte Latenzzeitbestimmung durchzuführen und entsprechende Überleitungszeiten im Seitenvergleich anzugeben. Bei tiefer gelegenen Muskeln ist die Bestimmung der Latenzzeiten auch mit einer Nadelelektrodenableitung möglich.

Bei traumatischen Plexusläsionen kann eine Vielzahl von Muskeln an den betroffenen Extremitäten untersucht und eine genaue Zuordnung der Läsion zu bestimmten Plexusstrukturen vorgenommen werden. In der Regel ist es jedoch ausreichend, für den entsprechenden Plexusabschnitt repräsentative Muskeln zu untersuchen.

Auch bei der Untersuchung der Plexusstrecke hat es sich aufgrund eigener Befunde als nützlich erwiesen, ausreichend große Abstände zwischen den Stimulationspunkten anzustreben, da bei kürzeren Distanzen die Meßungenauigkeiten zunehmen. Hierauf haben Olney et al. (1990) bei Untersuchungen der Sulkusstrecke des N. ulnaris hingewiesen. Aus diesem Grunde führen wir neben der kortikalen und paravertebralen Stimulation bei der Untersuchung der unteren Abschnitte des Plexus brachialis keine Erregung am Erb-Punkt durch, wie dies von anderen Arbeitsgruppen bevorzugt wird (Santamaria et al. 1988; Dvorak et al. 1990), sondern stimulieren die peripheren Nerven in der Axilla bzw. an der Medialseite des Oberarmes. Nur bei der Untersuchung der oberen Plexusanteile werden Stimulationsorte im Bereich des Erb-Punktes gewählt. Bei Läsionen des Plexus sacralis erfolgt die periphere Stimulation des N. ischiadicus auf Höhe der Glutäalfalte. Eine weitere Fraktionierung mit Stimulation der Plexusanteile an unterschiedlichen Stellen über dem Gesäß (Chokroverty 1989) ist nicht sinnvoll, da die Abstände zwischen den einzelnen Stimulationspunkten zu kurz sind und die so ermittelten Werte zu stark streuen. Die in Tabelle 6.4 dargestellten Plexuslatenzzeiten nach magnetischer Stimulation zu repräsentativen Muskeln der oberen und unteren Extremitäten stimmen mit den elektrisch bestimmten Latenzzeiten für die Plexusstrecke überein, so daß bei der Abklärung von traumatischen Plexusläsionen die fraktionierte Magnetstimulation der elektrischen Neurographie gleichwertig ist.

Mit der magnetischen kann wie mit der elektrischen Stimulation festgestellt werden, ob die Leitung der entsprechenden Motoneurone zu ihren Zielmuskeln erhalten ist. Bei einer kompletten Leitungsunterbrechung kann bei paravertebraler Stimulation kein Antwortpotential vom Zielmuskel

Tabelle 6.4. Plexuslatenzzeiten
Für den M. infraspinatus und M. biceps brachii wurden die Latenzzeiten mittels paravertebraler Stimulation und Reizung des Plexus bestimmt, für den M. interosseus dorsalis I mittels paravertebraler Stimulation und Reizung in der Axilla, und für die Beinmuskeln mittels paravertebraler Reizung und Stimulation auf Höhe der Glutäalfalte.

	n	Latenzzeit [ms]	SA	Rechts-links-Differenz	SA [ms]
M. infraspinatus	22	1,2	0,3	0,2	0,2
M. biceps brachii	24	1,5	0,3	0,3	0,2
M. interosseus dorsalis manus I	32	4,3	0,5	0,2	0,2
M. tibialis anterior	20	3,9	0,6	0,5	0,2
M. gastrocnemius	20	3,1	0,5	0,4	0,2
M. abductor hallucis	22	3,5	0,7	0,6	0,4

SA Standardabweichung

abgeleitet werden. Bei erhaltener Leitfähigkeit des peripheren Nerven zeigt eine umschriebene Leitungsverzögerung einen demyelinisierenden Prozeß im Plexusabschnitt an. Bei fraktionierter Magnetstimulation kann darüber hinaus auch eine Aussage über die Längenausdehung der Plexusläsion getroffen werden. In eigenen Untersuchungen waren bei 6 von 8 Patienten mit einer inkompletten traumatischen Plexusdruck- oder Plexuszerrungsschädigung nicht nur die Latenzzeiten über der Plexusstrecke, sondern auch die ZML verlängert. Ein Beispiel für eine solche Druckschädigung des Plexus lumbosacralis ist in Abb. 6.23 wiedergegeben. Bei Berechnung der ZML mit der elektrischen F-Wellen-Technik (s. 5.2.3.3) lagen die ZML jedoch in allen Fällen im Normbereich, so daß die Verzögerung der ZML auf keine „echte" Verlangsamung der kortikospinalen Leitung zurückzuführen ist, sondern vielmehr auf einer Leitungsverlangsamung in den proximalen Nervenabschnitten beruhte. Bei diesen Patienten waren die intraforaminal liegenden Abschnitte des peripheren Nerven, die bei paravertebraler Stimulation in die ZML eingehen (s. oben), mit betroffen, so daß sich in der Mehrzahl der Fälle die traumatische Plexusläsion bis in den Bereich der Nervenwurzel erstreckte.

6.10.3 Plexusneuritiden

Bisher liegen unseres Wissens keine Berichte über den Einsatz der Magnetstimulation bei Patienten mit serogenetischen oder idiopathischen neuralgischen Myatrophien vor.

Wir untersuchten mit der fraktionierten Magnetstimulation 8 Patienten (5 Männer, 3 Frauen; Durchschnittsalter 55 Jahre), die das charakteristische klinische Bild einer neuralgischen Myatrophie des Plexus brachialis (n = 6)

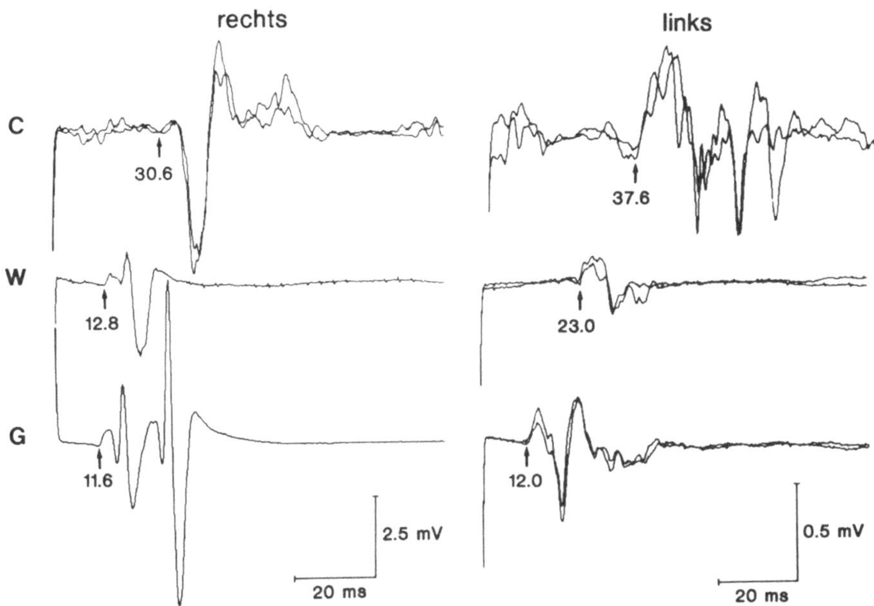

Abb. 6.23. Befund der fraktionierten Magnetstimulation kortikal (*C*), paravertebral (*W*) und im Bereich der Glutäalfalte (*G*) bei einem Patienten mit traumatischer Zerrung des Plexus lumbosacralis links (Ableitung vom M. gastrocnemius im Seitenvergleich).

bzw. des Plexus lumbosacralis (n = 2) zeigten. Die Diagnosestellung erfolgte, nachdem im Rahmen einer umfangreichen Zusatzdiagnostik keine andere Ursache der Störung gefunden werden konnte. Die Magnetstimulation führte in diesen Fällen zu folgenden Befunden:

- Die motorischen Antwortpotentiale nach transkranieller und paravertebraler Magnetstimulation waren bei Ableitung von klinisch betroffenen Muskeln in allen Fällen hochgradig in ihrer Amplitude reduziert (Abb. 6.24). Wie andere Autoren (Eisen et al. 1990; Cros et al. 1990b) beobachteten auch wir mitunter bei der Untersuchung korrespondierender Muskeln gesunder Personen im Seitenvergleich Amplitudenunterschiede nach paravertebraler magnetischer Stimulation. In keinem Fall fanden sich jedoch Seitenunterschiede von mehr als 50%. Bei den Patienten mit einer einseitigen neuralgischen Myatrophie erreichten die Amplituden der betroffenen Muskeln maximal 7–18% des Wertes der Gegenseite. Bei kortikaler Magnetstimulation waren die Amplituden ähnlich klein, der Quotient der Amplitude des magnetisch evozierten motorischen Potentials und der elektrisch ausgelösten M-Antwort war in allen Fällen auf der betroffenen Seite < als 0,2 und damit sicher pathologisch (Britton et al. 1989). Aufgrund dieser Befunde können auch bei klinisch nicht betroffe-

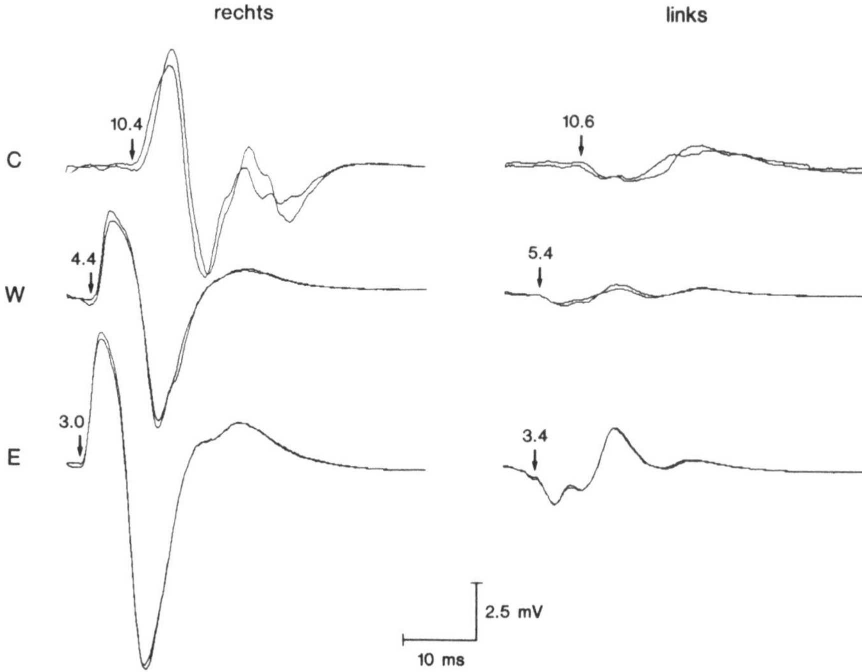

Abb. 6.24. Befund der Magnetstimulation bei einem Patienten mit neuralgischer Myatrophie rechts (Scapula alata und proximal betonte Parese des rechten Armes, geringes sensibles Defizit an der Außenseite des Unterarms). Man beachte die hochgradige Amplitudenreduktion auf der betroffenen Seite. (Magnetstimulation: *C* kortikal, *W* Wurzel, *E* Erb-Punkt)

nen Muskeln Seitenunterschiede von mehr als 50% als Hinweis für eine axonale Schädigung des versorgenden Nerven gewertet werden.

- Verlängerungen der Latenzzeiten waren bei 5 der 8 Patienten nachweisbar. Bei 3 Patienten kam es zu einer geringgradigen Verlängerung der ZML ohne zusätzliche Veränderung der PML, während bei den beiden anderen Patienten sowohl eine Verlängerung der ZML als auch der Latenzzeiten nach paravertebraler Stimulation und der Latenzzeit über den Plexusabschnitten zu registrieren war. Diese Befunde korrelierten mit den Ergebnissen der elektrischen Stimulation im Plexusbereich bei 2 Patienten, bei denen sich im Seitenvergleich eine deutliche Amplitudenreduktion bei nur geringfügiger Verlängerung der distal motorischen Latenzzeit zu den klinisch betroffenen Muskeln fand.
- Bei einem Patienten mit neuralgischer Myatrophie des Plexus lumbosacralis konnten von den klinisch am schwersten betroffenen Muskeln (Mm. rectus femoris und tibialis anterior) bei paravertebraler magnetischer Stimulation keine Antwortpotentiale erhalten werden; vom M. rectus femoris war zusätzlich auch bei transkranieller Stimulation auf der betroffenen Seite kein Muskelsummenpotential auslösbar. Im Gegensatz zu anderen

Untersuchern (Claus 1990) war es uns bei allen Gesunden möglich, mittels paravertebraler magnetischer Stimulation eine Muskelantwort auszulösen, so daß ein einseitiges Fehlen eines motorisch evozierten Antwortpotentials als sicher pathologischer Befund zu werten ist.

Die Untersuchungsergebnisse bestätigten die bisherigen neurophysiologischen und neuropathologischen Befunde bei der neuralgischen Myatrophie, der in der Regel primär eine axonale Degeneration (Tsairis et al.1972) zugrunde liegt. Erst im weiteren Verlauf der Erkrankung kann es dann sekundär zu einer Demyelinisierung kommen, die für die Leitungsverzögerung verantwortlich ist.

6.10.4 Neuropathien

Die bisher bei Polyneuropathien durchgeführten Untersuchungen mit der Magnetstimulation haben sich auf den Nachweis beschränkt, ob Veränderungen der ZML als Hinweis für einen zusätzlichen zentralen demyelinisierenden Prozeß vorliegen.

6.10.4.1 Hereditäre motorisch-sensible Polyneuropathien (HMSN)

Untersuchungen mit dem Ziel, bei Patienten mit HMSN mittels Magnetstimulation die peripheren Nervenleitgeschwindigkeiten zu bestimmen, liegen zum jetzigen Zeitpunkt nicht vor. Da bei einigen Patienten mit HMSN jedoch auch klinische Hinweise für eine Mitbeteiligung des ersten Motoneurons vorliegen (Harding 1984), liegen erste Untersuchungen mittels transkranieller Magnetstimulation vor, die Veränderungen der ZML zur weiteren Unterteilung der Erkrankung einsetzen (Hess et al. 1987; Murray et al. 1989). Die größte Untersuchungsserie mit 49 Patienten legten Claus et al. (1990b) vor. Die Bestimmung der ZML erfolgte mittels magnetischer Hirnstimulation und elektrischer Wurzelstimulation. Da der proximale Abschnitt des peripheren Nerven in die ZML mit eingeht, wurde die ZML im Falle einer Verlangsamung der peripheren Nervenleitgeschwindigkeit entsprechend korrigiert. Es wurden 24 Patienten mit einer HMSN Typ 1 untersucht, von denen 4 zusätzlich zu den Veränderungen peripherer Nerven bei HMSN 1 auch Zeichen einer Pyramidenbahnschädigung aufwiesen. Eine verlängerte ZML hatten 3 Patienten mit einer HMSN 1 ohne und alle 4 Patienten mit einer Pyramidenbahnbeteiligung. Bei allen 15 Patienten mit einer HMSN 2 ohne Pyramidenbahnzeichen war die ZML normal, wohingegen die ZML bei 5 von 10 Patienten mit einer HMSN 2 und zusätzlichen Pyramidenbahnzeichen geringgradig verlängert war. Eine Beziehung zwischen dem Grad der Behinderung und der pathologisch verlängerten ZML fand sich in dieser Untersuchung nicht, jedoch in einer großen Familie mit HMSN 2 und Pyramidenbahnzeichen (Schnider et al. 1991).

Eine normale ZML bei hereditären sensiblen und motorischen Polyneuropathien wurde auch von anderen Arbeitsgruppen berichtet (Middleton et al. 1990; Solders et al. 1990a, b). Solders et al. (1990a, b) fanden sowohl bei elektrischer als auch bei magnetischer paravertebraler Stimulation zur Bestimmung der ZML bei 5 von 15 Patienten mit einer HMSN Typ 1 eine Verlängerung der ZML. Bei dieser Untersuchung fehlen jedoch Angaben darüber, ob bei herabgesetzter motorischer Nervenleitgeschwindigkeit eine Korrektur der ZML vorgenommen wurde und ob sich unter den Patienten mit einer verzögerten ZML solche mit klinischen Pyramidenbahnzeichen befanden.

Bei einer von uns untersuchten Familie mit HMSN Typ 1 ohne Pyramidenbahnsymptome lagen die Werte der ZML unabhängig von der Dauer und der Schwere der Erkrankung bei allen Familienmitgliedern im altersentsprechenden Normbereich. Die peripher motorischen Latenzen nach magnetischer Wurzelreizung waren jedoch deutlich verzögert, von einigen Muskeln waren nach paravertebraler lumbaler Stimulation keine Antwortpotentiale mehr auslösbar. Ebenso waren die peripheren Leitungszeiten des N. facialis verlängert (s. 6.11.1.2).

Eingehende Untersuchungen zu *erworbenen Polyneuropathien* liegen derzeit noch nicht vor. Bei 7 Patienten mit einer Polyneuropathie im Rahmen einer monoklonalen *IgM-Gammopathie* wurden normale ZML bei erheblich verzögerten peripheren Leitungszeiten gefunden. Darüber hinaus war die kortikale Schwellenreizstärke für die transkranielle Magnetstimulation in diesen Fällen deutlich erhöht (Thaon et al. 1990).

Die Möglichkeit, mittels fraktionierter Magnetstimulaton den proximalen Abschnitt des Motoneurons zu untersuchen, macht den Einsatz der Methode bei *akuten und chronischen entzündlichen Polyradikulitiden,* wie z. B. dem *Guillain-Barré-Syndrom* sinnvoll. Eisen u. Shtybel (1990) fanden bei 12 Patienten mit einem akuten und 2 Patienten mit einem chronischen Guillain-Barré-Syndrom eine Verlängerung der Latenzzeit der motorisch evozierten Potentiale nach kortikaler Magnetstimulation. Die Bestimmung der Gesamtlatenzzeit nach transkranieller Magnetstimulation als einzigem Untersuchungsbefund kann jedoch zur Lokalisation der Schädigung im Rahmen einer Polyneuritis wenig beitragen, da eine Verlängerung der Gesamtlatenzzeit sowohl bei proximal betonten Demyelinisierungen als auch bei weiter distal gelegenen Prozessen auftreten kann. Weiterhin ist zu berücksichtigen, daß chronisch demyelinisierende Prozesse manchmal auch in Kombination mit multifokalen zentralnervösen Demyelinisierungen auftreten (Thomas et al. 1987) und damit über eine Verlängerung der ZML zu einer Verlängerung der Gesamtlatenzzeiten führen können. Da es sich beim akuten und chronischen Guillain-Barré-Syndrom um eine diffus entzündliche Erkrankung des peripheren Nervensystems handelt, ist als typischer Befund eine Herabsetzung der proximalen motorischen Nervenleitgeschwindigkeit bei normaler ZML zu erwarten (Middleton et al. 1990).

Magnetisch evozierte Muskelantwortpotentiale konnten bei von uns untersuchten Patienten mit akutem Guillain-Barré-Syndrom auch dann noch ausgelöst werden, wenn mittels distaler elektrischer Stimulation keine F-

Antworten mehr erhältlich waren. Bei allen Patienten kam es sowohl zu einer Verlängerung der Gesamtlatenzzeit nach transkranieller Reizung als auch zu einer Verlängerung der PML. Bei einer Patientin wurde bei Ableitung vom M. interosseus dorsalis manus I zusätzlich zur transkraniellen und paravertebralen Reizung eine magnetische Stimulation am Erb-Punkt durchgeführt. Dabei war die Latenzzeitdifferenz zwischen der Stimulation im Wurzelbereich und der am Erb-Punkt oberhalb des Bereiches der 3fachen Standardabweichung der Kontrollgruppe. Dieser Befund weist darauf hin, daß sich in diesem Fall der demyelinisierende Prozeß vorzugsweise im proximalen Plexusabschnitt abgespielt hat.

Bei einer Patientin, die im Verlaufe einer akuten entzündlichen Polyradikulitis mehrfach untersucht wurde, waren auf dem Höhepunkt der Erkrankung, als die Patientin tetraplegisch war, weder kortikal noch paravertebral Antwortpotentiale auslösbar. In der Phase der Rückbildung der klinischen Symptomatik konnten zuerst wieder hochgradig verzögerte Antworten nach magnetischer paravertebraler und erst im weiteren Verlauf auch nach transkranieller Stimulation ausgelöst werden.

Die ZML waren bei 3 von 4 Patienten verlängert, wenn zur Berechnung der ZML die Werte nach paravertebraler magnetischer Stimulation herangezogen wurden. Bei den beiden Patienten, bei denen eine F-Welle zum M. abductor pollicis brevis auslösbar war, konnte jedoch nachgewiesen werden, daß es sich um eine scheinbare Verlängerung handelte, die auf die hochgradige Leitungsverzögerung im proximalen (Wurzel-)Abschnitt des Motoneurons zurückzuführen war.

Im Frühstadium des Guillain-Barré-Syndroms konnten bei bilateraler Ableitung der Antwortpotentiale zum Teil ausgeprägte Amplitudenunterschiede registriert werden. Dieser Befund ist mit einem proximalen asymmetrischen Leitungsblock vereinbar (Mills u. Murray 1985). Da beim jetzigen Stand der Technik mit der paravertebralen Magnetstimulation oft keine maximalen Antwortpotentiale ausgelöst werden können und auch bei Gesunden Amplitudenunterschiede von bis zu 50% auftreten, sind derartige Amplitudendifferenzen jedoch nur eingeschränkt verwertbar. Sowohl im Zervikal- als auch im Lumbalbereich waren jedoch bei allen gesunden Kontrollpersonen Muskelantwortpotentiale auslösbar, so daß fehlende Antworten nach paravertebraler Stimulation als sicherer Hinweis für eine herabgesetzte Erregbarkeit des Nerven zu werten sind.

Als auffälliger Befund waren bei Patienten mit akutem oder chronischem Guillain-Barré-Syndrom in einigen Fällen abnorm kurze ZML (unter 4 ms zum M. interosseus dorsalis manus I) meßbar; ähnlich kurze ZML fanden sich auch bei einigen Patienten mit Plexuszerrungsschädigungen. Bei einem Patienten mit einer chronisch entzündlichen Polyradikulitis fand sich z. B. eine Gesamtlatenzzeit nach kortikaler Stimulation und Ableitung vom M. biceps brachii von 20 ms, während bei paravertebraler Stimulation ein Antwortpotential nach 18 ms auftrat. Rechnerisch ergab sich somit eine ZML von 2 ms. Bei akuten wie auch bei chronischen Polyradikulitiden sind die motorischen Defizite klinisch stärker ausgeprägt als die sensiblen. Eine über mehrere Segmente sich erstreckende Neurapraxie bei segmentaler Demyelinisierung kann dazu führen, daß mit der Magnetstimulation über der Wirbelsäule kein fortgeleitetes Nervenaktionspotential mehr auszulösen ist. Wenn in diesen Fällen die Erregbarkeit der sensiblen Fasern länger als die der motorischen Fasern erhalten bliebe, könnte es zu einer orthodromen Fortleitung eines sensiblen Nervenaktionspotentials kommen. Dieser orthodrome Impuls könnte über spinale Reflexbahnen (z. B. als H-Reflex) zu einer reflektorischen Erregung der α-Motoneurone führen. Die Latenzzeit solcher reflektorisch ausgelöster Muskelantwortpotentiale wäre damit um die orthodrome sensible Leitungszeit von der Erregungsstelle zum Rückenmark, die synaptische Umschaltzeit und die Leitungszeit vom α-Motoneuron zum hypothetischen magnetischen Erregungsort bei der Wurzelstimulation verlängert und könnte so zu einer fälschlich kurz bestimmten ZML führen.

6.10.5 Hereditäre Ataxien

Die degenerativen ataktischen Syndrome sind hinsichtlich des Vererbungsmodus und der klinischen Symptome eine sehr heterogene Gruppe von Erkrankungen. Nach der Klassifikation von Harding (1984) werden abhängig vom Alter des Patienten bei der klinischen Erstmanifestation 2 Gruppen hereditärer Ataxien unterschieden, die mit Erstmanifestation vor dem 20. Lebensjahr („early onset cerebellar ataxia“) und die mit einem späteren Erkrankungsbeginn („late onset cerebellar ataxia“).

Die Untersuchung der ZML kann bei dem Vorliegen einer hereditären ataktischen Störung zur weiteren Klassifizierung der Erkrankung beitragen. So unterschieden sich die Befunde von Patienten mit *Friedreich-Ataxie* von denen mit einer ebenfalls vor dem 20. Lebensjahr beginnenden *zerebellären Ataxie* mit erhaltenen oder gesteigerten Muskeleigenreflexen. Murray et al. (1990) fanden bei 9 von 11 Patienten mit *Friedreich-Ataxie* eine meist bilaterale Verlängerung der ZML, während nur bei 6 von 10 Patienten mit *„early onset cerebellar ataxia“* mit erhaltenen oder gesteigerten Muskeleigenreflexen eine Verlängerung bestand. Dabei waren die ZML bei Patienten mit Friedreich-Ataxie im Vergleich zu den anderen hereditären Ataxien mit Erstmanifestation im Jugendalter signifikant länger (Hess et al. 1987; Esplanader et al. 1990). Die Verlängerung der ZML korrelierte deutlich mit der Dauer und der Schwere der Erkrankung. Eine reproduzierbare Muskelantwort nach transkranieller Stimulation mit normalen Reizstärken war nur in den Frühstadien der Erkrankung auslösbar, im weiteren Verlauf waren weitaus höhere Reizstärken notwendig. In weit fortgeschrittenen Stadien der Erkrankung waren nach kortikaler Stimulation keine motorischen Antworten mehr auslösbar (Peretti et al. 1990). Die Bestimmung der ZML kann somit als zusätzliches Kriterium für die Klassifikation und für die Stadieneinteilung der „early onset ataxias“ herangezogen werden, da hochgradig pathologische ZML bei entsprechenden klinischen Befunden auf das Vorliegen einer Friedreich-Ataxie hinweisen, während bei normalen oder nur grenzwertig veränderten ZML eher eine andere Ursache zu erwägen ist.

Bei Patienten mit „late onset cerebellar ataxia", d.h. einem Auftreten klinischer Ausfallserscheinungen nach dem 20. Lebensjahr, war die ZML nur in 5 von 13 Fällen verlängert (Murray et al. 1990). Dabei unterschieden sich die klinischen Befunde der Patienten mit einer verlängerten ZML nicht von denen mit einer normalen ZML. Im Gegensatz zur Friedreich-Ataxie bestand bei den Formen mit später Erstmanifestation keine Korrelation zwischen ZML und Dauer und Schwere der Erkrankung, so daß mit der Magnetstimulation bei diesen „Spätformen" bisher keine für die Differentialdiagnose oder die Verlaufsbeurteilung verwertbaren Informationen gewonnen werden können.

6.10.6 Sonstige Erkrankungen

Bei der Mehrzahl von 10 untersuchten Patienten mit einer *hereditären spastischen Paraplegie* waren die ZML bei einer Ableitung von den oberen Extremitäten nicht verlängert (Claus et al. 1990; Murray et al. 1990). In einer anderen Untersuchung (Pelosi et al. 1991) waren bei 2 von 10 Patienten keine Antworten von Handmuskeln mit der transkraniellen Magnetstimulation auslösbar. Antworten von Beinmuskeln waren bei allen Patienten pathologisch, bei 4 der 10 Patienten war die ZML als Hinweis auf eine Degeneration der absteigenden Rückenmarksbahnen verlängert.

Während bei 4 Patienten mit einem *Kearns-Sayre-Syndrom* die peripher motorischen Latenzen zu den Muskeln an Armen und Beinen im Normbereich lagen, waren die Befunde nach transkranieller magnetischer Stimulation pathologisch verändert (Di Lazarro et al. 1990). Bei 3 Patienten lag eine Verzögerung der ZML vor, während bei dem 4. Patienten mittels transkranieller Magnetstimulation kein Antwortpotential ausgelöst werden konnte. Da sich bei keinem dieser Patienten klinisch Hinweise für eine Mitbeteiligung des ersten Motoneurons fanden, könnte dieser Befund als Hinweis für eine subklinische Affektion interpretiert werden.

Bei 6 Patienten mit einer *progressiven externen Ophthalmoplegie* ohne Zeichen eines anderen Organbefalles konnten hingegen keine Veränderungen nach kortikaler und paravertebraler Magnetstimulation gefunden werden (Di Lazarro et al. 1990), so daß die Bestimmung der ZML auch in diesen Fällen differentialdiagnostisch zu verwertende Informationen liefern kann.

Literatur

Amassian VE, Maccabee PJ, Cracco RQ (1989) Focal stimulation of human peripheral nerve with the magnetic coil: a comparison with electrical stimulation. Exp Neurol 103:282–289

Barker AT, Jalinous R, Freestone JL (1985) Non invasive stimulation of the human brain. Lancet I:1106–1107

Bischoff C, Meyer B-U, Machetanz J, Conrad B (1992) Diagnostic value of magnetic stimulation in radiculopathies. Muscle Nerve (in press)

Britton TC, Meyer B-U, Benecke R (1990) Clinical use of the magnetic stimulator in the investigation of peripheral conduction time. Muscle Nerve 13:396–406

Chokroverty S (1989) Magnetic stimulation of the human peripheral nerves. Electromyogr Clin Neurophysiol 29:409–416

Chokroverty S, DiLullo J (1988a) Magnetic coil stimulation of the lumbosacral roots and proximal nerves. Muscle Nerve 11:996–997

Chokroverty S, Sachdeo R, Duvoisin RC (1988b) Magnetic stimulation of the lumbosacral roots: a new diagnostic technique. Neurology 38 [Suppl]:387

Chokroverty S, Sachdeo R, DiLullo J, Duvoisin RC (1989c) Magnetic stimulation in the diagnosis of lumbosacral radiculopathy. J Neurol Neurosurg Psychiat 52:767–772

Claus D (1990) Central motor conduction: method and normal results. Muscle Nerve 13:1125–1132

Claus D, Murray NMF, Spitzer A, Flügel D (1990a) The influence of stimulus type on the magnetic excitation of nerve structures. Electroencephalogr Clin Neurophysiol 75:342–349

Claus D, Waddy HM, Harding AE, Murray NMF, Thomas PK (1990b) Hereditary motor and sensory neuropathies and hereditary spastic paraplegia: a magnetic stimulation study. Ann Neurol 28:43–49

Cros D, Chiappa KH, Gominak S, Fang J, Santamaria J, King PJ, Shahani BT (1990) Cervical magnetic stimulation. Neurology 40:1751–1756

DiLazarro V, Restuccia D, Servidei S, Lo Monaco M, Bertini E, Ricci E, Tonali P (1990) Measurement of central motor conduction in mitochondrial myopathies by magnetic brain stimulation. J Neurol Sci 98 [Suppl]:327

Dressler D, Benecke R, Meyer B-U, Conrad B (1988) Die Rolle der Magnetstimulation in der Diagnostik des peripheren Nervensystems. Z EEG EMG 19:260–263

Dvorak J, Herdmann J, Theiler R (1990) Magnetic transcranial brain stimulation: painless evaluation of central motor pathways. Spine 15:155–160

Eisen AA, Shytbel W (1990) AAEM Minimonograph. Muscle Nerve 13:995–1011

Esplanader JM, D'Olhaberriague L, Valls A, Comas P, Pou A (1990) Cortical transcranial magnetic stimulation (CTMS) in heredoataxic disorders. J Neurol Sci 98 [Suppl]:327

Evans BA, Daube JR, Litchy WJ (1990) A comparison of magnetic and electrical stimulation of spinal nerves. Muscle Nerve 13:414–420

Harding AE (1984) The hereditary ataxias and related disorders. Churchill Livingstone, London

Hess CW, Mills KR, Murray NMF (1987) Central motor conduction in hereditary motor and sensory neuropathy (HSMN). Electroencephalogr Clin Neurophysiol 67:S46

Maccabee PJ, Amassian VE, Cracco RQ (1987) Focal stimulation of peripheral nerves using the magnetic coil. Muscle Nerve 9:642–643

Maccabee PJ, Amassian VE, Cracco RQ, Cadwell JA (1988) An analysis of peripheral motor nerve stimulation in humans using magnetic coil. Electroencephalogr Clin Neurophysiol 70:524–533

Maertens de Noordhout A, Rothwell JC, Thompson PD, Day BL, Marsden CD (1988) Percutaneous electrical stimulation of lumbosacral roots in man. J Neurol Neurosurg Psychiat 51:174–181

Middleton L, Malikkides A, Pattichis C, Petrondas D (1990) Central and proximal peripheral motor conduction in demyelinating neuropathies. Electroencephalogr Clin Neurophysiol 75:S97

Mills KR, Murray NMF (1985) Proximal conduction block in early Guillain-Barré-Syndrome. Lancet II:659

Mills KR, Murray NMF (1986) Electrical stimulation over the human vertebral column: Which neural elements are excited? Electroencephalogr Clin Neurophysiol 63:582–589

Murray NMF (1989) Magnetic stimulation of the brain: clinical applications. In: Chokroverty S (ed) Magnetic stimulation in clinical neurophysiology. Butterworth, Boston pp 205–232

Murray NMF, Claus D, Harding AE, Hess CW, Mills KR, Thomas PK, Waddy H (1990) Central motor conduction studies in hereditary degenerative disorders. In: Berardelli A, Benecke R, Manfredi M, Marsden CD (eds) Motor disturbances II. Academic Press, London pp 71–86

Olney RK, So YT, Goodin DS, Aminoff MJ (1990) A comparison of magnetic and electrical stimulation of peripheral nerves. Muscle Nerve 13:957–963

Pelosi L, Lanzillo B, Perretti A, Santoro L, Blumhardt L, Caruso G (1991) Motor and somatosensory evoked potentials in hereditary spastic paraplegia. J Neurol Neurosurg Psychiat 54:1099–1102

Perretti A, Caruso G, Lanzillo B, Madonna C, Filla A, Santoro L (1990) Central motor conduction by different stimulation techniques: a study in Friedreich's ataxia patients. Electroencephalogr Clin Neurophysiol 75:S117

Santamaria J, King PJL, Cros D, Chiappa KH (1988) Cervical magnetic stimulation. Roots or spinal nerves? Neurology 38 [Suppl 1]:199

Schmid UD, Walker G, Schmid-Sigrun J, Hess CW (1991) Transcutaneous magentic and electric stimulation over the cervical spine: excitation of plexus roots rather than spinal roots? In: Levy WJ, Cracco RQ, Barker AT, Rothwell JC (eds) Magnetic motor stimulation: basic principles and clinical experience. Electroencephalogr Clin Neurophysiol (Suppl 43) pp 369–384

Smith SJM, Murray NMF (1986) Electrical and magnetical stimulation of lower-limb nerves and roots. Muscle Nerve 9:652–653

Schnider A, Hess CW, Koppi S (1991) Central motor conduction in a family with hereditary motor and sensory neuropathy with pyramidal signs (HSMN V). J Neurol Neurosurg Psychiat 54:511–515

Solders G, Andersson T, Persson A (1990a) Central conduction and autonomic nervous function in HMSN I. Electroencephalogr Clin Neurophysiol 75:S142

Solders G, Andersson T, Persson A (1990b) Central motor conduction and autonomic nervous function in HSMN. J Neurol Sci 98 [Suppl]:107

Swash M, Snooks SJ (1986) Slowed motor conduction in lumbosacral nerve roots in cauda equina lesions: a new diagnostic technique. J Neurol Neurosurg Psychiat 49:808–816

Thaon E, Louboutin JP, Elie B, Guiheuneuc P, Feve JR (1990) Electrophysiological findings in patients with IgM monoclonal proteins and peripheral neuropathy. J Neurol Sci 98 [Suppl]:159

Thomas PK, Walker RHW, Rudge P, et al. (1987) Chronic demyelinating peripheral neuropathy associated with multifocal central nervous system demyelination. Brain 110:53–76

Tsairis P, Dyck PJ, Mulder DW (1972) Natural history of brachial plexus neuropathy. Arch Neurol 27:109–117

Ugawa Y, Rothwell JC, Day BL, Thompson PD, Marsden CD (1989) Magnetic stimulation over the spinal enlargements. J Neurol Neurosurg Psychiat 52:1025–1032

6.11 Motorische Störungen in von Hirnnerven versorgten Muskeln

B.-U. MEYER und C. BISCHOFF

6.11.1 Vom Nervus facialis versorgte Muskeln

Bei einseitigen Gesichtslähmungen basieren die durchgeführten neurophysiologischen Routineuntersuchungen auf der Messung der Leitfähigkeit und Erregbarkeit des N. facialis in seinem extrakraniellen Verlauf und auf der Beurteilung der efferenten Komponente des Blinkreflexes (Esslen 1977). Von beiden Vorgehensweisen ist keine voll zufriedenstellend. Bei Läsionen im proximalen Verlauf des N. facialis kann die elektrische Reizung des Nerven auf Höhe des Foramen stylomastoideum nur Ferneffekte erfassen, die durch die anterograde Degeneration der Nervenfasern verursacht sind (Silverstein et al. 1985). Auch wenn mit dem Blinkreflex die Erregungsleitung entlang der gesamten Länge des N. facialis erfaßt werden kann, erlaubt dieser aufgrund des Auslösemechanismus nur eine indirekte Untersuchung und ist außerdem im wesentlichen auf die periokuläre Muskulatur beschränkt (Kimura et al. 1976). Intraoperativ können proximale Abschnitte des N. facialis erregt werden, doch ist dies für die Routinediagnostik nicht von Relevanz. Zentrale Ursachen einer einseitigen Gesichtslähmung waren bislang einer Untersuchung mit neurophysiologischen Techniken nicht zugänglich. Hier füllt die transkranielle magnetische Stimulation des proximalen Abschnittes des N. facialis und des kortikalen Repräsentationsgebietes der Gesichtsmuskeln eine diagnostische Lücke. Die technischen und physiologischen Grundlagen dieser Stimulationstechnik sind ausführlich in 5.4 dargestellt.

Zwei verschiedene Typen von Antworten können mit der Magnetstimulation bei Reizung über dem Schädeldach ausgelöst werden. Nach einer Latenzzeit von bis zu 6 ms auftretende Antworten im M. orbicularis oris werden eine Erregung des N. facialis in seinem proximalen Abschnitt zugeordnet (Benecke et al. 1988a, b; Schriefer et al. 1988). Diese Antworten treten bei seitlich über dem Schädel plazierter Stimulationsspule (lateral über der Interaurallinie oder temporookzipital) auf und werden durch willkürliche Vorinnervation der abgeleiteten Muskeln weder in ihrer Latenzzeit, noch in ihrer Amplitude beeinflußt.

Antworten mit einer längeren Latenzzeit zwischen 9 und 14 ms werden einer Erregung des gesichtsassoziierten Motorkortex zugeordnet. Diese Antworten treten nach Reizung einer Hemisphäre entgegen der gängigen

B.-U. Meyer (Hrsg.)
Magnetstimulation des Nervensystems

Lehrmeinung (z. B. Thomas 1983) auch im M. orbicularis oris bilateral auf. Da die Antworten auf einer transsynaptischen Erregung der Motoneurone im Nucleus nervi facialis beruhen, verkürzen sich deren Latenzzeiten und vergrößern sich deren Amplituden unter Fazilitierung der Motoneurone durch willkürliche Anspannung der abgeleiteten Muskeln.

Im folgenden sollen erste Untersuchungsbefunde bei verschiedenen Erkrankungen des N. facialis und zentralen Störungen der Gesichtsmotorik dargestellt werden.

6.11.1.1 Idiopathische Fazialisparese

Bei Patienten mit idiopathischer peripherer Fazialisparese hingen die Auslösbarkeit und die Überleitungszeiten der verschiedenen Antworten in starkem Maße von der Paresedauer ab. Bei *akuten idiopathischen peripheren Fazialisparesen* mit hochgradiger motorischer Störung ließen sich in den ersten Tagen nach Eintritt der Parese mit abnehmender Amplitude noch Antworten nach elektrischer supramaximaler Reizung des N. facialis auf Höhe des Foramen stylomastoideum auslösen. Gleichzeitig waren ab dem ersten Tag der Parese mit der magnetischen Reizung weder Antworten nach intrazisternaler Stimulation des N. facialis noch nach Reizung des Gesichtsassoziierten motorischen Kortex auszulösen. Bei Patienten mit inkompletten peripheren Fazialisparesen waren in einigen Fällen in den paretischen Muskeln transsynaptisch kleine Antworten mittels Kortexstimulation auslösbar (Abb. 6.25).

Bei Patienten mit *inkomplett zurückgebildeten peripheren Fazialisparesen* traten nach elektrischer Reizung des Nerven auf Höhe des Foramen stylomastoideum – wie bekannt (Struppler u. Dengler 1981) – latenzverlängerte und amplitudenreduzierte Antworten auf. Bei diesen Patienten waren in der Regel auch latenzverzögerte Antworten nach magnetischer proximaler Stimulation des Nerven und Reizung des motorischen Kortex auslösbar (Abb. 6.26) (Meyer et al. 1989). Aus den Ergebnissen wird ersichtlich, daß der Nerv bei akuten vollständigen peripheren Fazialisparesen und zunächst noch erhaltener elektrischer Erregbarkeit am Foramen stylomastoideum in seinem proximalen Abschnitt magnetisch oft nicht mehr erregbar ist. Dieser Befund steht im Einklang mit dem bei idiopathischen Fazialisparesen vorliegenden Leitungsblock im Canalis nervi facialis bei kompletter Neurapraxie bzw. beginnender axonaler Degeneration des Nerven.

Die Befunde bei Patienten mit inkompletten chronischen residualen Fazialisparesen deuten auf einen weiteren pathophysiologischen Prozeß hin. Bei diesen Patienten sind Antworten oft transsynaptisch mittels Kortexstimulation auslösbar, während die intrazisternale Erregung des Nerven nur schlecht oder gar nicht möglich ist. Dieses deutet darauf hin, daß die Erregbarkeit des N. facialis in seinem proximalen Abschnitt möglicherweise durch Veränderungen der Myelinscheiden deutlich herabgesetzt bleibt, während

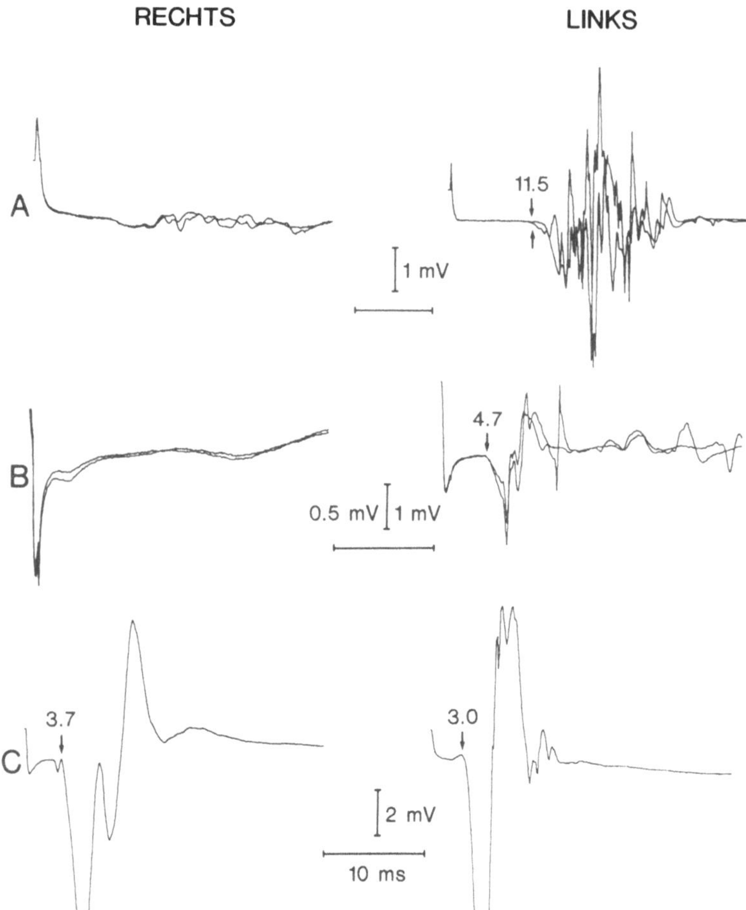

Abb. 6.25. EMG-Antworten im M. mentalis (N. VII) eines Patienten mit einer seit 3 Tagen bestehenden hochgradigen peripheren Fazialisparese rechts im Rahmen einer Borreliose. Dargestellt sind mit konzentrischen Nadelelektroden abgeleitete Muskelantworten nach transkranieller magnetischer Stimulation des kontralateralen motorischen Kortex (*A*) und des proximalen Abschnittes des N. facialis (*B*) und nach elektrischer supramaximaler Reizung des N. facialis am Foramen stylomastoideum. Bei normaler elektrischer Erregbarkeit des Nerven auf Höhe des Processus mastoideus weisen die Befunde auf eine Neurapraxie und Mindererregbarkeit des proximalen rechten N. facialis hin. Unter entsprechender Antibiotikatherapie bildete sich die Parese innerhalb von 10 Tagen ohne residuale Defizite zurück

die transsynaptische Aktivierbarkeit der Motoneurone mittels Kortexstimulation parallel zur Rückkehr der physiologischen Erregbarkeit der Neurone während der Rückbildung der Parese verläuft (Meyer et al. 1989). Ähnliche Befunde, d. h. eine transsynaptische Aktivierbarkeit bei fehlender direkter Erregbarkeit, können manchmal bei Wurzelkompressionen von Spinalnerven erhoben werden.

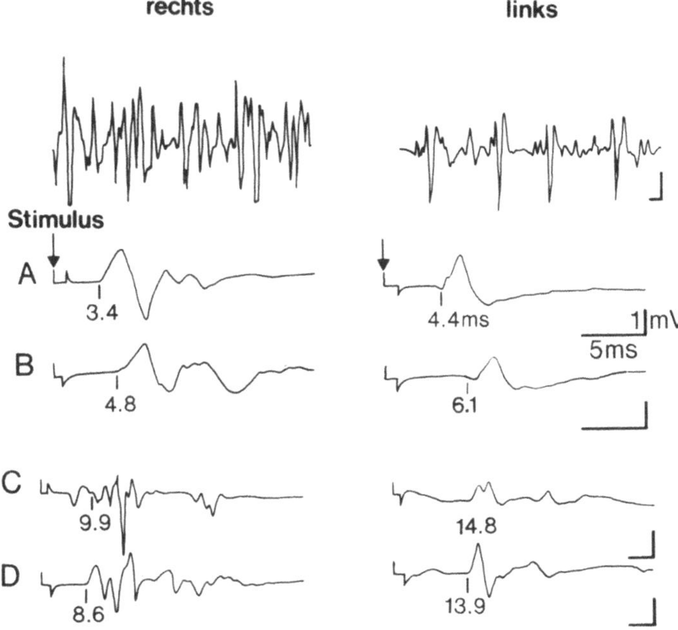

Abb. 6.26. EMG-Antworten im M. mentalis (N. VII) eines Patienten mit einer nur geringen Gesichtsmuskelschwäche 4 Monate nach Einsetzen einer linksseitigen peripheren Fazialisparese. In der obersten Registrierung ist das links gelichtete Interferenzmuster des Nadel-Elektromyogrammes bei maximaler Willkürinnervation dargestellt. Mit konzentrischen Nadelelektroden abgeleitete Muskelantworten nach elektrischer Nervenreizung am Foramen stylomastoideum (*A*), nach transkranieller magnetischer Stimulation des proximalen N. facialis (*B*) und des jeweils ipsilateralen (*C*) und kontralateralen (*D*) Motorkortex. Auf der linken Seite haben alle Antworten im Vergleich zu rechts verlängerte Latenzzeiten als Ausdruck der postläsionellen Nervendegeneration

6.11.1.2 Demyelinisierende Neuropathien

Für Patienten mit demyelinisierenden Neuropathien verschiedener Ursache (Guillain-Barré-Syndrom, HMSN Typ 1 und chronisch progressive entzündliche Polyneuropathien) werden Befunde für die elektrische Reizung des N. facialis auf Höhe des Foramen stylomastoideum und für die magnetische Stimulation proximaler Abschnitte des N. facialis mitgeteilt (Schriefer et al. 1988). Unerklärlicherweise konnten diese Autoren weder bei gesunden Probanden noch bei diesen Patienten Antworten auslösen, die einer Erregung des motorischen Kortex hätten zugeordnet werden können. Bei Patienten mit demyelinisierenden Neuropathien des N. facialis fanden sich verlängerte Latenzzeiten und herabgesetzte Amplituden sowohl nach elektrischer Reizung auf Höhe des Foramen stylomastoideum als auch nach magnetischer Reizung des proximalen Nervenabschnittes. Die Latenzverzögerungen (distale motorische und transtemporale Latenzzeit) waren dabei proportional zur jeweiligen Nervenstrecke (HMSN); nur beim Guillain-Barré-Syndrom fand sich eine Betonung der Latenzverzögerung im intrakraniellen (transtemporalen) Nervenabschnitt (Schriefer et al. 1988).

In Abb. 6.27 sind eigene Untersuchungsbefunde für einen Patienten mit einer seit 10 Jahren entzündlichen chronischen rezidivierenden demyelinisierenden Neuropathie (*chronisches Guillain-Barré-Syndrom*) dargestellt. Die Neurographie des N. medianus und N. tibialis ergab bei diesem Patienten ausgeprägte Verlängerungen der distalen Überleitungszeiten zu den Muskeln und damit eine distale Betonung der peripheren Leitungsverzögerung. Ein entsprechender Befund ließ sich mit der Magnetstimulation für den N. facialis erheben (s. Abb. 6.27). Bei etwa gleich langen Leitungsstrecken vom

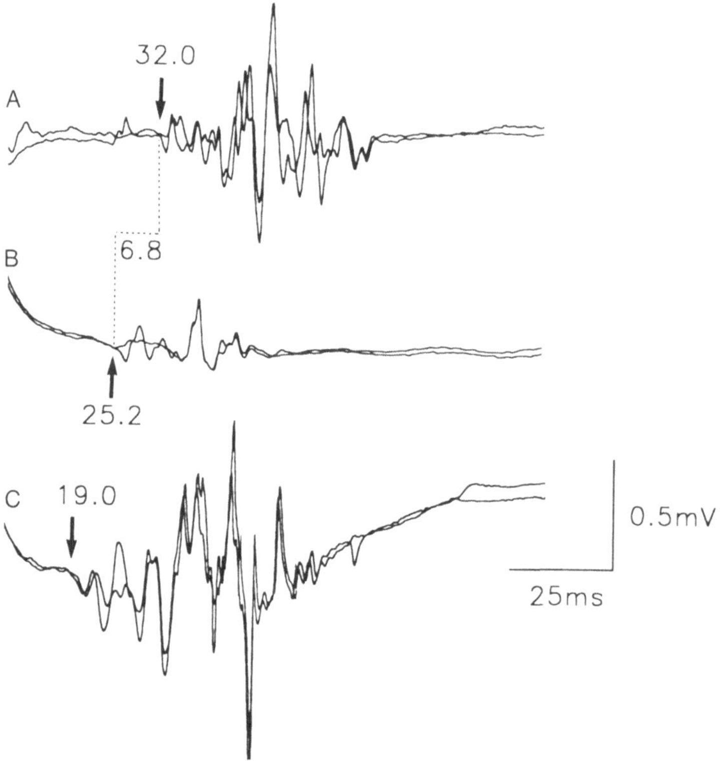

Abb. 6.27. EMG-Antworten im rechten M. mentalis (N. VII) eines Patienten mit einem seit 10 Jahren chronisch rezidivierenden Guillain-Barré-Syndrom ohne klinische Zeichen einer Gesichtsmuskelschwäche. Antworten nach transkranieller magnetischer Stimulation des kontralateralen motorischen Kortex (*A*), des proximalen N. facialis (*B*) und nach supramaximaler elektrischer Reizung auf Höhe des Foramen stylomastoideum (*C*). Bei etwa gleicher transtemporaler und extrakranieller Leitungsstrecke sind die Leitungszeiten für den peripheren Abschnitt um etwa das 3fache länger (Latenzzeit nach Reizung in C: 19 ms) als für den proximalen Nervenverlauf (6,2 ms; Latenzzeit B minus C) als Hinweis auf eine distal betonte Demyelinisierung. Die zentrale motorische Latenzzeit (Latenzzeit A minus B) liegt im Normbereich. Ableitung mit konzentrischen Nadelelektroden

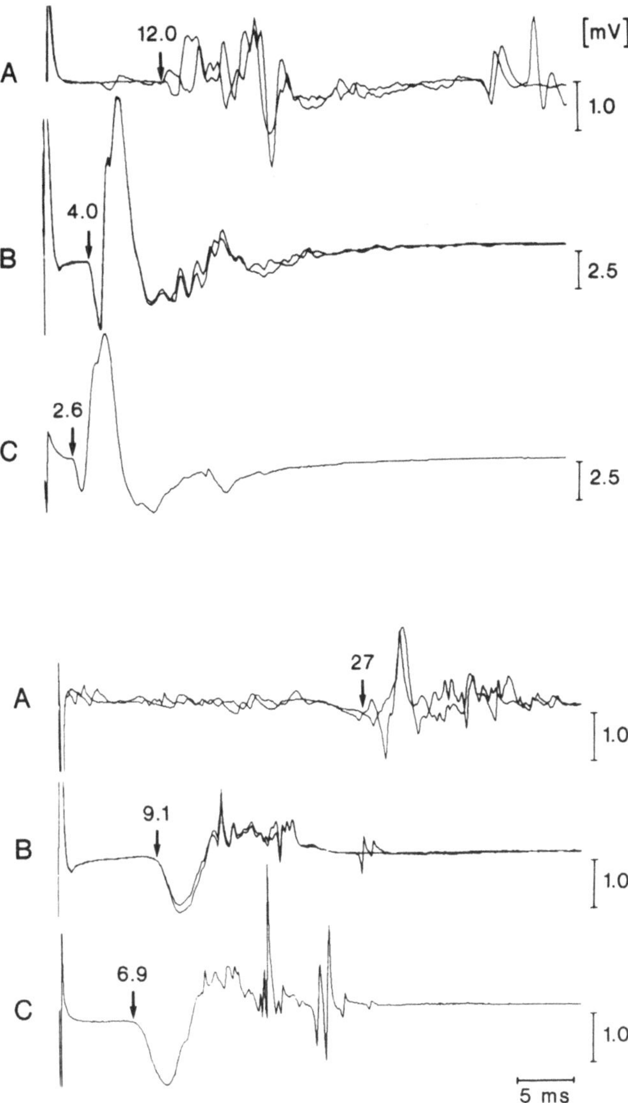

Abb. 6.28. EMG-Antworten im rechten M. mentalis (N. VII) eines gesunden Probanden (*oben*) und eines 25jährigen Patienten mit HMSN Typ I ohne klinische Zeichen einer Gesichtsmuskelschwäche (*unten*). Der Patient zeigt hochgradige latenzzeitverlängerte Antworten nach transkranieller magnetischer Stimulation des kontralateralen motorischen Kortex (*A*) und des proximalen N. facialis (*B*) und nach supramaximaler elektrischer Reizung des N. facialis auf Höhe des Foramen stylomastoideum (*C*). Die überproportional verlängerte Latenzzeit der kortikal ausgelösten Antworten deutet möglicherweise auf eine Inkongruenz der transsynaptisch (Kortexstimulation) und direkt erregten Motoneurone (transkranielle Nervenreizung) hin und nicht auf eine zentrale Latenzzeitverlängerung, für die sich auch aufgrund der Untersuchung von transkraniell in Extremitätenmuskeln ausgelösten Antworten keine Hinweise ergaben. Ableitung mit konzentrischen Nadelelektroden

Hirnstamm bis zum Foramen stylomastoideum und von dort bis zum Muskel ist die Überleitungszeit für die distale Leitungsstrecke um den Faktor 3 länger (19 ms versus 6,2 ms) als Korrelat einer auch im N. facialis distalen Betonung des demyelinisierenden Prozesses.

In Abb. 6.28 sind exemplarisch eigene Registrierungen eines Patienten mit *HMSN Typ 1* dargestellt. Die Antworten nach Reizung auf Höhe des Foramen stylomastoideum (*C*) sowie nach proximaler magnetischer Reizung des Nerven (*B*) sind deutlich latenzzeitverzögert, die Leitungszeit für die intrakranielle Verlaufsstrecke des Nerven ist verlängert. Auffällig ist die extreme Verzögerung der Muskelantworten im M. orbicularis oris nach transkranieller Kortexreizung. Die Verdoppelung der kortikonukleären Latenzzeit auf 17,9 ms (Latenzzeit A minus Latenzzeit B in Abb. 6.28) ist unserer Meinung nicht Ausdruck einer Demyelinisierung im Bereich kortikonukleärer Bahnen, sondern einer Erregung unterschiedlicher Motoneuronpopulationen bei der Kortexstimulation und Stimulation des peripheren Nerven. Darauf weist auch die unterschiedliche Potentialkonfiguration der verschiedenen Antworten hin. Transsynaptisch werden offenbar langsamer leitende Neurone als bei der direkten Nervenreizung erregt. Klinisch war bei dem Patienten keine Schwäche der mimischen Muskulatur feststellbar. Die Untersuchung anderer Muskeln ergab normale zentrale motorische Latenzzeiten zu Motoneuronen von Hand- und Unterschenkelmuskeln. Klinisch fanden sich keine Zeichen für eine Affektion der Pyramidenbahn bei symmetrischen distal- und beinbetonten Muskelatrophien und Paresen.

6.11.1.3 Hemispasmus facialis

Als Ursache für den Hemispasmus facialis wird eine Kompression des Nerven durch eine pulsierende Gefäßschlinge angenommen (Digre u. Corbett 1988). Eine Untersuchung mit der transkraniellen magnetischen Kortexreizung und „intrazisternalen" Stimulation des proximalen N. facialis wurde bei 28 Patienten mit einem Hemispasmus facialis mit dem Ziel durchgeführt eine etwaige proximale Läsion des N. facialis bzw. Hirnstammläsionen zu erfassen (Laskavi et al. 1990). Bei Ableitung von M. levator labii beiderseits traten nach intrazisternaler Reizung Antworten mit seitengleicher Latenzzeit und Amplitude auf. Nach transkranieller Kortexstimulation fand sich für das Gesamtkollektiv eine durchschnittlich um 0,9 ms erhöhte Latenzzeit der Muskelantworten auf der erkrankten Seite (Laskavi et al. 1990).

Mit dem gleichen Untersuchungsansatz stellte eine andere Arbeitsgruppe lediglich bei 3 von 17 Patienten mit einem Hemispasmus facialis verlängerte Latenzzeiten von Antworten im M. orbicularis oris nach transkranieller Kortexstimulation fest (Roick u. Benecke 1991). Auch diese Autoren fanden seitengleiche normale Muskelantworten nach intrazisternaler magnetischer Reizung. Die pathologischen Befunde wurden als Hinweis auf eine bei einigen Patienten auftretende fokale Demyelinisierung interpretiert, die unabhängig von der für alle Patienten anzunehmenden pathologischen Erregungstransmission aufzutreten scheint.

6.11.1.4 Zentral bedingte einseitige Gesichtslähmungen

In einer Arbeit von Benecke et al. (1988a) wurden bevorzugt Patienten mit einer Hemiplegie im Extremitätenbereich untersucht, bei denen im Hirnnervenbereich keine oder allenfalls geringgradige motorische Funktionsdefizite in Wangen- und perioraler Muskulatur vorlagen. Von den 10 untersuchten Patienten fand sich bei 5 computertomographisch eine ausgedehnte intrazerebrale Blutung im Mediastromgebiet, bei den übrigen lag ein ausgedehnter ischämischer Insult im Mediaversorgungsgebiet vor. Bei allen diesen Patienten waren die Antworten nach transkranieller magnetischer Reizung des proximalen Abschnittes des N. facialis beidseitig normal. Die magnetische Kortexreizung über der intakten Hemisphäre ergab bei allen Patienten bilaterale Antworten im M. orbicularis oris. Die Reizung über der geschädigten Hemisphäre löste lediglich bei 3 von 10 Patienten kleine bilaterale Muskelantworten aus, bei den übrigen traten im M. orbicularis oris keine Antworten auf.

Aus diesen Befunden kann geschlossen werden, daß auch bei ausgedehnten Insulten im Versorgungsgebiet der A. cerebri media mit einer unilateraler Affektion des Tractus corticonuclearis die ipsilateralen Verbindungen der intakten Hemisphäre ausreichen, um eine motorische Funktion in der unteren Gesichtshälfte kontralateral zur geschädigten Hemisphäre zu gewährleisten. Ähnliche Befunde ließen sich in eigenen Untersuchungen an Patienten mit einseitigen Infarkten im Bereich der Capsula interna erheben. In Abb. 6.29 sind exemplarisch die Ergebnisse eines Patienten mit einem 8 Monate zurückliegenden Infarkt im Bereich der linken Capsula interna dargestellt. Klinisch hatte der Patient eine diskrete rechtsseitige Schwäche der unteren Gesichtsmuskulatur und eine Fingerfeinmotorikstörung rechts bei einer normalen Zungenmotorik. Obwohl er den M. orbicularis oris auf beiden Seiten innervieren konnte, waren nach Reizung über der linken Hemisphäre weder im M. mentalis noch in der Zunge Muskelantworten auslösbar, während nach Reizung über der intakten Hemisphäre in beiden Muskelgruppen bilaterale Antworten mit seitengleicher Latenzzeit und Amplitude auslösbar waren (s. Abb. 6.29). Diese Befunde weisen auf die funktionelle Bedeutung der bilateralen Organisation der kortikonukleären Bahnen hin (Jenny u. Saper 1987; Kuypers 1958).

6.11.2 Von anderen Hirnnerven versorgte Muskeln

Die Untersuchungsbefunde für vom N. accessorius und N. hypoglossus versorgte Muskeln entsprechen nach unseren Erfahrungen grundsätzlich den für den N. facialis dargestellten Ergebnissen (Meyer et al. 1992).

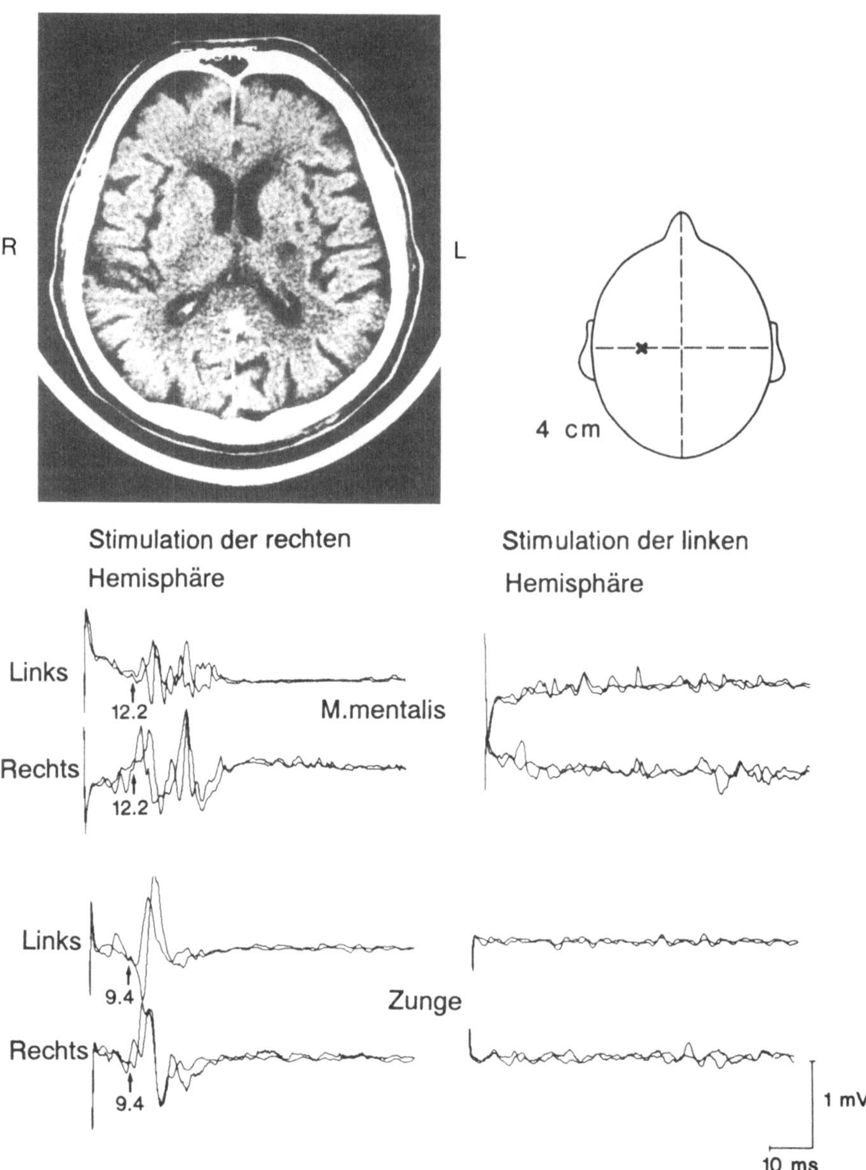

Abb. 6.29. EMG-Antworten im M. mentalis (N. VII) und in der Zungenmuskulatur (N. XII) eines 67jährigen Patienten 8 Monate nach einem Insult im Bereich des hinteren Schenkels der Capsula interna links (vgl. auch Abb. 6.3). Bei dem Patienten bestand eine diskrete Schwäche der rechten unteren Gesichtsmuskulatur bei fehlender Parese der Zungenmuskulatur. Die alternierenden Bewegungen der Zunge waren jedoch etwas verlangsamt. Nach Stimulation der linken Hemisphäre traten weder in der Zunge noch im M. mentalis Antworten auf. Nach Stimulation der intakten Hemisphäre waren bilateral Antworten mit gleicher Latenzzeit und Amplituden in beiden Muskeln abzuleiten. Ableitung der Antworten im M. mentalis mit konzentrischen Nadelelektroden, der Zungenantworten mit bipolaren Oberflächenelektroden (vgl. auch Abb. 5.19)

Aufgrund von Untersuchungen bei Patienten mit einseitigen hemisphärischen Läsionen und Untersuchungen an Normalpersonen bestehen für die Mehrzahl der Untersuchten für den *M. trapezius* und *M. sternocleidomastoideus* ebenfalls Hinweise für von einer Hemisphäre ausgehende bilaterale kortikonukleäre Projektionen. Bei einigen Probanden fanden sich aber nur streng kontralaterale Antworten. Traten jedoch bilaterale Antworten nach Reizung einer Hemisphäre auf, so wiesen die ipsilateralen Antworten regelmäßig längere Latenzzeiten als die kontralateralen auf (Meyer et al. 1992). Unter Berücksichtigung dieser besonderen Gegebenheiten fanden sich bei Affektionen des N. accessorius im Rahmen kranieller Neuritiden Befunde, die mit den gleichen Denkmodellen vom Reizort wie bei der idiopathischen peripheren Fazialisparese interpretiert werden konnten.

Für Antworten in der *Zungenmuskulatur* fanden sich ebenfalls von einer Hemisphäre ausgehende bilaterale kortikonukleäre Verbindungen, die bezüglich Latenzzeit und Amplitude der ausgelösten Antworten seitengleiche exzitatorische Effekte aufwiesen. Im Unterschied zum N. facialis und N. accessorius ließen sich jedoch mit der transkraniellen Magnetstimulation keine Antworten durch Erregung des proximalen Abschnittes des N. hypoglossus auslösen (Benecke et al. 1988). Entsprechend sollte bei diagnostischen Untersuchungen die transkranielle Kortexstimulation mit der elektrischen Reizung des N. hypoglossus am Kieferwinkel kombiniert werden.

In Abb. 6.30 sind exemplarisch Muskelantworten nach transkranieller Kortexstimulation und elektrischer Reizung des N. hypoglossus bei

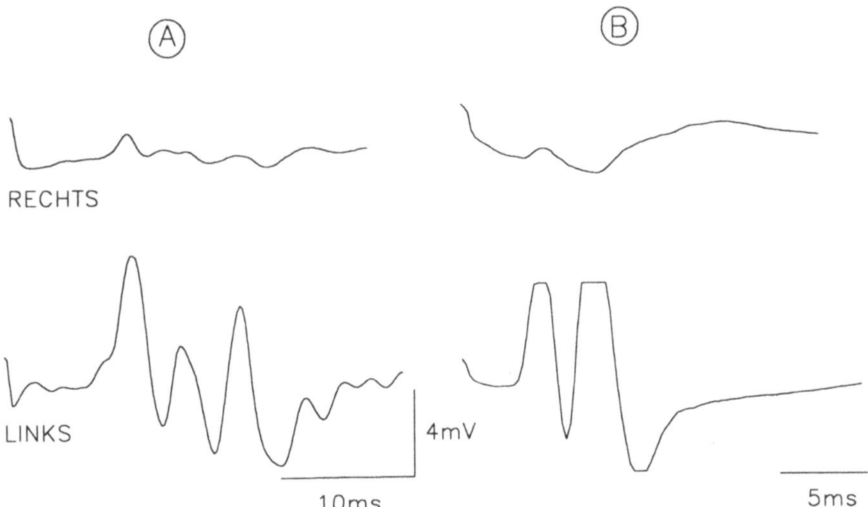

Abb. 6.30. Von der Zunge mit Oberflächenelektroden bipolar abgeleitete EMG-Antworten bei einem Patienten mit einer seit 4 Wochen bestehenden Neuritis cranialis und Mitbeteiligung des rechten N. hypoglossus. Rechts bestand eine Atrophie der Zungenmuskulatur, die Zunge wich beim Herausstrecken nach rechts ab. Sowohl die Antworten nach transkranieller magnetischer Kortexstimulation (*A*) als auch nach elektrischer Nervenreizung am Kieferwinkel (*B*) waren amplitudenreduziert und wiesen eine verlängerte Latenzzeit auf

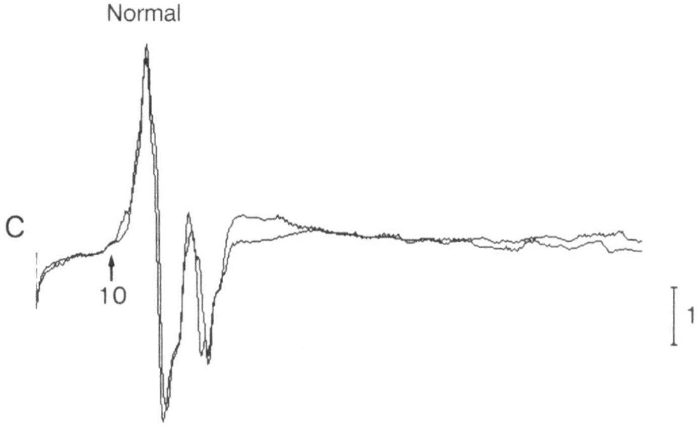

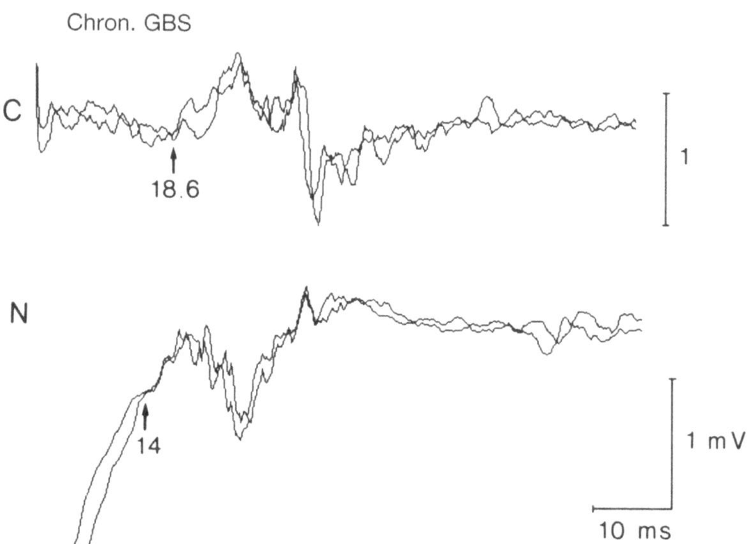

Abb. 6.31. Von der rechten Zungenhälfte mit Oberflächenelektroden bipolar abgeleitete EMG-Antworten bei einem gesunden Probanden (*oben*) und einem Patienten mit einem seit 10 Jahren chronisch-rezidivierenden Guillain-Barré-Syndrom (vgl. auch Abb. 6.27) ohne Zungenmuskelparese oder -atrophie. Antworten nach transkranieller magnetischer Reizung des kontralateralen motorischen Kortex (*C*) und elektrischer Reizung am Kieferwinkel (*N*). Bei dem Patienten findet sich eine ausgeprägte Verlängerung der Gesamtlatenzzeit nach Kortexreizung, die aufgrund der Verlängerung der peripheren Leitungszeiten einer Demyelinisierung des N. hypoglossus zuzuordnen ist

einem Patienten mit einer rechtsseitigen *Neuritis nervi hypoglossi* und hochgradiger einseitiger Zungenmuskelparese und -atrophie dargestellt. Sowohl nach transkranieller Reizung der rechten als auch linken Hemisphäre traten in der linksseitigen Zungenmuskulatur normale Antworten auf, die eine Läsion der kortikonukleären Bahnen im Bereich der Hemisphären ausschließen. Auf der paretischen Seite ließen sich sowohl nach Kortexstimulation als auch nach elektrischer Nervenreizung nur deutlich amplitudenreduzierte Muskelantworten darstellen. Elektromyographisch fand sich in der paretischen Zungenmuskulatur keine Spontanaktivität. Die Befundkonstellation weist auf eine Läsion des linken N. hypoglossus hin. Nach Therapie bildeten sich Parese, Atrophie und neurophysiologische Veränderungen innerhalb von 3 Monaten vollständig zurück.

In Abb. 6.31 ist die deutlich erhöhte Latenzzeit von transkraniell in der Zungenmuskulatur ausgelösten Antworten bei einem Patienten mit einem chronisch rezidivierenden *Guillain-Barré-Syndrom* auf die Demyelinisierung des peripheren Nerven zurückzuführen. Da die elektrische Reizung am Kieferwinkel oft stark artefaktgestörte Antworten ergibt, bietet sich die Beurteilung kortikal ausgelöster Antworten in der Zungenmuskulatur auch als Suchmethode bei vermuteten Läsionen des N. hypoglossus an.

Literatur

Benecke R, Meyer B-U, Schönle P, Conrad B (1988a) Beurteilung motorischer Hirnnervenfunktionen mit Hilfe der transkraniellen magnetischen Stimulation. Z EEG EMG 19:228–233

Benecke R, Meyer B-U, Schönle P, Conrad B (1988b)Transcranial magnetic stimulation of the human brain: responses in muscles supplied by cranial nerves. Exp Brain Res 71:623–632

Digre K, Corbett JJ (1988) Hemifacial spasm: differential diagnosis, mechanism, and treatment. In: Jankovic J, Tolosa E (eds) Facial dyskinesias. Advances in Neurology, vol 49. Raven Press, New York, pp 151–176

Esslen E (1977)The acute facial palsies. Springer, Berlin Heidelberg New York

Jenny AB, Saper CB (1987) Organisation of the facial nucleus and corticofacial projection in the monkey: a reconsideration of the upper motor neuron facial palsy. Neurology 37:930–939

Kimura J, Giron LT, Young SM (1976) Electrophysiological study of Bell's palsy: electrically elicited blink reflex in assessment of prognosis. Arch Otolaryngol 102:140–143

Kuypers HGJM (1958) Corticobulbar connections in the pons and lower brain-stem in man. Brain 81:364–388

Laskavi R, Damenz W, Roggenkämper P, Schröder M, Brauneis (1990) Magnetstimulation bei Patienten mit Hemispasmus facialis. Laryngorhinootologie 69 (5):237–241

Meyer B-U, Britton TC, Benecke R (1989) Investigation of unilateral facial weakness: magnetic stimulation of the proximal facial nerve and of the face-associated motor cortex. J Neurol 236:102–107

Meyer B-U, Fauth C, Liscic R, Bischoff C, Conrad B (1992) Organisation of descending motor tracts to motoneurones of lower facial muscles, neck muscles, tongue muscles, and proximal and distal arm muscles in man. An analysis of motor responses elicited by transcranial magnetic stimulation. Mov Dis [Suppl 1] 7:19

Roick H, Benecke R (1991) Zum Einsatz der magnetoelektrischen Reizung beim Hemispasmus facialis. Z EEG EMG 21:124

Schriefer TN, Mills KR, Murray NMF, Hess CW (1988) Evaluation of proximal facial nerve conduction by transcranial magnetic stimulation. J Neurol Neurosurg Psychiat 51:60–66

SilversteinH, McDaniel AB, Hyman SM (1985) Evoked serial electromyography in the evaluation of the paralyzed face. Am J Otol [Suppl] 6:80–87

Struppler A, Dengler R (1981) Neurophysiological diagnosis of facial nerve. In: Samii M, Janetta PJ (eds) The cranial nerves. Springer, Berlin Heidelberg New York, pp 418–428

Thomas PK (1983) The facial nerve. In: Weatherall DJ, Ledingham JGG, Warrell DA (eds) Oxford textbook of medicine. Oxford University Press, Oxford, p 28

7 *Intraoperatives Monitoring und Anästhesieeffekte**

R. F. Ghaly, W. J. Levy und J. L. Stone

Die intraoperative Anwendung der transkraniellen Magnetstimulation als Instrument zum Monitoring basiert darauf, daß selbst bei anästhetisierten Patienten normale Muskelantworten nach Kortexstimulation eine intakte Funktion der kortikospinalen Bahnen anzeigen (Boyd et al. 1986; Levy 1987; Pelosi et al. 1987; Katayama et al. 1988; Edmonds et al. 1989; Kitagawa et al. 1989; Zenter 1989; Shields et al. 1990). Umgekehrt werden veränderte kortikal ausgelöste Muskelantworten als Hinweis für eine Schädigung der absteigenden motorischen Bahnen angesehen (Merton u. Morton 1980; Barker et al. 1987; Levy et al. 1984; Boyd et al. 1986; Amassian et al. 1987; Cracco 1987; Levy 1987; Pelosi et al. 1987; Thompson et al. 1987; York 1987; Dimitrijevic et al. 1988; Edmonds et al. 1989; King u. Chiappa 1989; Kitagawa et al. 1989; Zenter 1989; Booth et al. 1990; Dominkus et al. 1990; Dvorak et al. 1990b; Shields et al. 1990; Jones et al. 1991). Die Magnetstimulation bietet sich als Instrument für ein intraoperatives Monitoring an, da sie auch einen Nachweis subklinischer Läsionen zu erlauben scheint.

Ein besonderer Anwendungswert der Magnetstimulation während der Anästhesie besteht darin, daß mit ihr während verschiedener operativer Eingriffe die Leitfunktion der absteigenden motorischen Bahnen erfaßt werden kann (Ginsburg et al. 1985; Boyd et al. 1986; Lesser et al. 1986; Ben-David et al 1987; Levy 1987; Chatrian et al. 1988; Edmonds et al. 1989; Kitagawa et al. 1989; Zenter 1989; Shields et al. 1990). Als Alternative ist lediglich der „Aufwachtest" zu sehen, bei dem man den Patienten intraoperativ aufwachen läßt, um anhand willkürlich durchgeführter Bewegungen die Funktion der kortikospinalen Bahnen zu prüfen (Vauzelle et al. 1973; Hall et al. 1978). Dieses Verfahren wird hauptsächlich während orthopädischer Skolioseoperationen angewandt. Im Vergleich zum Aufwachtest bietet die Magnetstimulation folgende Vorteile:

- kontinuierliche und schnell verfügbare Information,
- keine Unterbrechung des operativen Eingriffs,
- evtl. frühere Feststellung von Läsionen anhand spezifischer Veränderungen der kortikal ausgelösten Muskelantworten und
- geringes Komplikationsrisiko.

Als Komplikationen des Aufwachtests können auftreten: Verletzungen des Patienten, unbeabsichtigte Diskonnektion von lebensunterstützenden Anäs-

---

* Übersetzt und bearbeitet von B.-U. Meyer

B.-U. Meyer (Hrsg.)
Magnetstimulation des Nervensystems

thesievorrichtungen, Verlagerung von chirurgischen Instrumenten, Luftembolie und psychisches Trauma mit nachfolgenden psychiatrischen Symptomen (Blacher 1975; Sudhir et al. 1976). Auf der anderen Seite ist die transkranielle Magnetstimulation hinsichtlich möglicher Hirnschäden und Auslösung von Anfällen bislang nicht mit letzter Sicherheit einzuschätzen (Agnew u. McCreerey 1987) (vgl. auch Kap. 3).

7.1 Intraoperatives Monitoring der deszendierenden motorischen Bahnen

7.1.1 Erfassung von Läsionen

Bisherige Untersuchungen haben sich mit den möglichen Anwendungen der Magnetstimulation des Gehirnes und der peripheren Nerven beschäftigt. Als erstes sollen die Ergebnisse zur Untersuchung von kortikospinal vermittelten Muskelantworten dargestellt werden:

Mittels transkranieller Stimulation ausgelöste Erregungen können vom Rückenmark, von peripheren Nerven und von quergestreiften Muskeln abgeleitet werden. Veränderungen transkraniell ausgelöster Muskelantworten können sich dabei in Verlängerung der Gesamtlatenzzeit, Reduktion der Antwortamplitude und/oder Fehlen von Antworten ausdrücken. Der Grad der Veränderungen kann dabei mit der Schwere des motorischen Defizites korrelieren (Levy 1987; Jaskolski et al. 1989, 1990; Macdonnel et al. 1989; Berardelli et al. 1990; Booth et al. 1990; Dominkus et al. 1990; Dvorak et al. 1990; Maertens de Noordhout et al. 1991; Jones et al. 1991).

Levy et al. (1984, 1987; Levy 1988) haben während verschiedener neurochirurgischer Eingriffe auf supratentoriellem, infratentoriellem und spinalem Niveau an über 100 Patienten die intraoperative Anwendung der transkraniellen elektrischen Kortexreizung untersucht. Dabei traten Veränderungen der transkraniell ausgelösten Muskelantworten auf Manipulation und Zug am Rückenmark und mechanische Kompression des Rückenmarkes, unsachgemäße Lagerung von Patienten und Knochenspaneinbringung im Wirbelsäulenbereich auf, die nach Beseitigung der Ursache potentiell rückbildungsfähig waren. In den genannten Untersuchungen fand sich hinsichtlich der motorischen Leistungen eine enge Korrelation zwischen den intraoperativen Veränderungen der ausgelösten Muskelantworten und den postoperativen Ergebnissen. Hierbei sagten die intraoperativen Veränderungen der Muskelantwortpotentiale alle postoperativen motorischen Defizite voraus, während somatosensorisch evozierte Potentiale dieses nicht gewährleisteten. Eine intraoperative Verbesserung der kortikospinalen Leitfunktion korrelierte mit einem postoperativ besseren klinischen Zustand der Patienten. Die Ableitung evozierter Muskelantworten war außerdem bei Operationen von Rückenmarksläsionen im Eintrittsbereich der Hinterwurzel nützlich (Levy et al. 1984; Levy 1987, 1988). Insgesamt erwies sich ein Monitoring von transkraniell ausgelösten Muskelantworten bei prä- und intraoperativen Entscheidungsprozessen als für den Chirurgen im Hinblick auf die Vermeidung irreversibler motorischer Defizite hilfreich. Dies gilt auch für supra- oder infratentorielle Hirnoperationen (Levy 1988), wie im folgenden dargestellt.

Levy (1988) stellte eine hohe Empfindlichkeit kortikal ausgelöster Muskelantworten gegenüber der Unterbindung von Versorgungsgefäßen während der Operation von vaskulären Malformationen im Hirnstammbereich fest. Entsprechend änderten sich die ausgelösten Muskelantworten während probeweisen Unterbindungen von tumorversorgenden Gefäßen oder arteriovenösen Mißbildungen und normalisierten sich bei anschließender Reperfusion der Gefäße. Unter einem Monitoring der Antwortpotentiale brachte die graduelle Unterbindung eines nicht zu umgehenden Versorgungsgefäßes arteriovenöser Mißbildungen gute chirurgische Ergebnisse. Ein solches Vorgehen war außerdem nützlich während der „Klippung" von Aneurysmen der A. cerebri media unter kontrollierter Hypotonie und während Endarteriektomie der A. carotis. Während des letzteren Eingriffes zeigte sich eine Verringerung der Antwortamplituden und eine Verlängerung der Latenzzeit während der Perfusionsunterbrechung, die sich nach Reperfusion wieder normalisierte. Außerdem erwies sich das Monitoring kortikal ausgelöster Antworten als nützlich, wenn chirurgische Eingriffe in der Nachbarschaft von wichtigen Motorkortexarealen durchgeführt werden mußten.

Shields et al. (1990) teilten ihre Erfahrungen bei Wirbelsäuleneingriffen (Operationen von Skoliosen und spinalen Tumoren) an 36 Patienten mit. Mit magnetisch ausgelösten Antworten konnten motorische Defizite während des Aufwachtests vorhergesagt werden. Während der Skolioseoperationen traten reversible Veränderungen der ausgelösten Muskelantworten während des Einsetzens von Distraktions- und Spannungsinstrumenten auf. Es wurde gefunden, daß eine graduelle Wirbelsäulenaufrichtung und vorsichtige Stabanpassung die Veränderungen der Antwortpotentiale minimierte. Bei anderen spinalen Eingriffen, wie Operationen von Rückenmarktumoren und mechanischen Rückenmarkkompressionen, erwies sich ein Monitoring mit transkraniell ausgelösten Muskelantworten jedoch als wenig brauchbar.

Zenter (1989) untersuchte elektrisch ausgelöste Muskelantworten an 50 Patienten während Operationen von Rückenmarktumoren, spinaler arteriovenöser Malformationen und Syringomyelie. Unter der Annahme, daß eine Reduktion der Antwortamplituden von mehr als 50% als pathologisch zu werten ist, korrelierten intraoperativ auslösbare Muskelantworten in 77 bis 81 % mit postoperativ guten motorischen Leistungen. Bei Patienten mit einem postoperativen motorischen Defizit (8% der Gesamtzahl der Patienten) waren die Muskelantworten transkraniell elektrisch nicht auslösbar oder deutlich in ihrer Amplitude reduziert. Die Latenzzeit der Antworten war zu variabel, um mit den postoperativen Ergebnissen in Beziehung gesetzt werden zu können. Falsch negative Befunde, das heißt intraoperativ pathologische Muskelantworten bei postoperativ gutem Ergebnis wurden nicht gefunden.

Kitagawa et al. (1989) untersuchten elektrisch ausgelöste Muskelantworten bei 20 Patienten während Operationen im oberen Zervikalbereich (okzipitozervikale Fusion, zervikale Wirbelfusion, dekompressive Laminektomie oder Tumorresektion). Wie auch bei den zuvor genannten Untersuchungen fand sich eine gute Korrelation zwischen den intraoperativen Veränderungen transkraniell elektrisch ausgelöster Muskelantworten und dem postoperativen Ergebnis. Insbesondere erwies sich das Monitoring ausgelöster Muskelantworten als nützlich während der Einbringung sublaminärer Drähte während zervikaler Fusionsoperationen, um postoperative motorische Defizite zu vermeiden. Neurologische Defizite konnten vermieden werden, wenn sich bei Einbringung von sublaminären Drähten die Muskelantworten veränderten und daraufhin die Lage der Drähte korrigiert wurde. Eine intraoperative Besserung von Muskelantworten nach Resektion spinaler Tumoren ging mit einer postoperativen Besserung des neurologischen Befundes einher.

Die Untersuchung kortikobulbärer Leitfunktionen mit Ableitung von verschiedenen hirnnervenversorgten Muskeln könnte indirekt Informationen über die Lokalisation von Läsionen im Hirnstamm liefern. Entsprechende intraoperative Erfahrungen liegen bislang jedoch nicht vor. Gleiches gilt für ein Monitoring von Muskelantworten nach transkutaner magnetischer Reizung proximaler Abschnitte von Spinalnerven, das intraoperativ auftretende, lagerungsbedingte Schäden peripherer Nerven aufdecken könnte. Eine ähnliche Anwendung könnte auch bei Operationen der Nervengeflechte oder in der Nachbarschaft von peripheren Nerven sinnvoll sein.

7.1.2 Erfassung von Perfusionsänderungen

Nichtinvasive Verfahren zur Erfassung der neuronalen Funktion während Anästhesie beschränkten sich bislang auf sensorisch evozierte Potentiale (somatosensorisch, akustisch, visuell) (Grundy 1982) und das Elektroenzephalogramm. Jetzt konnte gezeigt werden, daß auch mittels kortikal ausgelöster Muskelantworten intraoperativ die neuronale Funktion in Abhängigkeit von der Blutperfusion erfaßt werden kann (Jellinek et al. 1991; Konrad et al. 1987; Levy 1987; Oro u. Levy 1987; Haghighi u. Oro 1989; Hitchon et al. 1990; Owen et al. 1990; Shields et al. 1990; Segura u. Gandolfo 1990; Short et al. 1990). Untersuchungen von Levy (1987) zeigten, daß mit transkraniell ausgelösten Antworten die neuronale Toleranz gegenüber einer kontrollierten Hypotension während zerebrovaskulärer Eingriffe erfaßt und so die Operation von Aneurysmen besser gesteuert werden kann. Bei einem Patienten bewirkte die arterielle Hypotension während einer Operation eines Aneurysmas der A. cerebri media Veränderungen der transkraniell ausgelösten Muskelantworten, die sich nach Normalisierung des Blutdrukkes wieder zurückbildeten (Levy 1987). In ähnlicher Weise konnte ein ischämisches Spinalis-anterior-Syndrom während Operationen der Aorta frühzeitig mit einem Monitoring von transkraniell evozierten Muskelantworten festgestellt werden (Konrad et al. 1987; Haghighi u. Oro 1989; Hitchon et al. 1990; Owen et al. 1990). Ebenso traten bei experimentellen Ischämien des Rückenmarkes infolge von Abklemmungen der Aorta Veränderungen der ausgelösten Muskelantworten auf, die sich nach Reperfusion wieder zurückbildeten (Hitchon et al. 1990).

7.1.3 Verbesserung der bisherigen Monitoring-Strategie

Die kombinierte Untersuchung von somatosensorisch evozierten Potentialen (SEP) und transkraniell ausgelösten Muskelantworten liefert detailliertere Informationen über die Funktion der aufsteigenden und absteigenden Bahnen und ermöglicht somit eine sensitive Erfassung neuronaler Funktionen. Dieses wird daraus ersichtlich, daß bei unterschiedlich gearteten Läsionen trotz normaler SEP nicht selten pathologisch veränderte transkraniell ausgelöste Muskelantworten zu finden sind (Levy et al. 1986; Konrad et al. 1987; Thompson et al. 1987; Caramia et al. 1988; Owen et al. 1988; Haghighi u. Oro 1989; Masur et al. 1989; Macdonnell et al. 1989; Owen et al. 1989; Anderson et al. 1990; Hitchon et al. 1990; Pardal et al. 1990). Dies ist unter anderem dadurch zu erklären, daß Schädigungen des Rückenmarks zur Läsion anterolateraler Anteile des Rückenmarkes ohne begleitende Schädigung der Hinterstrangbahnen führen können (Ginsburg et al. 1985, Lesser et al. 1986; Ben-David et al. 1987; Thompson et al. 1987; Chatrian et al. 1988). Zu solchen dissoziierten Störungen kann es bei zervikaler Spondylose und traumatischen Rückenmarksläsionen kommen. Postoperativ fanden sich bei 4 Patienten nach Rückenmarkoperationen motorische Defizite, obwohl intraoperativ abgeleitete SEP unverändert gewesen waren (Lesser et al. 1986). In ähnlicher Weise konnten neurologische Defizite und eine isolierte Paraplegie bei Patienten nach Aortenoperationen beobachtet werden (Ginsburg et al. 1985; Ben-David 1987).

7.1.4 Einfluß von Randbedingungen

Aus Tierexperimenten und Untersuchungen am Menschen ergab sich, daß transkraniell ausgelöste Muskelantworten im Gegensatz zu SEP empfindlich auf Anästhetika reagieren (Tung et al. 1988; Ghaly et al. 1989a, b; Schönle et al. 1989; Ghaly et al. 1990b; Zenter u. Ebner 1989; Zenter et al. 1989; Haghighi et al. 1990a, b; Peterson et al. 1990; Ghaly et al. 1991a, b; Stone et al.1991). So konnten zum Beispiel unter minimalen anästhetischen Konzentrationen (MAK) von 1 Vol% eines volatilen Anästhetikums oder unter einer Einleitungsdosis von Midazolam oder Thiopental zuverlässig SEP abgeleitet werden, während kortikal evozierte Muskelantworten unter diesen Bedingungen z. T. nicht mehr auslösbar waren (Grundy 1983; Stone et al. 1991).

Die mit Stimulationsverfahren erfaßbaren Effekte der Anästhetika können von den verwendeten Techniken zur Aktivierung des motorischen Systems und zur Ableitung der Reizantworten abhängen. Die Untersuchungstechniken können sich unterscheiden in:
- der angewandten Reiztechnik: direkte (epidurale) oder indirekte (transkranielle) Stimulation;
- der Reizart: elektrisch oder magnetisch;
- dem Reizort: Gehirn, Rückenmark oder peripherer Nerv;
- dem Ableiteort: peripherer Skelettmuskel, Rückenmark oder peripherer Nerv;
- dem Aktivierungszustand und der Art etwaig verwendeter konditionierender Reize.

Diese und andere Faktoren (Tabelle 7.1) müssen berücksichtigt werden, wenn Anästhetikaeffekte beim Motor-Monitoring untersucht werden sollen.

7.1.4.1 Physiologische Faktoren

Durch Hirnreizung ausgelöste deszendierende Erregungssalven können vom Rückenmark und von peripheren Nerven (Nervenaktionspotentiale) sowie

Tabelle 7.1. Faktoren mit Einfluß auf mittels transkranieller Magnetstimulation hervorgerufene Muskelantworten

Physiologische Faktoren:
Wachheitszustand (wach, REM-Schlaf, Nicht-REM-Schlaf)
Hintergrundsaktivität und Körperhaltung
Konditionierende Reize:
H-Reflexe
Reizung peripherer Nerven oder des Kleinhirns
Mechanische Reize
Muskelkontraktion (z. B. Jendrassik-Manöver, Fingerbewegungen)
Körpertemperatur (Hypothermie)
Mittlerer arterieller Blutdruck (Hypotension)
Inter- und intraindividuelle Variabilität
Pathologische Faktoren:
Nervengewebeschäden bzw. -funktionsstörungen durch
Ischämie und Hypoxie
Kompression oder Zug
Manipulation am Rückenmark
Pharmakologische Faktoren:
Pharmaka
Anästhetika
Muskelrelaxanzien
Medikamenten- und dosisabhängige Wirkungen auf das motorische System
Applikationstechnik (kontinuierliche Infusion, Bolusapplikation)
Additive und kumulative Medikamentenwirkungen

von Skelettmuskeln (EMG-Antworten) abgeleitet werden. Die Empfindlichkeit der Nervenaktionspotentiale und EMG-Antworten gegenüber Einflüssen von Anästhetika, physiologischen und pathologischen Faktoren kann unterschiedlich sein. Von der Pyramidenbahn abgeleitete Nervenaktionspotentiale werden als direkt ausgelöste D-Wellen und indirekt ausgelöste I-Wellen bezeichnet, während die EMG-Antworten die abgeleiteten Muskel-Summenaktionspotentiale widerspiegeln. Die D-Wellen stellen die 1. Komponente der deszendierenden Erregungssalve dar und werden einer direkten nichtsynaptischen Erregung von schnell leitenden kortikospinalen Neuronen zugeordnet. Die I-Wellen stellen späte Komponenten der deszendierenden Erregungssalve dar und werden auf eine indirekte transsynaptische Erregung pyramidaler Neurone zurückgeführt (s. auch 4.1). Hierbei reagieren die D-Wellen weniger empfindlich auf physikalische Veränderungen des Kortex, die Tiefe der Anästhesie und die Reizbedingungen als die I-Wellen (Amassian u. Cracco 1987; Fehlings et al. 1987, 1988; Katayama et al. 1988). I-Wellen werden bevorzugt mit der Magnetstimulation oder der kathodischen elektrischen Reizung ausgelöst (Amassian u. Cracco 1987; Barker et al. 1987; Rossini et al. 1987). Dagegen tritt die D-Welle bei anodischer elektrischer Reizung und Verwendung niedriger Reizstärken auf, während sowohl D- als auch I-Wellen bei Verwendung von höheren elektrischen Reizstärken abgeleitet werden können (Amassian u. Cracco 1987; Rossini et al. 1987). Um Vorderhornzellen zu depolarisieren und EMG-Antworten auszulösen, ist in der Regel eine Summation von D- und I-Wellen erforderlich (Amassian u. Cracco 1987; Cracco 1987). Unter bestimmten Bedingungen, wie z. B. bei wachen Probanden und willkürlicher Aktivierung der abgeleiteten Muskeln können jedoch auch D-Wellen allein eine Muskelantwort auslösen (Amassian u. Cracco 1987; Cracco 1987).

7.1.4.2 Ableitbedingungen

Untersuchungen des *Einflusses von Anästhetika* auf Nervenaktionspotentiale ergaben, daß die späten I-Wellen durch diese stark oder völlig unterdrückt wurden, während die D-Welle erhalten blieb (Amassian u. Cracco 1987; Katayama et al. 1988; Kitagawa et al. 1989; Loughnan et al. 1989). Dieses erklärt die Empfindlichkeit der EMG-Antworten gegenüber Anästhetika, da in Abwesenheit von fazilitierenden Maßnahmen das Auftreten von Antworten von der Summation von D- und I-Wellen abhängt. Zusätzlich ist zu berücksichtigen, daß auch die durch *Muskelrelaxanzien* bewirkte neuromuskuläre Blockade das Auftreten von EMG-Antworten unterdrückt.

Ob zum intraoperativen Monitoring die Ableitung von Muskelantworten besser geeignet ist als die von Nervenaktionspotentialen des peripheren Nerven oder des Rückenmarkes, ist bislang noch nicht abschließend geklärt. Ableitungen von Aktionspotentialen von peripheren Nerven waren denen vom Rückenmark überlegen (Levy et al. 1986; Konrad et al. 1987; Levy et al. 1987; Simpson u. Baskin 1987). Jedoch waren die motorischen Nervenaktionspotentiale in gemischten Nerven niederamplitudig und wurden im Vergleich zu den vom Rückenmark abgeleiteten Aktionspotentialen durch Anästhetika stärker beeinträchtigt (Levy et al. 1986). Neben den Anästhetika können auch andere Faktoren die intraoperativ abgeleiteten EMG-Antworten und Nervenaktionspotentiale beeinflussen (s. Tabelle 7.1). Muskelantworten werden durch Afferenzen und konditionierende Reize beeinflußt, während Nervenaktionspotentiale hierdurch nicht beeinflußt werden, wenigstens nicht in gleichem Maße (Cowan et al. 1986, McCaffrey u. Erickson 1987; Rossini et al. 1987; Claus et al. 1988; Troni et al. 1988; Owen et al. 1989; Agnew u. McCreery 1987). Entsprechend bleiben durch eine direkte elektrische Kortex- oder Rückenmarkreizung ausgelöste spinale Nervenaktionspoteniale nach ventrolateraler Kordotomie oder Durchtrennung der Vorder- oder Hinterwurzel in Tierexperimenten an Schweinen unverändert (Owen et al. 1989). Eine Durchschneidung der Hinterwurzel hatte nur einen minimalen Einfluß auf ausgelöste Nervenaktionspotentiale in peripheren Nerven der entsprechenden Extremität (Owen et al. 1988).

7.1.4.3 Einfluß von Blutdruck, Ventilation und Körpertemperatur

Veränderungen von Kreislaufbedingungen und *Körpertemperatur* können transkraniell ausgelöste Muskelantworten ähnlich beeinflussen, wie dies schon für sensorisch evozierte Potentiale bekannt ist (Grundy 1983; King u. Chiappa 1989). Im Tiermodell (Schwein) fanden sich bei Schwankungen des mittleren arteriellen Blutdruckes und der Temperatur innerhalb klinisch relevanter Bereiche deutliche Veränderungen von ausgelösten Muskelantworten. Hypothermie (36–31 °C) verursachte eine zunehmende Latenzzeitverlängerung und Amplitudenabnahme (weniger zuverlässig) von mittels Rückenmarksstimulation ausgelösten Muskelantworten. Eine stufenweise Senkung der Körpertemperatur von 38 auf 32 °C bei mit Ketamin anästhesierten Affen bewirkte eine Amplitudenabnahme, Latenzzeitverlängerung und Reizschwellenzunahme von transkraniell mit der Magnetstimulation ausgelösten Muskelantworten (Sloan 1991). Eine Reduktion des mittleren arteriellen *Blutdrucks* unter 60 mmHg bewirkte eine zunehmende Amplitudenreduktion der Antwortpotentiale, die bei einem mittleren arteriellen Druck von 30 mmHg auf die Hälfte ihrer Ausgangsamplitude sanken (Short et al. 1990). In einer anderen Studie führte bei Hunden eine Senkung des mittleren arteriellen Blutdrucks auf 30–60 mmHg zu einer deutlichen Amplitudenabnahme und Latenzzeitzunahme von spinal abgeleiteten Aktionspotentialen. Eine weitere Absenkung des Blutdruckes unter 30 mmHg führte zu einem Verlust spinal abgeleiteter Aktionspotentiale. Nach Rückenmarkreizung auftretende Muskelantworten veränderte sich, wenn der mittlere arterielle Druck unter 60 mmHg gesenkt und die Körperkerntemperatur verringert wurde (Haghighi u. Oro 1989).

Eine *Hypo- oder Hyperkapnie* veränderte die Antworten nicht signifikant (Short et al. 1990; Sloan u. Hickey 1991). Von peripheren Nerven abgeleitete Aktionspotentiale reagierten empfindlicher auf Veränderungen der physiologischen Randbedingungen als vom Rückenmark abgeleitete motorische Antwortpotentiale (Konrad et al. 1987; Levy et al. 1987). So führte z. B. eine globale Ischämie zu einem Verlust peripherer Nervenaktionspotentiale innerhalb einer Minute, während vom Rückenmark abgeleitete motorische Aktionspotentiale erst nach 10–13 Minuten verschwanden (Konrad et al. 1987). Eine umschriebene zerebrale Ischämie veränderte ausgelöste periphere Nervenaktionspoteniale ebenfalls früher (< 2 min) als spinal abgeleitete Aktionspotentiale (> 30 min) (Konrad et al. 1987).

7.2 Anästhesieeffekte

Beim Motor-Monitoring können Anästhetika folgende Veränderungen bewirken (Ghaly et al. 1989a, b; Ghaly et al. 1990a, b, c; Ghaly et al.1991a, b):

- Verkleinerung und Veränderung der Fläche reizeffektiver Spulenpositionen auf dem Schädeldach (Abb. 7.1),
- Veränderung der reizeffektiven räumlichen Beziehung zwischen Spule und Reizort (Abb. 7.1),
- Anstieg der Reizschwelle,
- Abnahme der Amplitude und Zunahme der Latenzzeit der Muskelantworten,
- Verkürzung der Dauer der Antworten,
- Verschwinden der Antwort.

Anästhetikaabhängige intraoperative Veränderungen beim Motor-Monitoring können von folgenden Faktoren abhängen:

- der Prämedikation,
- den verwendeten Anästhetika (hinsichtlich ihrer das motorische System stimulierenden oder inhibierenden Wirkung (Tabellen 7.2 und 7.3),
- der medikamentösen Muskelrelaxation,
- der Medikamentendosis und Applikationstechnik (z. B. Bolusinjektion gegenüber titrierbarer kontinuierlicher Infusion),
- Kombinationseffekten mehrerer Agentien und additiven Medikamenteneffekten und
- der Dauer der medikamentenbedingten Wirkungen auf das motorische System.

Anhand von Untersuchungen an Primaten und kürzlich auch an Menschen konnten wir zeigen, daß die Anästhestikaeffekte beim Motor-Monitoring sich entsprechend der neuropharmakologischen Wirkungen der Medikamente auf das motorische System verhalten (s. Tabellen 7.2 und 7.3). Darüber hinaus können die Medikamente anhand ihrer Wirkungen auf die Antworten während des Motor-Monitoring klassifiziert und grob 3 verschiedenen Gruppen zugeordnet werden: fazilitierend, inhibierend und gemischt wirkende Medikamente (Tabellen 7.2 und 7.3). Schließlich konnte aufgrund

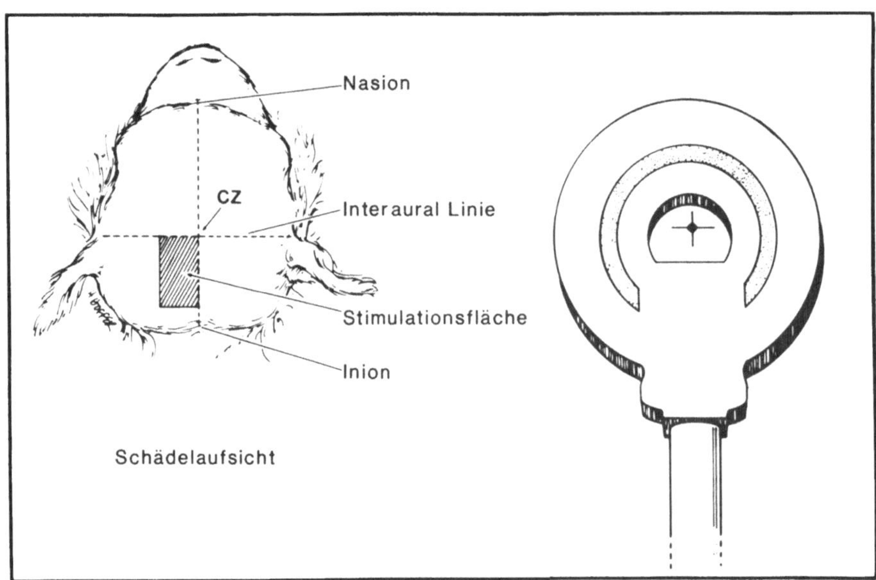

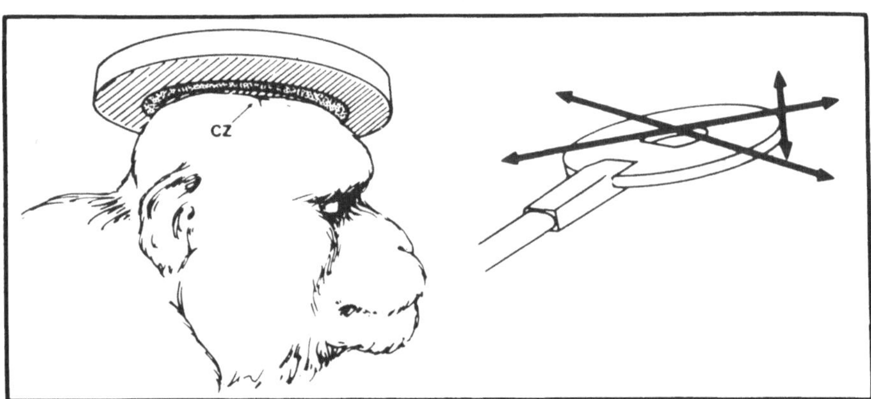

Abb. 7.1. Tierexperimentelle Untersuchung der Einflüsse von Anästhesie auf Muskelantworten nach transkranieller magnetischer Kortexreizung. *Oben rechts* Reizspule. *Oben links* Aufsicht eines Primatenschädels mit Bestimmung der Fläche reizeffektiver Spulenpositionen bei der Auslösung von Antworten in Muskeln der kontralateralen oberen und unteren Extremität.
Unten links Plazierung der Reizspule im Bereich reizeffektiver Spulenpositionen. *Unten rechts* Ausrichtung der Reizspule im dreidimensionalen Raum. Sowohl die hinsichtlich des Reizeffekts optimale Position der Spule auf dem Schädeldach als auch der optimale Kippungswinkel können sich unter dem Einfluß von Anästhetika ändern

unserer Untersuchungen ein Protokoll für die intraoperative Ableitung sensorisch evozierter Potentiale und evozierter Muskelantworten entwickelt werden, das sich zwischenzeitlich in den USA und andernorts bewährt hat (Tabelle 7.4).

Tabelle 7.2. Neuropharmakologische Charakteristika der 3 Anästhetikagruppen (vgl. Tabelle 7.3) in bezug auf das motorische System

Fazilitierende Anästhetika
Vorwiegende kortikale Suppression
Geringe Inhibition auf Hirnstammniveau und subkortikal
Subkortikale Exzitation
Steigerung des Sympathikotonus
Abnorme Bewegungen und Tremor
Erhaltene motoneuronale Erregbarkeit
Zunahme des Muskeltonus und der EMG-Aktivität
Steigerung der Amplituden kortikaler SSEP („giant SSEP")
Aktivierung epileptischer Fozi
Inhibitorische Anästhetika
Diffuse Suppressionswirkung im ZNS
Abnahme des Sympathikotonus
Muskelrelaxierende Wirkung
Unterdrückung kortikaler SSEP
Hemmung epileptischer Fozi
Dazwischenliegende Wirkung
Biphasischer Effekt
Gemischte exzitatorische und inhibitorische Wirkung auf ZNS und neuromuskuläre Strukturen

Die Veränderungen der Antworten beim Motor-Monitoring sind in Abhängigkeit von den verwendeten Anästhetika unterschiedlich. So fand sich z. B. für von peripheren Nerven abgeleitete Nervenaktionspotentiale im Vergleich zur Anästhesie mit Chloralose oder Ketamin unter Halothananästhesie eine Veränderung der erforderlichen Reizfrequenz und eine geringere Zahl von Erregungswellen der Erregungssalve (Levy et al. 1986). Auch konnten während der Anästhesie bessere Antworten abgeleitet werden, wenn anstatt eines Einzelreizes 5–15 Stimuli nacheinander appliziert wurden (Zenter et al. 1989). Im folgenden sollen die Wirkungen verschiedener Anästhetika während des Motor-Monitoring dargestellt werden.

7.2.1 Inhalationsanästhetika

7.2.1.1 Lachgas (N_2O)

Lachgas (N_2O) ist ein gering blutlösliches anorganisches Gas mit analgetischen, amnestischen und anästhetischen Eigenschaften. Die minimale alveoläre Konzentration für Lachgas beträgt 104 Vol% für Menschen und 200 Vol% für Affen. Die minimale alveoläre bzw. anästhetische Konzentration (MAK) ist diejenige Konzentration im Alveolarraum der Lunge (bei 1 Atmosphäre Druck), bei der 50% der dieses Anästhetikum mit reinem

Tabelle 7.3. Einteilung der Anästhetika (vgl. Tabelle 7.2) nach ihrer Wirkung auf durch transkranielle Magnetstimulation ausgelöste Muskelantworten

	Fazilitierende	Inhibitorische	Dazwischenliegende Wirkung
Substanzen	Ketamin Etomidat	Barbiturate (z. B. Thiopental, Thiamylal) Benzodiazepine (z. B. Midazolam) Volatile Anästhetika	N_2O Neuroleptika (z. B. Droperidol) Narkotika (z. B. Fentanyl) Methohexital
Fläche reizeffektiver Spulenpositionen	Minimale Veränderung	Deutliche Abnahme	Leichte Veränderung
Reizeffektive Ausrichtung der Spule im Raum:	Minimale Veränderung	Veränderung	Leichte Veränderung
Reproduzierbarkeit der Antworten	Gut	Schlecht	Mittel
Abgrenzbarkeit der Antworten	Gut	Schlecht	Mittel
Kortikale Reizschwelle	Geringe Anhebung	Deutliche Anhebung	Anhebung
Amplituden der Antworten	Unterschiedlich ausgeprägte Abnahme	Ausgeprägte Abnahme (evt. keine Antworten)	Abnahme
Latenzzeit der Antworten	Unterschiedlich ausgeprägte Zunahme	Deutliche Verlängerung	Zunahme, Inhibition durch Steigerung der Dosis

Tabelle 7.4. Protokoll für ein intraoperatives Monitoring von somatosensorisch und motorisch evozierten Potentialen

Prämedikation
Möglichst vermeiden oder auf eine geringe Dosis reduzieren

Narkoseeinleitung
Kurz wirksame Mittel, z. B.
Thiopental (2–4 mg/kg),
Methohexital (1,5–3 mg/kg),
Etomidat (0,2–0,4 mg/kg),
Propofol (1,0–2,5 mg/kg) oder
Ketamin (1,0–2,0 mg/kg).
Zusätzliche Mittel wie z. B.
Alfentanyl (0,005–0,02 mg/kg)
und Lidocain (0,5–1,0 mg/kg).

Tabelle 7.4. (Fortsetzung)

Muskelrelaxanzien:
kurz wirksame, wie z. B. Sukzinylcholin (1–3 mg/kg) oder mittellang wirkende wie z. B. Atracurium (0,4–0,5 mg/kg).

Anästhesieaufrechterhaltung

N_2O 50 Vol% und/oder volatile Anästhetika < 0,25 MAK.
Injizierbare Mittel als kontinuierliche Infusion: Etomidat (0,01–0,02 mg/kg/min), Ketamin (0,03–0,09 mg/kg/min), Propofol (0,1–0,2 mg/kg/min) und Alfentanyl (0,02–0,1 mg/kg/h).
Muskelrelaxanzien wie z. B. Atracurium (als Infusion).

Periode des Monitoring

30–45 min vor der Periode des „motor monitoring" Unterbrechung der Zufuhr aller Anästhetika.
Aufrechterhaltung der Anästhesie mit Etomidat und/oder Ketamin als Infusion in minimaler Dosis.
Konstante Muskelrelaxation z. B. mit Atracurium (als Infusion)
Als Alternative titrierbare Infusion von Neuroleptanalgetika (Droperidol-Fentanyl), hierbei möglichst geringe Dosen von Fentanyl.
Benzodiazepin-Zufuhr beschränkt auf die Zeit nach der Monitoringperiode.
Aufrechterhaltung des Kreislaufs: titrierbare i.v.-Gabe z. B. von Betablockern (Esmolol) und Vasodilatatoren (Nitroglyzerin) zur Vermeidung von Hypertension und Tachykardie.
Hydrokortison in einer Dosis von 3 × 100 mg/d für Patienten, die i.v.-Etomidat erhalten.

SSEP-Registrierungen

Erstellung von Ausgangsregistrierungen (präoperativ und vor Narkoseeinleitung).
Kontinuierliche Registrierung konventioneller SSEP während der Operation. Berücksichtigung etwaiger Effekte von Anästhetika.

Registrierung motorisch evozierter Potentiale

Einwilligung des Patienten und Zustimmung der Ethikkommission.
Erstellung von präoperativen Ausgangsregistrierungen (Abend vor der Operation): Hierbei Feststellung der optimalen Spulenposition, der Muskelableitorte, der Reizschwelle (in Muskelruhe) und der mittleren Latenzzeiten und Amplituden.
Im Operationssaal Erstellung von Ausgangsregistrierungen vor der Narkoseeinleitung.
Registrierung motorisch evozierter Potentiale unter kontinuierlicher Infusion von Etomidat und/oder Ketamin vor der kritischen Phase der Operation, falls erforderlich Fortsetzung der Registrierung nach der kritischen Phase.
Änderungen des optimalen Stimulationsortes, der Spulenausrichtung und der Reizschwelle müssen intraoperativ berücksichtigt werden.
Aus Sicherheitsgründen sollte prä- und postoperativ ein EEG abgeleitet werden.
Patienten mit Anfallsleiden, Metallimplantaten und kritisch kranke Patienten (z. B. ASA-Gruppe IV–V) sollten vom Motor-Monitoring ausgeschlossen werden.

Sauerstoff einatmenden Patienten keine motorische Abwehrreaktionen auf den Hautschnitt zeigen. In der klinischen Praxis werden üblicherweise Lachgaskonzentrationen von 25 bis 50 Vol% in Kombination mit anderen Agenzien (Opioiden, Neuroleptika, volatile Anästhetika) für die Allgemeinanästhesie verwendet (Koblin 1990).

Verschiedene Untersuchungen an Menschen und Tieren haben sich mit dem Einfluß von N_2O auf evozierte Muskelantworten beschäftigt (Zenter u. Ebner 1989; Zenter et al. 1989; Ghaly et al. 1990b). Ghaly et al. (1990b) berichteten über Untersuchungen mit der transkraniellen Magnetstimulation an 16 anästhesierten Affen. Zuverlässige Muskelantworten konnten von den Beugemuskeln der vorderen und hinteren Extremitäten unter 25 bis 75 Vol% N_2O abgeleitet werden (Abb. 7.2). Die Inhalation von 25–50 Vol% bewirkte geringfügige Veränderungen der Reizschwelle (Anstieg von im Mittel um 1–8%), der Latenzzeit (Zunahme von im Mittel um 3–6%) und der Amplitude (Abnahme von im Mittel um 7–20%). Eine Inhalation von 75Vol% N_2O verursachte einen Anstieg der Reizschwelle um 13–20%, eine Amplitudenabnahme von 60% und eine Latenzzeitzunahme um 7–11% ($p < 0,05$) (sämtliche Zahlenangaben nach Ghaly et al. 1990b). Hingegen zeigten Untersuchungen an Ratten, daß steigende N_2O-Konzentrationen von Hüftmuskeln abgeleitete Antworten graduell abschwächten oder ihr Auftreten gänzlich unterdrückten (bei 66Vol%). Die Muskelantworten waren mittels elektrischer Kortexstimulation oder elektrischer Reizung des mittleren Zervikalmarks ausgelöst worden. Unter gleichen Bedingungen zeigten somatosensorisch evozierte Potentiale nach Reizung des N. tibialis posterior nur geringfügige Veränderungen (Zenter u. Ebner 1989). Der Effekt des Lachgases war dosisabhängig und reversibel (< 10 min nach Beendigung der Lachgaszufuhr). Untersuchungen an 6 Freiwilligen ergaben, daß eine Maskeninhalation von 66 Vol% N_2O die Amplitude von transkraniell elektrisch ausgelösten Antworten in der Thenarmuskulatur und im M. tibialis anterior um 89–93% reduzierte (Zenter et al. 1989).

Ein Motor-Monitoring kann auch durchgeführt werden,wenn die Lachgasapplikation mit der Gabe von Muskelrelaxanzien und/oder Neuroleptika kombiniert wird (Levy et al. 1984, 1988; Edmonds et al. 1989; Zenter 1989). Trotz Gabe von Muskelrelaxanzien und Aufrechterhaltung einer neuromuskulären Blockade von 75–90% konnten mittels transkranieller magnetischer Kortexreizung ausgelöste EMG-Antworten im M. tibialis anterior abgeleitet werden. Unter einer N_2O-Narkotika-Anästhesie traten bei 82% der Patienten Muskelantworten auf, der Grad der beobachteten Amplitudenreduktion variierte jedoch erheblich. Außerdem wurden geringfügige Latenzzeitverzögerungen beobachtet (Edmonds et al. 1989). Mittels der transkraniellen elektrischen Kortexreizung ausgelöste Muskelantworten in paraspinalen Muskeln konnten ebenfalls unter einer N_2O-Narkotika-Anästhesie abgeleitet werden (Levy et al. 1984). Eine auf der Gabe von Lachgas in Kombination mit Narkotika basierende Anästhesie wurde als geeignet angesehen, wenn intraoperativ mittels Elektrostimulation ein Motor-Monitoring durchgeführt werden sollte (Levy et al. 1984).

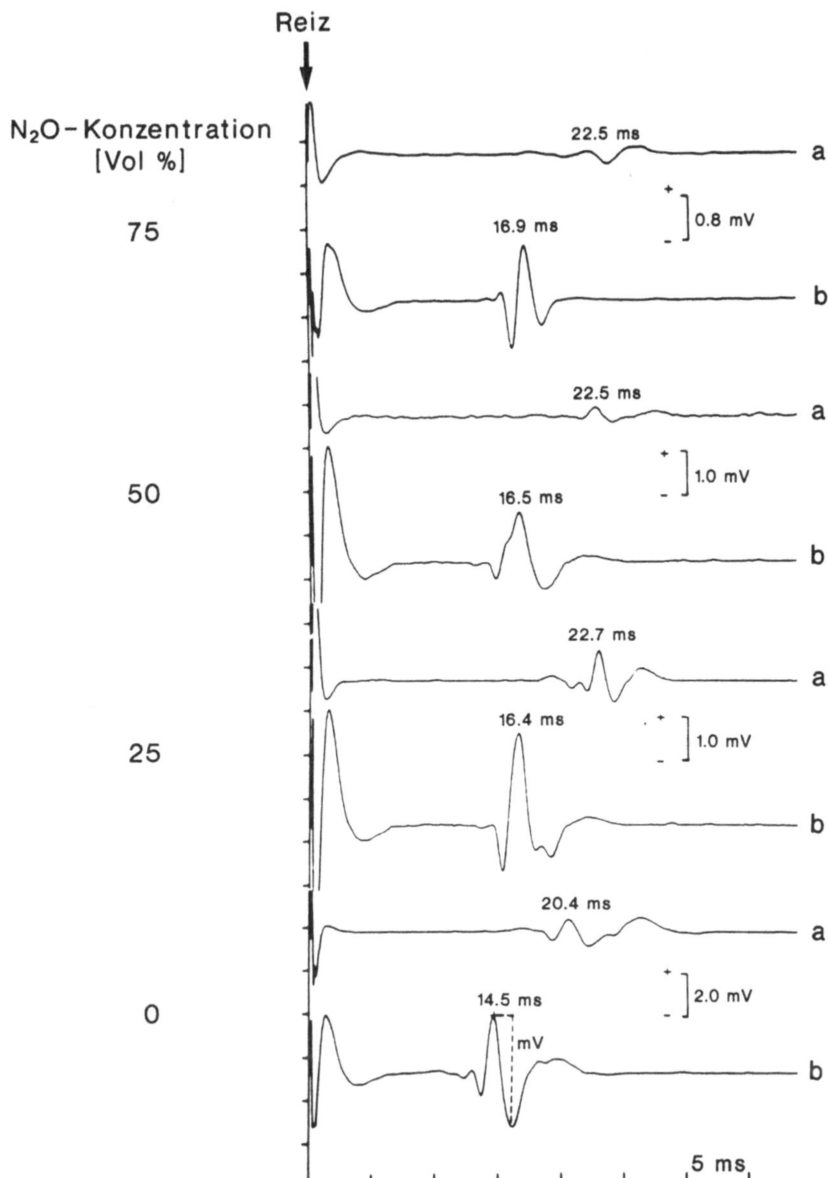

Abb. 7.2. Mittels transkranieller magnetischer Kortexreizung ausgelöste Muskelantworten in Flexoren der unteren (a) und oberen (b) Extremität von Primaten unter Lachgasnarkose. Unter Beatmung mit steigenden Konzentrationen von 25–75 Vol% N_2O lassen sich reproduzierbare, gut auswertbare Muskel-Summenaktionspotentiale auslösen

Unter Neuroleptanästhesie (50–60 Vol% N_2O in Kombination mit Neuroleptika und Narkotika) fanden sich bei 87% von 50 neurochirurgischen Patienten auswertbare Antworten im Thenar und im M. tibialis anterior (transkranielle elektrische Stimulation). Trotz maximaler Reizstärken bewirkte die Neuroleptanästhesie ausgeprägte Amplitudenabnahmen der Antwortpotentiale (Zenter 1989).

Von Rückenmark abgeleitete motorische Nervenaktionspotentiale wurden von Lachgas weniger stark beeinflußt. Mittels direkter oder indirekter (transkranieller) elektrischer Kortexstimulation ausgelöste und epidural oder perkutan abgeleitete spinale motorische Nervenaktionspotentiale wurden durch eine N_2O-Narkotika-Anästhesie nicht beeinfluß. Hierbei konnten D- und möglicherweise I-Wellen der ausgelösten deszendierenden Erregungssalve abgeleitet werden (Levy et al. 1984). Unter Gabe von 70 Vol% N_2O und 30 Vol% Sauerstoff in Kombination mit Halothan und Fentanyl konnten mit der transkraniellen elektrischen Kortexreizung ausgelöste spinale Nervenaktionspotentiale epidural abgeleitet werden. Hierbei traten regelmäßig D-Wellen auf, während die I-Wellen eine variable Ausprägung zeigten oder fehlten (Boyd et al. 1986). Ähnliche Ergebnisse wurden von anderen Autoren in Tiermodellen an Subprimaten gefunden (Fehlings et al. 1987; Konrad et al. 1987; Kitagawa et al. 1989). Unter N_2O-Halothan- bzw. N_2O-Narkotika-Anästhesie konnten von peripheren Nerven abgeleitete motorische Nervenaktionspotentiale mittels der direkten elektrischen Kortexreizung ausgelöst werden (Fehlings et al. 1987; Konrad et al. 1987). Die Mehrzahl der Arbeiten beschreibt das Auftreten von D- und I-Wellen, die sich bei Einwirkung pathologischer Faktoren zuverlässig und schnell veränderten.

7.2.1.2 Volatile Anästhetika

Volatile Anästhetika (Halothan, Enfluran und Isofluran) sind verdampfbare Flüssigkeiten mit mittlerer Blutlöslichkeit und starker anästhetischer Wirkung. Diese Anästhetika bilden die Basis der Allgemeinanästhesie, da sie in unterschiedlichem Maße wünschenswerte Wirkungen im Hinblick auf Anästhesie, Analgesie, Amnesie und Muskelrelaxation aufweisen (Koblin 1990).

Die Erfahrungen bezüglich der Wirkungen volatiler Anästhetika auf das Motor-Monitoring waren enttäuschend. Die bisherigen Veröffentlichungen zeigen, daß volatile Anästhetika die Auslösbarkeit von EMG-Antworten stark unterdrücken (Haghighi et al. 1990a; b; Strain et al. 1990; Stone et al. 1991). Mittels direkter elektrischer Reizung des motorischen Kortex der Ratte ausgelöste Muskelantworten wurden mit graduell ansteigenden inspiratorischen Atemgaskonzentrationen unterdrückt. Die minimalen alveolären Konzentrationen betrugen dabei 1 Vol%, 1,5 Vol% bzw. 2,2 Vol% für Halothan, Isofluran und Enfluran. Die Amplituden und Dauern der ausgelösten EMG-Antworten nahmen ab, die Latenzzeiten nahmen zu.

Die Inhalation von 0,5, 0,75, 1,0 und 1,5 Vol% führte zu einer mittleren Amplitudenabnahme von 61, 76, 81 und 97% für Halothan, von 83, 85, 90 und 91% für Isofluran sowie 36, 56, 72 und 90% für Enfluran. Begleitend nahmen die Latenzzeiten um 36, 53, 91 und 110% für Halothan, 81, 96, 108 und 110% für Isofluran und 49, 84, 108 und 120% für Enfluran mit steigenden Inhalationskonzentrationen zu. Die Dauern der EMG-Antworten verkürzten sich im Mittel um 43, 54, 64 und 71% für Halothan, 35, 42, 62 und 65% für Isofluran und 27, 38, 54 und 69% für Enfluran. Darüber hinaus verschwanden die Muskelantworten bei 10 und 33% der Tiere während Enfluraninhalation von 1 und 1,5 Vol%, bei 8 und 33% der Tiere unter Inhalation von 1 und 1,5 Vol% Isofluran und 40% der Tiere unter Inhalation von 1,5 Vol% Halothan (sämtliche Zahlenangaben nach Haghighi et al. 1990b). Dennoch vertreten die Autoren die Auffassung, daß konstante niedrige Konzentrationen von halogenierten Anästhetika während eines intraoperativen Motor-Monitoring appliziert werden können (Haghighi et al. 1990a, b).

Der Einfluß von steigenden endexpiratorischen Konzentrationen von *Enfluran* (minimale alveoläre Konzentration 0,25, 0,5, 0,75 und 1,0 Vol%) auf transkraniell magnetisch und durch periphere Nervenstimulation ausgelöste Muskelantworten wurden bei 12 Affen untersucht (Stone et al. 1991). Gleichzeitig wurden somatosensorisch evozierte Potentiale nach Reizung des N. medianus und des N. tibialis abgeleitet. Schon bei subanästhetischen Konzentrationen (minimale alveoläre Konzentration 0,25 Vol%) trat eine mit steigenden Konzentrationen (0,5 Vol%) weiter zunehmende Amplitudenreduktion auf, bei Konzentrationen von 0,75 Vol% verschwanden die Antwortpotentiale (Abb. 7.3). Zusätzlich wurde schon bei subanästhetischen Konzentrationen das Areal auf der Schädeloberfläche kleiner, von dem aus mit der Magnetstimulation Muskelantworten hervorgerufen werden konnten. Die von den hinteren Extremitäten abgeleiteten Antworten waren stärker beeinträchtigt als diejenigen von den vorderen Extremitäten. Bei Konzentrationen von 0,25 Vol% (minimale alveoläre Konzentration) erhöhte sich die Reizschwelle um 39% für Muskelantworten der vorderen und um 72% für solche der hinteren Extremität, gleichzeitig nahm die Amplitude im Mittel um 83% (vordere Extremität) und 96% (hintere Extremität) ab ($p < 0,05$). Eine Inhalation von 0,5 Vol% steigerte die Reizschwelle für Antworten in der vorderen bzw. hinteren Extremität um im Mittel 70 bzw. 103% und reduzierte die Antwortamplitude um im Mittel 93 bzw. 98%. Signifikante Latenzzeitveränderungen wurden nicht beobachtet. Die Effekte waren nach längerer Unterbrechung der Enfluranzufuhr reversibel, nach 6 ± 4 min kehrten die kortikal ausgelösten Antworten zurück. Nach Reizung peripherer Nerven auftretende Muskelantworten (Abb. 7.4) und somatosensorisch evozierte Potentiale konnten trotz Amplitudenreduktion bis zu einer Enflurankonzentration von 1,0 Vol% abgeleitet werden. Die peripher ausgelösten Antworten zeigten eine Amplitudenabnahme von 35–59% und eine Reizschwellenzunahme von 14–63%. Die SEP-Amplituden nahmen bei steigenden Enflurankonzentrationen von 0,25–1,0

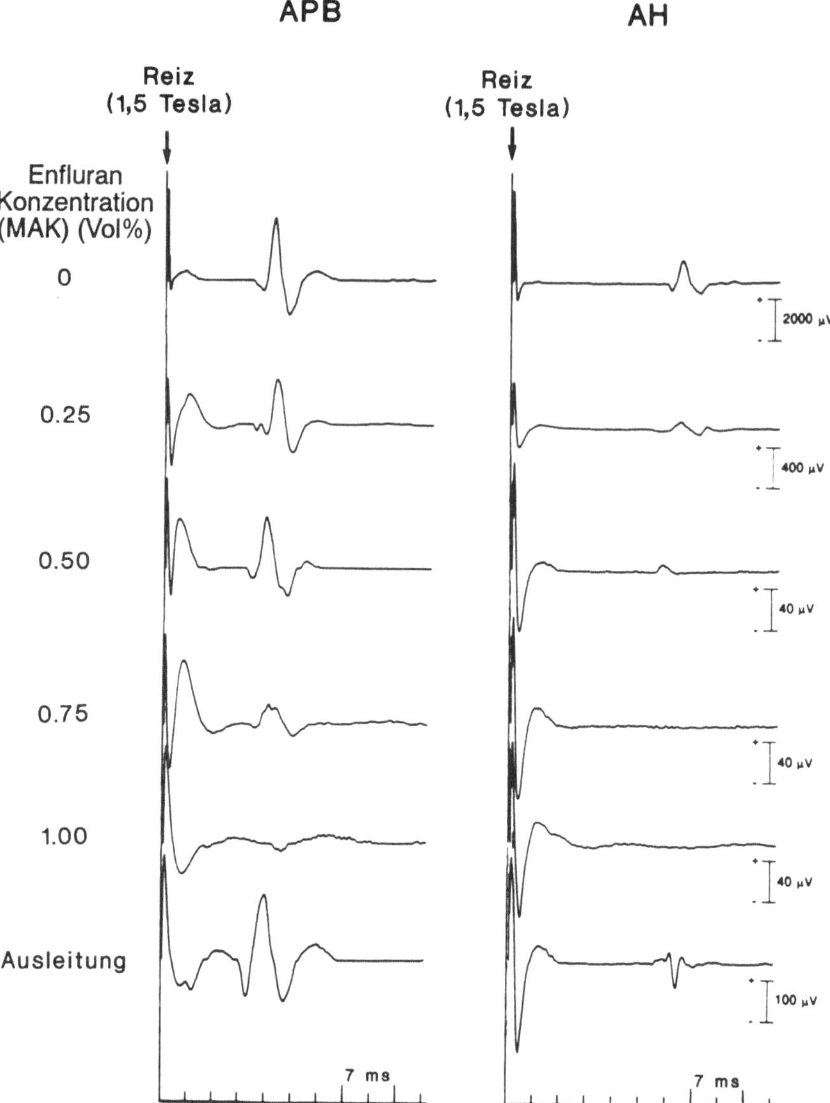

Abb. 7.3. Seriell abgeleitete Muskelantworten nach transkranieller magnetischer *Hirnreizung* unter steigenden endexspiratorischen Konzentrationen von Enfluran. Ab 0,5 Vol% minimale alveoläre Konzentration (MAK) sind Antworten schlecht abzugrenzen oder nicht mehr auszulösen. Beachte die unterschiedlichen Verstärkungen der Registrierungen. Ableitung beim Affen vom M. abductor pollicis brevis (APB) und von M. abductor hallucis (AH)

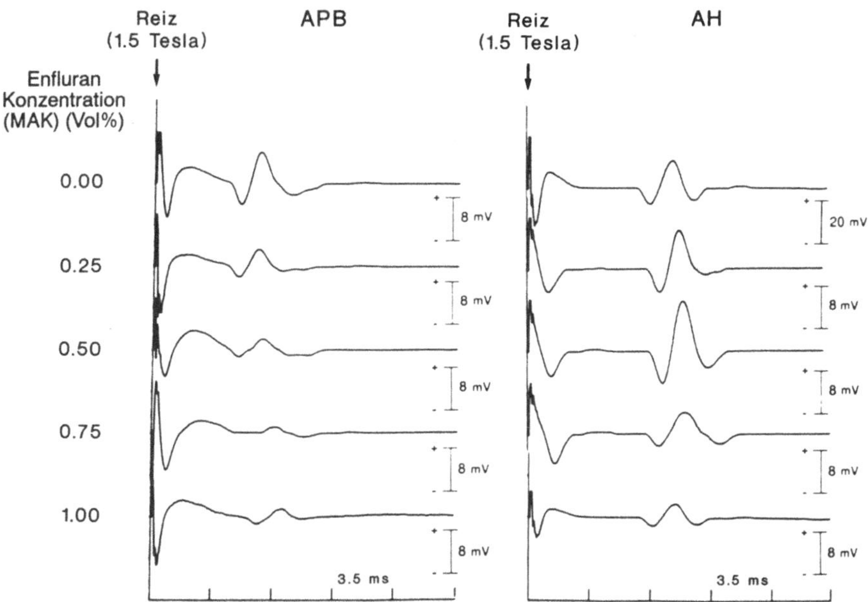

Abb. 7.4. Seriell abgeleitete Muskelantworten nach magnetischer *Nervenwurzelreizung* unter steigenden endexspiratorischen Konzentrationen von Enfluran. Enfluran reduziert die Antwortamplitude, die Auslösbarkeit der Antworten bleibt im Gegensatz zur Kortexstimulation (vgl. Abb. 7.3) jedoch bei allen Enflurankonzentrationen erhalten. Ableitung beim Affen von M. abductor pollicis brevis (*APB*) und vom M. abductor hallucis (*AH*)

Vol% um 11–70% ab. Insgesamt kamen die Autoren zu dem Schluß, daß das Enfluran in unterschiedlicher Weise auf kortikal ausgelöste Muskelantworten und SEP wirkt (vgl. Abb. 7.3, 7.5) (sämtliche Angaben nach Stone et al. 1992).

Während einer Allgemeinanästhesie mit einer *Isofluran*-N_2O-Mischung konnten mit der transkraniellen magnetischen Kortexreizung bei 3 Patienten in der Thenarmuskulatur keine Antworten ausgelöst werden (Tung et al. 1988). In einer anderen Untersuchung mit Inhalation von volatilen Anästhetika in einer minimalen alveolären Konzentration von 1,5–2 Vol% traten ebenfalls keine Muskelantworten auf (Zenter et al. 1989).

Im Vergleich zu Muskelantworten können unter Einwirkung von volatilen Anästhetika vom Rückenmark und von peripheren Nerven abgeleitete motorische Nervenaktionspotentiale besser untersucht werden. So traten bei Kaninchen nach transkranieller elektrischer Kortexstimulation unter Inhalation von 1 Vol% *Halothan* gut reproduzierbare perkutan über L4/L5 abgeleitete Nervenaktionspotentiale auf. Diese Aktionspotentiale wiesen jedoch eine deutliche Amplitudenreduktion und Latenzzeitverlängerung auf (Dubin u. Yodlowski 1988). Andere Untersuchungen unter Halothananästhesie zeigten eine Verminderung der Zahl abgeleiteter Potentialkomponenten (Levy et al. 1986). Während Operationen von Patienten mit Skoliosen

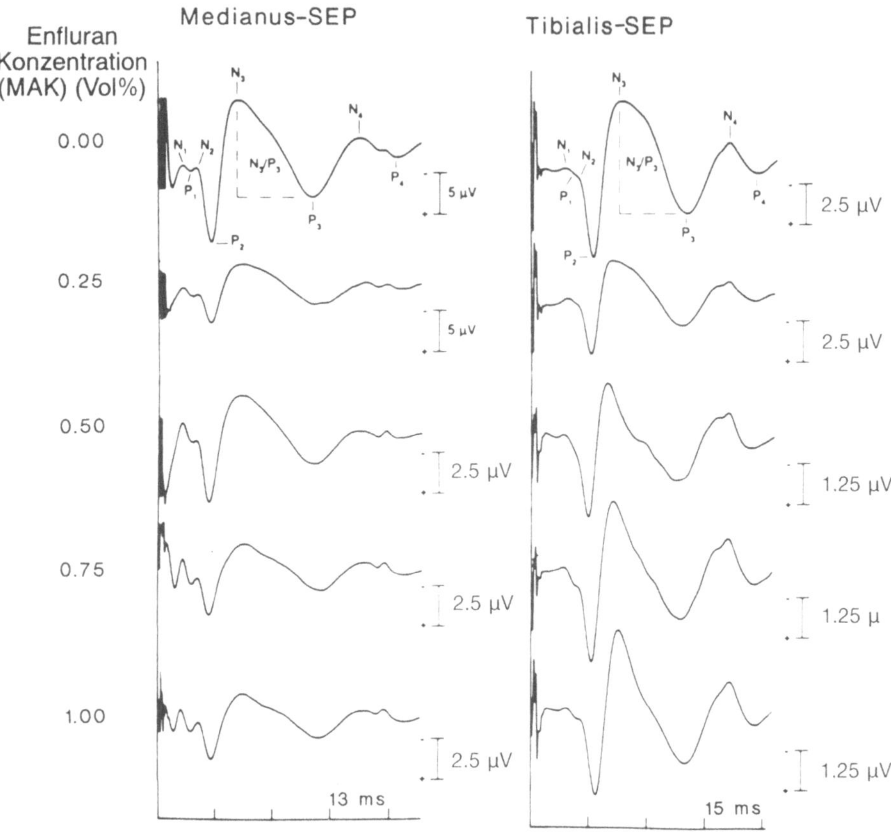

Abb. 7.5. Seriell kraniell abgeleitete SSEP nach Reizung des N. medianus (*links*) und N.tibialis posterior (*rechts*) unter Inhalation von Enfluran in steigenden Konzentrationen. Unter Einfluß von Enfluran nehmen die SSEP-Amplituden ab, die Potentialkomponenten bleiben jedoch gut abgrenzbar

konnten unter Beatmung mit einem Lachgas-Sauerstoff-Gemisch und Halothankonzentrationen von 1 Vol% auf Höhe von C7/TH1 epidural spinale Nervenaktionspotentiale nach transkranieller elektrischer Kortexreizung abgeleitet werden. Die Latenzzeiten dieser Antworten entsprachen den Leitungszeiten von D-Wellen (Loughnan et al. 1989). Ein ähnlicher Befund wurde an Patienten während Operationen im Halswirbelsäulenbereich festgestellt, bei denen ebenfalls mittels transkranieller elektrischer Kortexreizung ausgelöste deszendierende Erregungssalven D- und I-Komponenten enthielten, unabhängig von der Tiefe der Anästhesie (Kitagawa et al. 1989). Unter gleichen Bedingungen konnten epidural abgeleitete D-Wellen im zervikothorakalen Übergangsbereich unter Allgemeinanästhesie und neuromuskulärer Blockade abgeleitet werden. Hierbei hatte die Tiefe der Anästhesie keinen Einfluß auf die D-Welle, jedoch wurden mit zunehmender

Tiefe der Anästhesie die I-Wellen unterdrückt (Katayama et al. 1988). In einer anderen Untersuchung wurde jedoch gefunden, daß volatile Anästhetika (Halothan, Enfluran und Isofluran) bei minimalen alveolären Konzentrationen von 0,5 Vol% die Amplitude der deszendierenden Erregungswellen um 50% reduzierten und bei 1,0 Vol% das Auftreten von Antworten vollständig unterdrücken. Hierbei hatte das gleichzeitig gegebene Lachgas eine zusätzlich die Antworten unterdrückende Wirkung (Peterson et al. 1990).

7.2.2 Intravenöse Anästhetika

7.2.2.1 Neuroleptanalgesie

Der Zustand einer Neuroleptanalgesie wird durch die Injektion einer Mischung aus dem anxiolytischen Phenothiazin Droperidol und dem potent analgetisch wirkenden Narkotikum Fentanyl erreicht (Thalamonal®). Die Neuroleptanalgesie ist charakterisiert durch eine Katalepsie mit fehlenden Eigenbewegungen, intensiver Analgesie, befriedigender Amnesie, Somnolenz ohne vollständige Bewußtlosigkeit und psychische Indifferenz gegenüber der Umwelt. Physiologisch findet man eine Unterdrückung der autonomen Reflexe bei einer guten kardiovaskulären Stabilität und einer guten Reversibilität des Zustandes. Thalamonal® kann in Kombination mit Lachgas, Sauerstoff und Muskelrelaxanzien für eine ausreichende Allgemeinanästhesie verwendet werden (Trop 1986; Bailey u. Stanley 1990).

Seit über 3 Jahrzehnten ist bekannt, daß unter dem Einfluß einer Neuroleptanalgesie mit der elektrischen Kortexreizung in kontralateralen Skelettmuskeln sichtbare Muskelkontraktionen ausgelöst werden können (Trop 1986). Aus diesem Grund wurde tierexperimentell und am Menschen auch der Einfluß der Neuroleptanalgesie/-anästhesie auf das nichtinvasive Motor-Monitoring untersucht. Bei 12 Cynomolgus-Affen wurden mittels der transkraniellen magnetischen Kortexreizung ausgelöste Muskelantworten im M. abductor pollicis brevis und M. gastrocnemius unter dem Einfluß von Droperidol (0,3 mg/kg, i.v.), gefolgt von einer Gabe von Fentanyl (0,006 mg/kg, i.v.) untersucht (Ghaly et al. 1991b). Hierbei konnten reproduzierbare Muskelantworten selbst im Zustand einer tiefen dissoziativen Analgesie abgeleitet werden (Abb. 7.6). Dennoch bewirkte Droperidol eine signifikante Reizschwellenzunahme (im Mittel um 42%), eine Amplitudenreduktion (Abnahme im Mittel um 56%) und eine Latenzzeitverlängerung (im Mittel um 6%) ($p < 0,01$). Eine zusätzliche Gabe von Fentanyl bewirkte einen unmittelbaren weiteren Anstieg der Reizschwelle (im Mittel um 58%, eine weitere Amplitudenabnahme (im Mittel um 76%) und einen Latenzanstieg (im Mittel um 8%) ($p < 0,01$). Nach Fentanylgabe fand sich zusätzlich eine Abnahme der Fläche der reizeffektiven Spulenpositionen und eine Veränderung der reizeffektivsten Spulenausrichtung (Winkeländerung im dreidimensionalen Raum, vgl. Abb. 7.1). Die Veränderungen der Muskelantworten

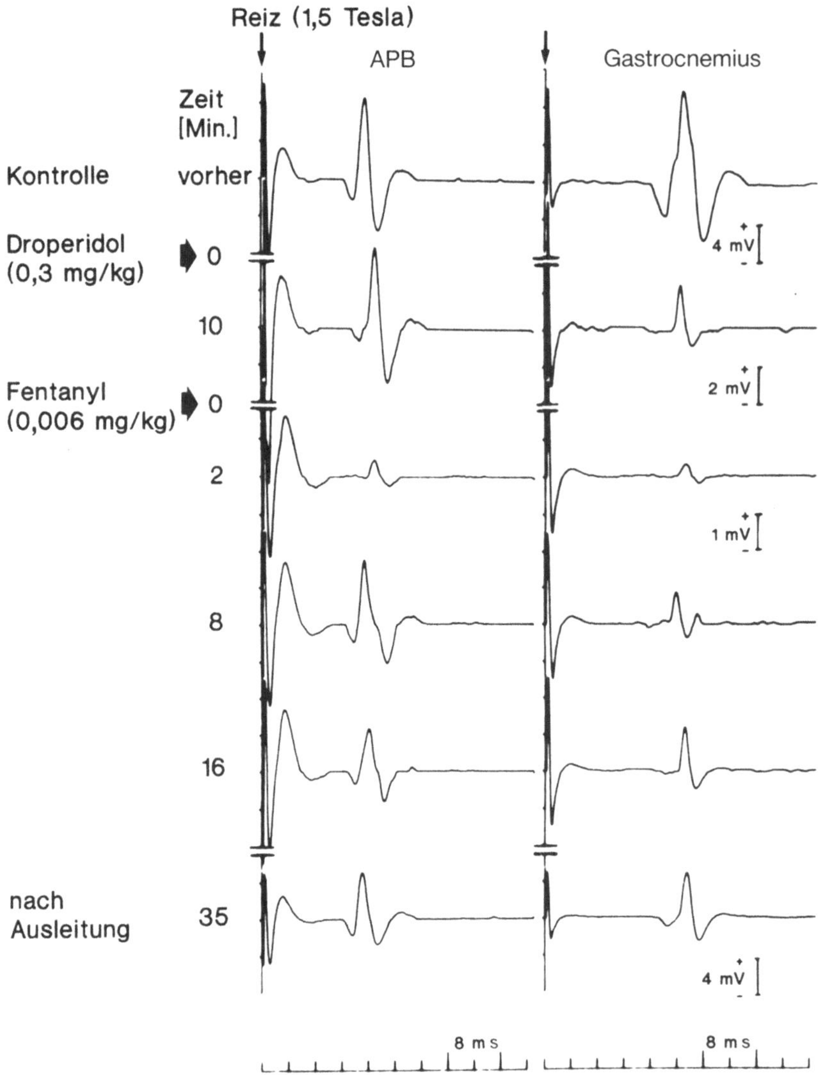

Abb. 7.6. Mittels transkranieller Magnetstimulation ausgelöste Muskelantworten unter Neuroleptanalgesie, zuerst nach Gabe von Droperidol, dann nach Gabe von Fentanyl. Ableitung beim Affen vom M. abductor pollicis (*APB*) und M. gastrocnemius

bildeten sich nach Beendigung der Anästhesie nur langsam zurück (Abb. 7.6).

Am besten geeignete Anästhetikakombinationen für ein Motor-Monitoring mittels transkranieller elektrischer Kortexreizung waren bei Hunden Mischungen aus Droperidol und Fentanyl oder Acepromazin und Oxymorphon. Schlechter geeignet waren Kombinationen aus Xylazin und Ketamin, am wenigsten geeignet war eine Pentobarbital- und/oder Thiamylal-Halothan Mischung (Strain et al. 1990).

Unter einer Droperidol-Fentanyl-Anästhesie konnten bei Ratten mittels elektrischer Kortexstimulation Muskelantworten von den Extensoren der vorderen Extremität abgeleitet werden (Haghighi et al. 1990a und 1990b). Bei Hunden konnten unter einer Anästhesie mit Thalamonal® nach direkter elektrischer Hirnstimulation motorische Aktionspotentiale vom Rückenmark und vom peripheren Nerven abgeleitet werden (Konrad et al. 1987). Bei Menschen konnte unter einer Neuroleptanästhesie (50–60% N_2O-Fentanyl-Trifluorpromazin) ein Motor-Monitoring durchgeführt werden (Zenter 1989, Zenter et al. 1989).

7.2.2.2 Ketamin

Das Phenzyklidinderivat Ketamin erzeugt eine dissoziative Anästhesie, die durch Katalepsie, verlängert wirkende intensive Analgesie, retrograde Amnesie, erhaltenen Skelettmuskeltonus, Bronchodilatation, erhaltene Schutzreflexe und erhaltene Spontanatmung, kardiovaskuläre Stimulation sowie ein Aufwachdelir mit Träumen und Halluzinationen charakterisiert ist. Ketamin wird üblicherweise für eine Narkoseeinleitung unter speziellen Bedingungen verwendet, so zum Beispiel beim hypovolämischen Schock, bei einer Fallot-Tetralogie oder Transposition großer Gefäße, bei Bronchialasthma und bei Kindern. Eine Anästhesie kann mit diesem Medikament auch über längere Zeit aufrechterhalten werden. Der Einsatz von Ketamin während neurochirurgischer Eingriffe und der Anästhesie von neurologisch kranken Patienten wird dadurch eingeschränkt, daß es den zerebralen Blutfluß und Metabolismus und den intrakraniellen Druck erhöht (Reves u. Glass 1990).

Transkraniell magnetisch ausgelöste Muskelantworten waren bei Primaten unter Ketamineinfluß bemerkenswert gut ableitbar. Die Primaten wurden mit hohen Dosen von Ketamin (Gesamtdosis von 50 mg/kg, i.v.) anästhesiert, ohne daß signifikante Veränderungen der ausgelösten Muskelantworten auftraten (Ghaly et al.1990a, d). Darüber hinaus änderten sich weder die Reizschwelle, die Fläche reizeffektiver Spulenplazierungen und die reizeffektivste Spulenposition im Hinblick auf deren Ausrichtung im dreidimensionalen Raum. Während repetitive Gaben von Ketamin (5 mg/kg/15–20 min, i.v.) keine Veränderungen bewirkten, hatten kumulative Gaben von Ketamin eine deutliche Amplitudenabnahme (Dosen von $>$ 15–20 mg/kg) und Latenzzeitverzögerung (Dosen von $>$ 35–40 mg/kg) zur Folge ($p < 0,05$). Nach einer hohen Dosis von Ketamin betrug die Amplitudenabnahme von Muskelantworten der vorderen bzw. der hinteren Extremität 14–46 bzw. 57–82% und die Latenzzeitzunahme 4–18 bzw. 4–13%. In einer anderen, ebenfalls an Affen durchgeführten Untersuchung zeigte sich, daß sogar unter der Gabe von Muskelrelaxanzien wie Atracurium oder

Vecuronium (mit einer neuromuskulären Blockade von < 80%) Antworten vom M. opponens pollicis abgeleitet werden konnten (dabei Ketaminanästhesie mit 15–20 mg/kg, i.m., gefolgt von einer kontinuierlichen Infusion von 10–15 mg/kg/h) (Sloan u. Erian 1990a, b).

Andere tierexperimentelle Untersuchungen ergaben unter Ketaminanästhesie ebenfalls gut ableitbare Muskelantworten und Nervenaktionspotentiale. Unter einer Anästhesie mit Ketamin (100 mg/kg, i.m.) konnten bei Ratten mittels direkter elektrischer Kortexreizung Muskelantworten in den hinteren Extremitäten ausgelöst werden (Simpson u. Baskin 1987). Ebenfalls bei Ratten konnten nach transkranieller elektrischer Kortexreizung epidural vom Rückenmark und vom N. ischiadicus Aktionspotentiale mit D- und I-Wellen abgeleitet werden (Ketamindosis 33 mg/kg, gefolgt von intravenösen Bolusgaben) (Levy et al. 1986, 1987). Ähnliche Beobachtungen wurden von anderer Seite gemacht (McCaffrey u. Erickson 1987; Haghighi u. Oro 1989). Mittels direkter elektrischer Reizung des Rückenmarkes bei Schweinen unter Ketaminanästhesie ausgelöste Nervenaktionspotentiale konnten epidural vom Rückenmark und von peripheren Nerven abgeleitet werden (Owen et al. 1989, 1990). Ähnliche Befunde wurden von uns kürzlich auch an Menschen erhoben.

7.2.2.3 Etomidat

Etomidat ist ein nicht zur Gruppe der Barbiturate gehörendes sedativhypnotisches Mittel zur intravenösen Applikation mit folgenden Eigenschaften: schneller Eintritt der hypnotischen Wirkung bei kurzer Wirkdauer, fehlende analgetische Wirkung, geringe Nebenwirkungen im Hinblick auf das kardiovaskuläre und respiratorische System, Drosselung des Hirnstoffwechsels, zerebralen Blutflusses und des intrakraniellen Druckes, vorübergehender supprimierenden Effekt auf die Nebennierenrindenfunktion und Auslösung von Myokloni. In der Anästhesie wird Etomidat für die Narkoseeinleitung und -aufrechterhaltung allein oder in Verbindung mit anderen Mitteln verwendet (Gancher et al. 1984; Reves u. Glass 1990).

Mit einer einzelnen anästhetischen Dosis von Etomidat (0,5 mg/kg) konnten bei Affen mittels transkranieller Magnetstimulation ausgelöste Antworten von Muskeln der unteren Extremität abgeleitet werden (Ghaly et al. 1990c). Eine statistisch signifikante Veränderung der Antwortamplituden fand sich nicht, die Reizschwelle stieg jedoch signifikant um im Mittel 26% an (Abb. 7.7). Zusätzlich nahm die Fläche möglicher reizeffektiver Spulenpositionen geringfügig ab, die Spulenausrichtung im dreidimensionalen Raum mit dem größten Reizeffekt veränderte sich etwas. Von den vorderen Extremitäten abgeleitete Muskelantworten zeigten eine Zunahme der Latenzzeiten von im Mittel 5% ($p < 0,05$). Gut auswertbare Muskelantworten konnte auch nach wiederholten Injektionen von Etomidat (Gesamtdosis 3,1 mg/kg) abgeleitet werden. Unter diesen Bedingungen stieg die Reizschwelle um im Mittel 14–29% an, die Latenzzeit verlängerte sich um im

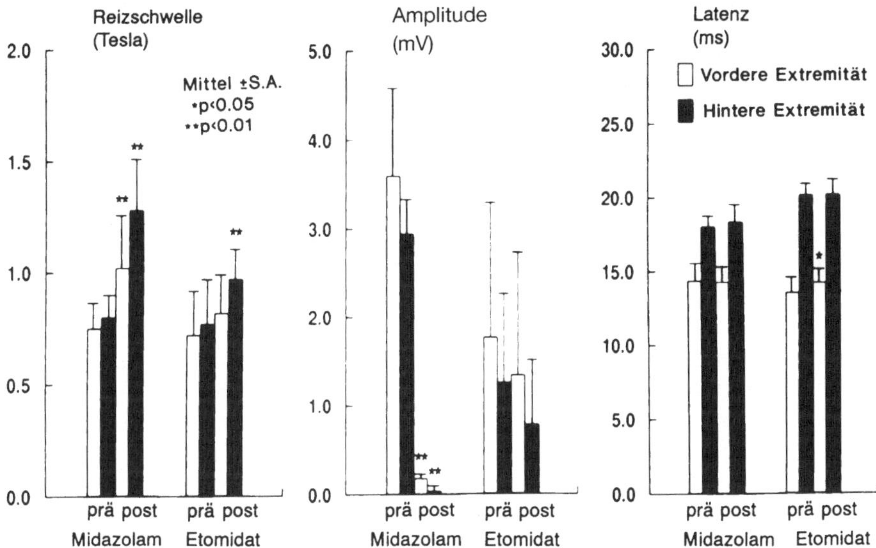

Abb. 7.7. Einfluß anästhetischer Dosen von Midazolam und Etomidat auf verschiedene Parameter von transkraniell magnetisch ausgelösten Antworten in Muskeln der vorderen und hinteren Extremität von Affen

Mittel 0,5–11% und die Amplitude nahm im Mittel um 15–59% ab (Ghaly et al. 1990a) (s. Abb. 7.7). Kürzlich durchgeführte Untersuchungen an Menschen ergaben ähnliche Befunde. Zusammenfassend kann unter Gabe von Etomidat ein verläßliches Motor-Monitoring durchgeführt werden.

7.2.2.4 Narkotika

In niedrigeren Dosen können Narkotika zur Erzeugung einer Analgesie und in höheren Dosen zur Ergänzung verschiedener Anästhesietechniken oder zur Durchführung einer Allgemeinanästhesie verwendet werden (Bailey u. Stanley 1990). Wie oben schon ausgeführt wurde, kann mit *Fentanyl* in Kombination mit Droperidol eine Neuroleptanalgesie erzeugt werden.

Eine im wesentlichen auf der Gabe von Narkotika basierende Anästhesie wurde beim Motor-Monitoring mittels intraoperativer elektrischer (Levy et al. 1984; Zenter 1989) und magnetischer Reizung (Edmonds et al. 1989; Shields et al. 1990) verwendet. Bei einer Anästhesie mit Narkotika (Fentanyl-Sufentanil, 60 Vol% N_2O und Muskelrelaxanzien; neuromuskuläre Blockade von 75 bis 90%) konnten bei 9 von 11 Patienten während Skolioseoperationen nach transkranieller Magnetstimulation Antworten im M. tibialis anterior abgeleitet werden. Hierbei fand sich eine signifikante Amplitudenabnahme und eine geringe Latenzzeitverzögerung (Edmonds et al. 1989). In einer größeren Untersuchungsserie fanden sich reproduzierbare

Muskelantworten jedoch nur bei 17 von 36 Patienten. Die fehlende Auslösbarkeit von Antworten wurde hierbei jedoch nicht allein auf die Anästhetikawirkung zurückgeführt, sondern auch auf die Läsion selbst (Shields et al.1990). Mit der transkraniellen elektrischen Reizung konnte eine andere Arbeitsgruppe unter Anästhesie mit Narkotika (Fentanyl, 50–60 Vol% N_2O, Flunitrazepam) in Thenarmuskeln bei 88% von 50 Patienten und im M. tibialis anterior in 86% Antworten auslösen. Eine intraoperativ fehlende Auslösbarkeit von Muskelantworten wurde auf Anästhetikaeffekte zurückgeführt (Zenter 1989). Dieses steht im Einklang mit Ergebnissen, daß eine geringe sedative Dosis eines Narkotikums (100–150 µg) eine Amplitudenreduktion von transkraniell magnetisch ausgelösten Muskelantworten bewirken kann (Tung et al. 1988). Bisherige Untersuchungen an Menschen (Levy et al. 1984) und Tieren (Konrad et al. 1987) zeigten, daß unter Anästhesie mit Narkotika kortikal ausgelöste Aktionspotentiale von peripheren Nerven zuverlässig abgeleitet werden können.

7.2.2.5 Barbiturate

Barbiturate wie Thiamylal und Thiopental sind sedative Hypnotika mit einem raschen Wirkungseintritt und einer kurzen Wirkungsdauer. Kurz wirkende Barbiturate werden üblicherweise zur Sedation und Narkoseeinleitung verwendet und können bei kurzen Eingriffen eine vollständige Anästhesie gewährleisten (Fragen u. Avram 1990).

Die berichteten Erfahrungen über das Motor-Monitoring bei Tieren und Menschen unter Barbiturateinwirkung sind enttäuschend. Mittels transkranieller Magnetstimulation ausgelöste Muskelantworten in den Flexoren der vorderen und hinteren Extremität von Affen wurden durch Dosen von 5 mg/kg Körpergewicht *Thiamylal* negativ beeinflußt. Es zeigte sich eine deutliche Verkleinerung der Flächen reizeffektiver Spulenpositionen auf dem Schädeldach und eine Veränderung der hinsichtlich des Reizeffektes optimalen Spulenausrichtung im Raum. Während der Untersuchung mußten Spulenpositionen wiederholt verändert werden, um optimale Reizantworten auszulösen. Im Mittel stiegen die Reizschwellen um 14% an, die Amplituden nahmen um 38% ab und die Latenzzeiten um 6% zu. Unter wiederholten Gaben von Thiamylal (5 mg/kg/10–15 min) nahm die Reproduzierbarkeit der Antworten ab, bis zuletzt die Antworten verschwanden (Ghaly et al.1989a). Unter Einwirkung von Pentobarbital oder unter einer Thiamylal-Halothan-Anästhesie verschwanden bei Hunden die ausgelösten Antworten (Strain et al. 1990). Bei Katzen konnten unter Anästhesie mit *Pentobarbital* in einzelnen Fällen nach transkranieller elektrischer Reizung Aktionspotentiale von peripheren Nerven, nicht jedoch vom Rückenmark abgeleitet werden (Levy et al. 1986).

Ähnliche barbituratabhängige Effekte wurden bei Menschen gefunden. Unter einer zur Narkoseeinleitung gegebenen Dosis von 5–7 mg/kg Körpergewicht *Thiopental* (i.v.) konnten mit der Magnetstimulation keine Muskelantworten im Thenar ausgelöst werden, während Antworten nach peripherer Nervenstimulation hierdurch nicht beeinträchtigt wurden (Tung et al. 1988). Bei komatösen Patienten mit Schädel-Hirn-Traumata fand sich nach Gabe von 250 mg Thiopental eine deutliche Amplitudenreduktion von transkraniell elektrisch ausgelösten Antworten im Thenar und M. tibialis anterior. Einige Zeit nach der Thiopentalinjektion trat eine Rückkehr der Erregbarkeit ein, die ausgelösten Antworten erreichten nach 10 Minuten 50% und nach 30 Minuten 82% ihrer Ausgangsamplitude (Zenter et al. 1989). Von paravertebralen Muskeln abgeleitete Antworten und von peripheren Nerven abgeleitete Aktionspotentiale nach epiduraler elektrischer Reizung des motorischen Kortex wurden durch wiederholte Gaben von 50 mg Thiopental (Gesamtdosis 250 mg) unterdrückt. Hierbei wurden I-Wellen stärker als Muskelantworten supprimiert. Die D-Welle blieb nahezu unverändert und zeigte eine nur leichte Amplitudenreduktion (Katayama et al. 1988).

Unter Thiopentalanästhesie traten nach perkutaner elektrischer Rückenmarkreizung vom Rückenmark und vom N. Ischiadicus abgeleitete Aktionspotentiale bei Hunden, Affen und Schweinen zuverlässig auf. Unter gleichen Bedingungen konnten auch Aktionspotentiale nach direkter elektrischer Kortexreizung untersucht werden (Owen et al. 1988, 1989).

Eigene, bisher unveröffentlichte Ergebnisse zeigen für *Methohexital*, daß mit diesem Medikament im Gegensatz zu den anderen Barbituraten selbst in einer tiefen Anästhesie mittels transkranieller Magnetstimulation ausgelöste Antworten untersucht werden können.

7.2.2.6 Benzodiazepine

Beabsichtigte Wirkungen von Benzodiazepinen umfassen anxiolytische, hypnotische, antikonvulsive und amnestische Effekte. Medikamente aus dieser Gruppe können als Prämedikation, zur Sedation, Narkoseeinleitung und zur Aufrechterhaltung der Narkose genutzt werden. Das weitverbreitete Benzodiazepin *Midazolam* ist ein wasserlösliches Mittel, das durch einen schnellen Wirkungseintritt und eine kurze Wirkdauer charakterisiert ist (Reves u. Glass 1990).

Ghaly et al. (1991a) untersuchten den Effekt einer Einleitungsdosis von 0,5 mg/kg Midazolam (i.v.) auf transkraniell magnetisch ausgelöste Antworten im M. abductor pollicis brevis und M. tibialis anterior. Eine einzelne Injektion von Midazolam ergab eine deutliche und anhaltende Suprression (54 ± 15 min) der Antworten (s. Abb. 7.7). Die Antworten waren wenig reproduzierbar und schlecht auswertbar. Die kortikale Erregbarkeit änderte sich unter Medikamenteneinfluß, so daß die Position der Spule auf dem Schädeldach oft verändert werden mußte, um noch Antworten auszulösen. Es fand sich eine signifikante Reizschwellenzunahme von im Mittel um 39–60% mit protrahierter Normalisierung während der anschließenden Aufwachphase. Die Amplitudenreduktion hielt z. T. jedoch über die Aufwachphase hinaus an. Während der Midazolamhypnose fand sich eine Amplitudenreduktion von 95–98%, während der Aufwachphase von 53–60%. Die Latenzzeit der Muskelantworten zeigte keine auffällige Veränderung. Als wichtiges Ergebnis wird hervorgehoben, daß Midazolam eine protrahierte Inhibition der Muskelantworten nach Kortexstimulation bewirkt (Ghaly et al. 1991a). In ähnlicher Weise wurde bei fünf Freiwilligen der Einfluß einer Midazolaminfusion (0,15 mg/kg/30 min) auf Antworten im M. interosseus dorsalis der Hand nach transkranieller magnetischer und elektrischer Hirnreizung untersucht. Gleichzeitig wurden die M-Antworten und F-Wellen des Muskels ausgewertet. Midazolam führte zu einer signifikanten dosisabhängigen Amplitudenabnahme (im Mittel um 90%) und Abnahme der Potendialdauer (im Mittel um 47%) der magnetisch und elektrisch ausgelösten Muskelantworten, gleichzeitig blieb die Latenzzeit der Muskelantworten unverändert. Die Latenzzeit, Amplitude und Dauer der M-Antworten und der F-Wellen veränderten sich nicht (Schönle et al. 1989). Darüber hinaus wurde berichtet, daß durch steigende Medikamentenspiegel späte I-Wellen zunehmend unterdrückt wurden (Schönle et al. 1989).

Nicht nur anästhetisch wirksame Dosen, sondern auch sedativ wirksame Dosen von Midazolam können transkraniell ausgelöste Muskelantworten unterdrücken. Während nach peripherer Nervenstimulation ausgelöste Muskelantworten unverändert blieben, bewirkte eine sedative Dosis von Midazolam (2–6 mg i.v.) eine deutliche Amplitudenreduktion von Antworten im Thenar nach transkranieller Magnetreizung. Dies galt auch für durch tonische Anspannung des Zielmuskels fazilitierte Muskelantworten (Tung et al. 1988). Bei komatösen, hirnverletzten Patienten bewirkte eine sedative Gabe von *Flunitrazepam* (1 mg/5 min, i.v.) eine vorübergehende geringe Amplitudenreduktion von transkraniell elektrisch ausgelösten Antworten im Thenar und M. tibialis anterior. Die Antworten erreichten 10 min nach Gabe des Medikamentes wieder ihre Ausgangsamplitude. Im Vergleich zu Fentanyl (0,2 mg) oder Thiopental (250 mg) war der amplitudenreduzierende Effekt von Flunitrazepam geringer (Zenter et al. 1989).

7.2.2.7 Propofol

Propofol (2,6-Diisopropyl-Phenol) ist ein neues intravenös injizierbares sedativ-hypnotisches Mittel mit kurzer Wirkdauer (Reves u. Glass 1990). Vorläufige Untersuchungen mit diesem Medikament ergaben ähnliche Ergebnisse wie für die Barbiturate. Untersuchungen an der Mayo-Klinik und in der Berner Universitätsklinik zeigten, daß eine zur Narkoseeinleitung übliche Dosis von Propofol Muskelantworten nach transkranieller Magnetstimulation unterdrückte. Hierbei konnten jedoch unter einer kontinuierlichen Infusion von Propofol während Skolioseoperationen bei allen 8 Patienten reproduzierbare, epidural vom Rückenmark abgeleitete Aktionspotentiale registriert werden (Loughnan et al. 1989).

7.2.3 *Muskelrelaxanzien*

Muskelantworten, nicht jedoch Nervenaktionspotentiale werden durch Muskelrelaxanzien beeinflußt. Dennoch konnten ausreichende Muskelantworten selbst bei 75 bis 90%iger neuromuskulärer Blockade bei Patienten unter einer Narkotika-N_2O-Anästhesie abgeleitet werden (Edmonds et al. 1989; Shields et al. 1990). Eine andere an 5 Affen durchgeführte Untersuchung zeigte für eine durch Vecuronium oder Atracurium (mittellang wirksame, nicht depolarisierende Muskelrelaxanzien) erzeugte neuromuskuläre Blockade von unter 80%, daß mittels transkranieller Magnetstimulation ausgelöste Muskelantworten hierdurch nicht stark verändert wurden (Anästhesie mit kontinuierlicher Infusion von Ketamin). Bei einer neuromuskulären Blockade von über 80% fand sich eine zunehmende Latenzzeitverlängerung und Amplitudenabnahme (Sloan u. Erian 1990a, b).

7.2.4 *Antikonvulsiva*

Für gesunde Probanden ist der Einfluß von Antikonvulsiva auf transkraniell ausgelöste Muskelantworten bislang nicht untersucht worden. Jedoch liegen für Patienten Ergebnisse über die Wirkungen verschiedener Antikonvulsiva (Benzodiazepine, Carbamazepin, Phenobarbital, Phenytoin, Valproinsäure) auf Muskelantworten nach transkranieller Magnetstimulation vor (Hufnagel et al. 1990a). Im Vergleich zu einer Kontrollgruppe fand sich ein Anstieg der Reizschwelle. Weiter fand sich eine Zunahme der peripheren und zentralen motorischen Latenzzeit und eine Amplitudenabnahme. Bei 5 von 53 Patienten konnten keine Antworten ausgelöst werden. Ein additiver Medikamenteneffekt fand sich bei Patienten mit Einnahme von mehr als einem Antikonvulsivum. Der physiologische fazilitierende Effekt von willkürlicher Muskelanspannung wurde durch Antikonvulsiva nicht beeinflußt (Hufnagel et al. 1990a, b).

Literatur

Agnew WF, McCreery DB (1987) Consideration for safety in the use of extracranial stimulation for motor evoked potentials. Neurosurgery 20:143–147

Ammassian VE, Stewart M, Quirk GJ, Rosenthal JL (1987) Physiological basis of motor effects of a transient stimulus to cerebral cortex. Neurosurgery 20:74–93

Ammassian VE, Cracco RQ (1987) Human cerebral cortical responses to contralateral transcranial stimulation. Neurosurgery 20:148–155

Anderson T, Persson A, Siden A (1990) Somatosensory evoked potentials and transcutaneous cortical stimulation in the examination of central nervous dysfunction. Electroencephalogr Clin Neurophysiol 75:S3

Bailey PL, Stanley TH (1990) Narcotic intravenous anesthesia. In: Miller RD (ed) Anesthesia. Churchill Livingstone, New York, pp 281–366

Barker AT, Freeston IL, Jalinous R, Jarratt JA (1987) Magnetic stimulation of the human brain and peripheral nervous system: an introduction and the results of an initial clinical evaluation. Neurosurgery 20:100–109

Ben-David B, Haller G, Taylor P (1987) Anterior spinal fusion complicated by paraplegia. A case report of a false negative somatosensory evoked potential. Spine 12:536–539

Berardelli A, Inghilleri M, Cruccu G, Mercuri B, Manfredi M (1990) Transcranial stimulation (TCD) in hemiplegia. Electroencephalogr Clin Neurophysiol :S11

Blacher RA (1975) On awakening paralyzed during surgery: a syndrome of traumatic neurosis. JAMA 234:67

Booth KR, Streletz LJ, Herbison GJ, Hwang M, Cohen ME (1990) Motor evoked potentials as a predictor of motor recovery after spinal cord injury. Neurology 40 (Suppl 1):612S

Boyd SG, Rothwell JC, Cowan JM, Webb PJ, Morley T, Asselman P, Marsden CD (1986) A method of monitoring function in corticospinal pathways during scoliosis surgery with a note on motor conduction velocities. J Neurol Neurosurg Psychiat 49:251–257

Caramia MD, Zarola F, Spadaro M, Pardal AM, Bernardi G (1988) Neurophysiologic testing of the central impulse propagation characteristics in patients with sensorimotor disorders. In: Rossini PM, Marsden CD (eds) Noninvasive stimulation of brain and spinal cord: fundamentals and clinical applications. Liss, New York, pp 193–206

Chatrian GE, Berger MS, Wirch AL (1988) Discrepancy between intraoperative SSEPs and postoperative function: case report. J Neurosurg 69:450–454

Claus D, Mills KR, Murray NMF (1988) Facilitation of muscle responses to magnetic brain stimulation by mechanical stimuli in man. Exp Brain Res 71:273–278

Cowan JMA, Day BL, Marsden CD, Rothwell JC (1986) The effect of percutaneous motor cortex stimulation on H-reflexes in muscles of the arm and leg in intact man. J Physiol 377:333–347

Cracco RQ (1987) Evaluation of conduction in central motor pathways: techniques, pathophysiology, and clinical interpretation. Neurosurgery 20:199–203

Dimitrijevic MR, Eaton WJ, Sherwood AM, Van der Linden C (1988) Assessment of corticospinal tract integrity in human chronic spinal cord injury. In: Rossini PM, Marsden CD (eds) Noninvasive stimulation of brain and spinal cord: fundamentals and clinical applications. Liss, New York, pp 243–253

Dominikus M, Grisold W, Jelinek V (1990) Transcranial electrical motor evoked potentials as a prognostic indicator for motor recovery in stroke patients. J Neurol Neurosurg Psychiat 53:745–748

Dubin S, Yodlowski E (1988) Effect of halothane on motor evoked potentials. Anesthesiology 69:A605

Dvorak J, Herdmann J, Janssen B, Theiler R, Grob D (1990) Motor evoked potentials in patients with cervical spine disorders. Spine 15:1013–1016

Edmonds HL, Paloheimo MPJ, Backman MH, Johnson JR, Holt RT, Shields CB (1989) Transcranial magnetic motor evoked potentials (tcMMEP) for functional monitoring of motor pathways during scoliosis surgery. Spine 14:683–686

Fehlings MG, Tator CH, Linden D, Piper IR (1987) Motor evoked potentials recorded from normal and spinal cord-injured rats. Neurosurgery 20:125–130

Fehlings MG, Tator CH, Linden D, Piper IR (1988) Motor and somatosensory evoked potentials recorded from the rat. Electroencephalogr Clin Neurophysiol 69:65–78

Fragen RJ, Avram MJ (1990) Barbiturates. In: Miller RD (ed) Anesthesia. Churchill Livingstone, New York, pp 225–242

Gancher S, Laxer KD, Krieger W (1984) Activation of epileptogenic activity by etomidate. Anesthesiology 61:616–618

Ghaly RF, Stone JL, Aldrete JA, Kartha RK (1989a) Transcranial magnetic-induced motor evoked potential: the technique and anesthetic effects. Proc IEEE Engineering in Medicine and Biology Society 11:1573–1574

Ghaly RF, Stone JL, Levy WJ (1989b) Effects of three anesthetic agents on electromyographic threshold and amplitude of responses after transcranial magnetic stimulation. J Clin Neurophysiol 6:356–357

Ghaly RF, Stone JL, Aldrete JA (1990a) Incremental dose-effect of ketamine on transcranial magnetic motor evoked potential: a primate study. J Neurosurg Anesthesiol 2:79–85

Ghaly RF, Stone JL, Levy WJ, Aldrete JA, Kartha RK (1990b) The effect of nitrous oxide on transcranial magnetic-induced electromyographic responses in the monkey. J Neurosurg Anesthesiol 2:175–181

Ghaly RF, Stone JL, Levy WJ, Roccaforte P, Brunner EB (1990c) The effect of etomidate on transcranial magnetic-induced motor evoked potentials in the monkey. Neurosurgery 27:936–942

Ghaly RF, Stone JL, Aldrete JA (1990d) Effects of ketamine on electromyographic responses following transcranial magnetic stimulation in primates. In: Domino EF (ed) Status of ketamine in anaesthesiology. NPP, Ann Arbor MI, pp 193–197

Ghaly RF, Stone JL, Levy WJ, Kartha RK, Aldrete JA, Brunner EA, Roccaforte P 1991a) The effect of an anesthetic induction dose of midazolam on motor potentials evoked by transcranial magnetic stimulation. J Neurosurg Anesthesiol 3:20–27

Ghaly RF, Stone JL, Levy WJ, Kartha RK, Brunner EA, Aldrete JA, League R (1991b) The effect of neuroleptanalgesis (droperidol-fentanyl) on motor potentials evoked by transcranial magnetic stimulation in the monkey. J Neursurg Anesthesiol 3:117–123

Ginsburg HH, Shetter AG, Raudzens PA (1985) Postoperative paraplegia with preserved intraoperative somatosensory evoked potentials: case report. J Neurosurg 63:296–300

Grundy BL (1983) Intraoperative monitoring of sensory evoked potentials. Anesthesiology 58:72–78

Grundy BL, Nash CL, Brown RH (1982) Deliberate hypotension for spinal fusion: prospective randomized study with evoked potential monitoring. Can Anesth Soc J 29:452–461

Haghighi SS, Green KD, Oro JJ, Drake RK, Kracke GR (1990a) Depressive effect of isoflurane anesthesia on motor evoked potentials. Neurosurgery 26:993–997

Haghighi SS, Madsen R, Green KD, Oro JJ, Kracke GR (1990b) Supression of motor evoked potentials by inhalation anesthetics. J Neurosurg Anesthesiol 2:73–78

Haghighi SS, Oro JJ (1989) Effects of hypovolemic hypotensive shock on somatosensory and motor evoked potentials. Neurosurgery 24:246–252

Hall JE, Levine CR, Sudhir KG (1978) Intraoperative awakening to monitor spinal cord function during Harrington instrumentation and spine fusion: description of procedure and report of three cases. J Bone Joint Surgery [Am] 60:533

Hitchon PW, Dyste GN, Osenbach RK, Jensen AE (1990) Response of spinal cord blood flow and motor and sensory evoked potentials to aortic ligation. Surg Neurol 34:279–285

Hufnagel A, Christian EE, Marx W, Ising A (1990a) Magnetic motor evoked potentials in epilepsy: effects of the disease and of anticonvulsant medication. Ann Neurol 28:680–686

Hufnagel A, Elger CE, Durwen HF et al. (1990b) Activation of the epileptic focus by transcranial magnetic stimulation of the human brain. Ann Neurol 27:49–60

Jaskolski DJ, Jarratt JA, Jakubowski J (1989) Clinical evaluation of magnetic stimulation in cervical spondylosis. Br J Neurosurg 3:541–548

Jaskolski DJ, Laing RJ, Jarratt JA, Jakubowski J (1990) Pre- and postoperative motor conduction times, measured using magnetic stimulation, in patients with cervical spondylosis. Br J Neurosurg 4:187–192

Jones SM, Streletz LJ, Graziani V, Fernandez R, Belevich JK, Herbison GJ (1991) Motor evoked potentials and acute spinal cord injury: MEPs and clinical motor recovery. Neurology 41 [Suppl 1]:376P

Katayama Y, Tsubokawa T, Maejima S, Hirayama T, Yamamoto T (1988) Corticospinal direct response in humans: identification of the motor cortex during intracranial surgery under general anesthesia. J Neurol Neurosurg Psychiat 51:50–59

Kitagawa H, Itoh T, Takano H, Takakuwa K, Yamamoto N, Yamada H, Tsuij H (1989) Motor evoked potential monitoring during upper cervical spine surgery. Spine 14:1078–1083

Jellinek DA, Symon L, Jewkes DA (1991) Changes in motor evoked potentials and conduction time in humans under propofol anaesthesia. J Physiol 434:18P
King PJL, Chiappa KH (1989) Motor evoked potentials. In: Chiappa KH (ed) Evoked potentials in clinical medicine. Raven, New York, pp 509–561
Koblin RD (1990) Mechanisms of action. In: Miller RD (ed) Anesthesia. Churchill Livingstone, New York, pp 51–83
Konrad PE, Tacker WA, Levy WJ, Reedy P, Cook J, Geddes LA (1987) Motor evoked potentials in the dog: effects of global ischemia on spinal cord and peripheral nerve signals. Neurosurgery 20:117–124
Lesser RP, Raudzens P, Lueders H et al. (1986) Postoperative neurological deficits may occur despite unchanged intraoperative somatosensory evoked potentials. Ann Neurol 19:22–25
Levy WJ (1987) Clinical experience with motor and cerebellar evoked potential monitoring. Neurosurgery 20:169–182
Levy WJ (1988) Use of motor evoked potential as a monitoring tool. In: Rossini PM, Marsden CD (eds) Non-invasive stimulation of brain and spinal cord: fundamentals and clinical applications. Liss, New York, pp 275–296
Levy WJ, McCaffrey M, York D (1986) Motor evoked potentials in cats with acute spinal cord injury. Neurosurgery 19:9–19
Levy WJ, McCaffrey M, Haghighi SS (1987) Motor evoked potentials as a predictor of recovery in chronic spinal cord injury. Neurosurgery 20:138–142
Levy WJ, York DH, McCaffrey M, Tanzer F (1984) Motor evoked potentials from transcranial stimulation of the motor cortex in humans. Neurosurgery 15:287–302
Loughnan BA, Anderson SK, Hetreed MA, Weston PF, Boyd SG, Hall GM (1989) Effects of halothane on motor evoked potentials recorded in the extradural space. Br J Anesth 63:561–564
McCaffrey M, Erickson JP (1987) Modulation of cat motor evoked potential by prior cerebellar or somatosensory stimulation. Neurosurgery 20:193–194
Macdonnell RAL, Donnan GA, Bladin PF (1989) A comparison of somatosensory evoked and motor evoked potentials in stroke. Ann Neurol 25:68–73
Maertens de Noordhout AM, Remacle JM, Born JD, Delwaide PJ (1991) Magnetic stimulation of the motor cortex in cervical spondylosis. Neurology 41:75–80
Masur H, Elger CE, Render K, Fahrendorf G, Ludolph AC (1989) Functional deficits of central sensory and motor pathways in patients with cervical spinal stenosis: a study of SEPs and EMG responses to non-invasive brain stimulation. Electroencephalogr Clin Neurophysiol 74:450–457
Merton PA, Morton HB (1980) Stimulation of the cerebral cortex in the intact human subject. Nature 285:227
Oro J, Levy WJ (1987) Motor evoked potential as a monitor of middle cerebral artery ischemia and stroke. Neurosurgery 20:192–193
Owen JH, Jenny AB, Naito M, Weber K, Bridwell KH, McGhee (1989) Effects of spinal cord lesioning on somatosensory and neurogenic motor evoked potentials. Spine 14:673–682
Owen JH, Laschinger J, Bridwell KH, Shimon S, Nielsen C, Dunlap J, Kain C (1988) Sensitivity and specificity of somatosensory and neurogenic motor evoked potentials in animals and humans. Spine 13:1111–1118
Owen JH, Naito M, Bridwell KH (1990) Relationship among level of distraction, evoked potentials, spinal cord ischemia and integrity, and clinical status in animals. Spine 15:852–857
Pardal AM, Nogues MA, Miguel MA (1990) SEPs and CNS magnetic stimulation in syringomyelia. Electroencephalogr Clin Neurophysiol 75:S114
Pelosi L, Caruso G, Baldi P, Milano C, Paolino G, Lotti G (1987) Motor evoked potentials to transcranial electrical stimulation in man: intraoperative recordings along the spinal cord. Electroencephalogr Clin Neurophysiol 66:S79
Peterson RE, Short LH, Morgan PD (1990) Anesthetic alterations of the neurogenic motor evoked potentials in swine. Anesthesiology 73:A202
Reves JG, Glass PSA (1990) Nonbarbiturate intravenous anesthetics. In: Miller RD (ed) Anesthesia. Churchill Livingstone, New York, pp 243–279

Rossini PM, Caramia MD, Zarola F (1987) Mechanisms of nervous propagation along central motor pathways: non-invasive evulation in healthy subjects and in patients with neurological disease. Neurosurgery 20:183–191

Schönle PW, Isenberg C, Crozier TA, Dressler D, Machetanz J, Conrad B (1989) Changes of transcranially evoked motor responses in man by midazolam, a short acting benzodiazepine. Neurosci Lett 101:321–324

Segura MJ, Gandolfo CN (1990) Central motor conduction in ischaemic and haemorrhagic cerebral lesions. Electromyogr Clin Neurophysiol 30:41–45

Shields CB, Paloheimo MPJ, Backman MH, Edmonds HL, Johnson JR (1990) Intraoperative use of transcranial magnetic motor evoked potentials. In: Chokroverty S (ed) Magnetic stimulation in clinical neurophysiology. Butterworth, Boston, pp 173–184

Short LH, Peterson RE, Morgan PD (1990) Effects of physiologic alterations on neurogenic motor evoked potentials in swine. Anesthesiology 73:A207

Simpson RK, Baskin DS (1987) Corticomotor evoked potentials in acute and chronic blunt spinal cord injury in the rat: correlation with neurological outcome and histological damage. Neurosurgery 20:131–137

Sloan TB (1991) Mild hypothermia alters cortical magnetic motor evoked potentials. Anesth Analg 72:S260

Sloan TB, Erian R (1990a) Atracurium alters cortical magnetic motor evoked potentials. J Neurosurg Anesthesiol 2:231

Sloan TB, Erian R (1990b) Vecuronium alters cortical magnetic motor evoked potentials. J Neurosurg Anesthesiol 2:251

Sloan TB, Hickey R (1991) Alterations in ventilation does not alter the onset of cortical magnetic motor evoked potentials. Anesth Analg 72:S261

Stone JL, Ghaly RF, Levy WJ, Krinisky L, Roccaforte P (1992) A comparative analysis of enflurane influence on primate motor and somatosensory evoked potentials. Electroencephalogr Clin Neurophysiol 84:180–187

Strain GM, Prescott-Mathews JS, Tedford BL (1990) Motor potentials evoked by transcranial stimulation of the canine motor cortex. Prog Vet Neurol 1:321–331

Sudhir KG, Smith RM, Hall JE, Hansen DD (1976) Intraoperative awakening for early recognition of possible neurological sequalae during Harrington-rod spinal fusion. Anesth Analg 55:526

Thompson PD, Dick JPR, Asselman P, Griffin GB, Day BL, Rothwell JC, Sheehy MP, Marsden CD (1987) Examination of motor function in lesions of the spinal cord by stimulation of the motor cortex. Ann Neurol 21:389–396

Troni W, Cantello R, de Mattei M, Bergamini L (1988) Muscle responses elicited by cortical stimulation in the human hand: differential conditioning by activation of the propioceptive and exteroceptive fibers of the median nerve. In: Rossini PM, Marsden CD (eds) Non-invasive stimulation of brain and spinal cord: fundamentals and clinical applications. Liss, New York, pp 73–83

Trop D (1986) Conscious-sedation analgesia during the neurosurgical treatment of epilepsies – practice at the Montreal Neurological Institute. Int Anesthesiol Clin 24:175–184

Tung HC, Drummond JC, Bickford RG (1988) The effects of anesthetic and sedative agents on magnetic motor evoked responses. Anesthesiology 69:A313

Vauzelle C, Stagnara P, Jouvinroux P (1973) Functional monitoring of spinal cord activity during spinal surgery. Clin Orthop 93:173–178

York DH (1987) Review of descending motor pathways involved with transcranial stimulation. Neurosurgery 20:70–73

Zenter J (1989) Noninvasive motor evoked potential monitoring during neurosurgical operations on the spinal cord. Neurosurgery 24:709–712

Zenter J, Ebner A (1989) Nitrous oxide suppresses the electromyographic response evoked by electrical stimulation of the motor cortex. Neurosurgery 24:60–62

Zenter J, Kiss I, Ebner A (1989) Influence of anesthetics – nitrous oxide in particular – on electromyographic response evoked by transcranial electrical stimulation of the cortex. Neurosurgery 24:253–256

8 *Normwerte: Muskelantworten nach transkranieller Reizung des motorischen Kortex und Reizung der Nervenwurzeln*

B.-U. Meyer

Dieses Kapitel beinhaltet tabellarisch zusammengestellte Normwerte für verschiedene Parameter von Muskelaktionspotentialen, die durch transkranielle Reizung motorisch kompetenter Kortexareale in der Zentralregion und mittels Stimulation proximaler Abschnitte der Spinal- und Hirnnerven ausgelöst werden können. Dabei wurden Ergebnisse aus der Anwendung der elektrischen und magnetischen Reizverfahren berücksichtigt.

Die Zusammenstellung der aus der Literatur verfügbaren Daten erfolgte mit dem Ziel, möglichst viele unter verschiedenen Untersuchungsbedingungen erhobene Meßwerte zu erfassen und so eine Arbeitsgrundlage für die diagnostische Beurteilung solcher Muskelantworten anzubieten. Die für eine Vielzahl von Muskeln mit unterschiedlicher segmentaler und nervaler Versorgung zusammengefaßten Meßwerte sollen insbesondere eine verbesserte höhenlokalisatorische Diagnostik bei Rückenmarkläsionen und bei Radikulopathien und Plexusaffektionen ermöglichen.

Eine diagnostisch aussagekräftige Beurteilung von Muskelantwortpotentialen nach Kortexstimulation und Reizung proximaler Abschnitte des peripheren Nerven anhand der hier vorliegenden Tabellen setzt jedoch voraus, daß die Untersuchungsbedingungen sehr genau denen bei Erhebung der Referenzdaten angepaßt werden. Besonders wichtige zu berücksichtigende Faktoren sind das Alter, die Körpergröße der Patienten und die Reiz- und Ableitbedingungen während der Untersuchung (Fazilitierung durch Vorinnervation oder Vibration, Bestimmung der Reizschwelle, verwendete Reizstärke und Stimulationsort). Diese Faktoren haben nicht nur einen wesentlichen Einfluß auf die Beurteilung der Latenzzeit als dem härtesten Kriterium zur Beurteilung der hier besprochenen Muskelantwortpotentiale, sondern auch auf die Ausprägung der anderen, bislang weniger berücksichtigten Parameter, wie Amplitude, Dauer und Konfiguration der Antworten.

In den Tabellen 1–11 wurde ein einheitliches Schema der Tabellengliederung verfolgt. Normwerte für Muskeln der oberen Extremität sind von proximal nach distal in den Tabellen 1–5, für Beinmuskeln (ebenfalls von proximal nach distal) in den Tabellen 6–9 und für von Hirnnerven versorgte Muskeln in den Tabellen 10 und 11 dargestellt. Zur Erleichterung der Arbeit mit dem Tabellenwerk sollen folgende Anmerkungen dienen:

In der 1. Spalte sind zur schnellen Orientierung anhand von Abkürzungen der *Reizort* [Kortex (*K*), Nervenwurzel (*W*), peripherer Nerv zur Auslösung

B.-U. Meyer (Hrsg.)
Magnetstimulation des Nervensystems

von M-Antworten (*N*) und F-Wellen (*F*)] und die *Reizart* [magnetisch (*m*) oder elektrisch (*e*)] angegeben.

In den Spalten 2–4 sind die *Eigenschaften der jeweiligen Probandenkollektive* aufgeführt, soweit sie zu eruieren waren. Dieses erfolgte im Hinblick auf die Tatsache, daß bei Erwachsenen sowohl mit steigendem *Lebensalter* (Booth et al. 1991; Kloten et al. 1992) als auch mit zunehmender *Körpergröße* (als einem annähernden Maß für die Leitungsstrecken) (z. B. Chu 1989; Claus 1990; Meyer et al. 1987) die zentralen motorischen Latenzzeiten und peripheren motorischen Leitungszeiten zunehmen und die Antwortamplitude kortikal ausgelöster Muskelantworten abnimmt (Eisen et al. 1991). Bei der Untersuchung von *Kindern* ist zusätzlich der vom Lebensalter abhängige Reifungszustand der absteigenden motorischen Bahnen und der peripheren Nerven zu berücksichtigen (s. Ergebnisse von Müller et al. 1991 in den Tabellen 4 und 9).

In den Spalten 4–6 sind die *Latenzzeiten* der Muskelantworten angegeben. Alle Latenzzeiten beziehen sich auf die Zeit zwischen Reizbeginn und erster negativer Deflektion des Muskel-Summenaktionspotentials. Die *Gesamtlatenzzeit* bezeichnet die Latenzzeit der Muskelantworten nach elektrischer oder magnetischer transkranieller Kortexstimulation. Hierbei ist zu berücksichtigen, daß diese Latenzzeit sowohl zentrale und periphere Leitungszeiten, als auch die Ansprechzeit der kortikalen und spinalen Motoneurone umfaßt. Die *zentrale motorische Latenzzeit* (ZML) wurde in der Regel bestimmt, indem die periphere motorische Leitungszeit (PML) nach Reizung der Spinalnerven in ihrem proximalen Abschnitt von der Gesamtlatenzzeit nach Kortexreizung subtrahiert wurde. Daraus wird ersichtlich, daß die zentrale motorische Latenzzeit neben der zentralen Leitungszeit, die Ansprechzeit der spinalen Motoneurone und die Laufzeit über einen kurzen proximalen Abschnitt des peripheren Nerven beinhaltet. Einige Autoren bestimmen jedoch „echte“ zentrale motorische Leitungszeiten mittels der F-Wellen-Technik nach folgender Gleichung (Abkürzungen s. Abkürzungsverzeichnis am Ende dieses Abschnittes):

$$\text{ZML (ms)} = \text{Gesamtlatenzzeit} - ((\text{FWL} + \text{DML} - 1) / 2).$$

Die so bestimmte zentrale motorische Latenzzeit umfaßt bei der elektrischen Kortexstimulation die zentrale Leitungszeit und die synaptische Verzögerung und bei der transsynaptischen magnetischen Kortexstimulation zusätzlich die Ansprechzeit der Zellen des Motorkortex.

Die Bestimmung der *peripheren motorischen Leitungszeit* folgt den Prinzipien der konventionellen Neurographie, hierbei jedoch mit einer Verlagerung des Reizortes in den proximalen Abschnitt des Nerven. Zusätzlich zu den Absolutwerten wurde von einigen Autoren die *Seitendifferenz* (R/L) *der Latenzzeiten* bestimmt. Die Beurteilung von Rechts-Links-Latenzzeitdifferenzen kann unter anderem bei der Untersuchung von besonders kleinen Erwachsenen von diagnostischem Wert sein. Bei ihnen kann gelegentlich eine erhöhte Rechts-links-Seitendifferenz auf eine einseitige Affektion der absteigenden motorischen Bahnen hinweisen, obwohl die zentrale motorische Latenzzeit noch innerhalb des für größere Probanden erhobenen Normbereiches liegt.

In den Spalten 9 und 10 sind die negativ-positiven *Amplituden* („peak to peak“) der Muskel-Summenaktionspotentiale als Absolutwerte in Millivolt oder als Relativwerte in Prozent der M-Antwort angegeben. Die Bestimmung der letzteren Größe ist sinnvoll, da anhand der Größe der M-Antwort die Qualität der Ableitbedingungen geprüft und ein Seitenvergleich der Amplituden vorgenommen werden kann, der ableitbedingte Schwankungen der absoluten Amplitude weitgehend eliminiert.

Die Spalten 10 und 11 geben die *Dauer* der Muskel-Summenaktionspotentiale als Absolutwerte in Millisekunden und in Relation zur Dauer der M-Antwort wieder. Hier ist die letztere Größe zu bevorzugen, da sie weniger von der Filterung der elektromyographischen Signale beeinflußt wird und ein anschauliches Maß für die Dispersion der kortikal ausgelösten Erregung entlang der zentralen und peripheren Leitungsstrecke ist.

In der 12. Spalte ist als Maß für die Konfiguration der ausgelösten Muskel-Summenaktionspotentiale in Anlehnung an die Vorgehensweise bei der Beschreibung von Muskelaktionspotentialen in der Nadelmyographie, die *Zahl der Nulliniendurchgänge* angegeben (s. Ergebnisse von Kloten et al. 1992). Andere Autoren wählten zur Beschreibung der Potentialkonfiguration die Zahl der Phasen des Potentials, die eine Auslenkung von größer als 0,2 mV aufweisen (s. Benecke et al. 1988).

Die letzte Spalte gibt die Literaturquelle der Daten und stichwortartig die Reiz- und Ableitbedingungen während der jeweiligen Normwerterhebung wieder.

Unterschiede bei der Durchführung der *elektrischen Kortexstimulation* bestehen im wesentlichen in der Plazierung der Reizelektroden. Die Anode wurde in Anlehnung an das 10-20-System über dem entsprechenden motorischen Repräsentationsareal plaziert, so z. B. für die Handarea 7 cm lateral des Vertex auf der Verbindungslinie Vertex – Tragus und für die Beinarea über dem Vertex. Größere Unterschiede bestehen in der Wahl der Kathodenplazierung, die zur Auslösung von Antworten in den Handmuskeln entweder über dem Vertex (z. B. Berardelli et al. 1988) oder 6 cm rostral der Anode (z. B. Mills u. Murray 1985) befestigt wurde. Bei der Reizung der Beinarea wurde die Kathode in der Regel einige Zentimeter frontal der Anode in der Mittellinie befestigt. Eine andere Technik wandten Caramia et al. (1989) an: Mit dem Ziel einer umschriebeneren Reizung der Handarea plazierten diese Autoren die Anode über dem motorischen Handareal und die Kathode in Form von 8 Elektroden entlang der Schädelzirkumferenz.

Im Gegensatz zu der anodischen Kortexstimulation, erfolgte die *elektrische Reizung der proximalen Abschnitte der Spinalnerven* kathodisch. Dabei wurde in der Regel die Kathode in der Mittellinie über dem entsprechenden Nervenwurzelabgang plaziert und die Anode entweder 6 cm lateral in Richtung des zu erregenden Nerven (z. B. Mills u. Murray 1985) oder 5 cm kranial in der Mittellinie (z. B. Berardelli et al. 1988) befestigt.

Bei der *magnetischen Kortexstimulation* wurde die Spule entweder reizschwellenorientiert plaziert, d. h. individuell der optimale Reizort aufgesucht (Kloten et al. 1992) oder – besonders wenn nur die Latenzzeiten und nicht die

Amplituden beurteilt werden sollten – mit dem Spulenzentrum in der Nähe des Vertex auf dem Kopf aufgesetzt. Abweichend hiervon plazierten jedoch Caramia et al. (1989) zur Auslösung von Antworten in Handmuskeln das Zentrum einer zirkulären Reizspule ca. 1–2 cm frontal und 7 cm lateral des Vertex, was nach neueren Ergebnissen als nicht optimal betrachtet werden muß (Meyer et al. 1991). Die angegebenen Normwerte für verschiedene Parameter der ausgelösten Antworten beziehen sich auf ringförmige Standardspulen der jeweiligen Hersteller und können nach unseren Erfahrungen nur z. T. auf fokal stimulierende (z. B. achtförmige) Spulen übertragen werden (Fuhr et al. 1991). Für die Bestimmung zentraler motorischer Latenzzeiten ist es möglicherweise jedoch gleichgültig, welcher Spulentyp verwendet wird (eigene Erfahrungen sowie Claus u. Spitzer 1991).

Ähnlich große Unterschiede bei der Plazierung der Reizspule finden sich auch für die *magnetische Reizung der Spinalnervenwurzeln*. Als allgemeines Prinzip kann jedoch gelten, daß die Spule über der Mittellinie der Wirbelsäule so plaziert werden muß, daß die mittleren Spulenwindungen, unter denen das erzeugte Magnetfeld am stärksten ist, tangential den Nevenwurzelabgang überstreichen (s. Britton et al. 1990).

Insgesamt lassen sich bislang bei der magnetischen Kortex- und Nervenwurzelreizung keine generellen Durchführungsprinzipien erkennen. Bezüglich einer dringend erforderlichen Standardisierung der Untersuchungsbedingungen hinsichtlich Reizart, verwendeter Reizstärke und Fazilitierungsmanövern sei auf die ausführliche Diskussion in Kap. 5 verwiesen. Dort finden sich auch unsere Empfehlungen für eine standardisierte Durchführung der Untersuchung.

Die Untersuchung *hirnnervenversorgter Muskeln* mit der Magnetstimulation weist einige Besonderheiten auf. Sowohl die Reizung der entsprechenden Kortexareale als auch der proximalen Hirnnervenabschnitte erfolgt transkraniell, d. h. mit der Reizspule über der Schädelkonvexität. Unterschiedliche Spulenpositionen, die Seite der auftretenden Antwort und die Beeinflußbarkeit durch Fazilitierungsmanöver lassen 2 verschiedene Typen von Antworten unterscheiden. Antworten nach magnetischer Kortexreizung *(mK)* treten mit niedrigerer Reizschwelle kontralateral auf, haben eine längere Latenzzeit als die Antworten nach proximaler Nervenstimulation und reagieren auf Vorinnervationsmanöver mit einer Latenzzeitverkürzung. Antworten nach magnetischer oder elektrischer Stimulation proximaler Hirnnervenabschnitte (*mW* oder *eW*) treten ipsilateral auf, haben eine kürzere Latenzzeit als die Antworten nach Kortexexzitation und reagieren nicht auf Fazilitierungsmaßnahmen. Letztere Antworten weisen jedoch eine etwas längere Latenzzeit als jene nach elektrischer Reizung der Hirnnerven beim Austritt aus dem Schädel (z. B. des N.facialis in der Fossa stylomastoidea, *eN*) auf. Wird die Latenzzeit der Antworten nach peripherer Hirnnervenreizung von derjenigen nach intrakranieller proximaler Reizung subtrahiert (*eW* – *eN*), so ergibt sich eine Leitungszeit für den intrakraniellen Verlauf der Hirnnerven, deren Beurteilung z. B. eine Bedeutung in der Diagnostik der idiopathischen Fazialisparese hat (s. 6.11). Für mit der Magnetstimulation ausgelöste *Blinkreflexe* gelten die gleichen Normwerte wie für die konventionelle elektrische Auslösung.

Im Text und den Tabellen verwendete Abkürzungen

+	Tonische Muskelanspannung
–	Muskelruhe
?	keine Angabe zur Muskelaktivierung

c	Kontralateral
DML	Distal motorische Latenzzeit des Muskel-Summenaktionspotentials nach muskelnaher, supramaximaler elektrischer Reizung der peripheren Nerven
e	Elektrische bipolare Reizung
eK	Transkranielle elektrische Kortexreizung
eN	Elektrische bipolare Reizung der Hirnnerven im Bereich des Mastoids
eW	Transkutane elektrische Nervenwurzelreizung
F	F-Wellen-Technik, angewendet zur Bestimmung zentraler motorischer Latenzzeiten
FWL	F-Wellen-Latenzzeit als minimale Latenzzeit der F-Welle von 10 Durchgängen mit muskelnaher, supramaximaler elektrischer Nervenreizung
i	Ipsilateral
K	Kortexreizung
L	Links
m	Magnetische Reizung
mK	Transkranielle magnetische Kortexreizung
mW	Transkutane magnetische Nervenwurzelstimulation
% M	Prozent der maximalen M-Antwort nach elektrischer supramaximaler Nervenreizung
MW(1SA)	Mittelwert mit Angabe einer Standardabweichung
PML	Periphere motorische Leitungszeit als Latenzzeit der ersten Negativierung (bzw. Auslenkung) des ausgelösten Muskel-Summenaktionspotentials nach Reizung im Nervenwurzelbereich
R	Rechts
R/L	Rechts-Links-Differenz als Seitenunterschied für einzelne Parameter der Muskelantworten
SA	Standardabweichung
W	„Wurzelreizung“, d. h. elektrische oder magnetische Reizung im proximalen Nervenabschnitt (auch der Hirnnerven)
ZML	Zentrale motorische Latenzzeit, in der Regel bestimmt als Gesamtlatenzzeit minus PML oder nach der Gleichung Gesamtlatenzzeit – (FWL+DML−1) / 2, d. h. durch Subtraktion der minimalen F-Wellen-Latenzzeit von der Gesamtlatenzzeit der Antworten nach Kortexstimulation unter Berücksichtigung der Ansprechzeit der spinalen Motoneurone.

Tabelle 1. M. biceps brachii

Reiz	Probanden				Latenzzeiten			Amplitude
Art	Anzahl	Alter	Körper-größe	Muskel-aktivität	Gesamt-latenzzeit	Zentrale motorische Latenzzeit	Periphere motorische Leitungszeit	absolut
Ort	Personen/ Muskeln (n)	Bereich MW+ 1SA (Jahre)	Bereich MW+1SA (cm)		Bereich MW+1SA (ms)	Bereich MW+1SA (ms)	Bereich MW+1SA (ms)	Bereich MW+1SA (mV)
eK eW	24/29	26 – 58 41		+	10,2+0,6	4,4 + 0,6	5,8 + 0,6	
eK eW	15/30	20 – 55 34		+	9,9 + 1,0	4,3 + 0,5	5,5 + 0,5	
eK	17/17 △	18 – 45		–				
eK	20/20	18 – 32	166 – 195 179	–	< 16,0 # 12,4 + 1,1			
eW	29/58	24 – 51 33		–			5,1 + 0,6 R/L 0,2 + 0,2	7,9 + 3,5**
mK mW	29/42	21 – 65	168 – 195	+(?)	11,4 + 1,0	5,9 + 1,0	5,5 + 0,4	1,6 + 1,2
mK mW	35/35	19 – 82 54		+	L 7,9–13,2 L 9,4+ 1,7	6,0 + 1,2		2,4 – 13,8 9,8 + 3,4
mK mW	18/36	19 – 29	176 + 11	+	10,8 + 1,3 R/L 0,5 + 0,4	4,5 + 1,0 R/L 0,6 + 0,4	6,3 + 0,9 R/L 0,6 + 0,4	2,5 + 1,4
	21/42	30 – 59	175 + 9	+	10,8 + 1,0 R/L 0,4 + 0,3	4,6 + 1,0 R/L 0,5 + 0,4	6,4 + 1,1 R/L 0,4 + 0,3	2,3 + 1,6
	18/36	> 60	171 + 6	+	11,4 + 0,9 R/L 0,4 + 0,3	4,6 + 0,9 R/L 0,5 + 0,4	6,8 + 0,9 R/L 0,3 + 0,2	2,2 + 1,4

	Potentialdauer		Zahl der Nullinien-Durchgänge	
relativ	absolut	relativ		Untersucher Reizbedingungen Ableitbedingungen
Bereich MW+1 SA (% M-Antwort)	Bereich MW+1 SA (ms)	Bereich MW+1 SA (% M-Antwort)	MW+1 SA (n)	
				Thompson et al. 1987 Elektrostimulator: Digitimer D 180 Kortexstimulation: Kathode über Vertex, Anode 7 cm lateral Wurzelstimulation: Kathode in Mittellinie über Fortsatz von Wirbel C7, Anode 5–6 cm kranial Ableitung: Oberflächenelektroden
	19 + 7 22 + 8			Berardelli et al. 1988 Elektrostimulator: Digitimer D 180 Kortexstimulation: Kathode über Vertex, Anode 7 cm lateral Reizstärke erhöht bis Latenzzeit sich nicht weiter verkürzte Wurzelstimulation: Kathode in Mittellinie über Fortsatz des Wirbels C7, Anode 5–6 cm kranial Ableitung: Oberflächenelektroden
9 – 27 16 + 7	23 + 4	121 + 27	2.0 – 4.0* 2.4 + 1.0	Benecke et al. 1988 Elektrostimulator: Digitimer D 180 Kortexstimulation: Kathode über Vertex, Anode 7 cm lateral. Reizung mit 2facher Reizschwelle (in Ruhe bestimmt) oder 700 V. Ableitung: Oberflächenelektroden △ Muskelantwort nur bei 13 von 17 Probanden * Zahl der Phasen mit > 0.2 mV
				Meyer et al. Reiz- und Ableitbedingungen wie bei Benecke et al. 1988 # max. Latenzzeit bei Schwellenreizstärken
79 + 37				Schmidt et al. 1989 Elektrostimulator: Digitimer D 180 Wurzelstimulation: Kathode zwischen den Wirbeln C7 und Th1, Anode 3 cm kranial Ableitung: Oberflächenelektroden * * Amplitude: Grundlinie bis negatives Potentialmaximum
				Ludolph et al. 1989 Magnetstimulator: Dantec, Spule mit 14 cm Außendurchm. Kortexstimulation: Spule über Vertex zentriert. Reizstärke: Reizschwelle (in Ruhe bestimmt) plus 20% der gerätebedingt maximalen Reizstärke. Ableitung: Oberflächenelektroden * * Amplitude: Grundlinie bis zum negativen Potentialmaximum
				Eisen et al. 1990 Magnetstimulator: Dantec, Spule mit 14 cm Außendurchmesser Kortexstimulation: Spule über Vertex zentriert Ableitung: Oberflächenelektroden
	32 + 8 29 + 6 28 + 4		1.3 + 0.7 1.3 + 0.6 1.2 + 0.6	Kloten et al. 1992 Magnetstimulator: Novametrix, Magstim 200, Spule mit 12 cm Außendurchmesser Kortexstimulation: Spulenposition individuell optimiert. Reizstärke: 1.5fache in Ruhe bestimmte Schwellenreizstärke Wurzelstimulation: Mittlere Spulenwindungen über Zwischenwirbelraum C5/C6 Ableitung: Oberflächenelektroden

Tabelle 2. Unterarmextensoren und -flexoren

Reiz	Probanden				Latenzzeiten			Amplitude
Art	Anzahl	Alter	Körper-größe	Muskel-aktivität	Gesamt-latenzzeit	Zentrale motorische Latenzzeit	Periphere motorische Leitungszeit	absolut
Ort	Personen/ Muskeln (n)	Bereich MW+ 1SA (Jahre)	Bereich MW+1SA (cm)		Bereich MW+1SA (ms)	Bereich MW+1SA (ms)	Bereich MW+1SA (ms)	Bereich MW+1SA (mV)
Unterarmextensoren								
eK	17/17	18–45		–				
eK	25/25	18 – 32	166 – 195 177	–	< 18,8# 14,9 + 2,2			
mK mW	35/35			+	L 12,3 – 15,8 L 14,2 + 1,7			2,1 – 9,5 5,7 + 1,8
	15/15					6,7 + 1,0		
mK mW	18/36	19 – 29	176 + 11	+	14,4 + 0,9 R/L 0,5 + 0,3	5,5 + 0,8 R/L 0,4 + 0,2	8,5 + 0,9 R/L 0,4 + 0,4	3,2 + 1,7
	21/42	30 – 59	175 + 9	+	15,2 + 0,9 R/L 0,6 + 0,4	5,6 + 0,9 R/L 0,5 + 0,4	9,5 + 0,8 R/L 0,3 + 0,2	3,1 + 1,4
	18/36	> 60	171 + 6	+	15,4 + 1,1 R/L 0,4 + 0,3	6,3 + 0,9 R/L 0,4 + 0,3	9,3 + 1,1 R/L 0,5 + 0,3	3,1 + 1,3
Unterarmflexoren								
eK eW	15/30			+		4,4 + 0,8		

	Potentialdauer		Zahl der Nullinien-Durchgänge	
relativ	absolut	relativ		Untersucher Reizbedingungen Ableitbedingungen
Bereich MW+1SA (% M-Antwort)	Bereich MW+1SA (ms)	Bereich MW+1SA (% M-Antwort)	MW+1SA (n)	
6,8 – 30,5 16,1 + 8,6	20 + 5	114 + 18	2,0 – 6,0* 3,1 + 1,5	Benecke et al. 1988 Elektrostimulator: Digitimer D 180 Kortexstimulation: Kathode über Vertex, Anode 7 cm lateral. Reizung mit 2facher Reizschwelle (in Ruhe bestimmt) oder 700 V. Ableitung: Oberflächenelektroden * Zahl der Phasen mit > 0,2 mV
				Meyer et al. 1987 Reiz- und Ableitbedingungen wie bei Benecke et al. 1988 # maximale Latenzzeit bei Schwellenstärken
24,5 – 78,0 35,7 + 12,8				Eisen et al. 1990 Magnetstimulator: Dantec, Spule mit 14 cm Außendurchmesser Kortexstimulation: Spule über Vertex zentriert Ableitung: Oberflächenelektroden
> 21 49,5 + 18,5 > 24 54,3 + 17,9 > 18 50,8 + 14,7	29 + 7 26 + 4 28 + 3	132 + 26 142 + 36 143 + 29	2,5 + 1,0 2,6 + 1,0 2,4 + 0,8	Kloten et al. 1992 Magnetstimulator: Novametrix, Magstim 200, Spule mit 12 cm Außendurchmesser Kortexstimulation: Spulenposition individuell optimiert. Reizstärke: 1,5fache in Ruhe bestimmte Schwellenreizstärke Wurzelstimulation: Mittlere Spulenwindungen über Zwischenwirbelraum C 6/C 7 Ableitung: Oberflächenelektroden
				Mills u. Murray 1985 Elektrostimulator: Digitimer D 180 Kortexstimulation: Kathode 6 cm frontal des Vertex, Anode 7 cm lateral des Vertex. Die Reizstärke wurde schrittweise so lange erhöht bis sich die Latenzzeit nicht mehr verkürzte. Wurzelstimulation: Kathode zwischen C 6 und C 7, Anode 6 cm seitlich. Ableitung: Oberflächenelektroden

Tabelle 3. M. interosseus dorsalis I

Reiz	Probanden				Latenzzeiten			Amplitude
Art	Anzahl	Alter	Körper-größe	Muskel-aktivität	Gesamt-latenzzeit	Zentrale motorische Latenzzeit	Periphere motorische Leitungszeit	absolut
Ort	Personen/ Muskeln (n)	Bereich MW+ 1SA (Jahre)	Bereich MW+1SA (cm)		Bereich MW+1SA (ms)	Bereich MW+1SA (ms)	Bereich MW+1SA (ms)	Bereich MW+1SA (mV)
eK	18/18	18 – 45		–				
eK	15/15	18 – 32	166 – 180 172	–	26,7 # 21,2 + 1,7			
	10/10		181 – 195 186	–	27,0 # 22,2 + 1,6			
mK mW	18/36	19 – 29	176 + 11	+	20,6 + 1,8 R/L 0,5 + 0,4	5,8 + 1,0 R/L 0,5 + 0,4	14,0 + 1,3 R/L 0,2 + 0,3	7,0 + 3,7
	21/42	30 – 59	175 + 9	+	20,7 + 1,4 R/L 0,6 + 0,4	6,0 + 0,9 R/L 0,6 + 0,4	14,6 + 1,3 R/L 0,3 + 0,3	5,8 + 2,8
	18/36	> 60	171 + 6	+	21,2 + 1,6 R/L 0,4 + 0,4	6,5 + 1,1 R/L 0,6 + 0,5	14,9 + 1,4 R/L 0,4 + 0,4	5,8 + 2,6
	15/30	19 – 29** 27,0 + 3,2	171 + 8	+		5,8 + 1,0	14,0 + 1,3	
	15/30 +	30 – 59** 45,7 + 6,0	172 + 7	+		6,0 + 0,9	14,6 + 1,3	
	15/30	> 60** 67,3 + 5,2	171 + 6	+		6,5 + 1,1	14,9 + 1,4	
mW	51/51			–			13,2 + 1,5	
F				–			14,5 + 1,4*	
							1,3 + 0,7**	

	Potentialdauer		Zahl der Nullinien-Durchgänge	
relativ	absolut	relativ		Untersucher Reizbedingungen Ableitbedingungen
Bereich MW+1SA (% M-Antwort)	Bereich MW+1SA (ms)	Bereich MW+1SA (% M-Antwort)	MW+1SA (n)	
17.8 – 40.5 31.4 + 8.3	 19 + 5	 184 + 25	2.0 – 6.0* 2.7 + 1.3	Benecke et al. 1988 Elektrostimulator: Digitimer D 180 Kortexstimulation: Kathode über Vertex, Anode 7 cm lateral. Reizung mit 2facher Reizschwelle (in Ruhe bestimmt) oder 700 V. Ableitung: Oberflächenelektroden * Zahl der Phasen mit > 0.2 mV
				Meyer et al. 1987 Reiz- und Ableitbedingungen wie bei Benecke et al. 1988 # maximale Latenzzeit bei Schwellenstärken
> 20 42 + 18 > 20 42 + 13 > 17 45 + 17	 25 + 8 23 + 7 22 + 5	 194 + 29 200 + 31 189 + 39	 1.6 + 0.6 1.1 + 0.4 1.2 + 0.6	Kloten et al. 1992 Magnetstimulatur: Novametrix, Magstim 200, Spule mit 12 cm Außendurchmesser Kortexstimulation: Spulenposition individuell optimiert. Reizstärke: 1.5fache in Ruhe bestimmte Schwellenreizstärke Wurzelstimulation: Mittlere Spulenwindungen über Zwischenwirbelraum C 7/Th 1 ** Teilkollektive verschieden alter Probanden gleicher mittlerer Körpergröße
				Britton et al. 1990 Magnetstimulator: Novametrix, Magstim 200, Spule mit 12 cm Außendurchmesser Wurzelstimulation: Spule zentriert über Wirbelkörper C 5 Reizstärke: Reizschwelle plus 30% der gerätebedingt maximalen Reizstärke. * Bestimmung der peripheren motorischen Leitungszeit mit der F-Wellen-Technik ** intraindividuelle Differenz der mit beiden Verfahren (F-Welle, magnetische Wurzelstimulation) bestimmten peripheren Leitungszeit (länger mit F-Wellen-Technik)

Tabelle 4. Thenarmuskeln

Reiz	Probanden				Latenzzeiten			Amplitude
Art	Anzahl	Alter	Körper-größe	Muskel-aktivität	Gesamt-latenzzeit	Zentrale motorische Latenzzeit	Periphere motorische Leitungszeit	absolut
Ort	Personen/ Muskeln (n)	Bereich MW+ 1SA (Jahre)	Bereich MW+1SA (cm)		Bereich MW+1SA (ms)	Bereich MW+1SA (ms)	Bereich MW+1SA (ms)	Bereich MW+1SA (mV)
eK eW	24/36	26 – 58 41		+	19,6 + 1,1	5,3 + 0,6	 14,4 + 1,0	
eK eW	15/30	20 – 55 34	+		19,7 + 1,0	5,3 + 0,5	 14,0 + 0,9	
eK	10/10	18 – 45		–				
eK	20/20 32/32	18–32	166–180 174 181 – 195 187	– –	23,5 # 21,8 + 1,2 24,8 # 22,5 + 1,2			
eK eW	10			+	19,6 + 1,0	5,0 + 0,6	 14,4 + 1,0	
mK eW	20/20 20/20	21 – 56 31		+	R 21,6 + 1,6 L 21,8 + 1,8	7,2 + 1,6 7,5 + 1,8	14,4 + 1,3 14,4 + 1,4	
eK	16** 24△△	26 + 22 29 + 4	159 + 3 173 + 4	+ +	16,5 + 0,8 18,6 + 1,3			7,3 + 3,1 9,2 + 2,9

	Potentialdauer		Zahl der Nullinien-Durchgänge	
relativ	absolut	relativ		Untersucher Reizbedingungen Ableitbedingungen
Bereich MW+1SA (% M-Antwort)	Bereich MW+1SA (ms)	Bereich MW+1SA (% M-Antwort)	MW+1SA (n)	
				Thompson et al. 1987 Elektrostimulator: Digitimer D 180 Kortexstimulation: Kathode über Vertex. Anode 7 cm lateral Wurzelstimulation: Kathode in Mittellinie über Fortsatz von Wirbel C 7. Anode 5–6 cm kranial Ableitung: Oberflächenelektroden
	18.2 + 6.5 21.3 + 7.0			Berardelli et al. 1988 Elektrostimulator: Digitimer D 180 Kortexreizung: Kathode über Vertrex. Anode 7 cm lateral. Reizstärke erhöht bis Latenz sich nicht weiter verkürzte. Wurzelstimulation: Kathode in Mittellinie über Fortsatz des Wirbels C 7. Anode 5–6 cm kranial Ableitung: Oberflächenelektroden
18 – 68 44 + 16	16.8 + 4.0	140 + 10	2.0 – 7.0* 3.9 + 1.8	Benecke et al. 1988 Elektrostimulator: Digitimer D 180 Kortexstimulation: Kathode über Vertex. Anode 7 cm lateral. Reizung mit 2facher Reizschwelle (in Ruhe bestimmt) oder 700 V. Ableitung: Oberflächenelektroden * Zahl der Phasen mit > 0.2 mV
				Meyer et al. 1987 Reiz- und Ableitbedingungen wie bei Benecke et al. 1988 # maximale Latenzzeit bei Schwellenreizstärken
				Rothwell et al. 1987 Elektrostimulator: Digitimer D 180 Kortexstimulation: Kathode über Vertex. Anode über Handarea. Wurzelstimulation: Kathode in Mittellinie über Fortsatz von Wirbel C 7. Anode 5–6 cm kranial Ableitung: Oberflächenelektroden
				Tabaraud et al. 1989 Elektrostimulator: nicht angegeben Magnetstimulator: Novametrix. Magstim 200 Kortexstimulation: Magnetreizung. Reizung mit 40–70% der maximalen gerätebedingten Reizstärke Wurzelstimulation: elektrisch mit Kathode in der Mittellinie über dem Fortsatz von Wirbel C 7. Anode 3 cm tiefer. Reizstärke: 280–350 V. Ableitung: Oberflächenelektroden
				Chang u. Lien 1991 Elektrostimulator: Digitimer D 180 Kortexstimulation: Kathode über Vertex. Anode über Handarea. Die Reizstärke wurde stufenweise so lange erhöht bis die Antwortamplitude ihr Maximum erreichte. Ableitung: Oberflächenelektroden ** Frauen. △△ Männer

Tabelle 4. Fortsetzung

Reiz	Probanden				Latenzzeiten			Amplitude
Art	Anzahl	Alter	Körper-größe	Muskel-aktivität	Gesamt-latenzzeit	Zentrale motorische Latenzzeit	Periphere motorische Leitungszeit	absolut
Ort	Personen/ Muskeln (n)	Bereich MW+ 1SA (Jahre)	Bereich MW+1SA (cm)		Bereich MW+1SA (ms)	Bereich MW+1SA (ms)	Bereich MW+1SA (ms)	Bereich MW+1SA (mV)
eK F	11/22	25 – 62		+	19.2 + 1.2	5.1 + 0.5* R/L 0.5 + 0.5		2.9 + 1.2
mK F				–	23.3 + 1.8	9.5 + 0.8* R/L 0.8 + 0.7		ca. 0.1
mK F				–	23.0 + 1.8	8.4 + 1.5*		3.5 + 1.1
mK F				+	20.4 + 1.5	6.3 + 0.4* R/L 0.3 + 0.2		6.1 + 2.4
mK F				+	20.1 + 1.0	5.8 + 1.1*		7.7 + 2.7
mK mW	29/49	21 – 65	168 – 195	+ (?)	21.4 + 1.5	6.6 + 1.4	14.8 + 1.2	2.2 + 1.2#
mK mW	35/35 15/15			+	L 15.6 – 22.8 L 20.2 + 1.6	7.9 + 2.1		2.2 – 11.3 5.1 + 2.1
mK mW	13/13* 13/13#	1 – 2		– –	R 19,0 + 0,6 L 19,0 + 0,4	12,6 + 1,2 12,2 + 0,9		0,14 + 0,10 0,39 + 0,36
	7/7△ 7/7△	3 – 4		– –	R 20,5 + 2,0 L 20,3 + 1,9	12,4 + 1,9 12,5 + 2,0		0,24 + 0,16 0,19 + 0.21
	7/7 7/7	5 – 6		– –	R 18,8 + 1,2 L 18,9 + 1,0	9,8 + 1,2 10,0 + 1,2		0,4 + 0,4 0,3 + 0,3
	13/13 13/13	7 – 8		– –	R 18,4 + 1,5 L 18,6 + 1,5	8,3 + 1,4 8,9 + 1,5		0,5 + 0,4 0,5 + 0,4
	9/9 9/9	9 – 10		– –	R 18.9 + 1.0 L 19,0 + 1.2	8.1 + 0.6 8,7 + 0.6		0.8 + 0.7 0.7 + 0.6
	9/9 9/9	11 – 13		– –	R 20.4 + 1.4 L 20.3 + 1.1	8.4 + 1.1 8.8 + 1.3		1.7 + 1.0 1.9 + 1.4
	17/17 17/17	39 + 10		– –	R 21.0 + 1.4 L 20.7 + 1.4	7.3 + 1.3 7.7 + 1.1		1.6 + 1.0 1.8 + 1.2

	Potentialdauer		Zahl der Nullinien-Durchgänge	
relativ	absolut	relativ		Untersucher Reizbedingungen Ableitbedingungen
Bereich MW+1SA (% M-Antwort)	Bereich MW+1SA (ms)	Bereich MW+1SA (% M-Antwort)	MW+1SA (n)	
	11.1 + 1.2		2.0△	Caramia et al. 1989 Elektrostimulator: Digitimer D 180 Kortexstimulation: Kathode in Form von 8 Elektroden im Hutbandbereich. Anode über der Handarea. Ableitung: Oberflächenelektroden * Bestimmung der ZML mit der F-Wellen-Technik (F) △ Phasenzahl als Zahl der Polaritätsumkehrungen
	18.5 + 4.1		2.0△	Caramia et al. 1989 Magnetstimulator: nicht angegeben Kortexstimulation: Reizspule ca. 7 cm lateral des Vertex und 1–2 cm frontal der Interaurallinie zentriert. Verwendung von Schwellen-Reizstärken
	21.8 + 4.0		2.0△	Bedingungen: s. zweite Horizontalspalte Caramia et al. 1989 Magnetische Kortexstimulation mit 1.2facher Schwellen-Reizstärke in Muskelruhe
	24.0 + 4.0		2.9△	Bedingungen: s. zweite Horizontalspalte Caramia et al. 1989 Magnetische Kortexstimulation mit Schwellen-Reizstärke unter tonischer Muskelanspannung
	26.3 + 2.9		3.0△	Bedingungen: s. zweite Horizontalspalte Caramia et al. 1989 Magnetische Kortexstimulation mit 1.2facher Schwellen-Reizstärke unter tonischer Muskelanspannung.
				Ludolph et al. 1989 Magnetstimulation: Dantec. Spule mit 14 cm Außendurchmesser. Kortexstimulation: Spule über Vertex zentriert. Reizstärke: Reizschwelle (in Ruhe bestimmt) plus 20% der gerätebedingt maximalen Reizstärke. Ableitung: Oberflächenelektroden ** Amplitude: Grundlinie bis negatives Potentialmaximum
24 – 76 38 + 14				Eisen et al. 1990 Magnetstimulator: Dantec. Spule mit 14 cm Außendurchmesser Kortexstimulation: Spule über Vertex zentriert Ableitung: Oberflächenelektroden
				Müller et al. 1990 Magnetstimulator: Cadwell MES 10 Kortexstimulation: Spule über Vertex zentriert. Verwendung maximaler Reizstärken Wurzelstimulation: Spule über der Mittellinie der Halswirbelsäule zentriert. Ableitung: Oberflächenelektroden Muskelantworten nur bei 4 von 13 Kindern (*). bei 3 von 13 Kindern (#) und bei 6 von 7 Kindern (△)

Tabelle 5. Hypothenarmuskeln (M. abductor digiti quinti)

Reiz	Probanden				Latenzzeiten			Amplitude
Art	Anzahl	Alter	Körper- größe	Muskel- aktivität	Gesamt- latenzzeit	Zentrale motorische Latenzzeit	Periphere motorische Leitungszeit	absolut
Ort	Personen/ Muskeln (n)	Bereich MW+ 1 SA (Jahre)	Bereich MW+1 SA (cm)		Bereich MW+1 SA (ms)	Bereich MW+1 SA (ms)	Bereich MW+1SA (ms)	Bereich MW+1 SA (mV)
eW	29/58	24 – 51 33		–			13.8 + 1.3 R/L 0.5 + 0.4	7.7 + 2.6**
eK F	29/58	18 – 53	155 – 188 171	+	18.3 + 1.2 R/L 0.5 + 0.5	4.4 + 0.6* R/L 0.5 + 0.4		2.6 + 1.6
mK eW	32/49	21 – 78		+		4.5 – 7.7 6.2 + 0.9		2.1 – 6.7
mK mW	25/25** 27/27△△	17 – 35 26	160 + 5 170 + 5	+	18.8 + 1.2 19.7 + 1.0	7.0 + 0.8 7.1 + 1.1	11.8 + 1.0 12.7 + 1.1	
mK mW	54/108 29/–	19 – 59 34 + 11 18 – 62 38	156 – 191 151 – 193 175	+		2.3 – 8.2 6.0 + 0.9 R/L < 4.6***	10.9 – 17.6 14.0 + 1.5	
mK eW	54/108 29/ –	19 – 59 34 + 11 18 – 62 38	156 – 191 151 – 193 175	+		4.3 – 8.0 6.2 + 0.7 R/L < 2.4***	10.7 – 16.8 13.7 + 1.4	
mK F	20/40			+		4.2 – 7.4 5.8 + 0.8 R/L < 1.8***		
mK eW	35/70			+		4.6 – 8.0 6.3 + 0.8 R/L < 2.3***		

	Potentialdauer		Zahl der Nullinien-Durchgänge	
relativ	absolut	relativ		Untersucher Reizbedingungen Ableitbedingungen
Bereich MW+1SA (% M-Antwort)	Bereich MW+1SA (ms)	Bereich MW+1SA (% M-Antwort)	MW+1SA (n)	
				Schmid et al. 1989 Elektrostimulator: Digitimer D 180 Wurzelstimulation: Kathode zwischen den Wirbeln C 7 und Th 1. Anode 3 cm kranial. Ableitung: Oberflächenelektroden ** Amplitude: Grundlinie bis negatives Potentialmaximum
				Robinson et al. 1988 Elektrostimulator: Cadwell Kortexstimulation: Kathode 6–7 cm frontal der Anode. Anode 6–7 cm lateral und 1 cm frontal des Vertex. Reizstärke bis maximal 500 Volt. Ableitung: Oberflächenelektroden * ZML mittels F-Wellen-Technik bestimmt
> 18				Murray et al. 1990 Elektrostimulator: Digitimer D 180 Magnetstimulator: Novametrix. Magstim 200 Kortexstimulation: Magnetstimulation mit 1.2facher in Muskelruhe bestimmte Schwellenreizstärke. Wurzelstimulation: Kathode zwischen den Fortsätzen der Wirbel C 7 und Th 1. Anode 6 cm lateral Ableitung: Oberflächenelektroden
				Chu 1989 Magnetstimulator: Novametrix. Magstim 200 Kortexstimulation: Spule über dem Vertex plaziert. Reizstärke 75–100% der gerätebedingt maximalen Reizstärke. Wurzelstimulation: Spule plaziert zwischen C 7 und Th 1. Ableitung: Oberflächenelektroden ** Frauen △△ Männer
15 – 204 53 + 22				Claus 1990 Magnetstimulator: Novametrix. Magstim 200 Spule mit 12 cm Außendurchmesser Spule über Vertex zentriert. Reizstärke: 1.2fache unter leichter tonischer Muskelkontraktion bestimmte Schwellenreizstärke Wurzelstimulation: Spule über C 7 zentriert Ableitung: Oberflächenelektroden *** < 2 Standardabweichungen
54 – 252 85 + 25				Claus 1990 Elektrostimulator: nicht angegeben Wie oben. jedoch elektrische Wurzelstimulation: Kathode über Wirbel C 7. Anode 5 cm kranial
				Claus 1990 Wie oben. jedoch ZML mittels F-Wellen Technik bestimmt.
12 – 196 52 + 29				Claus 1990 Magnetstimulator: Cadwell MES 10. Spule mit mittlerem Durchmesser von 8.5 cm Elektrostimulator: nicht angegeben Kortexstimulation: Magnetspule über Vertex zentriert. sonst gleiche Bedingungen wie oben. Wurzelstimulation: Kathode über Wirbel C 7. Anode 7 cm kranial Ableitung: Oberflächenelektroden

Tabelle 6. M. vastus medialis

Reiz	Probanden				Latenzzeiten			Amplitude
Art	Anzahl	Alter	Körpergröße	Muskelaktivität	Gesamtlatenzzeit	Zentrale motorische Latenzzeit	Periphere motorische Leitungszeit	absolut
Ort	Personen/ Muskeln (n)	Bereich MW+ 1SA (Jahre)	Bereich MW+1SA (cm)		Bereich MW+1SA (ms)	Bereich MW+1SA (ms)	Bereich MW+1SA (ms)	Bereich MW+1SA (mV)
eK	14/14	18 – 32	166 – 180 173	–	< 29.0 # 22.5 + 2.2			
	5/5		181 – 195 187	–	< 30.0 # 25.3 + 1.1			
mK mW	18/36	19 – 29	176 + 11	+	20.4 + 2.1 R/L 0.6 + 0.5	11.1 + 2.5 R/L 0.9 + 0.6	9.3 + 1.3 R/L 0.7 + 0.5	2.5 + 1.5
	21/42	30 – 59	175 + 9	+	21.1 + 1.8 R/L 0.7 + 0.5	11.0 + 2.5 R/L 0.9 + 0.4	10.0 + 1.3 R/L 0.6 + 0.5	2.1 + 1.2
	18/36	> 60	171 + 6	+	21.6 + 2.2 R/L 0.7 + 0.3	11.8 + 2.5 RL 0.7 + 0.4	11.2 + 1.9 R/L 0.6 + 0.5	1.8 + 1.0

	Potentialdauer		Zahl der Nullinien-Durchgänge	
relativ	absolut	relativ		Untersucher Reizbedingungen Ableitbedingungen
Bereich MW+1SA (% M-Antwort)	Bereich MW+1SA (ms)	Bereich MW+1SA (% M-Antwort)	MW+1SA (n)	
				Meyer et al. 1987 Elektrostimulator: Digitimer D 180 Kortexstimulation: Kathode über Vertex. Anode 7 cm lateral. Reizstärke: 2fache in Muskelruhe bestimmte Schwellenreizstärke oder maximal 700 Volt. Ableitung: Oberflächenelektroden \# maximale Latenzzeit bei Verwendung von Schwellen-Reizstärken
	27 + 8 30 + 6 30 + 5		1.9 + 0.8 1.5 + 0.5 2.0 + 0.8	Kloten et al. 1992 Magnetstimulator: Novametrix. Magstim 200. Spule mit 12 cm Außendurchmesser Kortexstimulation: Spulenposition individuell optimiert. Reizstärke: 1.5fache in Ruhe bestimmte Schwellenreizstärke. Wurzelstimulation: mit individuell optimierter Spulenposition über der LWS und Verwendung von 80–100% der maximalen gerätebedingten Reizstärke. Ableitung: Oberflächenelektroden

Tabelle 7. Unterschenkelmuskeln (M. tibialis anterior und M. gastrocnemius)

Reiz	Probanden				Latenzzeiten			Amplitude
Art	Anzahl	Alter	Körpergröße	Muskelaktivität	Gesamtlatenzzeit	Zentrale motorische Latenzzeit	Periphere motorische Leitungszeit	absolut
Ort	Personen/ Muskeln (n)	Bereich MW+ 1SA (Jahre)	Bereich MW+1SA (cm)		Bereich MW+1SA (ms)	Bereich MW+1SA (ms)	Bereich MW+1SA (ms)	Bereich MW+1SA (mV)
M. tibialis anterior								
eK	9/9	28 – 34 32	175 – 190	+	29.3 + 1.0			
eK	14/14#	18 – 45		–				
eK	18/18 20/20 14/14	18 – 32	166 – 175 171 176 – 185 181 186 – 195 189	– – –	38.0 # 28.2 + 0.9 38.4 # 30.7 + 2.2 34.0 # 32.7 + 1.6			
eK eK	16** 24△△	26 + 2 29 + 4	159 + 3 173 + 4	+ +	24.2 + 1.4 27.7 + 1.6			5.8 + 1.7 6.0 + 1.9
mK eW	20/20 20/20	21 – 56 31		+	R 28.2 + 1.7 L 28.3 + 1.7	R 11.8 + 1.4 L 11.9 + 1.7	 R 16.4 + 1.1 L 16.3 + 1.2	
mK eW	54/108	19 – 59 34 + 11	156 – 191	+		9.0 – 16.7 12.5 + 1.7	 13.0 – 19.0 16.0 + 1.5	
mK eW	35/70			+		8.4 – 15.6 12.1 + 1.5		

	Potentialdauer		Zahl der Nullinien-Durchgänge	
relativ	absolut	relativ		Untersucher Reizbedingungen Ableitbedingungen
Bereich MW+1SA (% M-Antwort)	Bereich MW+1SA (ms)	Bereich MW+1SA (% M-Antwort)	MW+1SA (n)	
				Thompson et al. 1987 Elektrostimulator: Digitimer D 180 Kortexstimulation: Anode über dem Vertex. Kathode 6 cm frontal in der Mittellinie Ableitung: Oberflächenelektroden
10 – 35 30 + 9	33 + 7	188 + 22	4.0 – 9.0 5.7 + 2.0*	Benecke et al. 1988 Elektrostimulator: Digitimer D 180 Kortexstimulation: Kathode über Vertex. Anode 7 cm lateral. Reizung mit 2facher Reizschwelle (in Ruhe bestimmt) oder 700 V. Ableitung: Oberflächenelektroden * Zahl der Phasen mit > 0.2 mV
				Meyer et al. 1987 Reiz- und Ableitbedingungen wie bei Benecke et al. 1988 # maximale Latenzzeit bei Schwellenstärken
				Chang u. Lien 1991 Elektrostimulator: Digitimer D 180 Kortexstimulator: Anode über Vertex. Kathode 6 cm rostral. Ableitung: Oberflächenelektroden ** Frauen. △△ Männer
				Tabaraud et al. 1989 Elektrostimulator: nicht genannt Magnetstimulation: Novametrix. Magstim 200 Kortexstimulator: Magnetreizung. Reizung mit 40–70% der maximalen gerätebedingten Reizstärke Wurzelstimulation: Kathode über Wirbel Th 12. Anode 3 cm tiefer. Reizstärke: 280 – 350 V. Ableitung: Oberflächenelektroden
15 – 150 74 + 26 32 – 182 92 + 31				Claus 1990 Elektrostimulator: nicht genannt Magnetstimulator: Novametrix. Magstim 200. Spule mit 12 cm Außendurchmesser Kortexstimulation: Spule über Vertex zentriert. Reizstärke: 1.2fache unter leichter tonischer Muskelkontraktion bestimmte Reizschwelle. Wurzelstimulation: Kathode über Wirbel L1. 3 Anoden paravertebral Ableitung: Oberflächenelektroden
26 – 155 80 + 25				Claus 1990 Magnetstimulator: Cadwell MES 10. Spule mit einem mittleren Durchmesser von 8.5 cm Kortexstimulation: Spule über Vertex zentriert übrige Bedingungen wie oben

Tabelle 7. Fortsetzung

Reiz	Probanden				Latenzzeiten			Amplitude
Art	Anzahl	Alter	Körpergröße	Muskelaktivität	Gesamtlatenzzeit	Zentrale motorische Latenzzeit	Periphere motorische Leitungszeit	absolut
Ort	Personen/ Muskeln (n)	Bereich MW+ 1SA (Jahre)	Bereich MW+1SA (cm)		Bereich MW+1SA (ms)	Bereich MW+1SA (ms)	Bereich MW+1SA (ms)	Bereich MW+1SA (mV)
mK mW	29/41	21 – 65	168 – 195	+ (?)	28.8 + 2.0	12.4 + 1.9	16.4 + 1.4	1.5 + 0.8**
mK	12 12 10			– + □	30.9 + 2.8 29.0 + 2.0 32.1 + 2.0□□			0.3 + 0.2 1.0 + 0.8 0.8 + 0.9
mK mW	25/25**	17 – 35 26	160 + 5	+	25.4 + 1.1	14.3 + 0.9	11.1 + 1.1	
mK mW	27/27△△		170 + 5	+	27.6 + 1.4	15.4 + 1.0	12.3 + 0.9	
mK mW	18/36	19 – 29	176 + 11	+	28.3 + 2.5 R/L 0.6 + 0.5	13.4 + 1.9 R/L 0.6 + 0.4	14.7 + 1.3 R/L 0.4 + 0.4	3.8 + 1.8
	21/42	30 – 59	175 + 9	+	29.6 + 3.0 R/L 0.6 + 0.5	14.3 + 1.7 R/L 0.7 + 0.6	14.7 + 2.1 R/L 0.4 + 0.5	3.6 + 2.5
	18/36	> 60	171 + 6	+	31.1 + 2.5 R/L 0.8 + 0.6	16.1 + 1.9 R/L 0.7 + 0.5	15.5 + 2.0 R/L 0.5 + 0.5	3.2 + 2.5
	15/30 +	19 – 29 27 + 3	171 + 8	+		14.0 + 1.3	13.8 + 1.3	
	15/30 +	30 – 59 46 + 6	172 + 2	+		14.6 + 1.3	14.9 + 2.2	
	15/30 +	> 60 67 + 5	171 + 6	+		16.1 + 1.9	15.4 + 2.2	
M. gastrocnemius								
eK	26/52 #	18 – 53 30	155 – 188 171	+	29.2 + 3.2 R/L 0.6 + 0.9	13.1 + 2.5* R/L 0.7 + 0.8		1.2 + 0.9

	Potentialdauer		Zahl der Nullinien-Durchgänge	
relativ	absolut	relativ		Untersucher Reizbedingungen Ableitbedingungen
Bereich MW+1SA (% M-Antwort)	Bereich MW+1SA (ms)	Bereich MW+1SA (% M-Antwort)	MW+1SA (n)	
				Ludolph et al. 1989 Magnetstimulator: Dantec. Spule mit 14 cm Außendurchmesser Kortexstimulation: Spule über Vertex zentriert. Reizstärke: Reizschwelle (in Ruhe bestimmt) plus 20% der gerätebedingten maximalen Reizstärke. Ableitung: Oberflächenelektroden ** Amplitude: Grundlinie bis zum negativen Potentialmaximum
				Booth et al. 1991 Magnetstimulator: Cadwell MES 10 Kortexstimulation: keine weiteren Angaben Ableitung: Oberflächenelektroden □□ Fazilitierung durch Vibration der Sehne des abgeleiteten Muskels auf Höhe des Sprunggelenkes mit einer Frequenz von 120 Hz
				Chu 1989 Magnetstimulator: Novametrix. Magstim 200 Kortexstimulation: Spule über dem Vertex plaziert. Reizstärke 75–100% der gerätebedingten maximalen Reizstärke. Wurzelstimulation: Spule über Wirbelzwischenraum L 4/L 5 plaziert Ableitung: Oberflächenelektroden ** Frauen. △△Männer
> 14 45 + 19 > 13 40 + 22 > 15 43 + 20	29 + 9 26 + 6 31 + 3	129 + 30 137 + 26 141 + 30	2.0 + 1.0 1.9 + 0.9 2.0 + 1.0	Kloten et al. 1992 Magnetstimulator: Novametrix. Magstim 200. Spule mit 12 cm Außendurchmesser Kortexstimulation: Spulenposition individuell optimiert. Reizstärke: 1.5fache in Ruhe bestimmte Schwellenreizstärke Wurzelstimulation: mit individuell optimierter Spulenposition über der LWS und Verwendung von 80–100% der maximalen gerätebedingten Reizstärke
				Kloten et al. 1992 Untersuchungsbedingungen siehe oben. Hier Teilkollektiv von Probanden verschiedener Altersgruppen mit gleicher mittlerer Körpergröße
				Robinson et al. 1988 Elektrostimulator: Cadwell Kortexstimulation: Anode 1 cm frontal des Vertex. Kathode 6–8 cm frontal Ableitung: Oberflächenelektroden # Antworten nur bei 14 der 26 Probanden * Bestimmung der ZML mittels F-Wellen-Technik

Tabelle 8. M. extensor digitorum brevis

Reiz	Probanden				Latenzzeiten			Amplitude
Art	Anzahl	Alter	Körpergröße	Muskelaktivität	Gesamtlatenzzeit	Zentrale motorische Latenzzeit	Periphere motorische Leitungszeit	absolut
Ort	Personen/ Muskeln (n)	Bereich MW+ 1SA (Jahre)	Bereich MW+1SA (cm)		Bereich MW+1SA (ms)	Bereich MW+1SA (ms)	Bereich MW+1SA (ms)	Bereich MW+1SA (mV)
eK	10/10*	28 – 34 32	175 – 190	+	39,9 + 1,9			
eK	12/12	18 – 45		–				
eK	16/16 8/8	18 – 32	166 – 180 172 181 – 195 186	–	47,1 # 36,9 + 4,1 50,1 # 42,7 + 2,4			
mW F	24/24			– –			23,3 + 2,8 26,3 + 2,2* 3,0 + 1,1**	
mK	29/41	21 – 65	168 – 195	+	38,4 + 2,4	12,8 + 1,9	25,7 + 2,0	1,0 + 0,6**
mK mW	18/36	19 – 29	176 + 11	+	38,6 + 3,2 R/L 0,9 + 0,5	15,7 + 2,4 R/L 1,0 + 0,4	24,8 + 1,8 R/L 0,9 + 0,6	1,9 + 1,2
	21/42	30 – 59	175 + 9	+	39,3 + 3,5 R/L 0,8 + 0,6	15,9 + 2,0 R/L 0,9 + 0,6	23,3 + 2,6 R/L 0,8 + 0,6	1,7 + 0,9
	18/36	>60	171 + 6	+	41,0 + 3,1 R/L 1,2 + 0,9	18,2 + 3,9 R/L 1,1 + 0,7	23,9 + 2,8 R/L 0,8 + 0,7	1,6 + 1,1

	Potentialdauer		Zahl der Nullinien-Durchgänge	
relativ	absolut	relativ		Untersucher Reizbedingungen Ableitbedingungen
Bereich MW+1SA (% M-Antwort)	Bereich MW+1SA (ms)	Bereich MW+1SA (% M-Antwort)	MW+1SA (n)	
15 – 40				Thompson et al. 1987 Elektrostimulator: Digitimer D 180 Kortexstimulation: Anode über dem Vertex, Kathode 6 cm frontal in der Mittellinie Ableitung: Oberflächenelektroden * Antworten nur bei 8 von 10 Probanden
27 + 10	33 + 7	297 + 24	2.0 – 12.0* 6.3 + 3.0	Benecke et al. 1988 Elektrostimulator: Digitimer D 180 Kortexstimulation: Kathode über Vertex, Anode 7 cm lateral. Reizung mit 2facher Reizschwelle (in Ruhe bestimmt) oder 700 V. Ableitung: Oberflächenelektroden * Zahl der Phasen mit > 0.2 mV
				Meyer et al. 1987 Reiz- und Ableitbedingungen wie bei Benecke et al. 1988 # maximale Latenzzeit bei Schwellenreizstärken
				Britton et al. 1990 Magnetstimulator: Novametrix, Magstim 200, Spule mit 12 cm Außendurchmesser Wurzelstimulation: Spule über Os sacrum auf Höhe S 1 zentriert. Reizstärke: Reizschwelle plus 30% der gerätebedingten maximalen Reizstärke. * Bestimmung der peripheren motorischen Leitungszeit mit der F-Wellen-Technik ** intraindividuelle Differenz der mit beiden Verfahren (F-Welle, magnetische Wurzelstimulation) bestimmter peripheren Leistungszeit (länger mit F-Wellen-Technik)
				Ludolph et al. 1989 Magnetstimulator: Dantec, Spule mit 14 cm Außendurchmesser. Kortexstimulation: Spule über Vertex zentriert. Reizstärke: Reizschwelle (in Ruhe bestimmt) plus 20% der gerätebedingten maximalen Reizstärke. Ableitung: Oberflächenelektroden ** Amplitude: Grundlinie bis zum negativen Potentialmaximum.
> 7 34 + 14 > 10 35 + 16 > 8 37 + 22	25 + 5 25 + 7 21 + 6	174 + 31 180 + 38 167 + 28	2.7 + 1.0 2.9 + 1.0 2.7 + 0.6	Kloten et al. 1992 Magnetstimulator: Novametrix, Magstim 200, Spule mit 12 cm Außendurchmesser Kortexstimulation: Spulenposition individuell optimiert. Reizstärke: 1,5fache der in Ruhe bestimmten Schwellenreizstärke Wurzelstimulation: mit individuell optimierter Spulenposition über der LWS und Verwendung von 80–100% der maximalen gerätebedingten Reizstärke

Tabelle 9. M. abductor hallucis

Reiz	Probanden				Latenzzeiten			Amplitude
Art	Anzahl	Alter	Körper-größe	Muskel-aktivität	Gesamt-latenzzeit	Zentrale motorische Latenzzeit	Periphere motorische Leitungszeit	absolut
Ort	Personen/ Muskeln (n)	Bereich MW+ 1SA (Jahre)	Bereich MW+1SA (cm)		Bereich MW+1SA (ms)	Bereich MW+1SA (ms)	Bereich MW+1SA (ms)	Bereich MW+1SA (mV)
mK mW	13/13* 13/13*	1 – 2						* *
	7/7 # 7/7 ▲	3 – 4		– –	R 37,3 L 37,1	25,8 24,5		0,05 0,02
	7/7 ▲▲ 7/7 ▲▲	5 – 6		– –	R 33,4 + 3,2 L 32,5 + 3,9	21,8 + 4,5 19,1 + 4,5		0,05 + 0,03 0,08 + 0,06
	13/13** 13/13	7 – 8		– –	R 34,3 + 2,8 L 34,4 + 2,5	19,2 + 3,0 19,1 + 2,8		0,3 + 0,2 0,2 + 0,2
	9/9## 9/9	9 – 10		– –	R 37,0 + 2,5 L 36,7 + 2,3	19,0 + 2,8 18,9 + 2,4		0,2 + 0,1 0,2 + 0,2
	9/9 9/9##	11 – 13		– –	R 39,5 + 4,0 L 39,0 + 3,4	17,7 + 1,2 17,6 + 1,1		0,5 + 0,3 0,8 + 0,8
	17/17 17/17	 39 + 10		– –	R 42,5 + 3,0 L 42,5 + 2,9	18,0 + 2,3 18,2 + 2,4		0,9 + 0,7 1,3 + 0,8

	Potentialdauer		Zahl der Nullinien-Durchgänge	
relativ	absolut	relativ		Untersucher Reizbedingungen Ableitbedingungen
Bereich MW+1SA (% M-Antwort)	Bereich MW+1SA (ms)	Bereich MW+1SA (% M-Antwort)	MW+1SA (n)	
				Müller et al. 1990 Magnetstimulator: Cadwell MES 10 Kortexstimulation: Spule über Vertex zentriert. Verwendung maximaler Reizstärken Wurzelstimulation: Spule über der Mittellinie der Lendenwirbelsäule zentriert. Muskelantworten bei keinem Kind (*), bei 2 von 7 Kindern (#), bei 1 von 7 Kindern (▲), bei 5 von 7 Kindern (▲▲), bei 10 von 13 Kindern (**) und bei 8 von 9 Kindern (##)

Tabelle 10. M. masseter, M. genioglossus, M. sternocleidomastoideus, M. trapezius

Reiz	Probanden				Latenzzeiten			Amplitude
Art	Anzahl	Alter	Körper-größe	Muskel-aktivität	Gesamt-latenzzeit	Zentrale motorische Latenzzeit	Periphere motorische Leitungszeit	absolut
Ort	Personen/ Muskeln (n)	Bereich MW+ 1SA (Jahre)	Bereich MW+1SA (cm)		Bereich MW+1SA (ms)	Bereich MW+1SA (ms)	Bereich MW+1SA (ms)	Bereich MW+1SA (mV)
M. masseter								
eK	25/25	18 – 75 40		+ (?)	c 5,6 – 0,6*			1,6 + 0,7
eN							i 2,0 + 0,3**	5,4 + 3,0
mK				+ (?)	c 5,9 + 0,4			2,0 + 0,6
mK mW	14/28 6 6			+	c 10,5 + 1,5		i 3,8 + 0,3 ▲ 0,8 + 0,1	
M. genioglossus								
mK	14/28			+	c 10,9 + 1,3			
mW	14/28						keine Antwort	
M. sternocleidomastoideus								
mK	14/28			+	c 11,8 + 1,8			
mW	6/12						i 4,3 + 0,4 ▲ 1,5 + 0,3	
mK	10/20			+	c 8,1+1,5 i 15,0+3,5*			0,9+0,8 0,8+0,8
M. trapezius								
mK	20/40			+	c 9,3+1,0 i 14,6+3,2*			5,6+4,3 2,0+1,3

c = contralaterale Antworten
i = ipsilaterale Antworten
▲ = Differenz der Latenzzeiten der Antworten nach hirnstammnaher magnetischer Nervenreizung (mW) und der nach elektrischer Reizung auf Höhe des Kieferwinkels (eN)

	Potentialdauer		Zahl der Nullinien-Durchgänge	
relativ	absolut	relativ		Untersucher Reizbedingungen Ableitbedingungen
Bereich MW+1SA (% M-Antwort)	Bereich MW+1SA (ms)	Bereich MW+1SA (% M-Antwort)	MW+1SA (n)	
24 80	3.3 + 0.5 3.5 + 0.6			Cruccu et al. 1989 Elektrostimulator: Digitimer D 180 Stimulation: Kathode über dem Vertex, Anode 10–11 cm lateral Ableitung: Oberflächenelektroden Antworten bei 24 von 25 (*) und bei 23 von 25 Probanden (**)
30	3.1 + 0.4			Cruccu et al. 1989 Magnetstimulator: Novametrix, Magstim 200 Stimulation: Spule über der Mittellinie etwas frontal des Vertex zentriert Ableitung: Oberflächenelektroden
				Benecke et al. 1988 Magnetstimulator: Novametrix, Magstim 200, Spule mit 12 cm Außendurchmesser Kortexstimulation: Spule 4 cm lateral vom Vertex über Interaurallinie zentriert. Reizung der Hemisphäre kontralateral zur Muskelantwort mit der 2fachen Schwellenreizstärke. Wurzelstimulation: Hirnstammnahe Nervenreizung mit gleicher Spulenposition wie bei der Kortexreizung, Reizung über der Hemisphäre ipsilateral zur Muskelantwort. Ableitung: konzentrische Nadelelektroden
				Benecke et al. 1988 gleiche Bedingungen wie oben
				Benecke et al. 1988 gleiche Bedingungen wie oben
				Meyer et al. 1992 Magnetstimulator: Magstim 200, große achtförmige Spule Kortexstimulation: Reizstärke 60–80 % der maximalen gerätebedingten Reizstärke * ipsilaterale Antworten traten nicht bei allen Probanten auf

Tabelle 11. M. orbicularis oculi, M. nasalis, M. orbicularis oris

Reiz	Probanden				Latenzzeiten			Amplitude
Art	Anzahl	Alter	Körper- größe	Muskel- aktivität	Gesamt- latenzzeit	Zentrale motorische Latenzzeit	Periphere motorische Leitungszeit	absolut
Ort	Personen/ Muskeln (n)	Bereich MW+ 1 SA (Jahre)	Bereich MW+1 SA (cm)		Bereich MW+1 SA (ms)	Bereich MW+1 SA (ms)	Bereich MW+1SA (ms)	Bereich MW+1 SA (mV)
M. orbicularis oculi								
mW	14/28 12/24			+			i 3,6 + 0,3 ▲ 1,2 + 0,2	
mW eN	2/2			– (?)			i 4,9 i 5,4 3,9 4,2	
M. nasalis								
mK	6/12			+	c 10,0+1,0			1,4+0,4
mW	14/28 14/14 14/14 14/14			– (?)			4,9 + 0,5 R 4,8 + 0,5 L 4,9 + 0,5 R/L 0,3 + 0,3	3,2 + 1,0 3,3 + 1,0 3,2 + 1,0 0,5 + 0,5
eN	14/28 14/14 14/14 14/14 14/28			– (?)			3,7 + 0,5 R 3,6 + 0,4 L 3,8 + 0,5 R/L 0,3 + 0,4 ▲ 1,2 + 0,2	3,3 + 1,1 3,3 + 1,0 3,3 + 1,2 0,6 + 0,4
mW eN	2/2			– (?)			i 5,0 i 5,2 3,8 3,9	
M. orbicularis oris.								
mK mW	14/28 12/24 7/14			+	c 12,0 + 1,3		i 4,9 + 0,4 * 1,3 + 0,1	
mW eN	15/30	19 – 60 32					i 5,1 + 0,8 3,8 + 0,8 ▲ 1,3 + 0,2	0,4 – 2,2 0,5 – 2,8

c = contralaterale Antworten eN: elektrische Reizung auf Höhe des Kieferwinkels
i = ipsilaterale Antworten

	Potentialdauer		Zahl der Nullinien-Durchgänge	
relativ	absolut	relativ		Untersucher Reizbedingungen Ableitbedingungen
Bereich MW+1SA (% M-Antwort)	Bereich MW+1SA (ms)	Bereich MW+1SA (% M-Antwort)	MW+1SA (n)	
				Benecke et al. 1988 Magnetstimulator: Novametrix. Magstim 200. Spule mit 12 cm Außendurchmesser. Kortexstimulation: Spule 4 cm lateral vom Vertex über Interaurallinie zentriert. Reizung der Hemisphäre kontralateral zur Muskelantwort mit der 2fachen Schwellenreizstärke. Wurzelstimulation: Hirnstammnahe Nervenreizung mit gleicher Spulenposition wie bei der Kortexreizung. Reizung über der Hemisphäre ipsilateral zur Muskelantwort. Ableitung: konzentrische Nadelelektroden
				Maccabee et al. 1988 Magnetstimulator: Cadwell MES 10 Stimulation: Plazierung der Spule über temporalem Schädel Ableitung: Oberflächenelektroden
				Rösler et al. 1989 Magnetstimulator: Cadwell. Spule mit mittlerem Durchmesser von 8.1 cm Stimulation: Plazierung der Spule über parieto-okzipitalem Schädel. Verwendung maximaler Reizstärken. Ableitung: Oberflächenelektroden
				Maccabee et al. 1988 gleiche Bedingungen wie oben
				Benecke et al. 1988 gleiche Bedingungen wie oben
				Schriefer et al. 1988 Magnetstimulator: Ableitung: Oberflächenelektroden

▲ = Differenz der Latenzzeiten der Antworten nach hirnstammnaher magnetischer Nervenreizung (mW) und nach elektrischer Reizung auf Höhe des Kieferwinkels (eN)

Literatur

Benecke R, Meyer B-U, Göhmann M, Conrad B (1988a) Analysis of muscle responses elicited by transcranial stimulation of the corticospinal system in man. Electroencephalogr Clin Neurophysiol 69:412–422

Benecke R, Meyer B-U, Schönle P, Conrad B (1988b) Transcranial magnetic stimulation of the human brain: responses in muscles supplied by cranial nerves. Exp Brain Res 71:623–632

Berardelli A, Inghilleri M, Cruccu G, Fornarelli M, Accornero N, Manfredi M (1988) Stimulation of motor cortex in multiple sclerosis. J Neurol Neurosurg Psychiat 51:677–683

Booth KR, Streletz LJ, Raab VE, Kerrigan JJ, Alaimo MA, Herbison GJ (1991) Motor evoked potentials and central motor conduction: studies of transcranial magnetic stimulation with recording from the leg. Electroencephalogr Clin Neurophysiol 81:57–62

Britton TC, Meyer B-U, Benecke R (1990) Clinical use of the magnetic stimulator in the investigation of peripheral conduction time. Muscle Nerve 13:396–406

Caramia MD, Pardal AM, Zarola F, Rossini PM (1988) Electric versus magnetic transcranial stimulation of the brain in healthy humans: a comparative study of central motor tracts „conductivity“ and „excitability“. Brain Res 479:98–104

Chang C-W, Lien I-N (1991) Estimation of normal motor conduction velocity of spinal cord by using transcranial electrical stimulation and F-wave study. Electromyogr Clin Neurophysiol 31:47–52

Chu NS (1989) Motor evoked potentials with magnetic stimulation: correlations with height. Electroencephalogr Clin Neurophysiol 74:481–485

Claus D (1990) Central motor conduction: methods and normal results. Muscle Nerve 13:1125–1132

Claus D, Spitzer A (1991) Magnetische Stimulation mit Doppelspulen – Methodik und Normwerte. Z EEG EMG 22:21–27

Cruccu G, Berardelli A, Inghilleri M, Manfredi M (1989) Functional organization of the trigeminal motor system in man. A neurophysiological study. Brain 112:1333–1350

Eisen A, Shytbel W, Murphy K, Hoirch M (1990) Cortical magnetic stimulation in amyotrophic lateral sclerosis. Muscle Nerve 13:146–151

Eisen A, Siejka S, Schulzer M, Calne D (1991) Age-dependent decline in motor evoked potential (MEP) amplitude: with a comment on changes in Parkinson's disease. Electroencephalogr Clin Neurophysiol 81:209–215

Fuhr P, Cohen LG, Roth BJ, Hallett M (1991) Latency of motor evoked potentials to focal transcranial stimulation varies as a function of scalp positions stimulated. Electroencephalogr Clin Neurophysiol 81:81–90

Kloten H, Meyer B-U, Britton TC, Benecke R (1992) Normwerte und altersabhängige Veränderungen magneto-elektrisch evozierter Muskel-Summenaktionspotentiale Z EEG EMG (im Druck)

Ludolph AC, Wenning G, Masur H, Füratsch N, Elger CE (1989) Die elektromagnetische Stimulation des Nervensystems: I Normwerte im zentralen Nervensystem und Vergleich mit der elektrischen Stimulation. Z EEG EMG 20:153–158

Maccabee PJ, Amassian VE, Cracco RQ, Cracco J, Anziska BJ (1988) Intracranial stimulation of facial nerve in humans with the magnetic coil. Electroencephalogr Clin Neurophysiol 70:350–354

Meyer B-U, Benecke R, Göhmann M, Zipper S, Conrad B (1987) Möglichkeiten und Grenzen bei der Bestimmung zentraler motorischer Leitungszeiten beim Menschen. Z EEG EMG 18:165–172

Meyer B-U, Britton TC, Kloten H, Steinmetz H, Benecke R (1991) Coil placement in magnetic brain stimulation related to skull and brain anatomy. Electroencephalogr Clin Neurophysiol 81:38–46

Meyer B-U, Fauth C, Liscic R, Bischoff C, Conrad B (1992) Organisation of descending motor tracts to motoneurones of lower facial muscles, neck muscles, tongue muscles, and proximal and distal arm muscles in man. An analysis of motor responses elicited by transcranial magnetic stimulation. Mov Dis 7 (Suppl 1) 19

Mills KR, Murray NMF (1985) Corticospinal tract conduction time in multiple sclerosis. Ann Neurol 18:601–605

Müller K, Hömberg V, Lenard H-G (1991) Magnetoelectric stimulation of motor cortex and nerve roots in children. Electroencephalogr Clin Neurophysiol 81:63–70

Murray NMF, Claus D, Harding AE, Hess CW, Mills KR, Thomas PK, Waddy H (1990) Central motor conduction studies in degenerative disorders. In: Berardelli A, Benecke R, Manfredi M, Marsden CD (eds) Motor disturbances II. Academic Press, New York, pp 71–86

Robinson LR, Jantra R, Maclean IC (1988) Central motor conduction times using transcranial stimulation and F wave latencies. Muscle Nerve 11:174–180

Rösler KM, Hess CW, Schmid UD (1989) Investigation of facial motor pathways by electrical and magnetic stimulation: sites and mechanisms of excitation. J Neurol Neurosurg Psychiat 52:1149–1156

Schmid UD, Hess CW, Ludin HP (1989) Methodik der elektrischen zervikalen motorischen Wurzelreizung: Einfluß der Reizparameter und Normwerte. Z EEG EMG 20:39–49

Schriefer TN, Mills KR; Murray NMF, Hess CW (1988) Evaluation of proximal facial nerve conduction by transcranial magnetic stimulation. J Neurol Neurosurg Psychiat 51:60–66

Tabaraud F, Hugon J, Salle JY, Boulesteix JM, Vallat JM, Dumas M (1989) Etude de la voie motrice centrale par stimulation magnetique corticale et electrique spinale. Rev Neurol (Paris) 145, 10:690–695

Thompson PD, Day BL, Rothwell JC et al. (1987) The interpretation of electromyographic responses to electrical stimulation of the motor cortex in diseases of the upper motor neurone. J Neurol Sci 80:91–110

Sachregister